国家卫生健康委员会"十四五"规划教材
全国高等职业教育本科教材

供医养照护与管理专业用

老年人基础照护知识与技能

主　编　单伟颖

副主编　郭　宏　丁亚萍

编　著（以姓氏笔画为序）

丁亚萍　（南京医科大学）

卢思英　（承德护理职业学院）（兼秘书）

叶秋萍　（贵阳康养职业大学）

刘丹娜　（黑龙江省海员总医院）

安晓妤　（黔南民族医学高等专科学校）

孙　宁　（宁波卫生职业技术学院）

张妙媛　（中南大学湘雅二医院）

单伟颖　（承德护理职业学院）

胡高俊　（四川护理职业学院）

高　文　（广西医科大学）

郭　宏　（沈阳医学院）

黄　莹　（承德医学院）

康红丽　（山西省社会福利院）

詹文娴　（上海健康医学院）

熊冬梅　（南昌市人民医院）

人民卫生出版社
·北　京·

图书在版编目（CIP）数据

老年人基础照护知识与技能 / 单伟颖主编 . —北京：人民卫生出版社，2023.10（2025.2重印）

ISBN 978-7-117-35479-0

Ⅰ. ①老… Ⅱ. ①单… Ⅲ. ①老年人－护理学－高等职业教育－教材 Ⅳ. ①R473.59

中国国家版本馆 CIP 数据核字（2023）第 191573 号

| 人卫智网 | www.ipmph.com | 医学教育、学术、考试、健康，购书智慧智能综合服务平台 |
| 人卫官网 | www.pmph.com | 人卫官方资讯发布平台 |

老年人基础照护知识与技能
Laonianren Jichu Zhaohu Zhishi yu Jineng

主　　编：单伟颖
出版发行：人民卫生出版社（中继线 010-59780011）
地　　址：北京市朝阳区潘家园南里 19 号
邮　　编：100021
E - mail：pmph @ pmph.com
购书热线：010-59787592　010-59787584　010-65264830
印　　刷：人卫印务（北京）有限公司
经　　销：新华书店
开　　本：850×1168　1/16　印张：23　插页：1
字　　数：680 千字
版　　次：2023 年 10 月第 1 版
印　　次：2025 年 2 月第 2 次印刷
标准书号：ISBN 978-7-117-35479-0
定　　价：86.00 元

打击盗版举报电话：010-59787491　E-mail：WQ @ pmph.com
质量问题联系电话：010-59787234　E-mail：zhiliang @ pmph.com
数字融合服务电话：4001118166　E-mail：zengzhi @ pmph.com

　　我国是世界上老年人口最多的国家，老龄化速度较快，老年人健康状况有待改善。党中央、国务院高度重视医养结合工作，习近平总书记指出，要加快构建居家社区机构相协调、医养康养相结合的养老服务体系和健康支撑体系。医养结合作为落实推进健康中国、积极应对人口老龄化国家战略的重要任务，写入《中共中央 国务院关于加强新时代老龄工作的意见》《"健康中国 2030"规划纲要》《积极应对人口老龄化中长期规划》等重要政策文件及规划。国家卫生健康委认真贯彻落实党中央、国务院决策部署，会同相关部门大力推进医养结合，取得积极成效。随着老年人对健康养老服务的需求日益强劲，迫切需要大批经过专业教育，具有良好职业素质、扎实理论水平、较强操作技能和管理水平的高层次医养结合相关技术技能人才。

　　高等职业教育本科医养照护与管理专业作为培养国家医养结合服务与管理技术技能人才的新专业，被列入教育部《职业教育专业目录（2021 年版）》。为推动医养照护与管理专业健康发展，规范专业教学，满足人才培养的迫切需要，在国家卫生健康委老龄健康司的指导下，人民卫生出版社启动了全国高等职业教育本科医养照护与管理专业第一轮规划教材的编写工作。

　　本套教材编写紧密对接新时代健康中国高质量卫生人才培养需求，坚持立德树人、德技并修，推动思想政治教育与技术技能培养融合统一。教材深入贯彻课程思政，在编写内容中体现人文关怀和尊老爱老敬老的中华民族传统美德。高等职业教育本科医养照护与管理专业作为新的层次、新的专业，教材既体现本科层次职业教育培养要求，又坚持职业教育类型定位，遵循技术技能型人才成长规律。编写人员不仅有来自高职院校、普通本科院校的一线教学专家，还有来自企业和机构的一线行业专家，充分体现了专本衔接、校企合作的职业教育教材编写模式。编写团队积极落实卫生职业教育改革发展的最新成果，精心组织教材内容，优化教材结构，创新编写模式，推动现代信息技术与教育教学深度融合，全力打造融合化新形态教材，助力培养医养结合专业人才。

　　本套教材于 2023 年 10 月开始陆续出版，供高等职业教育本科医养照护与管理专业以及相关专业选用。

前　言

随着老龄化进程的不断加剧，我国已经成为世界上老年人口最多的国家，日益增长的养老服务需求与养老专业化服务质量发展不平衡、不充分的矛盾日益凸显。推动养老事业和养老产业协同发展，发展普惠型养老服务，完善社区居家养老服务网络，构建居家社区机构相协调、医养康养相结合的养老服务体系愈发重要。此次我们邀请全国医药卫生类高等院校的教育专家及相关医养结合机构的一线养老照护专家，共同为医养照护与管理专业编撰第 1 版《老年人基础照护知识与技能》规划教材，具有较强的理论和实践指导意义。

《老年人基础照护知识与技能》教材对应老年人医养照护服务岗位的典型工作任务和工作流程，设置学习目标，凸显老年群体的健康需求，以基础照护知识和技术为主线，融入"1＋X"老年照护、"1＋X"失智老年人照护、养老护理员等职业技能等级证书标准，涵盖全国养老护理职业技能大赛、全国健康与社会照护技能大赛等项目，有针对性地进行内容的选取、整合和序化。教材分为老年人照护基础理论、老年人生活照护知识与技能、老年人基础照护知识与技能、老年人治疗照护知识与技能、老年人临终照护知识与技能共五篇十四章，覆盖全部老年群体的照护知识和技能，旨在通过照护知识和技能的学习，使学习者具有敬佑生命、救死扶伤、甘于奉献、大爱无疆的职业精神，具有高度的责任心和同情心，具有敬老、孝老、爱老精神，形成积极老龄化和健康老龄化的意识，初步建立临床思维和评判性思维，为后续专业课程的学习、毕业实习及未来从事老年健康照护师、养老护理员等相关工作和成为复合型技术技能人才奠定基础。

本教材具有五个特点。一是强调思想性，以立德树人为根本任务，将思政元素融入教材中。二是突出全面性，针对 60 岁以上老年人全生命周期基础照护需求，按照自理、半自理、失能失智及临终老年人等全生命周期脉络安排课程内容。三是注重实用性，基于老年人健康保健服务、老年人能力评估和各类养老机构管理等岗位需求，突出岗课赛证融通。四是体现启发性，设置学习目标、案例和思考题，有意识地培养高职本科学生终身学习、主动学习、临床思维、创新意识和团队精神。五是力求先进性，邀请行业专家或技术能手参与，每章设置知识拓展，融入医养结合养老服务行业新理念、新理论、新知识、新技能。同时以扫描二维码方式获取教学课件、自测题等数字内容。

本教材主要供全国高等职业教育本科医养照护与管理专业师生使用，也可作为医养结合机构和养老机构岗位管理人员及工作人员、各级技能大赛选手的参考资料。本书在编写过程中得到全国卫生健康职业教育教学指导委员会及各相关院校领导、养老机构领导和同仁的大力支持和帮助，在此深表谢意！

受编写时间及编写团队自身水平所限，疏漏之处在所难免，敬请各位专家、读者及同行批评指正。

单伟颖

2023 年 11 月

目 录

第一篇　老年人照护基础理论

第二篇　老年人生活照护知识与技能

第三篇 老年人基础照护知识与技能

第四篇　老年人治疗照护知识与技能

第五篇　老年人临终照护知识与技能

第一篇

老年人照护基础理论

第一章
绪 论

国家统计局数据显示,2022年末中国60岁及以上人口28 004万人,占全国人口的19.8%,其中65岁及以上人口20 978万人,占全国人口的14.9%。人口老龄化是社会经济发展和人民生活水平提高的必然结果,也是全球普遍关心的重要公共卫生问题和重大社会问题。《"健康中国2030"规划纲要》中强调要以老年人群作为重点人群,优化其健康服务。因此,满足老年人的健康照护需求,提高老年人的生活质量,维护和促进老年人的身心健康,实现健康老龄化的战略目标,是养老护理领域的重要课题。

第一节　老年人与人口老龄化

人体衰老是一个渐进的过程,影响衰老的因素很多,同时人体各器官的衰老进度不一致,个体差异很大,因此老年只能是个概括的含义,很难准确界定个体进入老年的时间。当前为了科学研究和医疗护理工作的方便,常以大多数人的变化时期为标准。

一、老年人及人口老龄化定义

(一) 老年人

由于世界各国人口平均预期寿命不同,经济发展水平有差异,目前对老年人的年龄划分规定尚无统一标准。世界卫生组织(World Health Organization, WHO)对老年人年龄的划分标准是:在发达国家将65岁及以上的人群定义为老年人,而在发展中国家则将60岁及以上人群定义为老年人。

老年期是生命周期的最后一个阶段,WHO根据现代人生理心理结构上的变化,将人的年龄界限又作了新的划分:44岁及以下为青年人;45~59岁为中年人;60~74岁为年轻老年人;75~89岁为老老年人;90岁及以上为长寿老年人。

中华医学会老年医学学会将我国老年人划分为不同阶段:45~59岁为老年前期(中年人);60~89岁为老年期(老年人),90岁及以上为长寿老年人;100岁及以上为百岁老年人。

(二) 人口老龄化

1. 人口老龄化　人口老龄化,简称人口老化,是人口年龄结构的老龄化,是指老年人口占总人口的比例不断上升的一种动态过程。老年人口在总人口中所占的百分比,称为老年人口系数

（coefficient of aged population），老年人口系数是评价人口老龄化程度的重要指标。出生率和死亡率的下降、平均预期寿命的延长是世界人口趋向老龄化的直接原因。

2. 老龄化社会　人口年龄结构是指一定时期内各年龄组人口在全体人口中的比重，是过去和当前人口出生、死亡、迁移变动对人口发展的综合作用，也是经济增长和社会发展的结果。随着老年人口总数的增加，在社会中老年人口比例不断上升，使社会形成老年型人口或老龄化社会。按照联合国关于老龄化的划分标准，当一个国家60岁以上人口占总人口比重超过10%或65岁以上人口比重超过7%，表示进入轻度老龄化社会；60岁以上人口占总人口比重超过20%或65岁以上人口比重超过14%，表示进入中度老龄化社会；60岁以上人口占总人口比重超过30%或65岁以上人口比重超过21%，表示进入重度老龄化社会。

二、老年人的生理及心理特征

（一）老年人的生理特征

1. 感觉与知觉功能下降

（1）视觉的改变：老年人的暗适应与光适应能力均下降。静态和动态视敏度也明显下降，且动态视敏度下降时间更早，下降速度更快。老年人颜色知觉变弱，在进行较精细的轮廓辨别时，辨认物体颜色的准确性明显下降。视觉的减退使老年人活动受到限制，可能体验到孤独感，有时还会产生定向错误和精神紊乱，对老年人的心理和身体健康都有重要影响。

（2）听觉的改变：随着年龄增加，老年人的听觉显著减退，且男性比女性减退明显，这是由于老年人分辨声音频率的能力随年龄增长而下降，尤其是分辨高频声音的能力。同时，高频听觉的减退还会导致老年人辨别辅音能力减退，从而产生语言理解的问题。此外，很多个体在老化的过程中出现耳鸣现象，这与自然的退行性老化过程和暴露于噪声环境有关。

（3）痛觉、味觉、嗅觉的改变：痛觉是人类最复杂的生理、心理的知觉体验，高龄老年人很难描述疼痛的体验。老年人味觉感受性较青年人有轻微的降低。同时，60岁后嗅觉出现减退，同一个体对不同气味嗅觉变化的程度不一样。

2. 体表外形改变　老年人须发变白，脱落稀疏；皮肤变薄，皮下脂肪减少；结缔组织弹性减低导致皮肤出现皱纹；牙龈组织萎缩，牙齿松动脱落；骨骼肌萎缩，骨钙丧失或骨质增生，关节活动不灵活；身高随增龄而降低（身高在35岁以后每10年降低1cm）；指距随增龄而缩短。

3. 器官功能下降　老年人的各种脏器功能都有不同程度的减退。如视力和听力的下降；心脏搏出量可减少40%～50%；肺活量减少50%～60%；肾脏清除功能减少40%～50%；脑组织萎缩；胃酸分泌量下降等。由此，老年人器官储备能力减弱，对环境的适应能力下降，容易出现各种慢性退行性疾病。

4. 机体调节控制能力降低　老年人动作和学习速度减慢，操作能力和反应速度均降低，伴随着记忆力、认知功能的减弱和人格改变，常常出现生活自理能力的下降；老年人免疫防御能力降低，容易患各种感染性疾病；老年人免疫监视功能降低，容易患各种癌症。

（二）老年人的心理特征

1. 记忆的改变

（1）初级记忆与次级记忆：初级记忆是人们对于刚刚看过或听过的、当时还在脑子里留有印象的事物的记忆。这类短时储存的记忆保持时间较短，一般不超过1min，它的容量小。老年人初级记忆随增龄而减退较缓慢。次级记忆是对于已经看过或听过了一段时间的事物，经过复述或其他方式加工编码，由短时储存转入长时储存，进入记忆仓库，需要时加以提取。老年人次级记忆随增龄减退的程度明显多于初级记忆，且年龄差异较大。

（2）再认与回忆：老年人再认能力明显好于回忆能力。再认是当个体对于看过、听过或学过的事物再次呈现在眼前，能立即辨认出自己曾经感知过；而回忆是刺激物不在眼前而要求再现出来，其难度大于再认，因此回忆的年龄差异也大于再认的年龄差异。

（3）意义记忆与机械记忆：老年人意义记忆比机械记忆减退缓慢，一般到六七十岁才有所减退，对于有逻辑联系和有意义的内容，尤其是一些重要的事情或与自己的专业、事先的经验和知识有关的内容，记忆保持较好。相反，老年人对于死记硬背、无关联的内容很难记住。机械记忆出现减退较早，40多岁已经开始减退，六七十岁减退明显。

老年人的记忆力除了随年龄的增长出现生理性改变外，还与个体健康状况有关，例如脑血管疾病可引起明显的记忆障碍。此外，记忆也与心理健康有关，如抑郁症患者表现出对新信息学习和记忆能力有所减退，对重要信息容易忽略，信息加工能力减退，注意力下降，进而严重影响记忆。

2. 智力的改变　智力是一种整体的、综合的能力，包括液态智力和晶态智力。液态智力是指能够获得新观念，洞察复杂关系的能力，如反应速度和思维敏捷度等，主要与个体的神经系统的生理结构和功能有关。晶态智力是指对词汇、常识等的理解能力，与个体后天的知识、文化和经验的积累有关。随着年龄的增长，老年人的液态智力呈现下降趋势，高龄期下降明显，主要表现是对信息的组织能力、抑制无关信息的能力、集中或分配注意的能力，以及将信息保持在工作记忆等方面能力的下降。晶态智力则并不随增龄而明显减退，有的个体甚至有所提高，于高龄期缓慢下降。

3. 思维的改变　思维是人脑对客观事物的本质属性和内部规律的间接、概括的反映，是高级的、理性的认识过程，主要包括概括、类比、推理和解决问题方面的能力。老年期思维的衰退出现较晚，且个体熟悉的专业领域的思维能力仍能保持。但由于老年人在感知觉和记忆方面的衰退，导致思维的敏捷度、流畅性、灵活性、独特性以及创造性方面出现减退，可表现为思维迟钝和贫乏、思维奔逸、强制性思维以及逻辑障碍等形式，且思维的改变存在较大的个体差异。

4. 人格的改变　人格指个体与所处环境交互作用下，在生长发展的适应过程中形成的个人所有特质的总和，以性格为核心，包括气质、能力、兴趣、爱好、习惯和性格等心理特征。老年人的人格改变因人而异，既存在连续、稳定的特点，也会受到生理、环境、社会、人生阅历等因素的影响。人格模式理论将老年人的人格分为四种类型：整合良好型、防御型、被动依赖型及整合不良型。

5. 情感与意志的改变　情感是指人对客观事物是否满足需要而产生的态度体验及相应的行为反应。意志是指一个人自觉地确定目的，并根据目的来支配、调节自身的行为，克服各种困难来实现目的的心理过程。老年人的情感和意志改变因社会角色、生活环境、文化素质的不同而存在较大的差异。老化过程中，情感和意志相对稳定，即使出现改变也是外界因素变化所致，并非增龄造成。

第二节　老年照护

开展老年照护是老龄化社会普遍重视的一项工作。对老年人来说，老年照护不仅能延长寿命，而且可以提高生活质量。对家庭而言，老年照护可以缓解家庭成员繁重的照顾负担；对社会而言，老年照护可以增强社会的和谐度。

一、相关概念

（一）照料和护理的概念

在老年养老服务过程中，经常出现"照料""护理"等概念，作为专业养老服务人员，应该明确两者的含义。"照料"多指对人们的日常生活方面的服务，照料人员可以是专业人员，也可以是非专业人员。"护理"则是在从生理、心理和社会文化等方面对服务对象进行评估的基础上，研究、处理服务对象现存的和潜在的健康问题，是医疗行为的重要组成部分，护理人员是专业人员，其主要任务是协助诊疗、救治生命、减轻痛苦、促进康复、健康宣教等。

（二）老年照护的相关概念

1. 老年照护　老年照护是指对老年人进行全面、全方位的照料和护理。它是一个综合概念，是对因高龄、患病导致生活不能自理或只能半自理、生活不便的老年人的生活照顾和医疗护理。广义的照护概念不仅指因生理疾病所需要的照护，而且还包括因各种原因所引起的心理、社会适应等方面疾患和受损所需要的照护。

2. 长期照护（long term care，LTC） 是指在持续的一段时期内，为患有慢性疾病或处于伤残状态下即功能性损伤的人提供照顾和护理服务。主要内容是为失能、半失能人群提供生活照料、康复护理、精神慰藉、社会交往和临终关怀等综合性、专业化的服务。基本目标是满足那些患有各种疾病或是身体残障的人们对于保健和日常生活的需求。服务的方式包括家庭、社区和机构提供的从饮食起居照料到急诊或康复治疗等一系列长期服务。长期照护不同于通常意义上的家庭照料，是在特定的政治、经济、文化、社会背景下，由多个部门构成的一种制度性安排，而不是简单的生活照料，正规化和专业性是长期照护的显著特征。除此之外，长期照护需要将照料、康复和保健相结合，体现了对需求人员照护的连续性。

老年长期照护是老年学研究的一个基本领域，是指老年人由于其生理、心理受损生活不能自理，因而在一个相对较长的时期，甚至在生命存续期内都需要他人给予各种帮助的总称。老年长期照护经常需要向被照护老年人提供一系列长期性的健康服务，包括医疗护理和生活帮助等。

📖 **知识拓展**

长期护理保险

长期护理保险是指对个体由于年老、疾病或伤残导致生活不能自理，需要在家中或机构治疗由专人陪护所产生的费用进行支付的保险。长期护理保险属于健康保险范畴，标的物为个体的身体健康状况。通常护理期限较长，可能为半年、一年、几年甚至十几年，护理的意义在于尽可能长地维持个体的身体功能而不是以治愈为主要目的，长期护理保险可以作为对护理费用的经济补偿。长期护理险保障主要是支付老年人的日常照顾费用，或者由于疾病或伤残引起的日常照顾费用。长期护理保险与医疗保险的区别在于，医疗保险主要保障医学治疗所需要的费用，而长期护理保险主要用于保障一般生活照料所支付的费用，一般不包含医学治疗的费用。

二、老年照护的发展与范畴

（一）老年照护的发展

1. 国外老年照护的发展 老年健康照护的发展与人口老龄化程度、国家经济水平、各国国情、护理教育水平等有关。老年健康照护作为一门学科最早出现于20世纪60年代的美国。1961年美国护理协会设立了老年护理专科小组，1966年更名为"老年病护理分会"，确立了老年护理专科委员会，使老年护理成为护理学中一个独立分支。1970年美国首次正式公布老年病护理分会执业标准，1975年起颁发老年护理专科证书。同年，《老年护理杂志》诞生，"老年病护理分会"更名为"老年护理分会"，服务范围由老年患者扩大至老年人群，1990年美国老年护理（老年健康照护的前身）作为一个独立的专业被确定下来。

自20世纪70年代以来，随着美国老年护理教育的发展，开展了老年护理实践的高等教育和训练，培养了高级执业护士，包括老年病开业护士、老年病学临床护理专家。老年病开业护士在各种场合为老年人提供初级保健，管理老年社区卫生服务。老年病学临床护理专家具有丰富的临床护理经验，具有卫生和社会政策相关的专业知识，是多学科医疗协作组的咨询顾问。在美国老年护理发展的影响下，许多国家的护理院校开设了老年健康照护的课程。

2. 我国老年照护的发展 随着我国老龄人口的迅速增长，我国高度重视老龄事业和养老服务体系发展，先后颁布了一系列老龄事业发展规划，有力地促进了老龄事业的发展。我国老年健康照护的雏形是医院的老年患者的护理，如综合医院成立老年病科，开设老年门诊与老年病房；一些大城市建立了老年病专科医院，为老年患者提供医疗护理、生活护理、心理护理和临终关怀；有的城市还成立了老年护理中心，为社区内的高龄、病残、孤寡老年人提供医疗服务和家庭病床。20 世纪 80 年代以后我国老年健康照护加速发展，"十三五"时期，我国老龄事业发展和养老服务体系建设取得一系列新成就，养老服务体系不断完善。"十三五"期间，全国各类养老服务机构和设施从 11.6 万个增加到 32.9 万个，床位数从 672.7 万张增加到 821 万张。各级政府持续推进公办养老机构建设，加强特困人员养老保障，对经济困难的高龄、失能、失智老年人给予补贴，初步建立农村留守老年人关爱服务体系。居家社区养老服务发展迅速，机构养老服务稳步推进，普惠养老专项行动顺利实施，医养结合服务有序发展，照护服务能力明显提高。

随着我国护理教育的发展，我国也在加大老年护理人才的培养规模，开设"老年健康照护"课程，加快护理专业人才的培养和老年人常见疾病的防治护理研究，逐步建立以"居家养老为基础、社区服务为依托、机构养老为补充"的养老服务体系，真正满足老年人在疾病、日常生活、心理健康等方面日益增长的需求，不断推动我国老年照护事业向前发展。

（二）老年照护的范畴

1. 各种老年照护机构

（1）老年公寓：适用于日常生活能自理的老年人，根据老年人的健康状况，机构提供诸如外出时的交通工具、代购物品、家居清洁等。由于公寓是养护管理机构，使老年人能得到更为直接、快捷的服务，老年人患病时得到及时的救治，所以当老年人健康状况衰退致生活不能自理时则转到养老院。

（2）养老院：较大型的养老院通常根据老年人的健康状况和所需护理的程度分为若干个区域进行分类管理和人力配备。

（3）日间护理院：日间护理院适用于日常生活基本能自理的老年人，也为轻度认知能力减退的老年人提供简单的体格检查、餐饮及照料，给老年人提供安全、舒适的环境。在日间护理院里，各种专门为老年人设计的集体活动有利于防止其功能的退化，同时日间照护使老年人的主要照顾者能从事其他的工作或得到休息。

（4）临时托老所：让居家而日常生活需要照料的老年人在临时托老所住一段时间，以使其主要照顾者得到短时间的休息。

（5）临终关怀机构：目前临终关怀服务机构主要有独立病院、综合医院内的专科病房及家庭临终关怀服务机构三种形式，为临终老年人提供生活照料、姑息疗护、心理照护等，提高老年人生存质量，并为老年人家属提供精神慰藉等帮助。

2. 家庭老年照护 家庭老年照护不仅节省开支，而且有利于提高老年人的生活质量。家庭老年照护的主要内容包括：

（1）综合性评估老年人健康与功能状况，以确定老年人所需的服务项目。

（2）提供治疗、药疗及生活上的护理等。

（3）对老年人和家属做保健及护理指导。

（4）根据老年人的活动能力调整家居环境，使之适应老年人的生活起居；提供进行日常生活自理的辅助性工具，例如助行器、沐浴椅等以提高老年人的日常生活自理能力。

（5）检查和改进家居安全，如安装烟火探测装置、配备急症呼救系统等。

（6）协调安排购物、供餐及家居清洁等服务。

（7）对长期照顾生活不能自理老年人的家属给予心理、技术、经济上的支持，必要时安排老年人短期入住养护机构，以使其主要照顾者得到一定的休息。

3. 社区老年照护 社区医疗机构是做好老年人医疗预防保健服务的基本医疗机构。社区护理是社区保健工作的重要组成部分。现在我国许多医院都开展了多种形式的社区老年人护理，如家庭护理、护理专家门诊、社区卫生服务等。社区老年照护服务体系主要内容有：

（1）建立早期发现老年患者不良健康行为的方案。

（2）确立切实可行的个案治疗方案。

（3）设计和制订老年保健方案。

（4）进行老年病保健及护理人员培训。

（5）为老年人提供自助教育方案。

（6）为老年人提供支持服务系统。

（7）对老年人进行健康生活质量评估。

三、老年照护原则

（一）日常生活合理安排原则

日常生活活动是指人们在每日生活中，为了照顾自己的衣食住行，保持个人卫生整洁和独立地在社区中生活所必需的一系列的基本活动。日常生活具有反复性、连续性、习惯性等特点，受时间和空间的限制。因此，合理安排老年人的日常生活，对于促进、恢复其健康均有一定的帮助，同时可避免因时间或空间的变化调整日常生活带来的不适而影响健康或疾病恢复。

（二）保护老年人的安全原则

影响老年人安全的因素较多，主要相关因素有：

1. 生理因素　如视觉、嗅觉、听觉等的减退。

2. 病理因素　疾病导致老年人步态不稳、眩晕、意识障碍等，如原发性高血压、帕金森病、类风湿关节炎等。

3. 药物因素　由于服用镇静催眠药、镇痛药、降压药、血管扩张药、抗心律失常药、抗焦虑抑郁药等影响视觉、血压、步态、神志等。

4. 环境因素　如地面湿滑、地毯不平整、楼道无扶手、无障碍设施不完善等。

5. 活动状态　大多数老年人跌倒发生于行走或变换体位时。

6. 心理因素　不服老，或不愿意麻烦他人。

以上不安全因素可威胁老年人的健康，甚至生命。因此，照护人员应根据老年人自身的健康状况和能力，对于可能出现的不安全因素加以提醒与防范。同时，也应了解老年人的生活规律和习惯，及时给予指导和帮助，满足其日常生活需要。

（三）尊重老年人的隐私和个性原则

日常生活活动中，排泄、沐浴、更衣等都需要在私人空间内进行，为保证老年人的隐私生活，应为老年人提供合适的私人空间。例如，为老年人安排单独的房间，或者用屏风、拉帘遮蔽。对于有身体缺陷的老年人需要特别留心照护，避免其产生自卑感。

老年人在其漫长的人生经历中已形成了自己其独特的个性，其个性受家庭、社会环境、教育程度、职业等影响，且思维方式和价值观也不尽相同。因此，尊重老年人的个性就首先要尊重其人格和尊严，如在帮助老年人重新建立健康的日常生活节律时，需取得老年人的理解，并在尊重其个性基础上建立适合现有状态的日常生活节律。

（四）鼓励老年人自我照护原则

老年人由于机体老化或疾病导致无法独立完成日常生活活动时，依据奥瑞姆自理理论，照护人员应提供部分补偿或全补偿照护。但部分老年人会出现角色行为强化，即出现自信心减弱，对照护人员产生过度依赖的心理，期望得到更多的关注而需要被照顾。照护人员应全面评估，了解老年人身心状况，明确不能完成日常生活活动的原因，在老年人身体允许的情况下，充分调动老年人的积极性，指导老年人在日常生活活动中实现最大程度的自理。

四、老年照护模式

随着社会经济、人口结构的变化和经济全球化、市场化的发展，社会养老与照顾已成为世界各国普遍关心的社会问题。我国也在努力探索构建符合国情的社会养老保障体系和养老照护模式，制定社会保障制度和养老保险制度，解决养老照护问题，目前已建立以"居家养老为基础、社区养老为依托、机构养老为补充"的社会养老服务体系和养老保健模式。

（一）老年居家照护模式

老年居家照护是指由专业人员、家人或社区志愿者为居家老年人提供医护或辅助性服务和照顾的照护模式。

1. 居家照护适用人群　照护对象是处于不同生理、心理健康状况的老年人，可以是长期照护的有慢性疾病或是残障的老年人，可以是间断照护的有急性病的老年人，也可以是健康老年人。

2. 居家照护服务模式　居家照护主要有三种模式，即社区卫生服务中心、家庭病床和家庭护理服务中心。社区卫生服务中心和家庭病床是我国目前常见的居家护理服务模式。

（1）社区卫生服务中心：社区卫服务中心是社区护士为本社区居家老年人提供的照护方式，也是目前我国主要的居家照护服务模式。

（2）家庭病床：家庭病床是以家庭作为治疗护理场所，设立病床，选择适宜在家庭环境下进行的医疗或康复服务，使患者在熟悉的环境中接受医疗和服务，最大限度地满足患者的医疗护理要求，是医院住院服务的院外补充。

（3）家庭护理服务中心：家庭护理服务中心是对家庭中需要照护服务的老年人提供护理的机构，是居家照护的发展方向。

3. 居家照护服务内容

（1）专业性照护：专业性照护是指由专业照护人员为老年人提供的专业性服务。如家庭伤口换药、留置胃管、服药管理、雾化吸入、灌肠等护理操作；高血压、冠心病、糖尿病、传染病、精神疾病等老年常见病的护理指导；疾病预防知识的健康宣教；心理疏导、康复指导、睡眠护理、疼痛护理、临终关怀及家庭看护者的护理咨询等。

（2）非专业性照护：非专业照护是指由非专业人员为老年人提供的日常生活服务。如洗衣、洗澡、做饭、打扫卫生、购物等。

（二）老年社区照护模式

社区是老年人日常活动的主要场所，社区卫生服务中心可以依据本社区老年人的年龄分布、生理特征、居住特征和照顾者有针对性地设计不同层次、不同生活维度、不同专业化程度的照护服务。服务提供者可分为专业和非专业人员，分别负责解决老年人的不同服务需求。

1. 社区照护适用人群　社区内的高龄老年人、空巢老年人、失独老年人、失能老年人和其他需要照护服务的老年人，目的是提升老年人的生活品质，以满足老年人从健康到衰老直至生命终结各个阶段的所有需求。

2. 社区照护的服务模式　社区照护服务是让老年人在家或社区就可享受到专业化的日常生活照料、医疗卫生护理、情感沟通和社交娱乐等"一站式"的连续照护，社区卫生服务机构和社区内的养老设施联合协作，将居家照护服务纳入其中。

3. 社区照护服务内容　社区照护服务内容主要为社区老年人建立健康档案，提供生活照料、慢性疾病防控、急危重症救治、康复护理、临终关怀和精神慰藉等连续性的服务。社区卫生服务机构可以根据失能老年人的具体情况进行个案管理，具体服务内容包括健康教育，如老年慢性疾病相关知识、安全用药、饮食营养等内容，还包括心理支持、康复训练指导、居家环境安全等。通过开设知识讲座、电话咨询服务、发放科普手册、家庭访视等形式科学地为老年人提供更加综合性和专业化的照护服务。因此，社区照护服务是家庭照护最有力的补充和后援支持。

（三）老年护理机构照护模式

1. 老年护理机构照护适用人群　护理机构是为长期卧床、晚期姑息治疗、生活不能自理的老年人以及其他需要中长期照护服务的老年人提供医疗、康复、护理和临终关怀等服务的医疗机构和养老机构。

2. 老年护理机构照护服务模式　老年护理机构为老年人提供全天 24h 的住院服务,住院时间可以由数月到数年,甚至终身。各种层次和形式的老年护理机构会成为家庭护理和社区护理的有效补充。

3. 老年护理机构服务内容　服务内容包括从饮食起居照料到急诊或康复治疗等一系列正规和长期的服务,具体包括:①医疗护理服务,即帮助老年人正确用药、留置管道的护理和其他必要的康复护理服务;②个人卫生服务,即帮助失能老年人处理个人清洁卫生等;③营养服务,即膳食准备和帮助失能老年人进食;④日常活动服务,即帮助失能老年人上下床、穿脱衣服、散步、站立、上下楼梯、出行等;⑤家务服务,即帮助老年人购物、做饭、清洁、洗衣等;⑥社会服务,如组织老年人参加一些集体活动。服务目标是满足照护对象对保健和日常生活的需求。

(四)老年医养结合机构照护模式

医养结合是指医疗卫生与养老服务相结合,面向居家、社区和机构养老的老年人,在日常养老、生活照料的基础上,提供所需的医疗卫生相关服务。

1. 医养结合机构照护模式适用人群　医养结合照护服务的对象是既需要提供医疗护理服务,又需要提供养老服务的老年人,服务地点包括医疗机构内、养老机构内、社区和家庭。

2. 医养结合机构照护服务模式　目前医养结合机构照护服务模式包括医疗卫生机构与老年服务产业融合、养老机构增设医疗资质、医疗机构和养老机构合作及推广家庭医生模式。

3. 医养结合机构照护服务内容　医养结合机构照护服务内容包括为老年人提供基础照护服务、医疗照护服务、环境适应服务、情感支持服务、文化娱乐活动,以及帮助老年人维系亲情关系和保持社会功能等服务。

第三节　老年照护相关理论

案例 1-1

王奶奶,70 岁,退休前是事业单位一名科级干部,有一儿一女,儿女都很孝顺,几十年来,王奶奶和老伴相互关爱,外人眼中的王奶奶生活非常美满幸福。但是王奶奶总是和朋友们诉说她年轻时候因家里困难没有读上大学的遗憾,说她经常做自己在大学课堂学习的梦,每次醒来后都特别沮丧。

根据以上资料,请回答:

1. 王奶奶的心理状态是怎样的(用艾瑞克森的人格发展理论解释)?
2. 需给予王奶奶的有效心理照护有哪些?

一、老年人人格相关理论

(一)艾瑞克森人格发展理论

人格是指人与人之间在心理和行为上的差异,是人的内部生理和心理特质的外化,是人在处理和应对各种外界矛盾时表现的人的素质、能力和性格的基本特征。弗洛伊德创立了人格心理学体系——精神分析,又称发展理论,但他认为人格发展在成年期即停止,忽略了人格发展的终身性。以艾瑞克森(Ericson)等人为代表的"新精神分析"学派,重视自我在人格结构中的作用,强调社会文化因素对人格形成、发展的作用。其中艾瑞克森提出的人格发展理论(personality development theory)在老化的研究和实践中应用最广。

艾瑞克森认为人格是终身发展的,人格的发展必须包括机体成熟、自我成长和社会关系三个不可分割的过程。每一过程必须以其他两个过程为前提,在不断交互作用中向前发展。他将人格发展从出生到死亡分为 8 个主要阶段:婴儿期、幼儿期、学龄前期、学龄期、少年期、青年期、成年期和老年期,这是一个完整的过程。艾瑞克森认为老年期的任务是发展自我整合,在此期老年人会回顾自己过去的经历,寻找生命价值,以便接受逐渐死亡的事实。老年人会努力达到一种统合感,一种生命的凝聚及完整感,若未达成,则感到绝望。自我整合也是接纳生命的意思,这是前 7 个阶段的成熟期,表示能以成熟的心灵和不畏惧死亡的心态来接纳自己,进行自我肯定,也意味着对过去所发生的事件不心存懊悔,且对未来生活充满乐观和进取的心态,学习面对死亡。

(二)"自我完整感"任务和"老年卓越"理论

在艾瑞克森理论的基础上,其妻子琼•艾瑞克森提出了"老年卓越"理论,佩克提出了"自我完整感"任务。佩克认为自我完整感要求老年人超越自己的职业、身体和与之分离的同一性,因此他认为艾瑞克森关于整合对绝望的关键任务主要包括以下三项:

1. 自我分化对工作角色专注 在工作上投入过多的老年人,退休后应通过家庭、友谊和社区角色来确定自我价值,获得像职业生涯那样的满足感。

2. 身体超越对身体专注 老年人必须用认知、情绪和社会性补偿来超越身体的局限,如容貌、体能和对疾病抵抗力的衰退。

3. 自我超越对自我专注 面对生活中的不断失去,老年人需要建设性地通过放眼未来而非专注自我,找到面对死亡的方法。

近年来的研究显示,身体超越(对心理能力的专注)和自我超越(对更长远未来的定向),在高龄老年人和超高龄老年人中逐渐增多。这进一步验证了琼•艾瑞克森的老年卓越理论。成功地达到老年卓越境界的人,表现出一种强大的内心平静和镇定状态,他们把很多时间用在安静的反思上。

老年人习惯于通过回忆过去、使用熟悉的知识技能和思维方式来培养稳定的行为模式以应对老化。在对他们的照护过程中可以运用回忆疗法,通过分析和评价的观点来引导他们回顾过去,帮助老年人达到自我整合,并将过去的生活视为有意义的经验,从中获得人生的满足感及自我肯定。

二、老年人社会健康相关理论

(一)健康信念模式

健康信念模式是由霍克巴姆(Hochbaum)于 1958 年在研究人的健康行为与其健康信念之间的关系后提出的,后经贝克(Becker)等社会心理学家的修订逐步完善而成为健康信念模式。健康信念模式由三部分组成,分别为个体的健康信念、行为的线索或意向以及行为的制约因素,此模式主要用于预测人的预防性健康行为和实施健康教育。

健康信念模式以心理学为基础,由需要动机理论、认知理论和期望价值理论综合而成,并在预防医学领域中得到应用和发展。健康信念模式遵循认知理论原则,强调个体的主观心理过程,即期望、思维、推理、信念等对行为的主导作用。因此,健康信念形成是人们接受劝导、改变不良行为、采纳健康行为的关键。

(二)健康促进模式

1982 年,美国护理学家潘德(Pender)参考期望价值理论和社会认知理论的架构,首次提出了健康促进模式,该模式描述了人们在追求健康过程中与环境相互作用的多维性,目前已更新至 2011 年版。该模式主要关注 3 个领域共 10 个可影响健康行为的因素,即:个人特征及经验(曾经相关行为、个人因素);对特定行为的认知及情感(自觉行动的好处、自觉行动的障碍、自我效能、行为相关情感、他人影响、情境影响);行为结果(允诺行动、临时需求和喜好)。这些因素可通过直接或者间接的方式影响健康行为。人的性格和经验影响其行为;对有特定行为和情感的人士可促进其采取一定的应对措施,即通过护理工作对其进行干预;健康促进行为是预期的行为结果。老年健康照护与促进人员可通过健康教育等方式来干预这些因素,激发个体对于健康行为的追求,从而促进健康行为的实现,并起到提高老年人生活质量的作用。

（郭　宏）

思考题

1. 简述老年照护应遵循的原则。
2. 举例说明照护人员如何运用人格发展理论对老年人提供照护。

第二章
老年照护岗位职责认知

《"健康中国2030"规划纲要》提出要推动居家老年人长期照护服务发展,推动开展老年心理健康与关怀服务,加强老年常见病、慢性疾病的健康指导和综合干预,加强老年性痴呆等疾病的有效干预,强化老年人健康管理。健康照护师与养老护理员都是服务于老年照护工作的主力军,为老年人提供生活照料、医疗保健和康复、精神慰藉、紧急救援、健康教育以及文体娱乐和其他方面的服务。

第一节　健康照护师工作岗位认知

健康照护师(职业编码为4-14-01-02)于2020年2月被批准为国家新职业。2022年6月,由中华人民共和国人力资源和社会保障部组织制定了《健康照护师国家职业技能标准》。该标准的实施有利于实现健康照护师作为职业的规范和稳定发展,有利于健康照护师实现自我价值,赢得社会的尊重。

一、健康照护师职业概述

1. 职业定义　健康照护师是指运用基本医学护理知识与技能,在家庭、医院、社区等场所为照护对象提供健康照护及生活照料的人员。

2. 工作场所　健康照护师经过职业培训考核并取得相应职业技能等级证书后,可以在康养机构、医院、家庭、社区、月子中心、临终关怀机构等场所从事健康照护工作。

3. 工作岗位　健康照护师工作岗位包括家庭健康照护、社区预防保健服务,以及在各类康养机构从事健康照护、服务管理、技术指导、机构运营管理等。

4. 职业技能分级　健康照护师依据能力分为五级,分别为五级/初级工、四级/中级工、三级/高级工、二级/技师、一级/高级技师。

二、健康照护师职业基本要求

(一)职业守则

1. 遵纪守法,诚实守信　健康照护师须了解与自身从事工作密切相关的法律、法规及工作规章制度,并自觉按规章制度履行工作职责,遵守职业道德。健康照护师须具有职业责任心,做事认真负责、一丝不苟、诚实守信,不无故违约。

2. 规范操作,文明慎独 为照护对象提供健康照护服务时,健康照护师须严格按照照护操作规程及质量标准开展服务工作,认真履行岗位职责,工作积极主动,做到慎独。

3. 尊老爱幼,身心照护 在照护服务中,健康照护师须对照护对象一视同仁,尊老爱幼,运用有效的沟通技巧,及时了解照护对象的健康状况、心理感受及需求,提供高质量的身心照护。

4. 保护隐私,理解尊重 健康照护师在工作中要尊重照护对象的人格、权利、尊严,主动保护照护对象隐私,做到不打听、不外传、不评价照护对象及其家庭成员的隐私;在照护中注意换位思考,与照护对象及其家庭成员建立相互信任、相互交流、相互理解、互相尊重的合作关系。

5. 和谐相处,热情服务 树立以照护对象为中心的服务理念,秉持照护对象满意的服务宗旨,健康照护师要以真诚热情、和谐友善的态度为照护对象提供照护服务,做到"五心"(即热心、真心、尽心、精心和诚心)照护,促进照护关系的和谐发展。

（二）基础知识

1. 医学基础知识 包括人体结构知识,生理卫生知识,常用药物服用知识,血液、尿液、粪便常规检验项目及意义,中医养生保健知识,运动与康复知识等。

2. 照护基础知识 包括环境与健康知识、安全与防护知识、人体营养需求知识、人的基本需要与自我照护知识、心理照护与人文关怀知识等。

3. 相关法律、法规知识 包括《中华人民共和国民法典》《中华人民共和国劳动法》《中华人民共和国劳动合同法》《中华人民共和国老年人权益保障法》《中华人民共和国母婴保健法》《中华人民共和国未成年人保护法》《中华人民共和国食品安全法》《中华人民共和国传染病防治法》《中华人民共和国基本医疗卫生与健康促进法》《中华人民共和国消防法》的有关知识及其他相关法律、法规。

三、健康照护师工作内容

1. 正确使用评估工具,评估、观察发现照护对象常见健康问题及疾病(危机)症状,提出相应预防、照护及康复措施,制订健康照护计划或提出送医建议。

2. 观察发现照护对象常见心理问题,提供简单的心理疏导、心理支持,对照护对象进行健康指导。

3. 为老年人提供清洁卫生、排泄、睡眠、饮食等基础生活照护,合理及适宜的辅助活动、康复锻炼等活动照护,提供预防意外伤害等安全照护,为临终老年人提供安宁疗护。

4. 照护孕产妇生活起居,根据个体身心特点提供合理营养、适当运动的健康生活照护,促进母乳喂养及产后康复。

5. 照护婴幼儿生活起居与活动,提供喂养、排泄、洗浴、抚触、睡眠、生长发育促进及心理健康照护。

6. 照护患病者生活起居、清洁卫生、日常活动,提供合理饮食及适宜活动照护,按医嘱督促、协助照护对象按时服药、治疗。

四、健康照护师岗位职责

岗位职责指的是特定岗位的工作范畴及承担的责任。健康照护师岗位职责的制订有助于照护人员明确自己的照护任务和职责,规范操作行为,提高照护效率和质量。健康照护师国家职业技能标准对五级/初级工、四级/中级工、三级/高级工、二级/技师、一级/高级技师的岗位职责要求依次递进,高级别的要求涵盖低级别的要求(表2-1)。

表 2-1　健康照护师岗位职责

岗位名称	岗位职责
五级/初级工	1. 生活照护 （1）清洁照护：清洁、整理居住环境，做好晨、晚间照护；为照护对象沐浴、会阴清洁、摘戴活动义齿、进行便后清洁、更换尿布或纸尿裤；为自理能力缺乏者更换、清洗及熨烫衣服 （2）饮食照护：识别变质、过期食品；制作日常膳食，协助照护对象进食；为婴幼儿制作辅食、冲调奶粉、加热母乳 （3）排泄照护：协助排尿、排便；发现异常尿液、粪便以及发现便秘和尿潴留并报告；为照护对象留取及送检尿液、粪便标本 （4）睡眠照护：发现照护对象睡眠异常并报告，为照护对象布置睡眠环境 2. 基础照护 （1）基本应用技术：测量生命体征，测量血糖，协助口服用药，滴眼、耳、鼻药，使用栓剂，煎中药；发现照护对象受压部位皮肤变化并报告；指导孕妇监测胎动；协助产妇母乳喂养、预防和发现婴幼儿臀红 （2）感染防护：使用防护用品为照护对象进行防护；进行手卫生，使用煮沸、日晒、微波等物理消毒方法，浸泡、擦拭、熏蒸等化学消毒方法进行消毒 （3）安全防护：预防及应急处置失火、煤气泄漏、触电等意外事故；提供预防跌倒、坠床、碰伤、烧伤、烫伤照护措施 3. 健康问题照护 （1）常见症状照护：为发热者使用冰袋、温水擦浴进行物理降温；为呕吐者提供照护；发现皮肤过敏、出血现象并报告 （2）急症处置：为呼吸困难者提供应急照护；为心搏骤停者做徒手心肺复苏并呼救；为扭伤、挫伤者应用冷热疗法；为局部轻度外伤者止血、包扎 4. 活动与康复 （1）辅助活动：协助照护对象进行肢体主动与被动活动、翻身、更换卧位，指导照护对象使用轮椅、助行器协助移动；为新生儿做抚触 （2）康复锻炼：协助脑卒中、骨折致肢体活动障碍者进行日常生活能力锻炼、床上活动、步行、上下楼梯，进行起、坐、站立锻炼及平衡锻炼 5. 心理照护 （1）沟通交流：运用语言与非语言沟通技巧与照护对象交流，与照护对象及其家属建立信任关系 （2）心理支持：发现照护对象基本心理需求并报告，并根据心理需求给予支持和帮助
四级/中级工	1. 生活照护 （1）清洁照护：为留置胃管者清洁口腔，为留置尿管者清洁会阴 （2）饮食照护：能根据治疗饮食要求制作膳食；能为鼻饲者、胃造瘘者制作管饲饮食并喂养 （3）排泄照护：对尿潴留者进行诱导排尿；指导尿失禁者进行功能锻炼，提供预防失禁性皮炎照护措施；为留置尿管者更换尿袋；用开塞露、人工取便法为照护对象解除便秘 （4）睡眠照护：制订作息时间表，为失眠者提供促进睡眠的照护 2. 基础照护 （1）基本技术应用：使用吸入法给药；使用胰岛素笔注射胰岛素；发现输液不畅、局部肿胀等常见输液问题并报告；发现留置管道折曲、堵塞、脱出问题并报告；指导产妇预防乳汁淤积、乳头凹陷、乳头皲裂，指导产妇母乳喂养；能做新生儿脐部照护 （2）感染防护：指导照护对象预防常见呼吸道传染病、消化道传染病、皮肤接触性传染病 （3）安全防护：提供预防误吸照护措施；发现中暑症状并进行应急处理；预防失智老年人走失 3. 健康问题照护 （1）常见症状照护：照护头痛、头晕者并报告；发现水肿、黄疸并报告；使用家用胎心仪为孕妇监测胎心 （2）急症处置：能发现意识障碍、胸痛、腹痛症状并报告；为抽搐者提供预防舌咬伤及外伤等紧急处置并报告；发现咯血，保持呼吸道通畅并报告；发现糖尿病者低血糖症状，提供紧急照护措施并报告；为孕期出血、胎膜早破孕妇提供紧急照护措施并报告；发现产后大出血并报告；为跌倒疑有骨折者提供紧急照护措施并报告

岗位名称	岗位职责
四级/中级工	4. 活动与康复 （1）辅助活动：为老年人选择活动方式；指导孕产妇选择活动方式；为婴幼儿做智护训练 （2）康复锻炼：协助照护者使用健身器材进行功能锻炼；为语言功能障碍者进行沟通训练；协助手功能障碍者进行手部功能锻炼；协助关节功能障碍者进行关节功能锻炼；协助腰椎间盘突出者进行康复锻炼；指导慢性呼吸功能障碍者进行呼吸功能锻炼；为排痰困难者做肺部叩击排痰 5. 心理照护 （1）沟通交流：发现不良情绪、异常行为并报告 （2）心理支持：能调节照护对象不良情绪，为异常行为者提供避免意外伤害措施
三级/高级工	1. 基础照护 （1）基本技术应用：观察照护对象营养状况并进行饮食指导；协助失智和吞咽功能障碍者进食；协助喂养或喂养居家早产儿；为乳腺炎产妇提供照护措施；发现照护对象术后切口异常并报告 （2）临终照护：发现临终者躯体与心理变化，根据医嘱提供减轻病痛措施，提供心理慰藉与陪伴，为逝者家属提供哀伤照护 （3）安全照护：发现照护对象的安全隐患并报告，制订并实施安全隐患防范措施 2. 健康问题照护 对照护对象进行生活方式评估，并对常见相关健康问题提出建议；指导照护对象养成促进健康的行为，指导照护对象进行养生锻炼，帮助照护对象区分药品与保健品 3. 活动与康复 （1）辅助活动：为婴幼儿制订运动计划并实施；依据婴幼儿认知、语言、社会行为、发育规律选择亲子游戏并实施；协助穿戴假肢者进行活动 （2）康复锻炼：指导吞咽障碍者进行功能锻炼；指导盆底功能障碍者做盆底肌肉功能锻炼；指导产妇进行腹直肌分离康复锻炼 （3）失智老年人照护：为失智老年人提供应对照护措施；对失智老年人进行认知功能训练 4. 心理照护 （1）心理观察：发现婴幼儿语言、社会交往发育迟缓，识别焦虑、抑郁症状并报告，并根据心理观察结果，提出就医建议 （2）心理支持：能运用合理宣泄、移情、认知方法进行心理疏导
二级/技师	1. 健康问题照护 评估慢性伤口情况，协助更换伤口敷料；区分造口袋类型，更换造口用品，并指导照护对象衣、食、住、行；对糖尿病足患者进行健康教育，发现糖尿病患者足部变化，并对轻度糖尿病足患者进行足部照护 2. 健康教育 评估照护对象对所患疾病认知状况、学习态度、学习能力，并在此基础上实施常见疾病健康教育，评价照护对象健康知识与行为情况 3. 照护管理 （1）照护质量管理：对照护质量进行检查督导，并对常见照护质量问题进行处置、分析与评价 （2）照护人员管理：根据照护对象需求安排照护人员，并对照护人员进行绩效考评 4. 培训指导 制作培训课件，为下级健康照护师进行理论、技能授课
一级/高级技师	1. 健康问题照护 评估照护对象健康问题并确定主要问题，依据评估结果制订身心照护计划，指导下级健康照护师按照护计划实施身心照护，评价健康照护效果，改进健康照护方案；能发现慢性伤口、造口并发症，提出就医建议 2. 照护管理 （1）照护质量管理：制订照护质量管理标准、评价指标、持续改进方案 （2）照护人员管理：为照护人员拟订在职培训计划，对照护人员进行岗位胜任力评价 3. 培训指导 制订理论、实践授课计划，实施典型案例教学，评价授课效果 4. 技术改进 总结个案照护实践经验，优化健康照护流程，发现居家照护用具问题，制订照护用具改进方案

第二节 养老护理员工作岗位认知

一、养老护理员职业概述

养老护理员国家职业技能标准于 2002 年颁布实施，2011 年进行了首次修订，2019 年由人力资源和社会保障部联合民政部组织在 2011 年版本基础上进行了修订，形成了《养老护理员国家职业技能标准（2019 版）》。该标准的实施为进一步规范养老护理员（职业编码为 4-10-01-05）职业行为，提升养老护理员职业技能，提高养老服务职业化、专业化、规范化水平提供了保障。

1. 职业定义 养老护理员是指从事老年人生活照料、护理服务的工作人员。

2. 工作场所 养老护理员经过职业培训考核并取得相应职业技能等级证书后，可以在养老机构、家庭、社区、临终关怀机构等场所从事老年人照料服务工作。

3. 工作岗位 养老护理员主要在家庭、社区、机构从事老年人日常生活照护、精神慰藉、文化体育、安全守护等服务，以及养老机构服务的评估、质量监督、培训指导。

4. 职业技能分级 养老护理员依据能力分为五级，分别为五级 / 初级工、四级 / 中级工、三级 / 高级工、二级 / 技师、一级 / 高级技师。

二、养老护理员职业基本要求

（一）职业守则

1. 尊老敬老，以人为本 尊老敬老是中华民族的传统美德，更是一种责任和义务。养老护理员承担着照护老年人、服务老年人的光荣使命，在照护过程中要体现以老年人为本的理念，从老年人根本利益出发，切实保障老年人的权益。

2. 孝老爱亲，弘扬美德 作为养老护理员，应该具有孝老爱亲的美德，对身边的老年人要有爱心、耐心，工作中细致真诚，尊敬呵护老年人。

3. 遵章守法，自律奉献 遵章守法就是要按照法律、法规、规范、准则的有关规定做事。自律奉献，就是要求养老护理员要严格要求自己，精益求精，积极进取，摒弃一切不利于本职工作的思想和行为，自觉主动地在工作岗位上恪尽职守，尽职尽责。

4. 服务第一，爱岗敬业 服务第一就是要把服务老年人作为工作的第一出发点，想老人之所想，急老人之所急，全心全意为老年人服务。爱岗敬业就是要热爱自己的工作岗位，热爱本职工作，用一种恭敬严肃的态度对待自己的工作。

（二）基础知识

1. 养老护理员职业基本素养 包括服务礼仪规范、职业安全、个人防护、自我心理调适知识、沟通交流技巧等。

2. 老年人基础照护知识 包括老年人生理、心理特点；老年人照护特点；老年人常见病的照护重点；老年人常见问题的观察方法；老年人饮食种类及营养需求；老年人常见冲突和压力处理方法；老年人照护记录方法；老年人康复理念、康复与健康的关系。

3. 安全卫生、环境保护知识 包括老年人安全防范、卫生防护、食品安全、急救常识、自然灾害应对与处理及环境保护等相关知识。

4. 消防安全基础知识 包括火灾危险性、预防和处理常识；用火、用电、用气安全常识；消防安全标志及含义；报火警、扑救初起火灾、自救互救和逃生疏散的知识；建筑消防设施的性能，灭火器材、火灾逃生避难器材的使用方法。

5. 相关法律、法规知识 包括《中华人民共和国老年人权益保障法》《中华人民共和国劳动法》《中华人民共和国劳动合同法》《中华人民共和国消防法》《中华人民共和国食品卫生法》等相关知识。

三、养老护理员工作内容

《中华人民共和国职业分类》明确了养老护理员的工作内容主要包括：照料老年人饮食、清洁、睡眠和排泄等日常生活；采取必要措施，预防意外发生；进行用药、观察、消毒、冷热疗等照护；协助开展急救，进行常见病、危重病和临终照护；进行健康教育与康复照护。

四、养老护理员岗位职责

各级养老护理员岗位技能要求和相关知识要求依次递进，高级别的要求涵盖低级别的要求（表2-2）。

表2-2　养老护理员岗位职责

岗位名称	岗位职责
五级/初级工	1. 生活照护 （1）清洁照护：为老年人洗脸、洗手、洗头、梳头、剃胡须、洗脚、修剪指（趾）甲、清洁口腔、摘戴义齿并清洁；协助老年人洗澡（淋浴、盆浴、擦浴）、清洁会阴部；能整理、更换床单位，为老年人提供舒适、清洁的环境 （2）穿脱衣物：为老年人穿脱衣服、鞋；协助老年人穿脱简易矫形器等辅助器具 （3）饮食照护：观察、评估老年人进食、进水的种类和量，报告并标记异常变化；为老年人摆放进食体位，并协助老年人进食、进水；能对进食过程中发生的噎食、误吸情况进行识别，并采取应急措施，报告、寻求帮助 （4）排泄照护：协助老年人如厕；协助卧床老年人使用便器排便，更换尿垫、纸尿裤；观察老年人排泄物的性状、颜色、次数及量，报告并记异常情况 （5）睡眠照护：为老年人布置睡眠环境；观察老年人睡眠状况，报告并记录异常情况 （6）失智照护：协助观察失智老年人的异常行为，为失智老年人提供生活照护；观察失智老年人的异常行为 2. 基础照护 （1）体征观测：协助老年人观察测量生命体征、测量体重，并记录 （2）护理协助：观察老年人使用冷热疗法的皮肤异常变化，记录并及时报告，使用热水袋等为老年人保暖，使用冰袋等为高热老年人物理降温；为老年人翻身，观察识别1期压力性损伤，处理并报告；为老年人翻身叩背，促进排痰 （3）感染防控：进行环境及物品的清洁，进行手部清洁 3. 康复服务 （1）体位转换：为老年人正确摆放体位，协助老年人进行体位转移，或使用助行器、轮椅等辅助器具协助老年人进行体位转移 （2）康乐活动：示范、指导老年人进行手工活动、娱乐游戏活动
四级/中级工	1. 生活照护 （1）清洁照护：为老年人进行口腔及身体清洁，并处理特殊情况 （2）饮食照护：根据老年人疾病和特殊进食需求，选择进食类型和加工方法，为戴鼻饲管的老年人进食、进水 （3）排泄照护：使用开塞露、人工取便及其他辅助方法协助老年人排便；为人工造瘘的老年人更换造瘘袋；观察留置导尿的老年人的尿量及颜色，标记异常并及时报告 （4）睡眠照护：识别影响老年人睡眠的环境因素，并提出改善建议，照护有睡眠障碍的老年人入睡，指导老年人改变不良的睡眠习惯 （5）环境清洁：对老年人生活环境、常用物品进行清洁消毒；对感染的老年人进行床旁消毒隔离；对垃圾进行分类和处理 2. 基础照护 （1）体征观察：为老年人测量生命体征、体重、血糖，并观察、记录

续表

岗位名称	岗位职责
四级/中级工	(2) 用药照护：协助老年人口服用药，观察老年人用药后的反应并及时报告；观察老年人使用胰岛素后的血糖异常变化 (3) 风险应对：识别老年人跌倒、压力性损伤、噎食、误吸、烫伤、冻伤、中毒、中暑的风险，及时报告并提供风险预防的措施；发现老年人跌倒、急性创伤、肌肉骨骼关节损伤等，并立即报告 (4) 护理协助：观察和识别胃管、尿管、气管切开及造瘘口的异常情况，及时记录和上报；为老年人留取二便标本；陪同老年人就医；协助对2期压力性损伤老年人做出正确的照护 (5) 感染防护：进行老年人常见传染病的预防；正确配制和使用消毒液，进行环境及物品的消毒 (6) 失智照护：识别和应对失智老年人的常见异常行为，为失智老年人提供安全的环境 (7) 安宁照护：对临终老年人提供沟通和陪伴；进行遗体清洁、遗物整理；进行终末消毒 3. 康复服务 (1) 康乐活动：组织老年人开展文娱性康乐活动；指导老年人使用简易健身器材进行活动；应用音乐、园艺、益智类游戏等活动照护失智老年人 (2) 功能促进：指导老年人进行日常生活活动训练；协助压力性尿失禁老年人进行功能训练；指导老年人使用简易康复器材进行活动或训练；指导老年人进行坐位或站立位平衡训练；指导老年人使用日常生活类辅助器具；根据老年人的身体情况选择适当的助行器、轮椅等辅具 4. 心理支持　与老年人和家属，团队成员沟通，观察老年人的情绪和行为变化，识别老年人情绪和行为变化的原因
三级/高级工	1. 基础照护 (1) 用药照护：喂老年人口服药，使用滴眼、耳、鼻等外用药，观察用药后的不良反应并记录 (2) 风险应对：评估老年人跌倒、压力性损伤、走失、噎食、误吸、烫伤、冻伤、中毒、中暑的风险，制订风险预防的措施，进行不良事件分析；发现老年人急性创伤、肌肉骨骼关节损伤等，并做出初步的应急处置；配合医务人员对急救老年人进行安全转运 (3) 护理协助：协助进行3期压力性损伤老年人的照护；对老年人提供雾化吸入、口腔吸痰、吸氧操作 (4) 失智照护：识别失智老年人的环境风险并制订应对措施，针对失智老年人特殊异常行为提供相应的应对措施 (5) 安宁服务：协助对临终老年人家属提供心理慰藉及哀伤应对，协助老年人家属处理后事 2. 康复服务 (1) 功能促进：组织和指导老年人开展康复体操活动；指导或协助老年人平地行走、上下楼梯训练、使用安全防护性辅助器具 (2) 认知训练：按照康复计划，指导轻、中度认知功能障碍的老年人进行记忆力、定向力等训练 3. 心理支持 (1) 沟通交流：失明、失聪、失语等功能受损的老年人发生冲突的情况下与其进行沟通 (2) 心理辅导：应对岗位工作压力，指导老年人自我解压；识别老年人的异常心理活动，并及时应对上报；根据老年人心理及情绪变化采取应对方法 4. 培训指导　能对老年人和家属进行照护知识培训，教授老年人自我照护方法，对家属等非专业照护人员进行照护技术指导
二级/技师	1. 康复服务 (1) 功能促进：在康复人员指导下，对认知功能障碍老年人进行日常生活活动能力训练，辅助对轻、中度言语功能障碍老年人进行言语功能训练 (2) 康复评估：在康复人员指导下，辅助评估老年人日常生活活动能力、运动功能、认知功能康复效果 2. 照护评估 (1) 老年人能力评估：制订老年人能力评估的实施计划；对老年人进行能力评估，并划分老年人的照护等级；对老年人照护风险进行评估，并对照护等级进行调整 (2) 照护计划制订：识别主要照护问题并制订照护计划，进行阶段性能力评估并调整照护计划，撰写能力评估报告

续表

岗位名称	岗位职责
二级/技师	（3）适老环境和辅具使用评估：对适老环境进行评估，并提出整改建议；对老年人康复辅具使用需求进行评估，并提出整改建议 3. 质量管理 （1）质量监督：对照护服务效果、人员管理效果、服务保障、服务安全进行监督 （2）质量控制：对照护服务的实施、服务人员进行管理；落实服务保障要求，执行服务安全要求 4. 培训指导　制订培训计划，编写培训教案，对三级/高级工及以下级别人员进行照护知识与技能培训，传授养老服务与管理的经验与技能
一级/高级技师	1. 照护评估 （1）专项功能评估：对老年人身体、心理和社会功能等进行专项评估，识别照护的特殊问题，制订相应专项评估实施计划 （2）照护计划完善：进行阶段性功能评估并调整照护计划，撰写专项功能评估报告 （3）评估管理：组织、督导评估人员开展评估，在评估时对复杂情况进行个案处理，对评估实施方案进行持续改进，按照评估规范要求，处理有争议的评估结果 2. 质量管理 （1）机构内部管理：建立质量管理体系，制订组织内的质量规范评价指标，组织实施质量评价，对内部质量管理进行分析，制订整改计划 （2）质量系统评价：评价机构或组织的服务及管理质量，发现机构或组织存在的质量问题，提出整改建议，并对机构或组织整改效果进行再评价 3. 培训指导　组织和参与对二级/技师及以下级别人员的培训，评价培训方案、效果，并提出改进建议；分析行业趋势，撰写养老服务与管理的研究报告，为行业发展提出建议

第三节　道德与伦理

一、道德与职业道德

（一）道德

1. 道德的概念　在我国古代汉语中，"道""德"是两个不同的词语。其中，"道"本义是指道路，后来引申出反映客观规律性的道理、法则、规范等含义；"德"本义通"得"，古人解释为"德者，得也"，"德"与"得"的原意均指获得。东汉学者许慎在《说文解字》中讲到："德，外得于人，内得于己也"。德与善并行不悖，它既能使人有所得，又能使己有所得，以善德施于别人，使众人各得其益，以善念存诸于心，使身心各得其益。荀子在《劝学》中讲到："礼者，法之大分，类之纲纪也。故学至乎礼而止矣，夫是谓道德之极。"也就是说，学习做人做事，如果一切行为都达到了礼的标准，那么，就进入了道德的最高境界。

2. 道德的功能

（1）认识功能：通过道德标准、道德判断和道德理想等特有方式，道德能够使人正确认识社会生活中的道德原则、规范等，从而提高辨别善与恶、应当与不应当、正当与不正当的能力。

（2）教育功能：通过道德评价、激励等方式，道德能够营造社会舆论，形成社会风尚，树立道德典型，塑造理想人格，培养人的道德自觉意识、行为习惯和高尚品质，从而提升人的道德境界。

（3）调节功能：通过评价、示范、劝阻等方式，道德能够指导、规范和纠正人们的行为，从而调节人与人、人与社会、人与自然的关系，使个人与社会、局部与整体、近期利益与长远利益等协调一致，并保持人类生存环境的动态平衡。

（二）职业道德

职业道德（professional ethics）也称行业道德，是从事一定职业的人们必须遵循的与特定职业工作和职业活动相适应的道德原则、道德规范和道德准则的总和。尽管人类社会的职业千差万别，但有其共同的基本道德要求，即敬业与乐业。所谓敬业就是忠于职守；所谓乐业，就是要热爱职业。职业道德是一个职业集体、一个行业全体从业人员的行为表现。如果每个行业、每个职业集体都具备优良的职业道德，无疑对整个社会道德水平的提升具有重要而积极的意义。

养老护理员、健康照护师等职业主要面对的是老年人这个群体，照护目标是在尊重老年人需要和权利的基础上，提高老年人的生命质量，促进健康、预防疾病、减轻痛苦。照护人员的共同愿景不仅是要维护和促进个体老年人的健康水平，更重要的是面向家庭、社区，为提高整个老年群体健康水平发挥应有的作用。

二、伦理与伦理学

1. 伦理　伦理（ethic）与道德是两个相互联系又相互区别的概念。"伦"本义为辈分、人伦，也指人与人之间的关系；"理"本义为玉石的纹理，这里指道理与规则。伦理即人伦之理，也就是调整人伦关系的条理、道理、准则。伦理概念的出现及伦理思想的积淀，象征着人类对自身道德生活理性思考的成果。

道德侧重于反映人们求善的个人实践，常用以表述具体的道德行为、道德规范和道德表现等；而伦理则侧重于反映人们求善的社会理念，常用以表述道德思想、理论和原则等，更多地用于理论研究、学术探讨等。

2. 伦理学　伦理学（ethics）是指专门以道德为研究对象，揭示其起源、本质、作用及其发展规律的学科或科学。从一定意义上说，伦理学是对道德生活的哲学思考，所以伦理学的研究对象是道德现象、道德关系。伦理学的研究内容包括道德理论、道德规范、道德实践。

三、老年照护中的伦理基本观点和原则

伦理学以道德现象作为研究对象，老年照护中涉及的伦理问题也可以老年照护工作中的道德现象作为研究对象，运用一般伦理学的观点、原理和方法研究照护实践中的道德关系、行为准则和规范。

1. 老年照护中的伦理基本观点

（1）生命神圣论：生命神圣论认为人的生命至高无上、神圣不可侵犯。它强调在任何情况下都要尊重人的生命，重视和保护人的生命，捍卫生命的神圣性，不允许对人的生命有任何侵犯和伤害。

（2）生命质量论：生命质量论是以人的自然素质（体能和智能）的高低、优劣为依据来衡量对自身、他人和社会存在价值的一种伦理观念。

（3）生命价值论：生命价值论是指通过人具有的内在价值与外在价值的统一来衡量生命存在意义的一种生命伦理观。生命价值论的伦理意义在于有利于全面认识人的生命价值，要求照护人员在为照护对象提供照护服务中不仅要考虑其生命的质量，还应寻找和激发照护对象潜在的生命价值，增强其生活的意义和热情。

（4）生命统一论：生命统一论是主张生命神圣论、生命质量论及生命价值论有机统一的理论。按照这一理论，生命的质量和价值是生命神圣的基础，而对生命神圣性的敬畏又是捍卫生命质量和价值的内在动因。在坚持生命神圣的基础上，不断地提高生命质量，执着地追求生命价值，是现代护理伦理道德的核心。

2. 基本伦理原则

（1）尊重原则：尊重原则是指照护者应承认服务对象享有的尊严和权利，在为其提供服务时做到平等对待，并且对涉及服务对象利益的行为应事先征求服务对象的意见。对于老年照护人员而言，

尊重的原则要求其尊重老年人的生命权,尊重老年人的隐私,尊重老年人的自主决定权。

（2）有利原则:有利原则是指照护者始终把服务对象的健康利益置于首位,并将其作为选择照护措施的首要标准,多为服务对象做有利于健康利益的事。有利原则要求老年照护人员树立以老年人为中心的服务观念,为老年人提供最佳的照护服务。

（3）不伤害原则:不伤害原则也称无伤原则,是指照护者在为服务对象提供照护服务时,不使其身心受到伤害。这要求老年照护人员认真评估并选择最佳照护措施,谨慎实施照护行为,避免让老年人承担任何不当的受伤害的风险。

（4）公正原则:公正是指公平正直,没有偏私。公正原则是指照护者应公正地对待每一位服务对象,使有同样照护需求的服务对象得到同样的照护待遇,不能因服务对象的年龄、性别、外貌、贫富、地域、民族等不同而区别对待。

老年人之间拥有平等的人格权利与尊严,老年照护人员应做到平等对待,一视同仁。

（单伟颖）

思考题

1. 简述健康照护师与养老护理员工作内容的异同点。
2. 简述老年照护过程中应遵守的基本伦理原则。

第二篇
老年人生活照护知识与技能

第三章
环境与睡眠

《中华人民共和国老年人权益保障法》第六章宜居环境中，不仅强调了老年宜居住宅的开发，而且突出了结合人口老龄化趋势、分布等特征推动和扶持老年宜居环境建设。创建适合老年人居住和生活的环境，能够使老年人得到良好的休息和睡眠，促进其身体健康，对老年人保持良好的心理状态、维持身心健康具有十分重要的作用。

第一节　环　　境

老年人的健康安全与其生活环境有密切关系，当老年人没有能力调节和适应环境的变化时，就会导致疾病的发生，所以在对老年人健康状况进行照护的同时，一定要重视老年人生活环境的改善。通过创建宜居环境，可以减少影响老年人生活环境的不良物理因素和社会因素，补偿老年人机体缺损的功能，促进其身心健康。

一、环境概述

（一）老年人生活环境的概念

老年人的生活环境包括物理环境与人文环境两个方面。物理环境又称为硬环境，指的是居住设施的室内外环境及相应的配套服务设施，属于建筑规划设施领域，包括老年人专用设施与老年人需要利用的公共设施。人文环境指的是家庭关系、社会关系、社会援助、社会保障制度等，属于社会的、政策的范畴，可称之为软环境。老年人居住建筑是老年居住环境的核心，是指专为老年人设计，供其起居生活使用，符合老年人生理、心理特点的居住建筑，包括老年人住宅和老年人设施两类。

（二）老年人生活环境的评估

1. 社会环境评估　社会环境包括文化背景、法律法规、社会制度、劳动条件、人际关系、社会支持、经济状况、生活方式、教育、社区等诸多方面，这些与老年人的健康有着密切的联系，影响老年人的健康水平。因此需要对老年人进行社会关系评估和社会支持评估。

社会关系是人们在共同的物质和精神活动过程中所结成的相互关系的总称，即人与人之间的一切关系。从社会关系中所获得的支持统称为社会支持。社会支持从性质上可以分为两类：一类为客观的、可见的或实际的支持,包括物质上的直接援助和社会网络、团体关系的存在和参与;另一类是主观的、体验到的情感上的支持,指个体在社会中受尊重、被支持、被理解的情感体验和满意程度,与个体的主观感受密切相关。社会关系和社会支持的评估可采用量表方式,主要量表如下:

社会关系评估量表:该量表包括 10 个项目,每个项目 0～5 分,总分 0～50 分。总分 <20 分,表示社会关系及社会支持差,≥20 分表示社会关系及社会支持良好,评估过程大约需要 15min。

社会支持评定量表:该量表包括 10 个题目,分为客观支持(2、6、7)、主观支持(1、3、4、5)和支持利用度(8、9、10)3 个维度,适用于所有老年人。该量表可由医生、护士、家属或者患者本人进行评定。将 10 个题目得分相加,得到社会支持总分;将第 2、6、7 题得分相加,得到客观支持分;将第 1、3、4、5 题得分相加,得到主观支持分;将第 8、9、10 题得分相加,得到支持利用度分。总分越高,表明社会支持程度越高。

2. 居住环境评估

(1)老年居家安全评估:可使用老年人居住环境安全评估要素量表,评估居家环境中是否有妨碍安全的因素,如地面是否平坦、有无台阶等障碍、有无管线或杂物放置、厨房设备是否安全、煤气炉旁有无易燃物品、浴室是否有防滑措施、电源是否妥当等。评估时应了解老年人生活环境中的特殊资源及其对目前生活环境的特殊要求。

(2)居室生活环境评估:居室是人们最主要的休息地,也是人们自由支配和享受闲暇时间的场所。居室环境对于老年人来说尤为重要,因为老年人每日的主要活动场所就是在自己的居室内。居室布置得好,能使老年人舒适、愉快地度过晚年。老年人的居室环境要强调实用、方便、安全、简洁、柔和,同时应因地制宜地对居室加以改造,使之更有利于老年人的健康。老年人居住环境设计应遵循以下原则:

1)整体设计:要注意老年人的方便与安全。

2)视线设计:要方便老年人与家人或照护者交流。

3)光线设计:要自然明亮,整体照明应均匀全面,不留死角。

4)厨房设计:要安全明亮,使用操作简单化。

5)卫生间设计:注重安全、采光和通风。

6)无障碍设计:要考虑方便老年人活动和助行器、轮椅的使用。

(3)室外生活环境的评估

1)气候条件是否恶劣:老年人生理功能下降,对抗外界恶劣环境的能力亦明显下降,因此应尽量避免处于雨、雪、冰雹等恶劣气候环境中。

2)建筑物是否密乱:建筑物又密又乱的环境会造成老年人心理上的不安与烦躁,使老年人缺乏安全感,易致情绪激动。应尽可能让老年人居住在布局合理、视野开阔、规律有序的社区里。

3)环境是否嘈杂:在固定空间里,随着单位面积内人口密度的不断增加,人们的谈话声、吵闹声汇合在一起会构成很大的噪声。老年人若长久处在这样的环境里,容易产生烦躁情绪,诱发各种心脑血管疾病。

3. 家庭环境评估 家庭是老年人主要的生活环境场所,融洽的家庭关系、良好的家庭环境有助于老年人的身心健康。家庭评估的内容主要包括家庭成员的基本资料、家庭类型和结构、家庭成员之间的关系、家庭成员的角色作用、家庭经济状况、家庭功能、家庭压力、家庭对老年人生活与健康状况的认识等。

二、环境对老年人的影响

老年人的生活离不开环境,适老环境能够给老年人的生活带来安全便捷,能够使老年人心情愉悦,带给老年人较高的生活品质,而非适老环境则会给老年人的生活造成影响,甚至会直接影响老年人的身心健康。

（一）环境对老年人身体健康的影响

老年人随着年龄的增长，身体各方面功能都有一定的衰退，环境对老年人的影响更加明显。如居室比较阴暗、潮湿，对老年人的心脏不利，还容易引起风湿痛、关节炎等。室温过低，老年人易着凉、感冒，室温过高，容易使人疲惫、精神不振。湿度过大会使人感到潮湿、气闷，空气过于干燥会导致人体蒸发大量水分，引起皮肤干燥、口干、咽痛等不适，尤其对呼吸道感染的老年人，会因痰不易咳出而加重病情。噪声会导致老年人心血管疾病发作，同时会影响老年人的食欲。

（二）环境对老年人心理健康的影响

干净、卫生、幽静、舒适、空间适中的居住环境能使老年人心旷神怡，室内过暗过湿会使老年人心情抑郁。居室过于狭小、通风条件差、空气不畅通会使老年人终日感到胸闷、压抑。如果生活环境脏乱差、有异味、噪声嘈杂会使老年人心烦意乱。

（三）环境对老年人安全的影响

不良环境会对老年人的安全造成危险，例如光线暗淡、床高低不适、室内家具过多、物品摆放杂乱等均可导致老年人跌倒，由于多数老年人存在骨质疏松问题，一旦跌倒会导致骨折。未设置报警装置的房间会延误对老年人进行及时的救治。非适老环境会给老年人的行动带来不便，甚至导致老年人发生意外。

（四）环境对老年人社会功能的影响

老年人居住的周围环境应该有适宜老年人的活动场所，如公园或广场，方便老年人参与体育、文娱活动；附近还应该有商场、超市等，便于老年人购买生活用品或食品；老年人的住宅还应距离医疗机构较近，方便就医；周围应远离公路和闹市，以保持安静的居住环境。

三、适老化环境

（一）适老化环境的概念

适老化环境亦称居养适老化功能环境，是指为机构养老、社区养老或居家养老而设计，适合老年人居养的环境，分为机构养老适老化环境、社区养老适老化环境与居家养老适老化环境。

适老化环境是针对老年人功能障碍程度进行居养环境的适老化设计，适合、适应、适用于老年人功能需要的环境。适老化环境是养老服务体系的基础，适老辅具是适老环境的重要组成部分。要实现适老辅具产品系列化（比如不同功能障碍的老年人使用，不同环境使用，不同人群使用）、服务功能体系化（将生活空间、老年人的潜能、适老辅具、护理者的能力相统一而配置的服务）、安装无工程化（安装简单方便，易于移动，不破坏安居环境）、家具化（尽量做到与家居环境协调，达到老年人居室标配）、中国元素化（增加生活提示功能、健康护理功能、视频沟通功能、夜间照明等，外观上体现更多的中国元素，增加趣味及产品本身的存在感）和智能化（实现居家环境安全控制、温度控制、家电控制、人体健康管理控制）。

（二）适老化环境设计要求

机构养老适老化环境、社区养老适老化环境和居家适老化环境的研究涉及很多方面的知识，包含心理学、医学、建筑学、社会学等方面。适老化环境设计要求制订符合我国国情的适老化环境建设标准，在设计理念上遵循"以老年人评估为本，坚持一户一案、一人一案的原则"，做好各类养老设施的适老化环境设计。

1. 安全环境 从空间（消除室内高差）、装置（设置扶手、地面防滑）、设备（紧急通报系统、安全电热源）、管理员或照护人员等方面，对老年人日常生活中的安全性，做到紧急时刻可立即采取措施。从适老化环境行为心理学的角度出发，考虑大多数老年人常年形成的居住习惯，提供传统形式的室内空间。从建筑人体工程学的观点出发，在家具、家电、生活器具的尺寸方面符合老年人的身体特征。老年人居室设施应尽量简单、整洁。家具能够满足日常生活，合理摆放，避免家具杂乱而磕碰绊倒老年人，家具及墙壁转角处贴有保护条，避免碰伤老年人。为防止老年人被绊倒和摔伤，居室内也不应安装门槛。房间出入口与走廊均应安装扶手,并设置醒目的标识,增加照明、不设门槛,以防止老年人发生跌倒、摔伤等意外事件。卫生间、浴室和厨房是老年人最易发生意外的地方。房间的设施与布局一定以安全为前提,同时满足老年人的日常生活需求。

2. 便捷环境　充分考虑老年人的户外适老环境设计特色。首先考虑到要补偿老年人减退和丧失的功能,住养区的道路、交通系统应以保护老年人的行动安全为基础。养老机构和社区内应采用人车分流或部分分流的交通道路结构,增加老年人的安全感。合理安排适合老年人的公共服务项目,如老年活动中心、老年大学、棋牌中心等;有足够面积的室外活动场所,保证老年人户外活动的需要;适当布置绿化、喷泉、亭子、长廊等。在庭院或绿地的局部,设立自然的屏障或遮挡视线的树木,配以桌椅、灯具等,可为老年人提供一个具有隐蔽、安全特征的用来休息、交谈的安静场所。同时,要考虑室外环境的开阔平坦。无障碍物的绿地可为老年人散步、晨练提供场所。室外环境应有良好的卫生条件,防止噪声和空气污染,给老年人一个安全、健康的生活环境。

3. 舒适环境　养老机构和社区应针对老年人特点开发建设适老服务设施和服务内容。机构养老和社区养老规划的基本要求是从老年学、社会学、心理学、美学和医学等新角度来研究和设计老年人的居住环境。在规划设计上为老年人提供恰当的生活条件,满足老年人在生理、心理和社会方面的各种特殊需要,以充实其生活内容,提高其生活质量。

此外,在社区中扩展智能环境,达到及时、有效为社区中老年人服务的目的。例如住宅区的管理中心应能及时对有害气体的泄漏、火灾、医疗救护、意外事故、求助等主动提供紧急帮助。

📖 知识拓展

适老化改造,彰显科技温度

随着信息技术、智能产品的飞速发展,智能家居正加速融入日常生活,不少企业也推出了许多适老化家电产品。从语音交互、动作识别到自动感应,适老化家电产品正加速从概念变为现实,帮助老年人群体更好地享受科技进步的红利。对智能家居进行适老化改造,就是根据老年用户的身体功能和使用习惯进行功能调整或重新设计,使之更好满足老年人群体的使用需求。比如,针对一些老年人记忆力下降的情况,在冰箱内部设置特殊物品存放区,开发智能提醒食材保质期功能;在安全防护方面,为智能家居添加风险监测、便捷报警模块等。不少暖心而实用的适老化改造和设计,让老年人群体的居家生活更安全、更便捷,彰显了科技的人文温度。

四、老年人睡眠环境要求

老年人需要合适的睡眠环境,包括灯光、床上用品、室内空气、温度及色彩等,这些可为健康睡眠提供帮助。

(一)适宜的卧室照明

老年人卧室的光线不要过强,就寝时尽量使室内光线调节得柔和一些,消除"光污染"会缓解紧张情绪,对睡眠起到一定的帮助作用。同时可根据老年人的生活习惯,夜间设置适当的照明,如安装地灯,另外开关应放置在易触及的地方以保证老年人的安全。

(二)舒适的床及用品

床是休息睡眠的重要家具,其高度应以老年人膝关节成直角坐在床沿时足底全部着地为宜,床高度一般为距离地面50cm。对于长期卧床的老年人应选择能升降的床,床头根据需要设床头灯和呼叫器,床两边设护栏。舒适的床上用品,包括床垫、被褥、枕头等,同样是影响睡眠质量的关键。床垫软硬度要适当。被褥厚度应适中,能够保持一定的温度。老年人如果习惯仰卧,枕头高度应略高于床铺一拳;如习惯侧卧,枕头高度高于床铺一拳半左右最好。另外,最好选择纯棉质地的床单和被罩。毛绒玩具不宜放在床上,因其不仅会影响睡眠,而且会造成人体过敏等。

（三）合适的温度和湿度

由于老年人体温调节能力降低，室内适宜温度应调整为22～24℃，人的体温会根据生物钟自动调整，到了晚上人体体温会降低。因此，最佳睡眠温度应该比白天的温度低2～3℃。适宜的湿度是50%～60%。

（四）安静的入睡环境

安静的环境是睡眠的基本条件之一，可使老年人得到充分的休息与睡眠。嘈杂的环境使人的心情无法宁静而难以入眠，故老年人卧室窗口应避免朝向街道闹市或加隔音设施。

（五）清新的室内空气

通风可调节室温，降低室内细菌数量，增加室内空气的清洁度，减少疾病的发生率。室内空气清新能够促进老年人的睡眠。因此，老年人居室要经常通风以保证室内空气新鲜，可根据室外天气情况，在入睡前进行20～30min的通风换气。

（六）温和的室内色彩

色彩对人的情绪、行为及健康有一定的影响，老年人室内应选择温和的暖色调，如奶油色、浅绿色、浅橘色、淡黄色等，这些色彩能够使人感到温暖、安静，有助于睡眠，米色是所有颜色中最温和的，因此最适合在卧室中使用。

第二节 睡眠照护

案例3-1

王先生，64岁，4年前从中学校长的岗位退休，其睡眠一直欠佳，退休后睡眠障碍逐渐加重。王先生到医院进行体检，未检查出器质性病变。主诉近1个月来每晚睡眠时间仅4～5h，且入睡困难，经常在床上超过1h仍无法入睡。白天精神状态不佳，时有头晕，午睡时间为2～3h。

根据以上资料，请回答：

1. 王先生存在的健康问题有哪些？
2. 照护人员应该提供的促进睡眠的措施有哪些？

睡眠是休息的一种重要形式，它是中枢神经系统产生的一个主动性抑制过程，是抑制在大脑两个半球皮质中扩散的结果。同时，睡眠是一种周期发生的知觉的特殊状态，由不同时相组成，对周围环境可相对地不作出反应。大脑皮质的神经细胞因不断地工作而疲劳时，睡眠能保护大脑皮质细胞，使其免于衰竭和破坏，同时又使精神和体力得到恢复。正常睡眠应以精神和体力的恢复为标准，如睡醒后疲劳消失、头脑清醒、精力充沛。睡眠质量不佳会直接影响机体的活动状况，如出现烦躁、精神萎靡、食欲减退、疲乏无力，甚至导致疾病发生。

一、老年人睡眠特点

（一）老年人睡眠变化特点

1. 睡眠总时间减少 人类每日需要睡眠的时间随着年龄、性格、个体的健康情况、劳动强度、营养条件、工作环境的不同而有所差异，并随着年龄的增长而逐渐减少。老年人的总睡眠时间一般比中青年少，主要原因为老年人大脑皮质功能减退，新陈代谢减慢及体力活动逐渐减少，所需睡眠时间也相对较少。一般60～80岁老年人的睡眠平均时间为每天6～6.5h。

2. 入睡时间延长 由于老年人大脑皮质的抑制作用减弱，睡眠的生理节律分布发生变化，睡眠能力降低，使老年人花更多的时间躺在床上，入睡时间明显延长，一般由青壮年时的5～15min延长为30min，甚至更长。

3. 觉醒次数增多 老年人浅睡眠比例增多,深睡眠比例减少,年龄越大,睡眠越浅。同时老年人睡眠易受到光、声、温度等外界因素以及自身疾病如前列腺炎、糖尿病等影响,夜间睡眠变得断断续续,觉醒次数明显增多,醒后难以再入睡。

4. 睡眠效率降低 睡眠效率指睡眠时间占总卧床时间的百分比。老年人随年龄增长睡眠效率逐渐下降。青壮年的睡眠效率一般可达95%,而老年人多为80%～85%甚至更低。睡眠相提前,表现为早睡早醒。

5. 睡眠昼夜节律重新分布 老年人深睡眠减少,觉醒次数增多,夜间总睡眠时间减少,睡眠效率下降,不能保证有效休息,因此,老年人白天常通过频繁小睡来弥补夜间睡眠缺失。

(二)影响老年人的睡眠因素

1. 睡眠习惯 为了保证老年人白天的正常活动和社交,使日常生活符合人体生物钟节律,提倡早睡早起及午睡的良好睡眠习惯。对于已经养成的特殊睡眠习惯,不能强迫老年人立即纠正,需要多解释并给予诱导,使其睡眠时间尽量正常化。有些高龄老年人昼夜颠倒,对于这些老年人要给予特殊的照顾,逐渐调整其睡眠规律。

2. 睡眠环境 老年人睡眠对环境要求较高,声、光、气味、温度、湿度等均会影响其睡眠,睡眠环境的改变也易对老年人产生影响。

3. 情绪及性格 情绪对老年人的睡眠影响很大,抑郁、焦虑、激动的情绪都会直接影响睡眠。睡眠还与老年人的性格有关,有些内向型的老年人有心事不愿讲出来,这类老年人的睡眠可能会比较差。

4. 疾病因素 疾病是影响老年人睡眠质量的重要因素,原因主要包括疾病本身的影响、老年人对疾病的担忧等。常见影响老年人睡眠质量的疾病有阿尔茨海默病、帕金森病、周期性肢体运动障碍、慢性支气管炎、慢性阻塞性肺疾病、心力衰竭、支气管哮喘、糖尿病、前列腺增生等。

5. 药物因素 有些药物会影响老年人的睡眠,如苯海拉明、奥美拉唑、马来酸氯苯那敏(扑尔敏)等易导致老年人困倦;抗精神病药戒断症状会引起极度兴奋、失眠。镇静药或安眠药虽可帮助睡眠,但有较多副作用,如降低血压、抑制机体功能、影响意识等。因此,尽量避免使用药物帮助睡眠,如有必要须在医生指导下服用。

二、老年人常见睡眠障碍

(一)失眠症

1. 失眠症的定义 失眠症又称入睡困难或维持睡眠障碍,为各种原因导致睡眠时间或睡眠质量不能满足个体生理需要,并且影响日间功能。每个人对睡眠的需求和满意度都是不同的。失眠会导致疲劳、缺乏能量、难以集中注意力和易怒。失眠症是老年人最常见的一种睡眠障碍。

流行病学调查资料显示,我国32.9%的老年人主诉有失眠症状,8.9%的老年人的失眠症状影响到白天的活动。随着年龄增长,失眠症发生率增加,且老年女性较男性更容易出现失眠症状,与女性绝经期后雌激素缺乏有关。

2. 失眠症的类型 老年人的失眠症分为原发性和继发性,继发性失眠症多继发于躯体疾病、精神障碍或为药源性失眠症。根据病程长短,失眠可分为急性失眠、亚急性失眠和慢性失眠。

(1)急性失眠:也称为短暂性失眠,持续时间小于1周,可能与压力体验、患病及睡眠规律改变有关,一般不需药物治疗,一旦导致失眠的原因解除,症状可消失。

(2)亚急性失眠:也称为短期性失眠,时间持续为1周～1个月,这种失眠与压力存在显著相关性,如重大躯体疾病或手术,亲朋好友过世,发生严重的家庭、工作或人际关系问题等。

(3)慢性失眠:持续时间大于1个月,其原因复杂且较难发现,许多慢性失眠是多种因素联合作用的结果,需要经过神经、心理和精神等专科的测试诊断。

治疗老年人失眠首选对因治疗和培养健康的睡眠习惯等非药物治疗手段,必要时采取药物治疗。

药物治疗应遵循最小有效剂量、短期治疗（3～5d）的原则，不主张逐渐加大剂量，同时要注意密切观察疗效和药物副作用。

（二）睡眠呼吸暂停综合征

1. 睡眠呼吸暂停综合征的定义 睡眠呼吸暂停综合征（sleep apnea syndrome，SAS）是指睡眠过程中由多种原因导致的反复发作的呼吸暂停，可引起低氧血症、高碳酸血症的临床综合征。睡眠呼吸暂停低通气指数（sleep-related apnea hypopnea index，AHI）是指每小时睡眠时间内呼吸暂停和低通气的次数，当患者的 AHI>5～10，即可诊断为 SAS。SAS 患病率随年龄增长逐渐增加，男性患病率是女性的 2 倍。SAS 是高血压、冠心病、脑卒中的危险因素，且与夜间猝死关系密切。

2. 睡眠呼吸暂停综合征的病因 睡眠呼吸暂停的危险因素有高龄、性别、肥胖、家族史、上呼吸道结构改变等，疲劳、安眠药、酒精、吸烟等因素也可加重睡眠呼吸暂停。SAS 可由中枢神经系统缺陷（中枢睡眠呼吸暂停）、上呼吸道阻塞（阻塞性睡眠呼吸暂停）或二者共同引起。随着年龄增长，老年人中枢神经系统调节能力减退、化学感受器对低氧和高碳酸血症的敏感性降低、中枢神经系统对呼吸肌的支配能力下降及呼吸肌无力等均易引发呼吸暂停。老年人一般有上呼吸道脂肪堆积，睡眠时咽部肌肉松弛，咽部活动减少使上呼吸道狭窄或接近闭塞进而出现呼吸暂停。另外，老年人参与呼吸的肌肉协调能力下降，上呼吸道更易塌陷而导致呼吸暂停。

患有 SAS 的老年人经常会有失眠，醒来时头痛、疲倦，白天难以集中注意力，注意力和短期记忆丧失等表现。SAS 会加剧老年人的认知缺陷，也是其他健康问题的风险因素，如高血压、心肺功能下降等。睡眠呼吸暂停综合征的处理措施包括避免饮酒、吸烟，采取侧卧位，减肥，适当运动等。对于老年患者，外科治疗有一定的风险，可采取器械治疗，如经鼻持续气道正压通气治疗、双水平气道正压治疗、自动调压智能呼吸机治疗或口腔矫治器治疗。另外，可根据医嘱使用氨茶碱、孕酮、普罗替林等以提高呼吸中枢驱动力。鼻塞患者睡前用血管收缩剂滴鼻，有呼吸道感染者给予抗感染治疗。

3. 睡眠呼吸暂停综合征的照护

（1）积极治疗原发疾病：如肥胖症、甲状腺肥大、扁桃体肥大等。

（2）加强睡眠过程监测：病情严重者可出现心力衰竭、呼吸衰竭甚至猝死，因此必须加强监测，以便及时发现和抢救。

（3）氧疗：吸氧可减少呼吸暂停次数，提高动脉血氧饱和度。

（4）健康指导：指导老年人适当增加活动量，控制体重；尽量取右侧卧位，避免气道狭窄加重；睡前避免服用镇静安眠药，避免饮酒；预防感冒、扁桃体炎等。

（三）周期性肢体运动、不宁腿综合征

1. 周期性肢体运动和不宁腿综合征的定义

周期性肢体运动（periodic limb movements，PLM）和不宁腿综合征（restless leg syndrome，RLS）均为与睡眠相关的神经 - 肌肉功能失调。PLM 是在睡眠中重复出现下肢肌肉收缩，又称夜间肌阵挛，每次持续时间为 0.5～5s，每隔 20～40s 出现 1 次，可引起睡眠觉醒。特点是每小时睡眠至少发生 5 次，每次都会引起觉醒。据统计，老年人 PLM 的患病率为 45%，而年轻人为 5%～6%。

RLS 是一种内源性的睡眠紊乱，其特点是腿部感觉异常，患者主诉深部疼痛、虫咬、烧灼或爬行感觉，这些症状多发生在入睡时，从而导致患者入睡困难，睡眠中觉醒次数增多。RLS 和 PLM 的病因尚不清楚，它们相互关联，大约 80% 的老年 RLS 患者有 PLM，30% 的老年 PLM 患者有 RLS。

2. 周期性肢体运动和不宁腿综合征的照护 PLM 和 RLS 患者最常见的症状是难以入睡和白天嗜睡。患者可能意识不到自己的腿在抽搐，但是同床的人往往能意识到患者腿部的运动。PLM 和 RLS 患者，首先要避免食用可加剧症状的含咖啡因的食物、饮料及药物，包括钙通道阻滞剂、甲氧氯普胺、抗组胺类药物、苯妥英钠等。罗匹尼罗等多巴胺受体激动剂对这两种疾病有效，可减轻症状和减少发作次数，可遵医嘱指导患病老年人服用。

（四）快速眼动睡眠行为障碍

快速眼动睡眠（rapid eyes movement sleep，REM sleep），又称异相睡眠，与做梦相关。正常情况下，快速眼动睡眠睡眠期肌张力几乎消失，因此梦境中的动作不会表现在现实中。快速眼动睡眠行为障碍（REM sleep behavior disorder，RBD）是以快速眼动睡眠睡眠期肌肉弛缓状态消失为特点，并出现与梦的内容有关的复杂运动行为，包括讲话、大笑、喊叫、哭泣、咒骂、伸手、抓握、拍击、踢腿、坐起、跃下床、爬行和奔跑等，并可能对自身和同伴造成伤害。RBD 在老年人中更为常见，尤其是老年男性患病率较高，通常与神经退行性疾病有关，如帕金森病、多发性硬化和阿尔茨海默病。

对于患 RBD 的老年人来说，保证安全的睡眠环境是非常重要的。照护者应对患者和同伴进行提醒，预防夜间对患者自身和同伴的伤害；避免使用诱发和加重 RBD 的药物，如选择性 5-羟色胺再摄取抑制剂类抗抑郁药物。药物治疗方面，氯硝西泮一般常规用于该病的治疗，如果该药物无效或者有禁忌证，可遵医嘱使用左旋多巴、多巴胺激动剂和褪黑素。

三、老年人睡眠照护技术

（一）及时评估老年人的睡眠

为改善睡眠质量而制订干预措施的第一步就是收集睡眠相关的病史。对老年人睡眠状况进行评估有助于了解其睡眠的变化和对照护效果做出评价。

对睡眠状况的评估包括睡眠结构、习惯和影响因素等信息。相关的个人和社会因素（独感、丧偶、住所的改变、安全或经济问题等）可能会造成短暂性情境性失眠。此外，还应仔细检查可能损害睡眠的身体和精神疾病，包括药物和酒精使用史。

（二）积极治疗原发病

应积极治疗影响老年人睡眠质量的原发病，在治疗过程中认真照护。如左心功能不全者应安排专人看护，减轻老年患者因担心疾病而不能入睡产生的焦虑感，协助老年人采取半坐位以减轻呼吸困难症状；呼吸道感染患者应减少夜间咳嗽引起的睡眠不适。照护者通过采取各种措施，最大限度减少疾病给老年患者带来的不适感，以减轻对其睡眠的影响。

（三）创造良好的睡眠环境

老年人的起居室要经常通风，保证室内无异味，空气清新。除保持适宜的室内温度和湿度外，因老年人睡眠较浅易受到周围声、光等刺激，故卧室应保持安静。老年人视觉适应能力下降，晚上起夜时若光线过暗易跌倒，故应安置地灯或夜灯等照明设施。

（四）开展睡眠卫生教育

1. 养成良好的生活规律 加强睡眠时间管理，午睡时间不超过 1h，同时缩短日间卧床时间，到就寝时间便可条件反射地自然进入睡眠状态。老年人日间适当进行锻炼活动有助于睡眠，鼓励他们坚持参加力所能及的日间运动。晚餐宜清淡不宜过饱，避免消化器官负担过重影响睡眠。

2. 保持睡眠前情绪安定 睡前避免喝浓茶、咖啡等兴奋性饮料，避免看刺激性的影视节目、书或报纸等，保持思绪平静以利于睡眠。睡前不宜过多思考问题，调整情绪，晚间不宜和老年人谈论可能引起情绪波动的事情。

3. 坚持睡前温水泡脚 温水泡脚一方面能促进全身的血液循环，使足部血管缓慢扩张，血流增加，从而减少供给头部的血流，使大脑皮质的兴奋性降低，便于抑制过程的扩散，起到催眠作用；另一方面可以保持足部清洁卫生，减轻下肢水肿，还会使全身舒适，有助于睡眠。

4. 选择正确的睡眠姿势 睡眠的姿势应以自然、舒适、放松、不影响睡眠为原则。良好的睡眠姿势应取右侧卧位，上、下肢半屈曲状，这样不仅可使机体大部分肌肉处于松弛状态，而且有利于心脏排血、促进胃的排空。入睡后，体位常不自主地变换，对避免身体某些部位的组织长时间受压而影响血液循环是有益的。

（五）及时提供心理照护

照护者应理解老年人睡眠障碍的痛苦，疏导其不良情绪。对于睡眠障碍伴抑郁的老年人，照护者可指导其采用音乐、放松、冥想等方法使其身心放松。严重睡眠障碍应指导其就医，根据医嘱服用药物。鼓励老年人积极参与社交活动，增加生活乐趣，妥善处理引起不良情绪的各种生活应激事件。

（六）给予用药照护

对不能或不愿意接受非药物干预或非药物干预措施效果不理想的老年人，可在医生指导下服用药物以促进睡眠。目前应用最多的安眠药物为苯二氮䓬类，用药前照护者应做好用药宣教，告知老年人用药目的是帮助其重建正常的睡眠规律，不会产生药物依赖，以减轻其心理负担，同时告知老年人遵医嘱服药的重要性、常见不良反应等，提高治疗的依从性、安全性和有效性。

（郭　宏）

思考题

1. 张大爷，70 岁，身高 175cm，体重 90kg，由其妻子陪同来医院就诊。张大爷主诉睡觉时鼾声大，有夜间憋醒情况发生，白天精神不振，总想睡觉。妻子告知，张大爷每晚睡觉都有呼吸停止几秒钟的情况，每晚发生次数不等。根据以上资料，请回答：

（1）张大爷的睡眠障碍类型是什么？

（2）张大爷应实施的照护措施有哪些？

2. 王奶奶，70 岁，现居住养老院。1 年前曾诊断为脑卒中，一般情况尚可，但左侧下肢活动障碍而需要照护人员陪同行走或者使用轮椅。午后饮茶少许，晚上 9 点仍坐轮椅上观看电视，无睡意，伴兴奋和烦躁。

［任务要求］

作为照护人员，请根据上述情境完成以下操作任务：

（1）请为王奶奶布置睡眠环境。

（2）请撰写分析报告。

［任务说明］

（1）阅读试题及准备用物 6min。

（2）依据场景及案例情境为王奶奶布置睡眠环境。

（3）技能操作竞赛时间为 9min。

（4）撰写分析报告时间为 30min。

要求参赛选手用语言和非语言方式疏导老年人的不良情绪或鼓励、表扬老年人，增强老年人提高生活能力的信心，将沟通交流、安全照护、心理支持、健康教育、人文关怀、职业安全与防护等贯穿于照护服务全过程中。

第四章

清 洁 照 护

1. 说出口腔清洁照护、头发清洁照护、皮肤清洁照护、晨晚间清洁照护的内容、评估要点和注意事项。
2. 陈述压力性损伤的预防照护措施。
3. 正确运用口腔清洁、头发梳理、床上洗发、淋浴、盆浴及床上擦浴、晨晚间清洁照护等技术为老年人提供照护服务。
4. 具有爱岗敬业的精神,将细心、耐心、爱心贯穿于清洁照护全过程。

老年人随着年龄增长,身体功能逐渐退化,活动能力下降,自我照护能力出现不同程度的降低或丧失。为了满足老年人身体清洁需要,维持皮肤健康,减少感染的风险,促进舒适睡眠及肌肉放松,维护老年人的自尊及自我形象,照护人员需要及时、准确评估老年人情况,包括日常生活活动能力、健康及清洁状况等,及时督促、协助或帮助老年人完成口腔、头发、皮肤等清洁卫生工作。

第一节 口腔清洁照护

口腔由牙齿、牙龈、舌、颊、软腭及硬腭等组成,具有咀嚼、消化、语言、辅助呼吸等功能。口腔与外界相通,是病原微生物侵入人体的主要途径之一。口腔清洁不及时可引起口臭,并影响食欲和消化功能。对于老年人来说,口腔清洁能预防误吸、口腔内细菌滋生引起的肺炎等。因此,实施口腔照护是维持老年人整体健康的重要环节。

口腔清洁照护是照护工作的重要环节,照护人员应认真评估老年人的口腔卫生状况,指导老年人掌握正确的口腔清洁技术,从而维持良好的口腔卫生状况。照护人员需根据老年人的病情及自理能力,协助其完成口腔清洁。

一、评估

口腔评估是为了明确老年人现存或潜在的口腔卫生问题,为制订照护计划提供可行的措施依据,以减少口腔疾患的发生。

(一)口腔卫生及清洁状况

口腔卫生状况的评估内容包括口唇、口腔黏膜、牙龈、牙齿、舌、腭、唾液及口腔气味等。此外,评估老年人日常口腔清洁习惯,如刷牙、漱口或清洁义齿的方法、次数及清洁程度等。

(二)自理能力

评估老年人完成口腔清洁活动的自理能力,是否存在自理缺陷及自理缺陷表现在哪些方面,由此制订其完成口腔清洁活动的照护计划方案。

（三）对口腔卫生保健知识的了解程度

评估老年人对保持口腔卫生重要性的认识程度及预防口腔疾患等相关知识的了解程度，如刷牙方法、口腔清洁用具的选用、牙线使用方法、义齿的清洁，以及影响口腔卫生的因素等。

为老年人进行口腔清洁前，照护人员需对老年人的口腔健康状况进行全面评估。评估时可采用评分法（表4-1）。

表4-1　改良贝克（Beck）口腔评分法

项目	1分	2分	3分	4分
口唇	湿润、粉红、平滑、完整	轻度干燥、发红	肿胀、干燥、有独立水疱	溃烂、水肿并有分泌物
黏膜及牙龈	湿润、粉红、平滑、完整	干燥、苍白、独立性病变及白斑	红、肿、非常干燥或水肿，存在溃疡和发炎	干燥或水肿，舌尖及舌乳头发红且破溃
舌面	湿润、粉红、平滑、完整	干燥、舌乳头突起	干燥或水肿，舌尖及舌乳头发红且破溃	舌苔厚重、非常干燥或水肿，溃疡、破裂出血
牙齿	干净	少量牙垢、牙菌斑、碎屑	中量牙垢、牙菌斑、碎屑	被牙垢、牙菌斑、碎屑覆盖
口腔唾液	丰富、稀薄、水样	水状，量增加	减少，黏液状	黏稠，丝状

二、口腔清洁

（一）口腔卫生指导

指导老年人养成良好的口腔卫生习惯，定时检查老年人口腔卫生情况，提高老年人口腔保健水平。

1. 正确选择口腔清洁用具　牙刷应选择刷头较小且表面平滑、刷柄扁平直、刷毛柔软且疏密适宜的牙刷。牙刷使用期间保持清洁和干燥，一般每3个月更换一次。牙膏应选择无腐蚀性的，以免损伤牙齿。药物牙膏能抑制细菌生长，起到防止龋齿和治疗牙齿过敏的作用；含氟牙膏具有抑菌及保护牙齿的作用；水果香型的牙膏具有爽口和清新口气的作用。牙膏不宜常用一个品牌，应经常更换。

2. 正确刷牙方法　刷牙通常于晨起和就寝前进行，每次餐后也建议刷牙。目前提倡的刷牙方法有颤动法和竖刷法。颤动法刷牙时，牙刷毛面与牙齿成45°，刷头指向牙龈方向，使刷毛进入龈沟和相邻牙缝内，做短距离的快速环形颤动。每次只刷2～3颗牙齿，刷完一个部位后再刷相邻部位。对于前排牙齿内面，可用牙刷毛面的顶部以环形颤动方式刷洗；刷牙齿咬合面时，将刷毛压在咬合面上，使毛端深入裂沟区做短距离的前后来回颤动。竖刷法是将牙刷刷毛末端置于牙龈和牙冠交界处，沿牙齿方向轻微加压，并顺牙缝纵向刷洗，分别对牙齿的外侧面（图4-1A）、内侧面（图4-1B）、咬合面（图4-1C）进行刷洗。刷完牙齿后，再由内向外刷洗舌面（图4-1D），以清除食物碎屑和减少致病菌。之后嘱咐老年人彻底漱口，清除口腔内的食物碎屑和残余牙膏。必要时重复刷洗和漱口，直至口腔完全清洁。然后用清水洗净牙刷，甩去多余水分后控干，待用。

特别注意，避免采用横刷法，即刷牙时做左右方向拉锯式动作，此法可损害牙体与牙周组织。每次刷牙时间不应少于3min。

3. 正确使用牙线　牙线可清除牙间隙食物残渣，去除齿间牙菌斑，预防牙周病。尼龙线、丝线及涤纶线均可作为牙线材料（图4-2A、图4-2B）。建议每日使用牙线两次，餐后立即使用牙线效果更佳。

将牙线两端分别缠于双手示指或中指，以拉锯式将其嵌入牙间隙（图4-2C）。拉住牙线两端使其呈"C"形，滑动牙线至牙龈边缘，绷紧牙线，沿一侧牙面前后移动牙线以清洁牙齿侧面，然后用力弹出，再换另一侧，反复数次直至牙面清洁或将嵌塞食物清除。使用牙线后，需彻底漱口以清除口腔内的碎屑。

操作中注意对牙齿侧面施加压力时,施力要轻柔,切忌将牙线猛力下压,以免损伤牙龈。

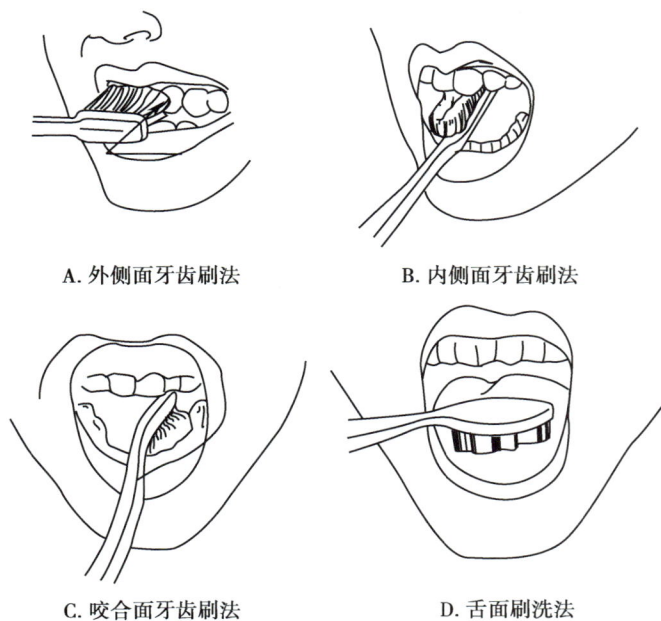

A. 外侧面牙齿刷法　　　　B. 内侧面牙齿刷法

C. 咬合面牙齿刷法　　　　D. 舌面刷洗法

图 4-1　刷牙方法

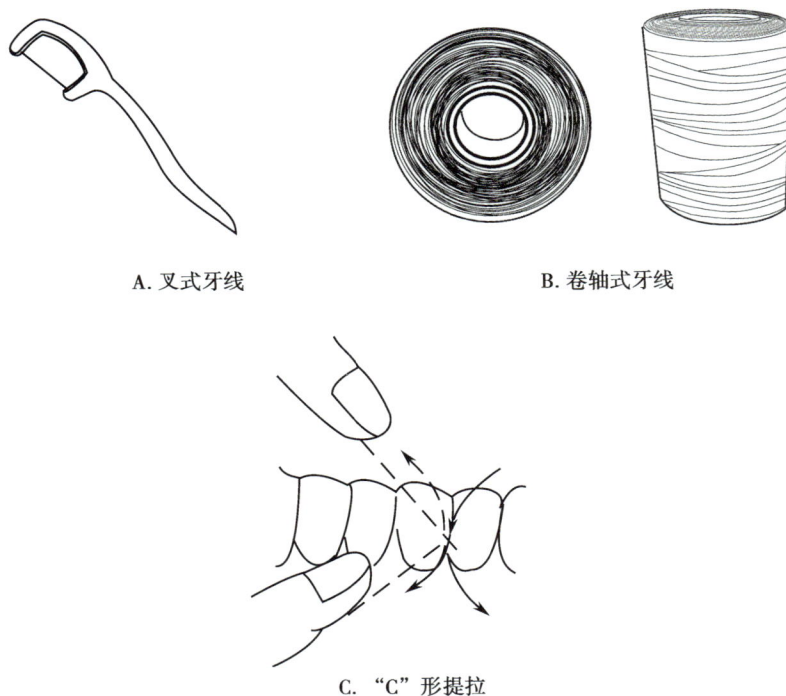

A. 叉式牙线　　　　　　　B. 卷轴式牙线

C. "C"形提拉

图 4-2　牙线剔牙法

(二)协助老年人漱口

【操作目的】

保持口腔清洁、无异味,促进食欲,观察口腔情况,预防疾病。

【操作程序】

1. 评估

（1）辨识老年人，与老年人沟通交流。

（2）评估老年人的性别、年龄、病情、意识状态、合作程度及对漱口操作的认知程度。

（3）评估老年人有无口腔疾患、溃疡、义齿、牙齿松动、牙龈出血，有无呕吐、吞咽障碍等。

2. 计划

（1）环境准备：整洁、安静、舒适、安全。

（2）老年人准备：能配合操作，了解操作的目的。

（3）照护人员准备：着装整洁，洗手，戴口罩。

（4）用物准备：水杯 1 个（内盛 40℃ 左右漱口液 2/3 满）、吸管 1 根、弯盘或小碗 1 个、毛巾 1 条、必要时备润唇膏。

3. 实施

操作步骤	操作程序	要点说明
1. 核对检查	（1）漱口物品是否齐全 （2）核对老年人的信息 核对检查无误后携用物至老年人床旁	遵医嘱
2. 指导刷牙	（1）查对与沟通：向老年人解释操作目的及注意事项，取得老年人的配合 （2）调整体位：协助老年人取坐位或半坐卧位，卧床老年人取卧位，头面向照护人员 （3）漱口准备：将毛巾铺在老年人颌下及胸前部位，将弯盘置于口角旁 （4）协助漱口：水杯内盛 2/3 满漱口液，老年人直接含饮或用吸管吸入漱口液，闭紧双唇鼓动颊部，使漱口液在牙缝内外来回流动冲刷。吐漱口水至弯盘或小碗中，反复多次直至口腔清洁。漱口结束，用毛巾擦干口角水痕，必要时涂擦润唇膏	• 根据老年人身体状况及意愿采取合适体位，动作要轻柔 • 脸盆放稳，避免打湿床铺，如果打湿及时更换 • 如遇误吸或呛咳应立即报告医生
3. 整理用物	撤去用物，协助老年人摆好体位	
4. 洗手记录	（1）按六步洗手法洗手 （2）记录刷牙执行时间和效果，操作者签名	• 预防交叉感染 • 文书记录归档

4. 评价

（1）老年人了解口腔清洁的相关知识，漱口后达到预期效果。

（2）照护人员操作安全、正确，无差错和不良反应发生。

（3）老年人主动配合，与老年人沟通顺畅。

【注意事项】

1. 昏迷老年人禁止漱口，以免引起误吸。

2. 协助老年人漱口时，注意听取老年人的主诉。对长期使用抗生素的老年人应注意观察其口腔有无真菌感染。

3. 安全风险因素

（1）呛咳：漱口水量过多，造成呛咳窒息。

（2）误吸：头未偏向一侧，漱口时容易引发误吸。

（3）感染：老年人抵抗力下降，用具清洁不严，可造成感染。

【健康指导】

1. 告知老年人口腔清洁的重要性。

2. 指导老年人正确刷牙的方法。

3. 指导家属学会协助老年人进行口腔护理。

4. 指导老年人定期做口腔检查,早发现、早治疗口腔疾病。

(三)协助老年人刷牙

【操作目的】

保持口腔清洁、无异味,促进食欲,观察口腔情况,预防疾病。

【操作程序】

1. 评估

(1)辨识老年人,与老年人沟通交流。

(2)评估老年人的性别、年龄、病情、意识状态、合作程度、对刷牙操作的认知程度。

(3)评估老年人有无口腔疾患、溃疡、义齿、牙齿松动、牙龈出血,有无食管疾患,有无呕吐、吞咽障碍。

2. 计划

(1)环境准备:整洁、安静、舒适、安全。

(2)老年人准备:能配合操作,了解操作目的。

(3)照护人员准备:着装整洁,洗手,戴口罩。

(4)用物准备:牙刷1把、牙膏1支、漱口杯1个、毛巾1条、一次性治疗巾1块、脸盆1个、必要时备润唇膏。

3. 实施

操作步骤	操作程序	要点说明
1. 核对检查	(1)漱口物品是否齐全 (2)检查牙刷质量及功能 (3)核对老年人的信息 核对检查无误后携用物至老年人床旁	遵医嘱
2. 协助刷牙	(1)查对与沟通:向老年人解释操作目的及注意事项,取得老年人的配合 (2)调整体位:协助老年人取坐位,将一次性治疗巾铺于老年人胸前,放稳脸盆 (3)刷牙准备:牙刷上挤好牙膏,水杯盛2/3满水 (4)指导刷牙:递给老年人水杯及牙刷,嘱老年人身体前倾。先漱口,刷牙齿的内、外面时,上牙应从上向下刷,下牙应从下向上刷。咬合面应从里向外旋转着刷。刷牙时间不少于3min (5)协助漱口:刷牙完毕协助老年人漱口,用毛巾擦净老年人口角水痕	• 根据老年人身体状况及意愿采取合适的体位,动作要轻柔 • 脸盆放稳,避免打湿床铺,如果打湿及时更换 • 刷牙时嘱老年人动作轻柔,以免损伤牙龈 • 如遇误吸或呛咳应及时报告医生
3. 整理用物	撤去用物,协助老年人摆好体位	
4. 洗手记录	(1)按六步洗手法洗手 (2)记录刷牙执行时间和效果,操作者签名	• 预防交叉感染 • 文书记录归档

4. 评价

(1)老年人了解口腔清洁的相关知识,刷牙后达到预期效果。

(2)照护人员操作安全、正确,无差错和不良反应发生。

(3)老年人主动配合,与老年人沟通顺畅。

【注意事项】

1. 刷牙过程中应将毛巾铺于老年人胸前,避免浸湿衣服。

2. 按照刷洗顺序刷牙,保证刷牙效果。

3. 安全风险因素

（1）呛咳：漱口水量过多，造成呛咳窒息。

（2）误吸：头未偏向一侧，刷牙时容易引发误吸。

【健康指导】

1. 告知老年人口腔清洁的重要性。

2. 指导老年人学会手动牙刷刷牙或电动牙刷刷牙的步骤及注意事项。

3. 建议每年至少做1次口腔检查。

（四）特殊口腔清洁

特殊口腔照护是根据老年人的病情和口腔情况，运用特殊的护理工具，采用恰当的清洁液，为老年人清洁口腔的方法，常用于昏迷、禁食、鼻饲、高热、有口腔疾患、术后及生活不能自理的老年人。一般每日2~3次，如病情需要，可酌情增加次数。

【操作目的】

1. 保持口腔清洁、湿润，预防口腔感染等并发症。

2. 去除口腔异味，促进食欲，确保老年人舒适。

3. 评估口腔变化（如黏膜、舌苔及牙龈等的变化），提供老年人病情动态变化的信息。

【操作程序】

1. 评估

（1）辨识老年人，与老年人沟通交流。

（2）评估老年人的病情、自理能力、口腔卫生状况。

（3）评估老年人的意识状态、合作程度。

2. 计划

（1）环境准备：整洁、安静、舒适、安全。

（2）老年人准备：了解口腔照护的目的、方法、注意事项及配合要点。

（3）照护人员准备：着装整洁，洗手，戴口罩。

（4）用物准备：①治疗盘内：治疗碗（盛漱口溶液浸湿的无菌棉球若干）、水杯、吸水管、弯血管钳、镊子、压舌板，必要时备开口器；②治疗盘外：外用药（按需要准备，如液状石蜡或润唇膏、冰硼散、锡类散、西瓜霜、金霉素甘油、制霉菌素甘油等）、漱口液（表4-2）、棉签、手电筒、手消毒液、治疗巾、弯盘。有活动义齿者备盛冷开水的水杯、纱布。如用一次性口腔护理包，另准备漱口溶液、棉签、杯子、吸水管和手电筒。

表4-2 常用口腔清洁照护溶液的浓度及作用

溶液名称	浓度	作用
氯化钠溶液	0.9%	清洁口腔，预防感染
过氧化氢溶液	1%~3%	遇有机物时，释放出新生氧，抗菌除臭
硼酸溶液	2%~3%	酸性防腐剂，抑菌
碳酸氢钠溶液	1%~4%	碱性药剂，用于真菌感染
呋喃西林溶液	0.02%	清洁口腔，广谱抗菌
氯己定（洗必泰）	0.02%	清洁口腔，广谱抗菌
乙酸溶液	0.1%	用于铜绿假单胞菌感染等
甲硝唑溶液	0.08%	用于厌氧菌感染

3. 实施

操作流程	操作步骤	要点说明
1. 核对检查	(1) 口腔照护物品是否齐全 (2) 口腔照护物品有无损坏,功能是否完好 (3) 核对老年人的信息 核对检查无误后携用物至老年人床旁	遵医嘱
2. 擦洗口腔	(1) 查对与沟通:再次核对老年人信息,与老年人沟通,向老年人解释口腔照护的目的、部位、预期效果、注意事项等 (2) 调整体位:协助老年人取侧卧位或仰卧头偏向一侧面向照护人员,铺治疗巾于老年人颌下,将弯盘置于老年人口角旁 (3) 评估口腔情况:湿润口唇后,嘱老年人张口,用压舌板撑开颊部,观察口腔有无出血、炎症、溃疡、特殊气味及义齿,对长期服用抗生素者注意观察有无真菌感染 (4) 擦洗前准备:协助老年人用吸水管漱口,清点棉球数量 (5) 擦洗牙齿:用弯血管钳夹取浸有漱口溶液的棉球,拧干擦拭(图4-3) 牙齿外侧面:嘱老年人咬合上、下齿,用压舌板轻轻撑开左脸颊部,擦洗左侧牙齿外面,由磨牙向门齿纵向擦洗,同法擦洗右侧 牙齿内侧面、咬合面、颊部:嘱老年人张口,按左上内侧面→左上咬合面→左下内侧面→左下咬合面→左颊部的顺序擦洗,同法擦洗右侧 硬腭、舌:按硬腭→舌面→舌下的顺序擦洗 (6) 观察与询问:询问老年人感受并观察其表情 (7) 再次评估:协助老年人漱口,擦净口唇及面部,再次评估口腔情况,如有溃疡、真菌感染,酌情涂药,口唇干裂者可涂液状石蜡或润唇膏	• 根据老年人身体状况及意愿采取合适的体位,动作要轻柔 • 头偏向一侧,便于分泌物及多余水分从口腔内流出,防止误吸 • 有活动义齿者,取下义齿存放于冷开水中备用 • 避免遗漏棉球在口腔中,引起窒息 • 棉球应包裹血管钳头端,防止损伤口腔黏膜 • 棉球不可过湿,以防水被误吸入老年人呼吸道 • 勿过深,以免触及咽部引起恶心 • 沟通障碍者应更加细致观察 • 确定口腔清洁有效,无损伤;防止口唇干燥、破裂
3. 整理用物	(1) 再次清点棉球数量,撤去用物 (2) 治疗结束,安置好老年人,整理床单位	• 确保老年人安全、舒适 • 用物按规定分类处理
4. 洗手记录	(1) 按六步洗手法洗手 (2) 记录口腔清洁时间、老年人反应、口腔情况,做好记录,操作者签名	• 预防交叉感染 • 文书记录归档

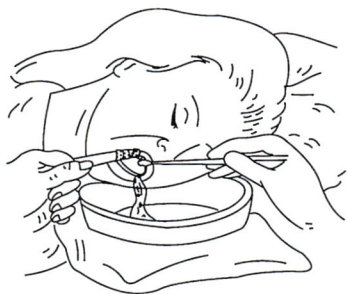

图4-3 特殊口腔照护

4. 评价

(1) 老年人感觉舒适,口腔清洁,口唇润泽。

(2) 照护人员操作规范,老年人口腔问题得到及时处理,擦洗时无口腔黏膜及牙龈损伤。

(3) 沟通有效,老年人能积极配合操作,同时获得口腔卫生保健的知识与技能,对服务满意。

【注意事项】

1. 擦洗时动作要轻柔,以免损伤口腔黏膜及牙龈,特别是凝血功能不良的老年人。

2. 昏迷老年人禁忌漱口。牙关紧闭者需将开口器从臼齿处放入,不可使用暴力,以免造成损伤。擦洗时应夹紧棉球,每次一个,操作前后必须清点、核对棉球数量,防止遗留棉球在口腔;棉球不宜过湿,以防溶液被吸入呼吸道。有义齿者,应做好义齿的处理。

3. 长期服用抗生素者,应注意观察口腔黏膜有无真菌感染。操作中避免清洁物、污染物交叉混淆,引起感染。有传染病的老年人,用物按消毒隔离原则处理。

4. 安全风险因素

(1)呛咳:棉球蘸水量过大,液体流入气道,造成呛咳窒息。

(2)误吸:头未偏向一侧,漱口时容易引起误吸。

(3)损伤牙龈、口腔黏膜:棉球未能包裹好血管钳前端,操作中太过用力,易引起老年人口腔不适及损伤。

(4)误咽:操作前摘取义齿,操作后清点棉球,避免义齿、棉球遗漏在口腔内。

【健康指导】

1. 向老年人解释保持口腔卫生的重要性。

2. 解释口腔照护的相关知识,并根据老年人存在的问题进行有针对性的指导。

三、义齿清洁

为保持良好的形象和维持正常的口腔功能,老年人常佩戴义齿。义齿可促进咀嚼食物,便于交谈。义齿白天佩戴,晚上摘下。

自理或意识清醒的老年人使用活动性义齿时,白天佩戴有利于增强咀嚼功能、口齿清晰和保持面部形象。晚间摘下,可以减少义齿对软组织与骨质的压力,使牙龈得到充分休息,防止细菌繁殖,并按摩牙龈。不能自理者或意识障碍者,照护人员应协助其做好义齿的清洁护理。照护人员操作前洗手,帮助老年人先取上颌的义齿,再取下颌的义齿。用牙刷刷洗义齿的各面,用冷水冲洗干净,漱口后再戴上义齿。义齿取下后和佩戴前均应做口腔清洁。取下的义齿浸泡在贴有标签的冷开水(30℃以下)中,每天换水一次。禁用热水或乙醇浸泡,以免义齿变色、变形和老化。

第二节 头发清洁照护

经常梳理和清洗头发,可及时清除灰尘、头屑及异味,使头发清洁并易于梳理。经常梳头还能按摩头皮,促进头部血液循环,促进头发生长,预防感染发生。头发清洁是老年人日常照护的重要内容之一。良好的头发外观对维护个人形象、保持良好心态及增强自信心十分重要。当老年人无法自行进行头发照护时,照护人员应积极主动给予帮助。

一、评估

(一)头发、头皮卫生及清洁状况

观察头发的分布、疏密、长度、颜色、韧性与脆性及清洁状况,注意观察头发有无光泽,发质是否粗糙及尾端有无分叉。观察头皮有无头皮屑、抓痕、擦伤及皮疹等情况,并询问老年人头皮有无瘙痒。健康的头发应清洁、有光泽、浓密适度、分布均匀。头皮应清洁、无头皮屑、无损伤。

(二)头发护理知识及自理能力

评估老年人及家属对头发清洁护理相关知识的了解程度、老年人的自理能力等。

（三）其他

评估是否存在因患病或治疗妨碍老年人头发清洁的因素。

二、头发清洁

老年人因身体功能逐渐退化可妨碍个体进行日常头发清洁，导致头发清洁度降低。对于长期卧床、关节活动受限、肌肉张力降低或共济失调的老年人，照护人员应协助其完成头发的清洁和梳理。在协助老年人进行头发清洁时，应尊重老年人的个人习惯，调整照护方法以适应老年人的需要。

（一）床上梳发

【操作目的】

1. 去除头皮屑和污秽，保持头发清洁和整齐，减少感染机会。

2. 按摩头皮，促进头部血液循环，促进头发的生长和代谢。

3. 维护老年人的自尊，增加老年人的自信，与老年人建立良好的关系。

【操作程序】

1. 评估

（1）辨识老年人，与老年人沟通交流。

（2）评估老年人的性别、年龄、病情、意识状态、合作程度及梳发习惯。

（3）评估老年人有无头虱和头蚤。

2. 计划

（1）环境准备：整洁、安静、舒适、安全、光线充足。

（2）老年人准备：了解操作目的、方法、注意事项及配合要点。

（3）照护人员准备：着装整洁，修剪指甲，洗手，戴口罩。

（4）用物准备：治疗盘内备梳子、治疗巾、纸袋。必要时备发夹、橡皮圈（套）、30% 乙醇。治疗盘外备手消毒液。治疗车下层备生活垃圾桶、医用垃圾桶。

3. 实施

操作步骤	操作程序	要点说明
1. 核对检查	（1）梳发物品是否齐全 （2）梳子有无断齿、裂缝等 （3）核对老年人的信息 核对检查无误后携用物至老年人床旁	
2. 正确梳发	（1）查对与沟通：再次核对老年人信息，与老年人沟通，向老年人解释梳发的目的、预期效果、注意事项等 （2）调整体位：协助老年人取坐位或半坐卧位，铺治疗巾于肩上或枕上 （3）梳理头发：将头发从中间分成两股，一手握住一股头发，由发根梳至发梢，遇到长发或头发打结时，可将头发绕在示指上梳理。一侧梳好再梳对侧，长发可编成发辫或扎成发束 （4）观察与询问：询问老年人的感受并观察其表情	• 根据老年人身体状况及意愿采取合适的体位，动作要轻柔 • 头发打结成团，可用 30% 乙醇湿润后再慢慢梳顺 • 发辫或发束不宜太紧，以免造成疼痛 • 沟通障碍者应更加细致观察
3. 整理用物	（1）治疗结束，取下治疗巾，安置好老年人，整理床单位 （2）将脱落的头发缠紧包于纸袋中，处理用物	• 将纸袋弃于生活垃圾桶内
4. 洗手记录	（1）按六步洗手法洗手 （2）记录梳发的起止时间、老年人头发和头皮情况、老年人对梳发的反应，做好记录，操作者签名	• 预防交叉感染 • 文书记录归档

4. 评价

（1）沟通有效，老年人头发整洁，感觉舒适，获得头发护理的相关知识和技能。

（2）操作轻稳节力，老年人满意。

【注意事项】

1. 动作轻柔，避免强行梳拉，编好的发辫每天至少松开1次。

2. 操作过程中，通过与老年人交流了解其喜好，尊重其习惯。

3. 梳发过程中，可用指腹按摩老年人的头皮，促进头部血液循环。

4. 梳发过程中注意观察老年人头发、头皮情况，发现异常及时处理。

5. 安全风险因素

（1）感染：给老年人使用了未清洁消毒的用具，造成老年人感染。

（2）坠床：操作过程中未及时抬起床挡，造成老年人坠床。

【健康指导】

1. 指导老年人了解经常梳理头发的重要性及掌握正确梳理头发的方法，促进头部血液循环和头发生长代谢，保持头发整齐和清洁。

2. 维持良好的个人外观，改善心理状态，保持乐观心情。

（二）床上洗头

洗头的频率因人而异，以头发不油腻和不干燥为度。对于出汗较多、皮脂分泌旺盛或头发上沾有各种污渍的老年人可酌情增加洗头次数。

根据老年人病情、体力和年龄，可采用多种方式为老年人洗头。身体状况好的老年人，可在浴室内采用淋浴方法洗头。不能淋浴的老年人，可协助老年人坐于床旁椅上行床边洗头。卧床老年人可行床上洗头。洗头时应以确保老年人安全、舒适及不影响治疗为原则。长期卧床老年人，应每周洗发一次。照护人员在实际工作中可根据现有条件为老年人行床上洗头，如采用马蹄形垫或洗头车等。

【操作目的】

1. 去除皮屑和污物，使老年人感觉清洁、舒适、美观。

2. 按摩头皮，促进血液循环，促进头发生长。

3. 维持老年人良好的形象，增进老年人身心健康，与老年人建立和谐的关系。

【操作程序】

1. 评估

（1）辨识老年人，与老年人沟通交流。

（2）评估老年人的性别、年龄、病情、意识状态、自理能力及合作程度。

（3）评估老年人梳洗习惯及头发卫生状况。

2. 计划

（1）环境准备：整洁、安静、舒适、安全、光线充足，必要时拉上围帘或用屏风遮挡，调节室温。

（2）老年人准备：老年人了解操作目的、方法、注意事项及配合要点。

（3）照护人员准备：着装整洁，修剪指甲，洗手，戴口罩。

（4）用物准备：治疗盘内备橡胶单及大毛巾（或一次性中单）、毛巾、纱布或眼罩、耳塞或棉球2个（以不脱脂棉为宜）、量杯、洗发液、梳子、纸袋；治疗盘外备橡胶马蹄形垫或洗头车、脸盆、水壶（内盛40～45℃的热水）、手消毒液。扣杯式洗头法另备搪瓷杯和橡胶管，必要时备吹风机。治疗车下层备污水桶、生活垃圾桶、医用垃圾桶。

3. 实施

操作步骤	操作程序	要点说明
1. 核对检查	（1）洗发物品是否齐全 （2）检查马蹄形垫或洗头车功能是否完好 （3）核对老年人的信息 核对检查无误后携用物至老年人床旁	遵医嘱

续表

操作步骤	操作程序	要点说明
2. 正确洗发	（1）查对与沟通：再次核对老年人信息，与老年人沟通，向老年人解释洗发的目的、预期效果、注意事项等	
	（2）调节环境：关好门窗，拉上围帘，调节室温为22～26℃	• 防止受凉
	（3）松领围巾：将衣领松开向内折，毛巾围于颈下，用别针固定，将一次性治疗巾、大毛巾置于枕上，将枕垫于老年人肩下	• 避免老年人衣服、床上物品被浸湿
	（4）调整体位：协助老年人取仰卧位，上半身斜向床边，移枕垫于老年人肩下	• 根据老年人身体状况及意愿采取合适体位，动作要轻柔
	马蹄形垫床上洗头法（图4-4）：将马蹄形垫置于老年人后颈下，使其颈部枕于马蹄形垫的突起处，头部置于水槽中，马蹄形垫的下端置于脸盆或污水桶中	• 使老年人呈肩高头低位，防止水倒流
	扣杯式床上洗头法（图4-5）：协助老年人取仰卧位，移枕垫于老年人肩下，将橡胶单和浴巾铺于老年人头部位置。取脸盆一只，盆底放一条毛巾，再将杯子倒扣于盆底，杯上垫毛巾，毛巾需四折并外裹防水薄膜。将老年人头部枕于该毛巾上，脸盆内置一根橡胶管，下接污水桶	
	洗头车床上洗头法（图4-6）：协助老年人取仰卧位，上半身斜向床边，头部枕于洗头车的头托上，老年人头下接水盘	
	（5）正确洗发：用棉球塞好双耳，用纱布盖好双眼。松开头发，用少量热水试温，将头发全部淋湿，询问老年人对水温的感受，取适量洗发液用手掌搓开后均匀涂搽头发，搓揉头发，按摩头皮。揉搓完毕后用温水冲净头发，取下纱布、棉球，解下颈部毛巾，为老年人擦干头发，用吹风机吹干头发，梳理成老年人喜欢的发型	• 防止水流入眼睛和耳朵 • 确保水温合适，避免烫伤 • 按摩力度以老年人感觉舒适为宜 • 注意抬起老年人头部，洗净脑后头发
	（6）观察与询问：询问老年人的感受并观察其表情有无不适	• 沟通障碍者应更加细致观察 • 如遇特殊情况不宜洗头者，应及时报告医生并遵医嘱调整方案
3. 整理用物	洗发结束，安置好老年人，整理床单位	
4. 洗手记录	（1）按六步洗手法洗手 （2）记录洗发起止时间、老年人洗发的反应和变化，做好记录，操作者签名	• 防止交叉感染 • 文书记录归档

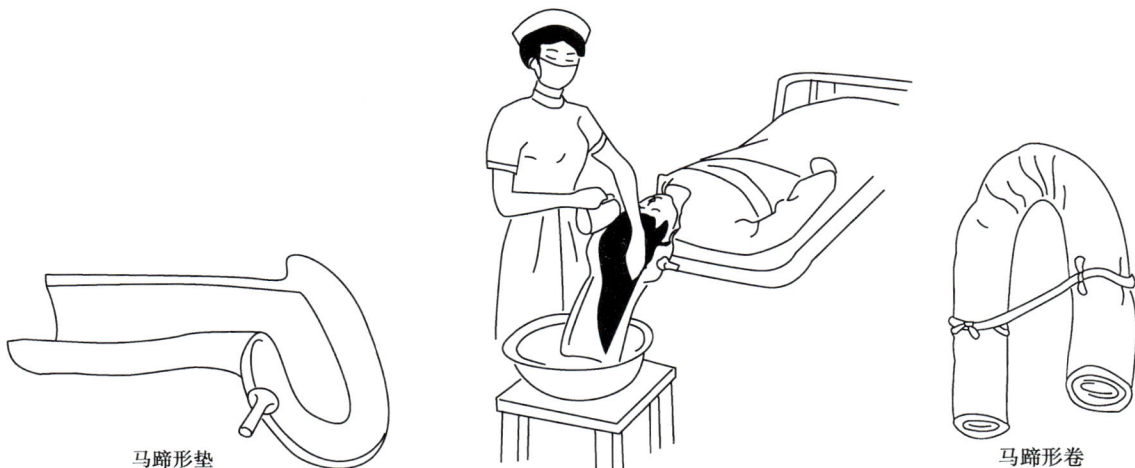

马蹄形垫 　　　　　　　　　　　马蹄形卷

图4-4 马蹄形垫床上洗头法

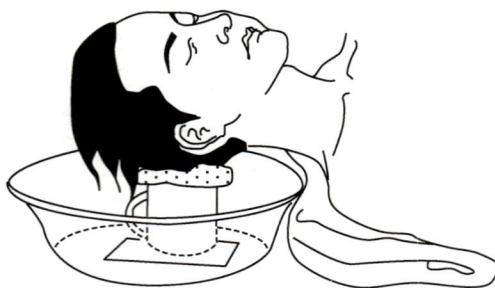

图 4-5 扣杯式床上洗头法

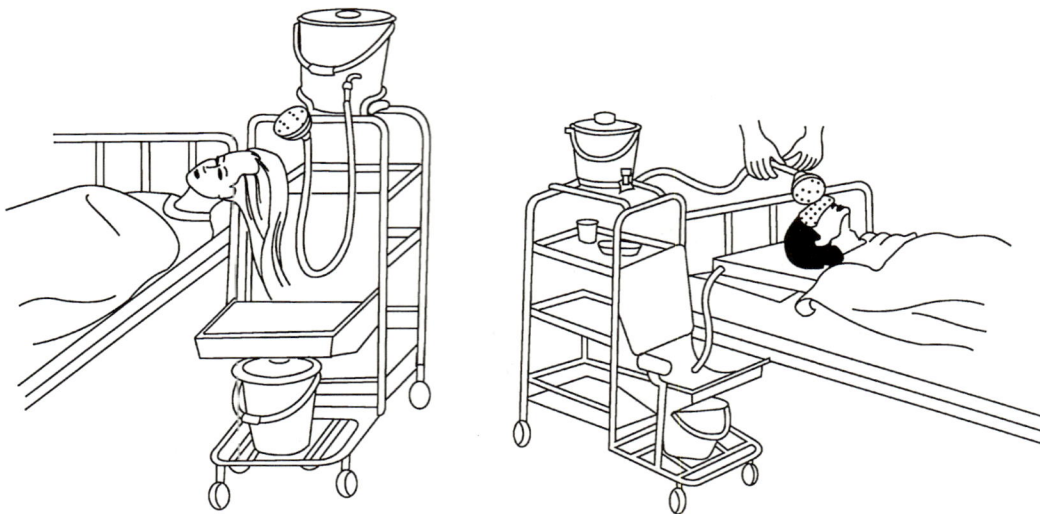

图 4-6 洗头车床上洗头法

4. 评价

（1）老年人感觉清洁、舒适，心情愉快。

（2）照护人员操作轻稳，正确运用节力原则。

（3）沟通有效，老年人及家属获得头发卫生保健的知识和技能。

【注意事项】

1. 洗发过程中注意调节水温与室温，以免着凉。防止污水溅入眼、耳内。

2. 注意观察老年人的反应，发现面色、脉搏、呼吸等异常时应停止操作，必要时通知医生进行相应处理。身体虚弱者不宜床上洗头。

3. 洗头时间不宜过长，以免引起老年人头部不适及疲劳。

4. 照护人员为老年人洗头时，注意与老年人交流，关心体贴老年人，了解老年人的心理情况。

5. 安全风险因素

（1）烫伤：水温过高，有烫伤风险。

（2）着凉：水温过低，洗发过程保暖不够，洗头结束后老年人头发未完全吹干，造成着凉。

【健康指导】

1. 告知老年人经常清洁头发可保持头发卫生，防止产生头虱，经常清洁头发还可促进头部血液循环和头发生长，使老年人保持良好的外观形象，维护老年人的自信。

2. 指导家属掌握卧床老年人洗头的知识和技能。

第三节　皮肤清洁照护

皮肤是人体的第一道天然防线，但随着年龄的增长，老年人皮脂腺组织萎缩、功能减弱，进而面部皮肤出现松弛、变薄及皱纹等现象，同时皮肤浅感觉（触觉、痛觉、温觉）相对减弱，对不良刺激的防御能力降低。因此，皮肤的清洁照护对老年人非常重要。

皮肤是人体最大的器官，由表皮、真皮、皮下组织组成。皮肤还包括由表皮衍生而来的附属器，如毛发、皮脂腺、汗腺和指（趾）甲。皮肤与其附属物共同构成皮肤系统。皮肤的面积为 $1.5\sim2.0m^2$，重量占人体体重的 5%～15%，厚度为 0.5～4mm。完整的皮肤具有保护机体、调节体温、分泌、吸收、排泄、感觉等作用，并具有天然的屏障功能，可防止微生物入侵。皮肤新陈代谢旺盛，其代谢的产物如皮脂、汗液及脱落的表皮碎屑等，可与外界细菌及尘埃形成脏物并黏附于皮肤表面，如不及时清除，可刺激皮肤，破坏其屏障作用。维护皮肤清洁是保障人体健康的基本条件，可通过对身体表面的清洗及揉搓，达到去除皮肤表面细菌、消除疲劳、促进血液循环、提高新陈代谢、增强抵抗力的目的。

合理沐浴是保持老年人皮肤清洁最有效的方法，可根据洗浴频率、洗浴方式、洗浴时间，并遵循提供私密空间、保证安全、注意保暖、提高老年人自理能力、预测老年人需求等原则为老年人制订皮肤清洁计划，保证老年人皮肤清洁，促进老年人身心舒适，维护老年人的自我形象，增强老年人的自信心。老年人沐浴的种类主要包括三种：淋浴、盆浴、床上擦浴。

案例 4-1

张爷爷，70 岁，1 个月前因脑血管疾病导致右侧偏瘫。张爷爷神志清楚，消瘦，大小便失禁，近日发现其骶尾部皮肤呈持续不变白的紫红色改变，表层皮肤完好无破损，触诊皮下有硬结、皮温升高。

根据以上资料，请回答：

1. 张爷爷压力性损伤的分期和特征。
2. 最常使用的识别压力性损伤的评估量表。
3. 压力性损伤的风险因素。

一、评估

皮肤状况可反映个体健康状态。健康皮肤温暖、光滑、柔嫩、不干燥、不油腻，无红肿、破溃和其他疾病征象，自我感觉清爽、舒适，无任何刺激感，对冷、热及触摸等感觉良好。照护人员可通过视诊和触诊评估老年人的皮肤，并将评估结果作为其一般健康资料和清洁护理的依据。照护人员在评估老年人的皮肤时，应仔细检查皮肤色泽、温度、湿度、弹性及有无皮疹、出血点、紫癜、水肿、结节和瘢痕等皮肤异常情况，同时评估皮肤的感觉和清洁度等。

（一）颜色

皮肤颜色与种族、遗传有关，受毛细血管分布、血红蛋白含量、皮肤厚度、皮下脂肪含量和皮肤色素含量等因素影响。因此，同一个体不同部位、不同生理及疾病状态以及不同环境下，皮肤颜色也各不相同。临床上常见的异常皮肤颜色包括：

1. 苍白　皮肤苍白由贫血、末梢毛细血管痉挛或充盈不足所致，如寒冷、惊恐、休克、虚脱以及主动脉瓣关闭不全等。

2. 发红　皮肤发红由毛细血管扩张充血、血流加速、血量增加及红细胞含量增多所致。生理情况见于运动、饮酒后；病理情况见于发热性疾病，如肺炎球菌性肺炎、肺结核及猩红热等。

3. 发绀　皮肤呈青紫色，由于单位容积血液中还原血红蛋白含量增高所致，常见于口唇、耳郭、面颊和肢端。

4. 黄染 皮肤黏膜发黄称为黄染。常见原因如下：

（1）黄疸：由于血清内胆红素浓度增高致使巩膜、皮肤及黏膜黄染称为黄疸。当血清总胆红素浓度超过 34.2μmol/L 时，可出现黄疸。特点：①首先出现于巩膜、硬腭后部及软腭膜上，随胆红素浓度的持续增高，黏膜黄染更明显时，出现皮肤黄染；②巩膜黄染呈连续性，近角巩膜缘处黄染轻、黄色淡，远角巩膜缘处黄染重、黄色深。

（2）胡萝卜素增高：因过多食用胡萝卜、南瓜、橘子导致血中胡萝卜素增高，可出现皮肤黄染。特点：①首先出现于手掌、足底、前额及鼻部皮肤；②一般不出现巩膜和口腔黏膜黄染；③血中胆红素浓度不高；④停止食用富含胡萝卜素的蔬菜或果汁后，皮肤黄染逐渐消退。

（3）长期服用含有黄色素的药物：米帕林、呋喃类药物等可引起皮肤黄染。特点：①首先出现于皮肤，严重者也可出现于巩膜。②巩膜黄染的特点是近角巩膜缘处黄染重，黄色深；离角巩膜缘越远，黄染越轻，黄色越淡，可用此点与黄疸相区别。

5. 色素沉着 因皮肤基底层黑色素增多而导致局部或全身皮肤色泽加深。生理情况下，身体外露部分以及乳头、腋窝、生殖器官、关节、肛门周围等处皮肤色素较深。若上述部位色素明显加深或其他部位出现色素沉着，则提示为病理征象。病理性色素沉着常见于慢性肾上腺皮质功能减退症、肝硬化等。

6. 色素脱失 正常皮肤均含有一定的色素，当酪氨酸酶缺乏致使体内酪氨酸转化为多巴胺发生障碍，进而影响黑色素形成时，即可发生色素脱失。临床上常见的色素脱失见于白癜风、白斑和白化病。

（二）温度

皮肤温度有赖于真皮层循环血量，可提示有无感染和循环障碍。如局部炎症或全身发热时，循环血量增多，局部皮温增高；当休克时，末梢循环差，皮温降低。另外，皮肤温度受室温影响，并伴随皮肤颜色变化。皮肤苍白表明环境较冷或有循环障碍；皮肤发红表明环境较热或有炎症存在。随着年龄增长，老年人的皮肤出现反应性减退，对冷、热、痛等感觉反应迟钝，变得易受损伤。皮肤一旦破损，愈合能力差，容易发生感染，后果较严重。

（三）湿度

皮肤湿度与皮肤排泄和分泌功能有关。排泄和分泌功能由汗腺和皮脂腺完成，其中汗腺起主要作用。出汗多者皮肤湿润，出汗少者皮肤干燥。老年人汗腺减少、萎缩，使皮肤对外界的防御能力降低，容易出现受热中暑、受凉感冒等情况。病理情况下出汗增多或无汗具有一定的诊断价值。手足皮肤发凉而大汗淋漓为出冷汗，见于休克和虚脱老年人。

（四）弹性

皮肤弹性与年龄、营养状态、皮下脂肪及组织间隙所含液体量有关。老年人皮肤组织萎缩，皮下脂肪减少，弹性减退，干燥、松弛、易裂、血管脆性增加，易出现紫癜、瘀斑等。

检查皮肤弹性时，常选择手背或上臂内侧部位，以拇指和示指将皮肤提起，松手后若皮肤皱褶迅速平复为弹性正常，若皱褶平复缓慢为弹性减弱。

（五）其他

评估皮肤有无皮疹、皮下出血、皮下结节、水肿和瘢痕等异常情况；评估皮肤的感觉和清洁度；评估老年人既往有无类风湿关节炎、痛风、系统性红斑狼疮等病史；评估老年人的家族史（如白癜风、银屑病、湿疹等）、日常生活习惯、心理 - 社会因素等。

二、淋浴和盆浴

淋浴和盆浴适用于病情较轻、生活自理、全身情况良好的老年人。根据老年人年龄、需求和病情选择洗浴方式，确定洗浴频率和时间，并根据自理能力鼓励老年人自我完成清洁。

【操作目的】

1. 去除皮肤污垢,保持皮肤清洁、干燥,使老年人身心舒适。

2. 促进皮肤血液循环,增进皮肤的排泄功能,预防皮肤感染及压力性损伤等并发症。

3. 观察全身皮肤有无异常,为临床诊治提供依据。

4. 使肌肉放松,使老年人保持良好的精神状态。

【操作程序】

1. 评估

(1)辨识老年人,与老年人沟通,预测老年人的需求。

(2)评估老年人的年龄、病情、意识状态、心理状态、自理能力及配合程度等。

(3)评估老年人的皮肤情况,如清洁度及是否有出血、皮疹、破溃、红肿、结节等。

(4)评估皮肤有无感觉障碍及其对热的耐受程度。

2. 计划

(1)环境准备:调节室温为24~26℃,关闭门窗(浴室不上锁),浴室内有呼叫器、安全扶手、防滑地面及浴盆。必要时拉床帘或用屏风遮挡。

(2)老年人准备:老年人了解洗浴目的、方法、注意事项等,积极配合。

(3)照护人员准备:着装整洁,修剪指甲,六步洗手法洗手,戴口罩。

(4)用物准备:沐浴液或浴皂(弱酸性)、洗发液、梳子、毛巾、浴巾、清洁衣裤、拖鞋(防滑)、洗手液、洗澡椅(图4-7),必要时备吹风机。

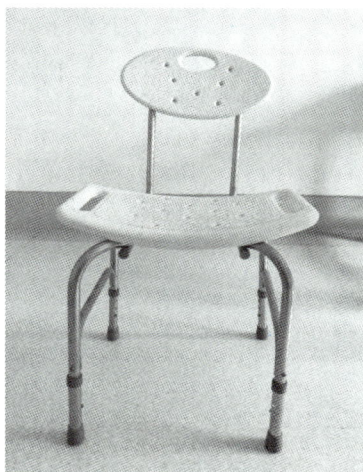

图4-7 洗澡椅

3. 实施

(1)淋浴。

操作流程	操作步骤	要点说明
1. 核对检查	(1)检查淋浴设备、洗澡椅等是否清洁、完好,浴室放置防滑垫,询问老年人有无特殊用物需求 (2)核对老年人的信息,询问老年人是否需要如厕 (3)核对检查无误后携用物至浴室	• 老年人单独淋浴时,叮嘱老年人入浴室后不宜闩门,将"正在使用"标记牌挂于浴室门外,照护人员在旁守护
2. 护送入浴	(1)查对与沟通:再次核对老年人的信息,与老年人沟通并解释操作目的、注意事项等 (2)调整体位:协助老年人穿着防滑拖鞋进入浴室,指导老年人扶好安全扶手,取坐位 (3)再评估:老年人自理能力、皮肤清洁度等 (4)备齐用物,放于易拿取处	• 取得老年人的配合 • 老年人单独完成沐浴时,照护人员指导其穿好防滑拖鞋
3. 调节水温	避开老年人身体调节水温,先开冷水开关,再开热水开关,水温以40℃左右为宜	• 防受凉、烫伤 • 单把手开关由冷水向热水方向调节
4. 脱衣坐稳	(1)协助老年人脱去衣裤 (2)协助老年人在洗澡椅上坐稳,指导老年人双手握住洗澡椅扶手	• 先脱近侧,后脱远侧,有肢体外伤或活动障碍者,应先脱健侧,后脱患侧 • 生活自理的老年人穿脱衣裤时,照护者在旁守护,必要时给予帮助

续表

操作流程	操作步骤	要点说明
5. 清洗身体	（1）手持喷头淋湿老年人下肢，询问老年人水温是否合适 （2）手持喷头淋湿老年人身体，由上而下涂抹沐浴液，顺序为面部、耳后、颈部、双上肢、胸腹部、背臀部、双下肢、会阴及双足，轻轻揉搓肌肤 （3）手持喷头将全身冲洗干净	• 淋浴过程中随时观察，如有不适，应迅速停止操作并报告 • 老年人淋浴时间不宜过久，水温不宜过高，以免引起头晕等不适
6. 清洗头发	（1）协助老年人身体靠紧椅背，头稍后仰，一手持喷头，一手遮挡耳郭并揉搓头发至全部淋湿 （2）取适量洗发液，双手指腹揉搓头发、按摩头皮，力量适中，由四周发际向头顶部揉搓 （3）一手持喷头，另一手遮挡耳郭揉搓头发至洗发液全部冲净	
7. 清洗会阴部及臀部	（1）取少量沐浴液，一手搀扶老年人站立，另一手擦洗会阴部及臀部，随后冲净会阴部及臀部 （2）协助老年人坐下，再次从颈部向下冲洗全身，关闭淋浴开关	
8. 擦干更衣	（1）用浴巾包裹老年人身体，用毛巾迅速擦干面部及头发，用浴巾擦干身体 （2）协助老年人穿好清洁衣裤 （3）搀扶或使用轮椅送老年人回房休息	• 先穿对侧，后穿近侧。如有肢体外伤或活动障碍者，先穿患侧，后穿健侧
9. 整理用物	（1）开窗通风，整理浴室，保持其清洁干燥 （2）用物放回原处，清洗毛巾、浴巾及更换的衣裤	
10. 洗手记录	（1）按六步洗手法洗手 （2）记录执行时间和效果	• 预防交叉感染

（2）盆浴。

操作流程	操作步骤	要点说明
1. 核对检查	（1）检查浴盆等是否完好，是否已消毒处于备用状态，浴盆内应有防滑垫，询问老年人有无特殊用物需求 （2）核对老年人的信息，询问老年人是否需要如厕 （3）核对检查无误后携用物至浴室	• 老年人单独盆浴时，叮嘱老年人入浴室后不宜闩门，将"正在使用"标记牌挂于浴室门外，照护人员在旁守护
2. 调节水温	（1）查对与沟通：再次核对老年人的信息，与老年人沟通并解释操作目的、注意事项等 （2）调整体位：协助老年人穿着防滑拖鞋进入浴室，指导老年人扶好安全扶手，取坐位 （3）再评估：老年人自理能力，皮肤完整度、清洁度等 （4）备齐用物，放于易拿取处 （5）浴盆中放水 1/3～1/2 满，调节水温于 40℃ 左右为宜	• 取得老年人的配合 • 老年人单独完成盆浴时，照护人员指导其穿好防滑拖鞋 • 防受凉、烫伤
3. 脱衣泡浴	（1）协助老年人脱去衣裤 （2）协助老年人进入浴盆泡浴，指导老年人双手握住扶手或盆沿	• 先脱近侧，后脱远侧，有肢体外伤或活动障碍者，应先脱健侧，后脱患侧 • 生活自理的老年人穿脱衣裤时，照护者在旁守护，必要时给予帮助 • 浴盆内放置防滑垫，以防老年人身体下滑

续表

操作流程	操作步骤	要点说明
4. 清洗头发	（1）指导老年人头稍后仰,遮挡耳部,手持喷头淋湿头发 （2）取适量洗发液,双手指腹揉搓头发、按摩头皮,力量适中,由四周发际向头顶部揉搓 （3）遮挡耳部,手持喷头将洗发液冲净。用毛巾擦干并包裹头发	• 观察并询问老年人有无不适
5. 清洗脸部	取少量沐浴液为老年人清洁面部及耳后,用清水洗净面部及耳后,用毛巾擦干面部及耳后皮肤	
6. 清洗身体	（1）浸泡身体 5～10min 后放尽浴盆中的水,自颈部由上至下冲淋老年人的身体 （2）取适量沐浴液涂抹老年人的颈部、胸腹部、双上肢、背部、会阴部、臀部、双下肢、双足,轻轻揉搓肌肤 （3）手持喷头将全身冲洗干净	
7. 擦干更衣	（1）用毛巾迅速擦干老年人面部及头发 （2）用浴巾包裹老年人身体,协助老年人擦干身体 （3）协助老年人穿好清洁衣裤 （4）协助老年人回房休息	• 先穿对侧,后穿近侧。有肢体外伤或活动障碍者,先穿患侧,后穿健侧
8. 整理用物	（1）开窗通风,打扫浴室,保持浴室清洁、干燥 （2）用物放回原处,清洗毛巾、浴巾、更换的衣裤,刷洗浴盆	
9. 洗手记录	（1）按六步洗手法洗手 （2）记录执行时间和效果	• 预防交叉感染

4. 评价

（1）老年人感到清洁、舒适。

（2）沐浴过程中老年人无不适症状。

（3）照护人员与老年人沟通有效,老年人获得有关皮肤护理的相关知识。

【注意事项】

1. 饱腹或空腹均不宜沐浴,以免影响食物的消化吸收或造成低血糖、低血压等。沐浴过程中,随时询问和观察老年人的反应,如有不适,应立即停止操作并报告。

2. 调节水温时,喷头不可朝向老年人身体。

3. 安全风险因素 需防止老年人受凉、晕厥、滑倒等意外情况发生。

4. 衰弱、创伤和患心脏疾病需要卧床休息的老年人禁止淋浴。

5. 患有传染疾病的老年人,应根据其病种、病情,按隔离原则进行操作。

6. 特殊情况下,如携带导管的老年人,照护人员需协助洗浴,维护导管安全。

【健康指导】

1. 指导老年人检查皮肤情况,根据自身情况和习惯使用洗浴用品。

2. 宣教淋浴及盆浴的注意事项,以及预防意外跌倒和晕厥的措施。

三、床上擦浴

床上擦浴适用于长期卧床、制动或活动受限(如使用石膏固定、牵引)、不能自理的老年人。

【操作目的】

1. 去除皮肤污垢,保持皮肤清洁、干燥,使老年人身心舒适。
2. 促进皮肤血液循环,增进皮肤的排泄功能,预防皮肤感染及压力性损伤等并发症。
3. 观察全身皮肤有无异常,为临床诊治提供依据。
4. 使肌肉放松,使老年人保持良好的精神状态。
5. 适当活动肢体,防止肌肉挛缩和关节僵硬等并发症。

【操作程序】

1. 评估

(1) 辨识老年人,与老年人沟通,预测老年人的需求。

(2) 评估老年人年龄、病情、意识状态、心理状态、自理能力及配合程度等。

(3) 评估老年人皮肤状况、皮肤清洁状况。

2. 计划

(1) 环境准备:温湿度适宜,关闭门窗,用屏风遮挡或拉床帘以保护老年人的隐私。

(2) 老年人准备:明确操作目的、方法、注意事项及配合要点。根据需要协助老年人排便。

(3) 照护人员准备:着装整洁,修剪指甲,六步洗手法洗手,戴口罩。

(4) 用物准备:脸盆 3 个(分别用于清理身体、会阴、双足)、毛巾 3 条(分别用于擦拭身体、会阴、双足)、浴巾、小方毛巾、浴毯、沐浴液或浴皂、橡胶手套、护理垫、清洁衣裤和被服、水桶 2 个(分别盛热水和污水)、洗手液,必要时备屏风、按摩油/乳/膏、护肤用品(爽身粉、润肤剂)。

3. 实施

操作流程	操作步骤	要点说明
1. 核对检查	(1) 检查:检查用物是否齐全且处于备用状态,询问老年人有无特殊用物需求 (2) 核对老年人的信息,询问老年人是否需要如厕 (3) 核对检查无误后携用物至老年人床旁	
2. 浴前准备	(1) 查对与沟通:再次核对老年人的信息,与老年人沟通并解释操作目的、注意事项等 (2) 调整体位:协助老年人靠近照护人员,取舒适体位 (3) 再评估:老年人肢体活动情况,皮肤完整度、清洁度等 (4) 关闭门窗,拉床帘 (5) 协助老年人脱去衣裤,盖好浴毯	• 取得老年人的配合 • 保护老年人的隐私 • 先脱近侧,后脱远侧,如有肢体外伤或活动障碍者,应先脱健侧,后脱患侧
3. 擦洗面部	参照本章第四节面部清洁照护的实施	
4. 擦洗上肢、手	(1) 移去近侧上肢浴毯,将浴巾纵向铺于老年人上肢下面 (2) 将毛巾涂抹浴皂,擦洗老年人上肢,直至腋窝,然后用清水擦净,用浴巾擦干 (3) 协助老年人将手浸于脸盆中,洗净并擦干 (4) 操作后移至对侧,同法擦洗对侧上肢、手	• 由远心端向近心端擦洗,力度适宜
5. 擦洗胸、腹部	(1) 根据需要更换温水 (2) 将浴巾盖于老年人胸部,将浴毯向下折叠至脐部。照护人员一手掀起浴巾一边,另一只手擦洗老年人胸部。彻底擦净胸部皮肤 (3) 将浴巾纵向盖于老年人胸、腹部(可使用两条浴巾)。将浴毯向下折叠至会阴部。照护人员一手掀起浴巾一边,另一只手擦洗老年人腹部一侧,同法擦洗腹部另一侧。彻底擦干腹部皮肤	• 注意擦净皮肤褶皱处,如女性乳房下垂部位 • 女性老年人乳房应环形擦洗 • 注意清洗脐部皮肤褶皱处

续表

操作流程	操作步骤	要点说明
6. 擦洗背部	（1）协助老年人取侧卧位，背向照护人员。将浴巾纵向铺于老年人身下 （2）将浴毯盖于老年人肩部和腿部，依次擦洗后颈部、背部至臀部 （3）协助老年人穿好清洁上衣	• 注意床旁保护 • 观察、询问老年人状态和需求，选择背部按摩 • 先穿对侧，后穿近侧。如有肢体外伤或活动障碍者，先穿患侧，后穿健侧
7. 擦洗下肢	（1）协助老年人平卧 （2）将浴毯撤至床中线处，盖于远侧腿部，确保遮盖会阴部位。将浴巾纵向铺于近侧腿部下面 （3）依次擦洗踝部、小腿、膝关节、大腿，洗净后彻底擦干，同法擦洗对侧下肢	• 减少身体不必要的暴露，保护老年人的隐私 • 由远心端向近心端擦洗，促进静脉回流
8. 擦洗会阴	（1）使用专用水盆，盛装1/3温水 （2）协助老年人侧卧，臀下垫护理垫后呈平卧位。暴露近侧下肢及会阴部，展开浴巾盖在近侧下肢 （3）洗手，戴橡胶手套，将专用毛巾浸湿后拧干进行擦拭。随时清洗毛巾，直至局部清洁无异味。①老年女性擦洗顺序：由阴阜向下至尿道口、阴道口、肛门，边擦洗边转动毛巾，清洗毛巾后分别擦洗两侧腹股沟；②老年男性擦洗顺序：尿道口、阴茎、阴囊、腹股沟、肛门，边擦洗边转动毛巾，清洗毛巾后分别擦洗两侧腹股沟 （4）撤浴巾和护理垫 （5）脱橡胶手套，洗手 （6）协助老年人穿清洁裤装	• 清洗会阴部的水盆和毛巾须单独使用 • 保护老年人的隐私 • 擦洗方向为从污染最小部位至污染最大部位，防止细菌向尿道口传播 • 注意擦净腹股沟
9. 足部清洗	参照本章第四节足部清洁照护的实施	
10. 整理用物	（1）整理床单位，按需要更换床单 （2）整理用物，放回原处	
11. 洗手记录	（1）按六步洗手法洗手 （2）记录执行时间和效果	• 预防交叉感染

4. 评价
（1）老年人感到清洁、舒适。

（2）擦浴过程中节时省力，力度和方法得当，老年人安全。

（3）与老年人沟通有效，尊重老年人的意愿，保护老年人的隐私，获得老年人的认可。

【注意事项】

1. 擦浴过程中，加强与老年人的交流，询问老年人是否舒适，维护其自尊。

2. 擦浴过程中，动作敏捷，掌握好毛巾擦拭顺序和力度，减少翻身和身体暴露次数，通常于15～30min完成。

3. 注意观察老年人身体状况，出现寒战、面色苍白等症状时应及时停止擦浴，及时报告相关负责人。

4. 特殊情况下，如携带导管的老年人，沐浴时防止导管松动、滑脱或脱出。

5. 控制安全风险因素，如受凉、皮肤损伤、坠床等。

【健康指导】

1. 向老年人及家属讲解皮肤护理的意义、方法及注意事项。

2. 指导老年人体位更换技巧，宣教更换体位的重要性，预防压力性损伤。

四、压力性损伤照护与预防管理

压力性损伤是全球广泛存在的健康问题，会降低老年人及其护理者的生活质量，给老年人及家庭带来痛苦，且治疗费用高昂。老年人一旦发生压力性损伤，不仅给老年人带来疼痛、焦虑情绪，还可能加重病情，引起继发感染，严重时发生败血症而危及生命。因此，预防老年人压力性损伤是照护人员工作的一项重要任务，照护人员必须加强老年人的皮肤照护，预防和/或减少老年人压力性损伤的发生。

（一）压力性损伤的定义和分类

压力性损伤是位于骨隆突处、医疗或其他器械下的皮肤和/或软组织的局部损伤，可表现为皮肤完整性受损或开放性溃疡，可伴有疼痛，常因强烈和/或长期存在的压力或压力联合剪切力而导致。软组织对压力和剪切力的耐受性受微环境、营养、血液循环、合并症以及软组织情况的影响。

压力性损伤通常分为1期、2期、3期、4期、深部组织损伤和不可分期损伤（图4-8）。

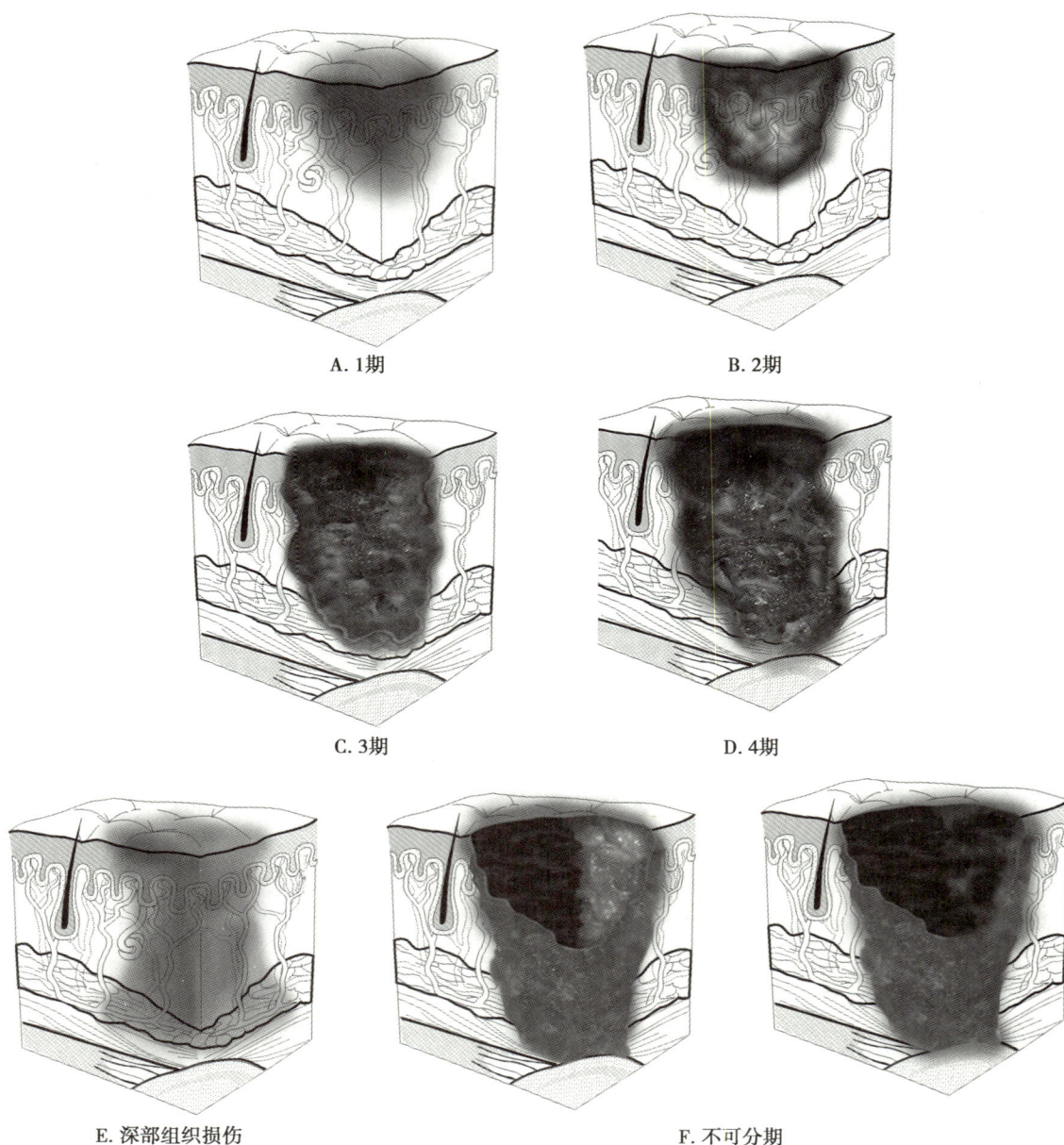

A. 1期

B. 2期

C. 3期

D. 4期

E. 深部组织损伤

F. 不可分期

图 4-8　压力性损伤的病理分期

1 期：指压不变白的红斑，皮肤完整　局部皮肤完好，出现压之不褪色的局限性红斑，通常位于骨隆突处。与周围组织相比，该区域可有疼痛、坚硬或松软，皮温升高或降低。肤色较深者因不易察觉到明显红斑而难以识别，可根据其颜色与周围皮肤不同来判断。

2 期：部分皮层缺损　部分表皮缺损伴真皮层暴露，表现为浅表开放性溃疡，创面呈粉红色，无腐肉；也可表现为完整或破损的浆液性水疱。

3 期：全层皮肤缺损　全层皮肤缺损，可见皮下脂肪，但无筋膜、肌腱 / 肌肉、韧带、软骨 / 骨骼暴露；可见腐肉和 / 或焦痂，但未掩盖组织缺失的深度；可有潜行或窦道；此期压力性损伤的深度依解剖学位置不同而表现各异，鼻、耳、枕骨和踝部因皮下组织缺乏可表现为表浅溃疡，臀部等脂肪丰富部位可发展成深部伤口。

4 期：全层皮肤和组织缺损　全层皮肤或组织缺损，伴骨骼、肌腱或肌肉外露。创面基底部可有腐肉和焦痂覆盖，常伴有潜行或窦道。与 3 期类似，此期压力性损伤的深度取决于解剖位置，可扩展至肌肉和 / 或筋膜、肌腱或关节囊，严重时可导致骨髓炎。

深部组织损伤：皮肤完整或破损，局部出现持续的指压不变白，皮肤呈深红色、栗色或紫色，或表皮分离后出现暗红色伤口、充血性水疱；可伴疼痛、坚硬、糜烂、松软、潮湿、皮温升高或降低。肤色较深者难以识别深层组织损伤。

不可分期损伤：全层皮肤和组织缺损，因创面基底部被腐肉和 / 或焦痂掩盖而无法确认组织缺失程度，须去除腐肉和 / 或焦痂后方可判断损伤程度。

（二）压力性损伤发生的原因

压力性损伤的形成是一个复杂的病理过程，是局部和全身因素综合作用所引起的皮肤组织的变性和坏死。

1. 力学因素　导致老年人压力性损伤的力学因素主要是垂直压力、摩擦力和剪切力，通常是 2～3 种力联合作用所致（图 4-9）。

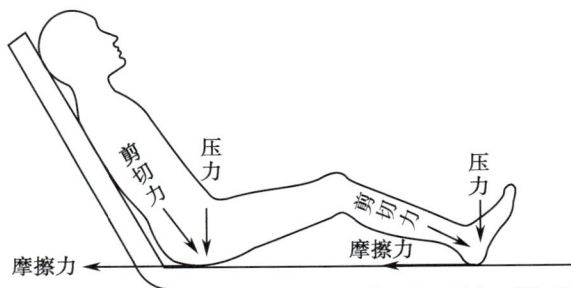

图 4-9　剪切力形成图

（1）垂直压力：对局部组织的持续性垂直压力是引起压力性损伤的最重要原因。当持续性垂直压力超过毛细血管压（正常为 16～32mmHg）时，可阻断毛细血管对组织的灌注，致使氧和营养物质供应不足，代谢废物排泄受阻，导致组织发生缺血、溃烂或坏死。组织单位面积承受的压力越大，发生压力性损伤概率越高。此外，老年人压力性损伤的发生与组织耐受性有关，肌肉和脂肪组织因代谢活跃，相较于皮肤对压力更为敏感，因此最先受累且较早出现变性和坏死。垂直压力常见于长时间采用某种体位，如卧位、坐位。

（2）摩擦力：是指相互接触的两物体，在接触面上发生的阻碍相对运动的力。当老年人卧床或坐轮椅时，皮肤随时都可能受到床单或轮椅垫表面的逆行阻力摩擦，导致皮肤擦伤。擦伤的皮肤一旦受到汗液、大小便的浸渍，更易发生压力性损伤。

（3）剪切力：是由两层组织相邻表面间的滑行而产生的进行性相对移位所引起，由压力和摩擦力协同作用而成，与体位有密切关系。如老年人靠坐在轮椅上时，身体会向下滑，与髋骨紧邻的组织随骨骼向下移动,但皮肤与椅面间存在摩擦力,皮肤和皮下组织无法移动,加上皮肤垂直方向的压力,从而导致剪切力的产生。此时,组织毛细血管被牵拉、扭曲、撕裂,阻断血液供应,引起血液循环障碍而发生深层组织坏死。

2. 理化因素刺激 皮肤经常受到汗液、大小便等排泄物、分泌物以及各种引流渗出液的刺激使皮肤酸碱度改变,致皮肤组织极易受损。潮湿的皮肤有利于微生物滋生,还使皮肤松软,削弱其屏障作用,皮肤耐受性降低。此外,过度擦洗可进一步清除保护皮肤的天然润滑剂,致使皮肤易损性增加。在潮湿环境下老年人发生压力性损伤的危险性会增加5倍。

3. 活动受限 是指老年人自主改变体位的能力受损。活动或移动受限使老年人局部受压时间延长,增加压力性损伤发生的机会。脊髓损伤、年老体弱、外科手术后制动的老年人都是压力性损伤发生的高危人群。使用石膏、夹板固定或牵引时,松紧不适宜、衬布不当,使局部血液循环不良,也会导致组织缺血、缺氧坏死。

4. 营养状况 是影响压力性损伤形成的重要因素。老年人全身出现营养障碍时,皮下脂肪减少、肌肉萎缩,一旦受压,骨隆突处皮肤要承受外界压力和骨隆突本身对皮肤的挤压力,受压处因缺乏肌肉和脂肪组织保护而更容易引起缺血、缺氧而发生压力性损伤。

5. 其他 机体感觉障碍、体温过高、急性应激因素等也是导致老年人压力性损伤发生的原因。

(三)老年人压力性损伤的评估

评估是压力性损伤临床实践的重要环节,筛查危险因素、识别易感人群及确定易患部位,从而对压力性损伤高危人群制订并采取个体化预防措施是有效预防压力性损伤的关键。

1. 风险因素与风险评估 评估压力性损伤风险时需考虑移动和活动受限情况、承受的摩擦力和剪切力情况,此外还需考虑压力性损伤史、有无压力点疼痛、是否患有糖尿病、是否使用医疗器械,以及营养状态和皮肤潮湿度等。

评估时可使用风险评估工具对老年人发生压力性损伤的危险因素进行定性和定量综合分析,由此判断发生压力性损伤的危险程度,降低压力性损伤预防护理工作的盲目性和被动性,提高压力性损伤预防工作的有效性和针对性。常用压力性损伤风险评估工具包括布雷登(Braden)压疮危险因素预测量表、诺顿(Norton)量表、沃特洛(Waterlow)压疮危险因素评估量表等。应用压力性损伤风险评估工具时需根据老年人的具体情况进行动态评估,及时修正措施,实施重点预防。

(1)布雷登压疮危险因素预测量表:是目前国内外用来预测压力性损伤发生的较为常用的量表之一(表4-3),对压力性损伤高危人群具有较好的预测效果,且评估简便、易行。布雷登压疮危险因素预测量表的评估内容包括感觉、潮湿、活动力、移动力、营养、摩擦力和剪切力6个部分。总分值范围为6~23分,分值越小,提示发生压力性损伤的危险性越高。评分≤18分,提示老年人有发生压力性损伤的危险,建议采取预防措施。

表4-3 布雷登压疮危险因素预测量表

项目	分值/分			
	1	2	3	4
感觉:对压力相关不适的感受能力	完全受限	非常受限	轻度受限	无受限
潮湿:皮肤暴露于潮湿环境的程度	持续潮湿	潮湿	有时潮湿	很少潮湿
活动力:身体活动程度	限制卧床	坐位	偶尔行走	经常行走
移动力:改变和控制体位的能力	完全无法移动	严重受限	轻度受限	未受限
营养:日常食物摄取状态	非常差	可能缺乏	充足	丰富
摩擦力和剪切力	有问题	有潜在问题	无明显问题	—

（2）诺顿量表：是目前公认用于预测压力性损伤发生的有效评分方法（表4-4），特别适用于老年人的评估。诺顿量表评估五个方面的压力性损伤危险因素：身体状况、精神状态、活动能力、灵活程度及失禁情况。总分值范围为5～20分，分值越小，表明发生压力性损伤的危险性越高。评分≤14分，提示易发生压力性损伤。由于此量表缺乏营养状态的评估，故临床使用时需补充相关内容。

表4-4　诺顿量表

项目／分值	4	3	2	1
身体状况	良好	一般	不好	极差
精神状态	思维敏捷	无动于衷	不合逻辑	昏迷
活动能力	可以走动	需协助	坐轮椅	卧床
灵活程度	行动自如	轻微受限	非常受限	不能活动
失禁情况	无失禁	偶有失禁	经常失禁	二便失禁

2. 高危老年人群

（1）患神经系统疾病的老年人：昏迷、瘫痪的老年人需长期卧床，自主活动丧失，身体局部组织长时间受压。

（2）身体肥胖或瘦弱的老年人：肥胖的老年人机体过重，承受的压力过大；瘦弱的老年人营养不良，受压处缺乏肌肉组织和脂肪组织保护。

（3）水肿的老年人：水肿时皮肤抵抗力降低，同时也增加了承重部位的压力。

（4）疼痛的老年人：为避免疼痛而处于强迫体位，机体活动减少，局部组织受压过久。

（5）使用医疗器械的老年人：如石膏固定、牵引及应用夹板的老年人，翻身和活动受限，固定不恰当致受压部位血液循环不良。

（6）大小便失禁的老年人：皮肤经常受潮湿、摩擦的刺激。

（7）发热的老年人：体温升高可致排汗增多，皮肤经常受潮湿的刺激。

（8）使用镇静剂的老年人：自身活动减少，局部组织受压过久。

（9）老年人持续手术时间＞2h。

3. 好发部位　压力性损伤多发生于长期受压和缺乏脂肪组织保护、无肌肉包裹或肌层较薄的骨隆突处，与卧位有密切关系。卧位不同，受压点不同，好发部位也不同（图4-10）。

（1）仰卧位：好发于枕骨、肩胛部、肘部、脊椎体隆突处、骶尾部及足跟部。

（2）侧卧位：好发于耳郭、肩峰、肋部、肘部、髋部、膝关节的内外侧及内外踝处。

（3）俯卧位：好发于面颊部、耳郭、肩峰、女性乳房、男性生殖器、髂嵴、膝部及足尖部。

（4）坐位：好发于坐骨结节。

（四）老年人压力性损伤的预防管理

评估是压力性损伤临床实践的重要环节。筛查危险因素、识别易感人群及确定易患部位，从而对压力性损伤高危人群制订并采取个体化预防措施，达到有效预防压力性损伤的目的。

1. 系统、全面地评估老年人的皮肤情况　老年人皮肤和软组织评估是压力性损伤预防和治疗的基础。全面的皮肤和软组织评估包括从头到脚的整体评估，应特别关注骨隆突处，包括骶骨、坐骨结节、大转子和足跟。在变换体位时，更要对皮肤受压点进行简要评估。

（1）检查压力性损伤高风险老年人的皮肤，确认有无红斑。使用指压法或透明压板法鉴别红斑是否压之变白，并评估红斑的范围。指压法是指将1根手指压在红斑区域3s，移开手指后，评估红斑是否褪色。透明压板法是指使用一个透明压板，在红斑区域均匀施加压力，受压期间观察透明压板下的红斑是否退色。

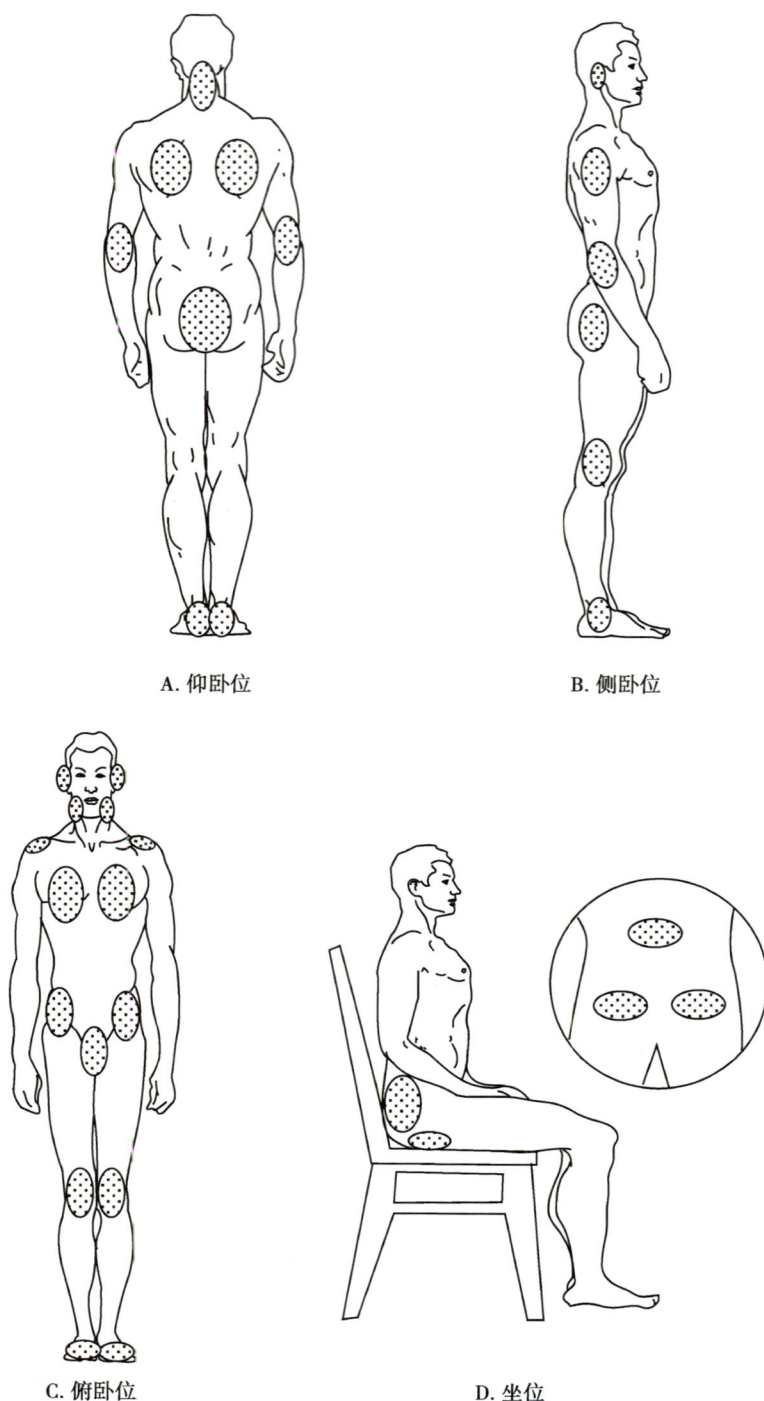

A. 仰卧位   B. 侧卧位

C. 俯卧位   D. 坐位

图 4-10 压力性损伤好发部位

（2）评估老年人皮肤和软组织的温度。与周围组织有关的局部温度增高、水肿和组织一致性的变化（如硬结／硬化）都被认为是压力性损伤发展的警示。通过早期识别皮肤和组织颜色、温度和一致性的变化，可以实施适当的预防和治疗计划。检查、触摸和触诊是最常用的评估皮肤和软组织的技术。

（3）评估水肿及周围组织的一致性改变。皮下湿度是衡量皮肤下软组织水肿的指标。皮下组织的水合作用是正常的。然而，与组织损伤相关的炎症过程会导致软组织湿度增加。因此，皮下湿度扫描仪的变化是炎症和组织损伤的标志。

（4）评估深色皮肤及软组织时，应考虑将评估皮温和表皮下水分作为重要的辅助评估指标。可使用色卡对肤色进行客观评估。仔细检查深肤色者受压区域内的任何肤色改变。肤色改变区域及周围区域应更密切评估温度变化、有无水肿、组织一致性以及疼痛的变化。

2. 采取预防性皮肤照护措施

（1）避免红斑区域受压：及时更换体位和支撑面。摆放老年人体位时避免红斑区域受压。可进行皮肤局部或全背按摩，促进血液循环，可以选择手法按摩或电动按摩器按摩，但应禁止按摩或用力擦洗压力性损伤易患部位的皮肤，防止造成皮肤损伤。以手法按摩为例：

1）全背按摩：协助老年人俯卧或侧卧，暴露背部；先用温水进行擦洗，再将少许 50% 乙醇（或按摩油／乳／膏）倒入手掌内做按摩。由骶尾部开始，沿脊柱旁向上按摩，至肩部后环形向下至尾骨止，如此反复有节奏地按摩数次。再用拇指指腹由骶尾部开始沿脊柱按摩至第 7 颈椎处。

2）局部按摩：蘸少许 50% 乙醇（或按摩油／乳／膏），以手掌大小鱼际肌紧贴老年人皮肤，做压力均匀的环形按摩，压力由轻到重，再由重到轻，每次 3～5min。

（2）皮肤卫生管理：保持老年人皮肤清洁和适度湿润，可使用含硅酮的皮肤营养保湿剂。对有发生压力性损伤风险的老年人，可选择柔软纺织面料作为洗澡洗脸毛巾，防止在擦拭过程中因摩擦而致皮肤损伤。

（3）失禁管理：对大小便失禁、出汗及分泌物多的老年人，及时洗净擦干。对大小便失禁伴有压力性损伤或高风险的老年人，使用高吸收性的失禁产品保护皮肤，或采取隔离防护措施，避免皮肤暴露于过度潮湿的环境。

（4）床单位管理：保持床单及被褥清洁、干燥、平整、无碎屑，严禁让老年人直接卧于橡胶单或塑料布上。对已经发生压力性损伤或高风险的老年人，考虑使用低摩擦系数的纺织品。

（5）预防性敷料管理：对于发生压力性损伤高风险的老年人，可使用多层软硅酮泡沫敷料保护皮肤和预防压力性损伤。

3. 进行营养筛查与营养评估　营养不良会影响压力性损伤的进展与愈合。因此，必须对老年人进行营养筛查，判断营养不良风险，协助医护人员为营养不良的老年人制订个性化营养治疗计划。常用营养筛查量表有微型营养评定法（MNA）、营养不良通用筛查工具（MUST）、营养风险筛查 2002（NRS2002）、快速筛查和简短营养评估问卷（SNAQ）、社区老年人饮食和营养风险评估（SREEN-ⅡAB）。

综合营养评估的内容包括：①老年人饮食史和营养摄入是否充足；②身体测量指标：身高、体重、体重指数（BMI）；③既往体重；④生化数据（根据老年人情况而定）；⑤实验室检查和体格检查；⑥以营养为重点的身体评估，包括肌肉萎缩、水肿、微量营养素缺乏和功能状态（如握力）；⑦独立进食能力。在老年人身体状态允许的情况下，应当给予高热量、高蛋白、高维生素饮食，补充维生素 C 和锌，增强机体的免疫力和组织修复能力，促进创面愈合。对于不能进食的老年人，可通过鼻饲达到营养需求。

4. 正确进行体位变换　体位变换是指每隔一段时间对卧位或坐位的姿势进行调整，目的是缓解或重新分配压力并提高舒适度。鼓励和协助卧床老年人经常变换体位，是预防老年人压力性损伤最有效的方法。

在变换体位时，应尽量减少骨隆突处受压，并最大限度使压力再分布。对于卧床老年人在没有禁忌能够自己变换体位时，以 20°～30° 侧卧位或平卧位姿势休息。必要时可使用电动翻转床帮助老年人变换卧位，在抬高床头时，应保持 30° 或更低的角度，以最大限度地减少组织变形。协助老年人更换体位时，应遵循安全、省时省力、动作轻柔的原则；对于坐位老年人变换体位时，应指导其选择合适的座椅或轮椅，将座椅表面倾斜至少 30°，处于坐位的时间需限制为 3 次 /d，1h/ 次。如果老年人对体位变换方案的反应不如预期效果，应重新考虑体位变换的频率和方法，及时做好减压结果的评估。

5. 选择和使用合适的支撑面 支撑面是指压力再分布功能的专用设备,用于管理组织负荷、微环境或具有其他治疗功能(如特殊床垫、整合式床系统、床垫替代物、床罩、坐垫或坐垫罩)。选择支撑面时需考虑老年人制动的程度、对微环境控制和剪切力降低的需求、老年人的体型和体重、压力性损伤发生的危险程度等因素。确保床面足够宽,老年人翻身时不会接触床挡。对于有发生压力性损伤风险的老年人,建议使用感应空气床垫或床罩、高规格特定感应单层泡沫床垫或床罩、医用级别羊皮垫。需要注意的是,尽管使用支撑面,仍需不断进行体位变换以预防压力性损伤发生。

6. 鼓励老年人尽量做力所能及的活动 如下床、关节自主运动等。适当活动可降低因长期卧床造成老年人发生压力性损伤的风险,活动频率和强度根据老年人耐受程度和发生压力性损伤危险程度决定。长期卧床的老年人,在身体状态允许的情况下,可提供从全范围被动运动练习到床边四肢锻炼、床上坐位、站立和行走(3 次 /d)等增加活动的方案,尽早恢复其活动能力,以预防压力性损伤的发生。

7. 实施健康宣教 向老年人宣教压力性损伤的相关知识,使老年人了解压力性损伤的危害,掌握预防压力性损伤的知识和技能,鼓励老年人参与压力性损伤的预防活动。

(五)老年人压力性损伤的照护

1. 全身照护 良好的营养是创面愈合的重要条件,因此应给予平衡饮食,增加蛋白质、维生素及微量元素的摄入。加强心理护理,消除不良心境,促进身体早日康复。

2. 局部照护 评估、测量并记录压力性损伤的部位、大小(长、宽、深)、创面组织的形态、有无渗出液、有无潜行或窦道、伤口边缘及周围皮肤状况等,对压力性损伤的发展进行动态监测,根据压力性损伤各期创面的特点和伤口情况,采取有针对性的照护措施。

1 期:此期照护的重点是去除致病因素,保护局部皮肤,防止局部继续受压,促进局部血液循环,防止压力性损伤继续发展。1 期压力性损伤禁止局部皮肤按摩,不宜使用环形垫,以免导致静脉充血和水肿。除加强压力性损伤预防措施外,可协助医护人员使用半透膜敷料或水胶体敷料对老年人局部皮肤进行保护。

2 期:此期照护的重点是保护皮肤,预防感染。除继续加强预防压力性损伤的各项措施外,协助医护人员加强创面水疱内渗液的保护和处理。对未破的小水疱减少和避免摩擦,防止小水疱破裂感染,让其自行吸收。协助医护人员进行伤口消毒后,粘贴透气性薄膜敷料,待水疱吸收后将敷料撕掉。大水疱需在无菌操作下处理,照护人员协助医护人员先消毒局部皮肤,在水疱的边缘用注射器抽出疱内液体或用针头刺破水疱,用无菌棉签挤压干净水疱内的液体或用无菌纱布吸干水疱内渗液,粘贴透气性薄膜敷料,水疱吸收后再将敷料撕掉。及时观察,如水疱又出现,重复上述处理。

3 期:此期照护的重点是协助清洁创面,消除坏死组织,处理伤口渗出液,促进肉芽组织生长,并预防和控制感染。创面无感染时协助医护人员用生理盐水冲洗伤口及周围皮肤,去除残留在伤口上的表皮破损组织。如果出现以下情况,应立刻报告医生,并协助进行清洗:创面渗湿敷料;大小便污染敷料;敷料脱落或者移位;创面有感染或疑似感染时。清洗时需要避免交叉感染,并注意窦道、潜行或瘘管的处理。

4 期:此期照护的重点是去腐生新,抗感染,清理渗液。照护人员应及时报告,由医护人员采用清创术清除伤口创面或创缘处无活力的坏死组织,处理伤口潜行和窦道以减少无效腔,并保护暴露的骨骼、肌腱和肌肉。

对于不可分期和深部组织损伤的压力性损伤需进一步全面评估,根据组织损伤程度选择相应的照护方法。

此外,压力性损伤会产生痛感,因此,需做好老年人压力性损伤相关性疼痛的评估、预防和管理,减少因照护所致的疼痛。

器械相关性压力性损伤的预防

器械相关性压力性损伤不局限于医疗器械导致的压力性损伤,也包括床上杂物、手机、笔等日常用品导致的压力性损伤。使用医疗器械的老年人,应定期监测医疗器械固定装置的松紧度,并尽可能寻求个人对舒适度的自我评估。建议使用预防性敷料降低医疗器械相关压力性损伤风险。在适当和安全的情况下,对使用氧气治疗的老年人可考虑交替使用面罩和鼻导管吸氧,以减少鼻面部压力性损伤的发生。另外,在咨询专业卫生保健人员后,根据临床情况,尽快用硬式颈托替换牵引式颈托,并尽快移除颈托,以提高舒适度并降低压力性损伤发生率。

第四节　晨晚间清洁照护

晨晚间清洁照护是基础照护的重要工作内容,是照护人员根据老年人日常生活习惯,为满足其日常清洁和舒适需要而在晨起和就寝前执行的照护措施。晨间清洁照护包括面部清洁、修整胡须、口腔照护及头发梳理等仪容修饰,晚间清洁照护内容包括面部清洁、足部清洁等。对面部、手、足等进行清洁,可以清除相应部位的脱落皮屑、污物和微生物,减少感染的机会,增进健康。

鼓励能够生活自理的老年人在安全的前提下做晨晚间清洁照护,照护人员在旁守护,确保老年人安全;对自理能力受限的老年人,需要照护人员根据老年人身体状况协助其进行晨晚间清洁照护,以满足老年人的身心需要,促进老年人舒适。

一、仪容修饰

仪容是指人的外观、外貌,是一个人精神面貌的体现,良好的仪容能使人身心愉悦。仪容修饰的基本原则是美观、整洁、卫生、得体。

保持老年人仪容的整洁和舒适不仅可以满足老年人的基本需求,还可以增加老年人的自信,满足其自尊需求。仪容修饰主要包括保持老年人面部清洁,老年男性应每日剃须,头发清爽整齐;经常修剪指(趾)甲;口腔清洁,身体清洁无异味;穿着得体,衣裤整洁;保持良好的心态,面部常带笑容。

(一)面部清洁照护

面部清洁是晨起后仪容修饰的第一个环节。能够自行完成面部清洁的老年人,鼓励其到卫生间独立完成,照护人员必要时在旁守护,确保老年人安全。对可部分独立完成面部清洁的老年人,可指导其完成力所能及的工作(如解开衣领、挽起衣袖等)。对完全不能自理的老年人,照护人员应协助其完成面部清洁。

【操作目的】
保持面部清洁、舒适。

【操作程序】

1. 评估

(1)告知老年人操作目的,了解老年人的清洁习惯,获得老年人的理解和配合。

(2)评估老年人的意识状态、心理状态、自理能力、疾病情况等。

(3)评估老年人的面部皮肤情况,如皮肤完整性、清洁度等。

2. 计划

(1)环境准备:温湿度适宜,光线明亮,环境安全,适宜操作。

(2)老年人准备:明确操作目的,了解操作过程,能积极配合操作。

（3）照护人员准备：着装整洁，修剪指甲，按六步洗手法洗手，戴口罩。

（4）用物准备：脸盆、毛巾、温水（42℃左右）、洁面乳、润肤露。

3. 实施

操作流程	操作步骤	要点说明
1. 核对检查	（1）检查用物是否齐全 （2）核对老年人的信息并做好解释，询问老年人的需求和清洁习惯 （3）核对检查无误后携用物至床旁	
2. 操作前准备	（1）查对与沟通：再次核对老年人的信息，解释操作目的、注意事项等 （2）体位：协助老年人取坐位或舒适卧位 （3）再评估：老年人配合程度、面部皮肤情况等 （4）为老年人颌下垫毛巾 （5）调节水温	• 取得老年人的配合 • 水温保持在42℃左右
3. 清洁面部	（1）将毛巾拧干，展开折叠 （2）依次擦洗眼部、前额、面颊、鼻翼、耳后、下颌、颈部，根据老年人习惯使用洁面乳 （3）按顺序洗净并擦干面部 （4）涂抹润肤露护肤 （5）协助老年人采取舒适体位	• 眼部由内眦至外眦擦洗，额部由中间至左右擦洗，鼻部由上向下擦洗，颈部由中间向左右擦洗
4. 整理用物	整理用物，清洗毛巾	
5. 洗手记录	（1）按六步洗手法洗手 （2）记录执行时间和效果	• 预防交叉感染

4. 评价

（1）老年人面部清洁后感到舒适、身心愉快。

（2）照护人员动作轻柔，确保老年人安全。

（3）老年人主动配合，照护人员尊重老年人的意愿，获得老年人的认可。

【注意事项】

1. 面部清洁中动作轻柔，沟通有效，尽可能遵循老年人的习惯。

2. 观察皮肤色泽、弹性、湿度和温度，注意面部皮肤有无红、肿、破溃等异常情况。

3. 观察鼻腔和耳内是否有分泌物，若有应及时予以清除。

4. 鼻腔或口腔内留置管道的老年人，观察管道下受压皮肤情况，并做好管道护理。

（二）修整胡须

修整胡须可使老年人仪容端庄、精神饱满。修整或剃须前应征询老年人的意愿，于晨起面部清洁后进行最佳。

【操作目的】

保持面部清洁、舒适，预防和/或减少感染。

【操作程序】

1. 评估

（1）辨识老年人，了解老年人的生活习惯、需求。

（2）评估老年人的意识状态、心理状态、自理能力、疾病情况及合作程度。

（3）评估老年人的面部皮肤完整度、清洁度及口腔周围皮肤状况。

2. 计划

（1）环境准备：光线明亮，环境安全，温湿度适宜。

（2）老年人准备：明确操作目的，了解操作过程，能积极配合操作。

（3）照护人员准备：着装整洁，修剪指甲，按六步洗手法洗手，戴口罩。

（4）用物准备：电动剃须刀或安全剃须刀、毛巾、护肤用品（润肤油）、洗手液。

3. 实施

操作流程	操作步骤	要点说明
1. 核对检查	（1）修整胡须的物品是否齐全，检查其质量及功能，处于备用状态 （2）核对老年人的信息 （3）核对检查无误后携用物至床旁	
2. 剃前准备	（1）查对与沟通：再次核对老年人的信息，与老年人沟通并解释操作目的、注意事项等 （2）调整体位：协助老年人取坐位或卧位 （3）再次评估老年人的自理能力、面部皮肤完整度、胡须软硬程度等 （4）为老年人下颌至胸前铺毛巾 （5）剃须前用湿热毛巾热敷口腔周围 5～10min	• 取得老年人的配合；能独立剃须的老年人，指导其自行完成 • 使胡须变软，易于刮除
3. 剃除胡须	（1）照护人员一手绷紧皮肤，另一手拿电动剃须刀或安全剃须刀，按照从左到右、从上到下的顺序进行剃须 （2）剃须后用毛巾擦拭剃须部位 （3）必要时涂抹润肤油护肤 （4）协助老年人采取舒适体位，整理床单位	• 保持老年人头部稳定；动作轻柔，避免逆刮，以免损伤皮肤 • 检查有无遗漏部位
4. 整理用物	整理用物，清洗毛巾	• 剃须刀消毒备用
5. 洗手记录	（1）按六步洗手法洗手 （2）记录执行时间和效果	• 预防交叉感染

4. 评价

（1）老年人剃须后感到清洁、舒适、身心愉快。

（2）照护人员动作轻柔，剃须力度和方法得当。

（3）老年人主动配合，与老年人沟通有效。

【注意事项】

1. 剃须时，须绷紧皮肤，动作轻柔。

2. 胡须较为坚硬时，可用温热毛巾热敷口腔周围 5～10min。

3. 操作过程中注意固定好头部，避免因突然转动头部刮破皮肤。

（三）口腔照护

同本章第一节口腔清洁照护中的相关内容。

（四）头发梳理

同本章第二节头发清洁照中的相关内容

（五）足部清洁照护

保持足部清洁、无异味，使老年人感觉舒适；增加局部血液循环，帮助老年人入眠。

【操作目的】

1. 保持双足清洁、舒适。

2. 促进血液循环，帮助老年人入眠。

【操作程序】

1. 评估

（1）辨识老年人，了解老年人的生活习惯、需求等，取得老年人的合作。

（2）评估老年人的意识状态、自理能力、疾病情况、心理状态。

（3）评估老年人的双足皮肤完整度、清洁度及皮肤健康状况。

2. 计划

（1）环境准备：环境整洁，光线明亮，温湿度适宜。

（2）老年人准备：明确操作目的，了解操作过程，能积极配合操作。

（3）照护人员准备：着装整洁，修剪指甲，按六步洗手法洗手，戴口罩。

（4）用物准备：足盆（盛半盆 38～40℃的温水）、毛巾、护理垫、香皂、护肤用品（润肤油）、洗手液、指甲剪（按需）。

3. 实施

操作流程	操作步骤	要点说明
1. 核对检查	（1）物品是否齐全 （2）核对老年人的信息 （3）核对检查无误后携用物至床旁	
2. 足部清洁	（1）查对与沟通：再次核对老年人的信息，与老年人沟通，解释足部清洁的目的、操作过程、注意事项等 （2）体位：取坐位或仰卧位 （3）再评估：双足皮肤情况，水温是否合适 （4）松开床尾，暴露双足，足下铺护理垫，将足盆放于护理垫上，老年人双足放于足盆，浸泡双足 10min （5）涂擦香皂，揉搓清洗范围为趾缝、足底、足背、踝部、小腿 （6）双足浸没在足盆中，反复多次洗净皂液并抬起擦干	• 对能独立完成足部清洁的老年人，指导其自行完成 • 注意水温，避免过冷过热 • 以卧床老年人为例 • 浸泡时间不宜过久 • 注意查看趾缝间的皮肤情况 • 按需修剪趾甲
3. 抹润肤油	为老年人双足涂抹润肤油，按从脚跟至脚趾的顺序涂抹	• 注意保护皮肤，防止干裂
4. 整理用物	整理用物，清洗毛巾	
5. 洗手记录	（1）按六步洗手法洗手 （2）记录执行时间和效果	• 预防交叉感染

4. 评价

（1）老年人双足清洁后感到清洁、舒适、身心愉快。

（2）照护人员清洗力度和方法得当，确保老年人安全。

（3）老年人主动配合，与老年人沟通有效。

【注意事项】

1. 做到一人一盆，避免交叉感染，有真菌感染的老年人，注意做好消毒隔离措施。

2. 足部清洁过程中，随时询问和观察老年人的反应，如有不适，应迅速停止操作并报告医生。

3. 有下肢感觉功能障碍的老年人注意水温，随时观察皮肤情况，以防烫伤。

4. 清洗时注意观察每一个趾缝间皮肤情况。

二、修剪指（趾）甲

【操作目的】

保持指（趾）甲清洁、舒适，预防和/或减少感染。

【操作程序】

1. 评估

（1）辨识老年人，了解老年人的生活习惯，需求，取得老年人的合作。

（2）评估老年人的意识状态、自理能力、疾病情况、心理状态。

（3）评估老年人的指（趾）甲清洁度及指（趾）甲健康状况。

2. 计划

（1）环境准备：环境整洁，光线明亮，温湿度适宜。

（2）老年人准备：明确操作目的，了解操作过程，能积极配合操作。

（3）照护人员准备：着装整洁，修剪指甲，按六步洗手法洗手，戴口罩。

（4）用物准备：指甲刀、纸巾、洗手液。

3. 实施

操作流程	操作步骤	要点说明
1. 核对检查	（1）物品是否齐全，指甲刀功能是否完好 （2）核对老年的人信息 （3）核对检查无误后携用物至床旁	
2. 修剪指甲	（1）查对与沟通：再次核对老年人的信息，与老年人沟通，解释修剪指甲的目的、操作过程、注意事项等 （2）体位：取坐位或仰卧位 （3）再评估：老年人指甲颜色、长短及卫生情况 （4）在老年人手（或足）下铺垫纸巾 （5）一手握住老年人手指（脚趾），另一手持指甲刀修剪，保留指（趾）甲长度1～1.5mm为宜 （6）手指甲可圆剪，脚趾甲应平剪 （7）先修剪手指甲，后修剪脚趾甲	• 取得老年人的配合；能独立修剪指甲的老年人，指导其自行进行 • 修剪过程中避免损伤老年人指（趾）甲附近的皮肤
3. 锉平指甲边缘	用指甲锉逐一修理锉平指（趾）甲边缘毛刺	• 保持指（趾）甲边缘光滑、无毛刺
4. 整理用物	整理用物，用纸巾包裹指（趾）甲碎屑，放入垃圾桶	
5. 洗手记录	（1）按六步洗手法洗手 （2）记录执行时间和效果	• 预防交叉感染

4. 评价

（1）老年人修剪指（趾）甲后感到清洁、舒适、身心愉快。

（2）照护人员动作轻柔，方法和力度得当，确保老年人安全。

（3）老年人主动配合、肢体放松，与老年人沟通有效。

【注意事项】

1. 老年人指（趾）甲较硬时，可用温水浸泡或温热毛巾包裹手、足5min，或在洗浴后进行修剪。

2. 修剪完毕的指（趾）甲边缘应光滑、无毛刺。

3. 使用指甲刀前要消毒，先剪手指甲，后剪脚趾甲。

三、衣物更换

　　清洁、合体的着装是满足老年人自尊和人际交往的基本需求，老年人服饰的选择应以暖、轻、软、宽大、简单为宜。能生活自理的老年人尽量让其自行选择和穿戴衣物；失能、半失能老年人衣物的选择或更换则需要不同程度的帮助。照护人员应掌握穿脱不同类型衣物的方法，更好地为老年人服务。

（一）适合老年人特点的服装

老年人穿着合适的服装，不仅可以让自己感觉舒适，对健康有益，还可以给人以良好的印象，满足老年人自尊的需要。

1. 实用舒适 老年人对外界环境的适应能力相对较差，因此，老年人应选择冬季保暖、夏季消暑、春秋防风的服装，便于诊疗、如厕、运动等。老年人的服装应力求宽松舒适、柔软轻便、利于活动。在面料选择上，老年人的服装适宜选用纯棉制品，夏季时适宜选择凉爽透气的棉质、真丝、棉麻类服装。

2. 整洁美观 服装整洁美观不仅使老年人显得神采奕奕，增加他们参加社交活动的信心与热情，也有利于身体健康。老年人内衣及夏季衣服应常洗常换，保持整洁。根据老年人文化素养、爱好、习惯选择符合老年人自身气质的服装，服装宜款式简洁、剪裁美观、穿着方便，以素雅、沉稳、大方的色彩为主。

3. 个性便利 追求个性是这个时代的特点，老年人也不例外。老年人可以选择自己喜欢的、让心情愉悦的服装。对自理能力差的老年人，最好选择便于穿脱的衣物，如大纽扣衣物、裤腰有松紧带的裤装等。

（二）适合老年人穿脱的鞋袜

1. 适合老年人的鞋子 老年人的鞋子应大小合适且具有排汗、减震、防滑、安全、柔软、轻巧、舒适等特点。因老年人脚跟脂肪垫变薄，缓冲能力减弱，因此选择鞋子时注意鞋跟要有一定的硬度和高度，有助于分散脚底的压力。一般建议老年人在下午 4～6 点试穿新鞋，此时脚的尺寸为一天中最大，且两只脚都需试穿，试穿新鞋时应多走动以判断新鞋是否合适。

日常行走时，宜选择舒适、轻便、透气，且具有减震、防滑设计的布底鞋，并适当垫高后跟。体型肥胖的老年人，可适当垫高后跟 2cm 左右，避免足弓退化带来的不良影响，有利于足部的血液循环。宜采用粘扣、鞋扣等方式固定，避免因鞋带松开而绊倒，不穿拖鞋或凉鞋。在室内，最好选择长度和高度刚好能将双足包裹的拖鞋。

2. 适合老年人的袜子 为方便老年人穿脱，避免因袜口过紧而导致不适，老年人应选择袜口相对宽松的棉质袜子。袜子应勤换洗，以利于足部健康。

（三）穿脱衣物

照护人员应尊重老年人的生活习惯，并根据季节、清洁程度等为老年人更换衣物。

【操作目的】

1. 保持身体清洁、舒适。
2. 满足老年人自尊的需求，有利于老年人的人际交往。

【操作程序】

1. 评估

（1）辨识老年人，了解老年人的生活习惯、需求，取得老年人的合作。

（2）评估老年人的意识状态、自理能力、疾病情况、心理状态。

（3）评估老年人衣物污染部位及污染物的情况。

2. 计划

（1）环境准备：环境整洁，温湿度适宜，关闭门窗，拉床帘或用屏风遮挡，保护老年人的隐私。

（2）老年人准备：明确操作目的，了解操作过程，能积极配合操作。

（3）照护人员准备：着装整洁，修剪指甲，按六步洗手法洗手，戴口罩。

（4）用物准备：清洁衣物和鞋袜、洗手液。

3. 实施

（1）为老年人更换开襟式上衣。

操作流程	操作步骤	要点说明
1. 核对检查	（1）衣物是否合身 （2）核对老年人的信息 （3）关闭门窗，拉床帘或用屏风遮挡 （4）核对检查无误后携用物至床旁	• 注意保暖，保护老年人的隐私
2. 更换开襟式上衣	（1）查对与沟通：再次核对老年人的信息，与老年人沟通，解释更换衣物的目的、操作过程、注意事项等 （2）体位：取坐位或半坐位 （3）再评估：老年人肢体活动情况，更换衣物的正反面 （4）为老年人解开衣扣，衣领向下拉，露出双肩。脱去一侧衣袖，将衣服从背后绕到另一侧，脱下另一侧衣袖 （5）展开清洁的开襟式上衣，辨别衣身、衣袖 （6）从一侧袖口端套入手臂，握住老年人手部套入衣袖，提拉至肩部。让老年人身体稍前倾，捏住衣领将衣身从背后展开，将另一侧手臂向斜下方或斜上方伸入衣袖	• 取得老年人的配合；对能独立更换衣物的老年人，指导其自行更换衣物 • 便于更换衣物；必要时拉起床挡 • 偏瘫或有外伤的老年人脱衣时，先脱健侧，再脱患侧 • 辨别好衣身、衣袖，避免套错衣袖 • 偏瘫或有外伤的老年人穿衣时，先穿患侧，再穿健侧
3. 整理衣服	拉平老年人上衣的衣身，整理衣领	• 注意拉平衣身，避免褶皱
4. 洗手记录	（1）按六步洗手法洗手 （2）记录执行时间和效果	• 预防交叉感染

（2）为老年人更换套头式上衣。

操作流程	操作步骤	要点说明
1. 核对检查	（1）衣物是否合身 （2）老年人的信息 （3）关闭门窗，拉床帘 （4）核对检查无误后携用物至床旁	• 注意保暖，保护老年人的隐私
2. 脱套头上衣	（1）查对与沟通：再次核对老年人的信息，与老年人沟通，解释更换衣物的目的、操作过程、注意事项等 （2）体位：取坐位或半坐位 （3）再评估：老年人肢体活动情况，清洁衣物的正反面 （4）将老年人套头上衣的下端向上拉至胸部，一手扶住老年人肩部，另一手从背后向前脱下衣身部分 （5）拉住近侧衣袖袖口，脱下衣袖，同法脱下另一侧衣袖	• 取得老年人的配合；对能独立更换衣物的老年人，指导其自行更换衣物 • 便于更换衣物；必要时拉起床挡 • 偏瘫或有外伤的老年人脱衣时，先脱健侧，再脱患侧
3. 穿套头上衣	（1）辨别套头衣服正反面 （2）一只手从袖口处伸入衣身开口处，握住老年人手腕，将衣袖套入老年人手臂，用同法穿好另一侧衣袖 （3）双手握住衣身前后片套过老年人头部	• 避免穿反 • 偏瘫或有外伤的老年人穿衣时，先穿患侧，再穿健侧
4. 整理衣服	将衣身向下拉至平整	• 注意拉平衣身，避免褶皱
5. 洗手记录	（1）按六步洗手法洗手 （2）记录执行时间和效果	• 预防交叉感染

（3）为老年人穿脱裤装。

操作流程	操作步骤	要点说明
1. 核对检查	（1）裤装是否合身，裤带或裤扣是否完好 （2）核对老年人的信息 （3）关闭门窗，拉床帘 （4）核对检查无误后携用物至床旁	• 注意保暖，保护老年人的隐私
2. 脱裤装	（1）查对与沟通：再次核对老年人的信息，与老年人沟通，解释更换裤装的目的、操作过程、注意事项等 （2）体位：仰卧位 （3）再评估：老年人肢体活动情况，清洁裤装的正反面 （4）为老年人松开裤带、裤扣。协助老年人身体左倾，将裤子右侧部分向下拉至臀下，再协助老年人身体右倾，将裤子左侧部分向下拉至臀下 （5）协助老年人屈膝，两手分别拉住老年人两侧裤腰向下褪至膝部以下，分别抬起左右下肢，逐一脱出裤腿	• 取得老年人的配合；对能独立穿脱裤子的老年人，指导其自行进行 • 必要时拉起床挡 • 偏瘫或有外伤的老年人脱裤时，先脱健侧，再脱患侧
3. 穿裤装	（1）取清洁裤子，辨别正反面 （2）一手从裤管口套入至裤腰开口处，轻握老年人脚踝，另一手将裤管向老年人大腿提拉。同法穿上另一条裤管 （3）协助老年人屈膝，两手分别拉住两侧裤腰部分向上提拉至臀部 （4）协助老年人身体左倾，将右侧裤腰部分向上拉至腰部，再协助老年人身体右倾，将裤子左侧部分向上拉至腰部。系好裤带、裤扣	• 避免穿反 • 偏瘫或有外伤的老年人穿裤时，先穿患侧，再穿健侧
4. 整理裤装	将裤子拉至平整	• 注意拉平裤子，避免褶皱
5. 洗手记录	（1）按六步洗手法洗手 （2）记录执行时间和效果	• 预防交叉感染

（4）为老年人穿脱鞋、袜。

操作流程	操作步骤	要点说明
1. 核对检查	（1）鞋、袜是否合适 （2）核对老年人的信息 （3）核对检查无误后携用物至床旁	
2. 脱鞋、袜	（1）查对与沟通：再次核对老年人的信息，与老年人沟通，解释穿脱鞋袜的目的、操作过程、注意事项等 （2）体位：坐位 （3）再评估：老年人肢体活动情况、双足皮肤状态等 （4）为老年人解开鞋带，握住鞋的足跟部分脱下鞋子，同法脱下对侧鞋子 （5）两手分别拉住脚踝两侧袜口，向下脱袜子	• 取得老年人的配合；能独立穿脱鞋、袜的老年人，指导其自行进行 • 注意检查双足有无破损及有无脚部疾患
3. 穿鞋、袜	（1）取清洁袜子，辨别袜子的正反面及袜子的足跟位置 （2）双手分别捏住袜子开口至袜头处，套入脚趾，向脚踝方向提拉 （3）一手握住鞋跟部分，另一手托起老年人足跟，将脚趾部分套入鞋内，直至脚掌、脚跟与鞋底内面贴合 （4）系好鞋带	• 袜子应穿着平整，与脚部完全贴合 • 穿鞋前注意检查鞋内是否平整，有无异物
4. 洗手记录	（1）按六步洗手法洗手 （2）记录执行时间和效果	• 预防交叉感染

4. 评价

（1）老年人更换衣物后感到清洁、舒适、身心愉快。

（2）照护人员动作轻柔、节力，确保老年人安全。

（3）老年人主动配合，照护人员尊重老年人的意愿，与老年人沟通有效。

【注意事项】

1. 更衣时注意保护老年人的隐私，拉床帘或用屏风保护。

2. 偏瘫或有外伤的老年人更换衣物时，应先穿患侧，后穿健侧；先脱健侧，后脱患侧。

3. 照护人员保持动作轻柔，必要时拉床挡，保护老年人安全。

4. 操作时应辨别衣服或鞋袜的前后、正反，确保老年人穿着舒适。

5. 有留置管道的老年人，检查各种管道的引流、固定情况，维护管道安全。

四、卧床老年人更换床单法

整洁舒适的床单位可以保证居室环境的干净整洁，让老年人更好地休息和生活。对于长期卧床的老年人而言，定期为老年人更换床单，可以观察病情，协助老年人变换卧位，预防压力性损伤等并发症。

卧床老年人床单位整理及更换床单法主要适用于长期卧床、活动受限、生活不能自理、病情较重的老年人。

【操作目的】

1. 保持居室和床单位整洁、美观，使老年人感觉舒适。

2. 保持床单位平整，预防压力性损伤等并发症。

【操作程序】

1. 评估

（1）辨识老年人，了解老年人的生活习惯、需求，以取得老年人的配合。

（2）评估老年人的疾病情况、意识状态、生活自理能力、心理状态等。

（3）评估老年人的皮肤情况，有无管道（胃管、导尿管、静脉输液相关管道等），肢体活动度。

（4）评估床单位的清洁程度。

2. 计划

（1）环境准备：居室内无老年人进餐或进行治疗；温湿度适宜；关闭门窗，必要时用屏风遮挡。

（2）老年人准备：明确操作目的，了解操作过程。

（3）照护人员准备：着装整洁，修剪指甲，按六步洗手法洗手，戴口罩。

（4）用物准备

1）床单位整理法：护理车、床刷、床刷套（略湿）、洗手液。

2）更换床单法：护理车、清洁床单、被罩、枕套、床刷、床刷套（略湿）、洗手液，需要时备清洁衣裤。

3. 实施

（1）卧床老年人床单位整理法。

操作流程	操作步骤	要点说明
1. 核对检查	（1）床刷、床刷套是否符合操作要求，是否处于备用状态 （2）核对老年人的信息 （3）核对检查无误后携用物至床旁	

续表

操作流程	操作步骤	要点说明
2. 移开桌椅	（1）查对与沟通：再次核对老年人的信息，与老年人沟通，解释操作目的、预期效果、注意事项等 （2）协助老年人取舒适体位 （3）再评估：老年人的意识状态、皮肤情况、有无管道、床单位清洁度等 （4）床旁桌移开，距床约20cm，床旁椅移至床尾	• 关闭门窗，必要时用屏风遮挡 • 取得老年人的配合
3. 松被翻身	（1）放下近侧床挡，松开被尾，协助老年人翻身至对侧，背向照护人员 （2）将枕头移至合适位置，盖好盖被	• 防止老年人坠床；注意保暖
4. 清扫床单	（1）取清洁湿刷套，套好床刷 （2）轻抬近侧枕头，从床头纵向扫至床尾，靠近床中线清扫床单上的渣屑，每一刷要重叠上一刷的1/3，避免遗漏 （3）将近侧床尾部床单松开，拉平反折于床垫下，将近侧床单边缘平整塞于床垫下 （4）协助老年人翻身侧卧于铺好的一侧，拉起近侧床挡，照护人员转至对侧，同法清扫并铺平床单，协助老年人取舒适体位	• 一床一刷套；不可重复使用 • 彻底扫净渣屑 • 观察皮肤；注意床单要铺平整
5. 整理盖被	整理盖被，被尾内折与床尾平齐	
6. 整理枕头	取下枕头，整理后放置于老年人头下	
7. 拉床挡	拉床挡，确认两侧床挡牢固	• 避免坠床
8. 整理用物	整理床单位，移回床旁桌、椅，清理用物	
9. 洗手记录	（1）按六步洗手法洗手 （2）记录执行时间和效果	• 预防交叉感染

（2）卧床老年人更换床单法。

操作流程	操作步骤	要点说明
1. 核对检查	（1）床单、被罩等用物是否齐全，是否处于备用状态 （2）核对老年人的信息 （3）核对检查无误后携用物至床旁	• 注意物品摆放顺序
2. 移开桌椅	（1）查对与沟通：再次核对老年人的信息，与老年人沟通，解释操作目的、预期效昙、注意事项等 （2）协助老年人取舒适体位 （3）再评估：老年人的意识状态、皮肤情况、有无管道、床单位清洁度等 （4）床旁桌移开，距床约20cm，床旁椅移至床尾	• 关闭门窗，必要时用屏风遮挡 • 取得老年人的配合
3. 翻身扫床	（1）放下近侧床挡，松开盖被，协助老年人先平移，然后翻身至对侧，背向照护人员，盖好盖被 （2）由床头至床尾将近侧床单松开 （3）将近侧床单向内卷入老年人身下 （4）用床刷清扫床褥上的渣屑，每扫一刷要重叠上一刷的1/3，避免遗漏	• 防止坠床 • 观察皮肤 • 注意保暖 • 清扫顺序：从床头至床尾 • 一床一刷套，不可重复使用

续表

操作流程	操作步骤	要点说明
4. 更换近侧床单	（1）取清洁床单，床单的横、纵向中线对齐床中线，展开近侧床单，平铺于床褥上；余下的一半床单内折后卷至床中线处，塞于老年人身下 （2）将近侧床单的床头、床尾部分反折于床垫下，绷紧床单，将近侧床单的下垂部分平整塞于床垫下	• 床单中线与床中线对齐
5. 移枕翻身	（1）将枕头移至近侧，协助老年人面向照护人员翻身、侧卧于铺好的清洁床单上 （2）盖好盖被，拉近侧床挡保护	• 防止坠床 • 观察、询问老年人有无不适
6. 更换对侧床单	（1）照护人员转至对侧，放下床挡 （2）从床头至床尾松开床单，并向上卷起，放于污衣袋内 （3）用床刷清扫床褥上的渣屑，取下床刷套放于医疗垃圾袋内 （4）拉平老年人身下的清洁床单，平整铺于床褥上，协助老年人取舒适卧位	• 污单放于护理车的污物袋内 • 清扫床褥方法同上 • 床单平整，绷紧床单，不易松散
7. 更换床罩	（1）照护人员站于床右侧，将盖被松开 （2）打开被尾开口端，一手揪住被罩边缘，另一手伸入被罩中，分别将两侧棉胎向中间对折 （3）一手抓住被罩被头部分，另一手抓住棉胎被头部分，将棉胎呈 S 形从被罩中撤出，折叠后置于床尾。被罩仍覆盖于老年人身体 （4）取清洁被罩平铺于污被罩上，被罩中线对准床中线。清洁被罩的被头部分置于老年人颈肩部 （5）打开清洁被罩被尾开口端，将棉胎平整放于被罩 （6）将污被罩从床头向床尾方向翻卷撤出，放于污衣袋内	• 避免棉胎接触老年人 • 注意被罩中线对齐床中线；避免遮住老年人口鼻 • 棉胎和被罩四个角贴合，平整 • 注意动作轻柔，避免扬尘
8. 更换枕套	（1）照护人员右手托起老年人头颈部，左手取出枕头 （2）在床尾处将枕芯撤出，将污枕套放于污衣袋内 （3）取清洁枕套反转内面朝外，双手伸进枕套内撑开揪住两内角，将枕套套于枕芯外 （4）照护人员右手托起老年人头部，左手将枕头放置在适宜位置，协助老年人取舒适体位	• 枕套开口端背门，使房间整齐、美观
9. 整理用物	拉床挡，整理床单位，移回床旁桌、椅，清理用物	
10. 洗手记录	（1）按六步洗手法洗手 （2）记录执行时间和效果	• 预防交叉感染

4. 评价

（1）老年人感觉整洁、舒适、安全。

（2）照护人员操作时动作轻柔，节力、省时。

（3）照护人员和老年人沟通有效，照护人员尊重老年人的意愿，得到了老年人的认可。

【注意事项】

1. 床单、被罩一般 7～10d 更换 1 次，如被呕吐物、汗液等污染，应及时更换。

2. 照护人员动作轻柔，翻身时注意保暖，必要时拉床挡，保护老年人安全。

3. 有留置管道的老年人，检查各种管道的引流、固定情况，维护管道安全。

4. 操作过程中询问老年人的感受，与老年人进行有效沟通，满足老年人的身心需求。

（叶秋萍 张妙媛）

思考题

1. 王爷爷，72 岁，因上呼吸道感染使用抗生素 1 周。近日发现王爷爷口腔黏膜破溃，创面上附着白色膜状物，拭去可见创面轻微出血。根据以上资料，请回答：

（1）王爷爷口腔存在的问题。

（2）为王爷爷进行口腔评估的内容。

（3）王爷爷口腔清洁适合使用的护理溶液及其作用。

（4）为王爷爷进行口腔照护时的注意事项。

2. 列举常见的压力性损伤的好发部位并阐述原因。

3. 简述压力性损伤各期照护的重点。

4. 赵奶奶，女，78 岁，有糖尿病病史 20 余年。2 年前赵奶奶因脑出血致右侧肢体偏瘫，左侧肢体活动正常，日常生活由照护人员照护。今日饮水时赵奶奶不慎将水杯打翻，导致床单渗湿。

［任务要求］

作为照护人员，请根据上述情境描述完成以下操作任务：

（1）请为赵奶奶更换床单。

（2）请为赵奶奶绘制糖尿病健康海报。

［任务说明］

（1）阅读试题及准备用物 6min。

（2）依据场景及案例情境为赵奶奶更换床单。

（3）技能操作竞赛时间为 9min。

（4）绘制海报时间为 30min。

要求参赛选手用语言和非语言方式疏导不良情绪或鼓励、表扬老年人，增强老年人提高生活能力的信心，将沟通交流、安全照护、心理支持、健康教育、人文关怀、职业安全与防护等贯穿于照护服务全过程中。

第五章

饮食与营养照护

05章

📝 **学习目标**

1. 说出老年人的饮食原则、常见饮食种类及确认胃管在胃内的方法。
2. 区分吞咽障碍老年人的进食、进水照护，过食和拒食老年人的照护，噎食和误吸老年人的照护。
3. 概括老年人的营养需求、老年人营养摄取的影响因素、肠内营养的实施途径。
4. 运用营养状况评估方法，摆放合理进食体位，协助进食、进水技术，鼻饲饮食照护技术等为老年人提供饮食与营养照护服务。
5. 将健康老龄化的服务理念融入专业照护技术全过程，确保老年人营养合理均衡，饮食照护安全。

人类为了维持基本的生命活动，必须从食物中摄取各种营养。合理的饮食与营养可以维持机体各种生理功能，促进组织修复，提高机体免疫力，在维持、恢复、促进健康及预防疾病方面起着重要的作用。随着年龄的增长，老年人身体各个系统功能逐渐衰退，生活自理能力和心理调节能力显著下降，使得营养不良发生率升高，抵抗力下降，从而导致罹患疾病的风险增加。因此，照护人员应掌握饮食与营养的相关知识与技术，平衡膳食，协助老年人进食，给予老年人全面周到的饮食与营养照护。

第一节　饮食与营养概述

合理的营养供应与科学的饮食配置可以维持老年人的生命健康、预防疾病及促进康复。老年人由于身体各个器官功能衰退，咀嚼消化能力下降，对营养物质的消化吸收利用能力也逐渐减退。因此，在老年人照护工作过程中，掌握老年人的营养需求、营养摄取的影响因素、饮食原则及常见饮食种类，能更好地指导老年人合理饮食及提供饮食与营养照护。

一、老年人的营养需求

老年人身心功能出现不同程度的衰退，户外活动及运动量减少，基础代谢率降低，能量消耗减少，对各种营养素的需求与其他人群有所不同，其饮食应做到品种丰富，搭配合理，数量充足，能量适宜，营养均衡。因此，在一般成年人平衡膳食的基础上，应为老年人提供更加丰富多样的食物，特别是易于消化吸收、利用且富含优质蛋白质的动物性食物和大豆类制品。

（一）合理控制饮食总热能

热能又称能量，一切生物维持生命和生长发育及从事各种活动都需要能量，能量由食物内的化学潜能转化而来。人体的主要能量来源是碳水化合物，其次是脂肪、蛋白质，因此，这些物质又称为

"热能营养素"。它们产生的能量分别为：碳水化合物 4kcal/g，脂肪 9kcal/g，蛋白质 4kcal/g。老年人对能量的需要量随年龄增加而逐渐减少（表 5-1）。老年人的能量摄入量与消耗量应以保持平衡并能维持正常体重为宜。

表 5-1　中国推荐的老年人每日能量摄入量

性别	年龄 / 岁	能量 /（kcal·d）
男	50~64	2 100
	65~79	2 050
	80~	1 900
女	50~64	1 750
	65~79	1 700
	80~	1 500

（二）老年人营养素需求

营养素是能够在生物体内被利用，具有供给能量、构成机体组织、调节和维持生理功能的物质。人体所需营养素有七大类：蛋白质、脂肪、碳水化合物、矿物质和微量元素、维生素、水和膳食纤维。老年人对大多数营养素的需求没有减少，对某些重要营养素（如蛋白质和钙）的需求反而是增加的。各种营养素的生理功能、主要来源及每日供给量见表 5-2。

1. 蛋白质　随着年龄的增长，老年人体内的分解代谢增加，合成代谢减少，对蛋白质的吸收利用率降低，体内蛋白质储备量减少，故老年人原则上需摄入较为丰富和优质的蛋白质。建议老年人在一般情况下每日蛋白质摄入量在每千克体重 1.0～1.2g，日常进行抗阻训练的老年人每日蛋白质摄入量为每千克体重≥1.2～1.5g。来自鱼、虾、禽肉、猪肉、牛肉、羊肉等动物性食物和大豆类食物的优质蛋白质比例不低于 50%，如每天畜肉类 50g，鱼虾、禽类 50～100g。

2. 脂肪　老年人胆汁酸的分泌减少，脂酶活性降低，对脂肪的消化功能下降。因此老年人要限制脂肪的摄入量，脂肪供给能量不超过总热量的 20%～30%，并应尽量选用含不饱和脂肪酸较多的植物油，而减少膳食中饱和脂肪酸和胆固醇的摄入，脂肪含量高的食物如猪油、牛油、奶油等过多摄入可导致高血脂、动脉粥样硬化等疾病。

3. 碳水化合物　又称为糖类化合物。老年人由于体力活动减少，能量消耗减少，内分泌功能下降，分泌胰岛素减少，对葡萄糖的耐受能力降低，因此，老年人应控制膳食中糖类的摄入。碳水化合物供给能量应占总能量的 50%～65%，老年人应减少含单糖及双糖的食物，放宽对主食类食物的限制。单糖和双糖在肠道不需要消化酶，可被直接吸收入血液，使血糖迅速升高，而且过多摄入含单糖和双糖类的食物，会导致体内甘油三酯合成增多并使血脂升高，易诱发高脂血症。食物中最常见的双糖是蔗糖，在点心、面包、饼干、水果罐头、软饮料、巧克力等食物中含量较多，因此要减少此类食物的摄入量。老年人摄入的糖类以多糖（主要是淀粉）为宜，如谷类（全谷米、大麦、小麦、燕麦）、薯类（芋头、土豆、白薯、山药等）含较为丰富的淀粉，同时能获得其他营养素及膳食纤维。

4. 矿物质　矿物质亦称无机盐，是构成人体组织，维持生理功能、生化代谢所必需的元素，在体内不能合成，必须从食物中摄取，包括钙、磷、镁、铁、锌、碘、钾等。

5. 维生素　维生素是维持人体生命活动、保持人体健康的重要营养物质，在人体生长、代谢、发育过程中发挥着重要作用，包括脂溶性维生素（维生素 A、维生素 D、维生素 E、维生素 K）和水溶性维生素（维生素 B_1、维生素 B_2、维生素 B_6、维生素 B_{12}、维生素 C 等）。

6. 水 水是维持生命非常重要的物质之一。水可保持肾脏对代谢产物的清除功能；足够量的水可清除泌尿道细菌，预防感染；水能够维持消化液的正常分泌量，促进食物消化和营养吸收，同时预防便秘；水还有防止皮肤干燥、调节体温的作用。

7. 膳食纤维 膳食纤维对促进人体的消化和排泄具有重要的作用。老年人消化系统功能减弱，平滑肌紧张性降低、蠕动缓慢，故老年人便秘的发病率增高。摄入适量的膳食纤维可刺激肠蠕动，能有效地预防老年性便秘。粗粮、豆类、水果、蔬菜等含有丰富的膳食纤维。

表 5-2　各种营养素的功能、来源与供给

营养素	生理功能	主要来源	每日供给量
蛋白质	构成、更新及修复人体组织；构成人体内的酶、激素、抗体、血红蛋白、纤维蛋白等，以调节生理功能；维持血浆渗透压；提供能量	肉、蛋、乳及豆类	1.0～1.2g/kg
脂肪	提供及储存能量；构成身体组织；供给必需脂肪酸；促进脂溶性维生素的吸收；维持体温，保护脏器；增加饱腹感	动物性食品、食用油、坚果类等	占总能量的20%～30%
碳水化合物	提供能量；参与构成机体组织；保肝解毒；抗生酮作用	谷类和根茎类食品（如粮食和薯类），各种食用糖（蔗糖、麦芽糖等）	占总能量的50%～65%
矿物质			
钙	构成骨骼与牙齿的主要成分；调节心脏和神经的正常活动；维持肌肉紧张度；参与凝血过程；激活多种酶；降低毛细血管和细胞膜的通透性	奶及奶制品、海带、小虾米皮、芝麻酱、豆类、绿色蔬菜、骨粉、蛋壳粉	1 000mg
磷	构成骨骼、牙齿、软组织的重要成分；促进物质活化；参与多种酶、辅酶的合成；调节能量释放；调节酸碱平衡	广泛存在于动植物食品中	700mg
镁	多种酶的激活剂；维持骨骼生长和神经-肌肉的兴奋性；影响胃肠道功能；影响甲状旁腺分泌等	大黄米、大麦、黑米、麦皮、黄豆等	320mg
铁	组成血红蛋白与肌红蛋白，参与氧的运输；构成某些呼吸酶的重要成分，促进生物氧化还原反应	动物肝脏、动物全血、肉蛋类、豆类、绿色蔬菜	12mg
锌	促进机体发育和组织再生；参与构成多种酶；促进食欲；促进维生素A的正常代谢和生理功能；促进性器官与性功能的正常发育；参与免疫过程	动物食品、海产品、奶、蛋、坚果类等	男性：12.5mg 女性：7.5mg
碘	参与甲状腺素的合成	海产品、海盐	120μg
脂溶性维生素			
维生素A	维持正常夜视功能；保持皮肤与黏膜的健康；增强机体免疫力；促进生长发育	动物肝脏、鱼肝油、奶制品、禽蛋类、有色蔬菜及水果等	男性：800μgRAE 女性：700μgRAE（视黄醇活性当量①）
维生素D	调节钙、磷代谢，促进钙、磷吸收	海鱼及动物肝脏、蛋黄、奶油；体内转化	15μg
维生素E	抗氧化作用，保持红细胞完整性，改善微循环；参与DNA、辅酶Q的合成	植物油、谷类、坚果类、绿叶蔬菜等	14mgα-TE（α生育酚当量②）
维生素K	合成凝血因子，促进血液凝固	肠内细菌合成；绿色蔬菜、肝脏	80μg

续表

营养素	生理功能	主要来源	每日供给量
水溶性维生素			
维生素 B_1	构成辅酶 TPP；参与糖代谢过程；影响某些氨基酸与脂肪的代谢；调节神经系统功能	动物内脏、肉类、豆类、花生、未过分精细加工的谷类	男性：1.4mg 女性：1.2mg
维生素 B_2	构成体内多种辅酶，参加人体内多种生物氧化过程；促进生长、维持健康；保持皮肤和黏膜的完整性	动物内脏、禽蛋类、奶类、豆类、花生、新鲜绿叶蔬菜等	男性：1.4mg 女性：1.2mg
维生素 B_6	构成多种辅酶，参加物质代谢	畜禽肉及内脏、鱼类等	1.6mg
维生素 B_{12} 及叶酸	为细胞的核酸和核蛋白合成代谢过程中所必需的物质；促进红细胞发育与成熟	动物内脏、发酵豆制品、新鲜绿叶蔬菜	维生素 B_{12}：2.4μg 叶酸：400μgDFE （叶酸当量③）
维生素 C	保护细胞膜，防治坏血病；促进铁的吸收和利用；促进胶原、神经递质、抗体合成；参与胆固醇代谢	新鲜蔬菜和水果	100mg
水	构成人体组织；调节体温；溶解并运送营养素和代谢产物；维持消化、吸收功能；润滑作用；直接参加体内氧化还原反应	饮用水、食物中的水、体内代谢的水	2～3L
膳食纤维	刺激胃肠道的蠕动并软化粪便；降低血胆固醇和血糖水平；抗氧化，清除自由基；改善肠道菌群，维持体内的微生态平衡	谷、薯、豆、蔬果类	30g

注：表中营养素供给量采用 2022《中国居民膳食营养素参考摄入量》60 岁以上居民参考摄入量。

① 视黄醇活性当量（RAE，μg）= 膳食或补充剂来源全反式视黄醇（μg）+ 1/2 补充剂纯品全反式 β- 胡萝卜素（μg）+ 1/2 膳食全反式 β- 胡萝卜素（μg）+ 1/24 其他膳食维生素 A 原类胡萝卜素（μg）。

② 膳食中总 α- 生育酚当量（α-TE，mg）= 1 × α- 生育酚（mg）+ 0.5 × β- 生育酚（mg）+ 0.1 × γ- 生育酚（mg）+ 0.02 × δ- 生育酚（mg）+ 0.3 × α- 三烯生育酚（mg）。

③ 膳食叶酸当量（DFE，μg）= 天然食物来源叶酸（μg）+ 1.7 × 合成叶酸（μg）。

二、老年人营养摄取的影响因素

（一）身体因素

1. 生理因素

（1）生理功能减退，影响营养物质的摄入和利用：牙齿松动脱落，咀嚼肌肌力低下，可影响老年人的咀嚼功能，甚至严重限制其进食，从而影响其对营养物质的摄入；因吞咽反射能力下降，老年人吞咽时容易因误噎而引起肺炎，甚至发生窒息；对食物的消化吸收功能下降，导致老年人所摄取的营养物质不能被机体有效利用。

（2）感官反应迟钝，影响身体的需求：由于视觉和味觉反应迟钝，嗅觉功能低下，导致老年人对食物的色、香、味知觉下降，使食欲减退，常常无法反映身体对食物、水的真实需求。

（3）肢体活动减少，影响消化和吸收：老年人肌肉萎缩，关节退化，导致运动功能减退，活动能力下降，基础代谢率降低，能量消耗减少，从而影响他们的消化和吸收。

2. 病理因素

（1）疾病的影响：随着年龄的增加，多数老年人存在不同程度和不同类别的慢性疾病，许多疾病会影响老年人对食物和营养的摄取、消化、吸收及代谢。口腔、胃肠道疾患可直接影响食物的摄取、消化和吸收；当患有高代谢疾病，如发热、烧伤、甲状腺功能亢进、慢性消耗性疾病时，机体对热量的需求量较正常增加；伤口愈合与感染期间老年患者对蛋白质的需求较大；若老年患者从尿液或引流液流失大量的蛋白质、体液和电解质，则需要增加营养素的摄入。

（2）药物的影响：患病后的用药也会影响老年患者的饮食及营养。有的药物可增进老年患者的食欲，如胰岛素、类固醇类药物；有的药物可降低食欲，如非肠溶性红霉素、氯贝丁酯等；有的药物可影响营养素的吸收，如长期服用苯妥英钠可干扰叶酸和维生素 C 的吸收、考来烯胺可阻止胆固醇的吸收、利尿剂及抗酸剂容易造成矿物质的缺乏；有的药物可影响营养素的排泄，如异烟肼使维生素 B_6 排泄增加；有的药物可杀灭肠内正常菌群，使一些维生素的来源减少，如磺胺类药物可使 B 族维生素及维生素 K 在合成时发生障碍。

（3）食物过敏：某些老年人对特定的食物如牛奶、海产品等过敏，可能会出现腹泻、哮喘、荨麻疹等过敏反应，从而影响营养的摄入和吸收。

（二）心理因素

一般情况下，焦虑、忧郁、恐惧、悲哀等不良情绪可引起交感神经兴奋，抑制胃肠道蠕动以及消化液的分泌，使人食欲降低，引起进食过少、偏食、厌食等。随着年龄的增长和角色的转变，退休、丧偶、患疾病以及入住养老机构而感到不适应的老年人，容易产生抑郁、焦虑、孤独等负面情绪，从而导致饮食摄入异常及营养摄入不足。排泄功能异常且又不能自理的老年人有时会考虑到被照护时的不方便，往往自己控制饮食的摄入量；对于失智老年人如果照护人员未及时控制，将会导致饮食过量、过少或有异食行为。

（三）社会因素

1. 经济状况 经济状况会直接影响老年人对食物的选择，从而影响其营养状况。经济状况良好的老年人应注意有无营养过剩，而经济状况较差的老年人，应防止营养不良。

2. 饮食习惯 每个老年人都会有自己的饮食习惯，包括食物的选择、烹饪方法、饮食方式、饮食嗜好、进食时间等。独居老年人或者高龄老年人，即使没有经济方面的困难，在食物的采购或烹饪上也可能因不方便而影响食物的摄入；饮食习惯受民族、信仰、社会背景、文化习俗、地理位置、生活方式等的影响，不同民族及不同信仰的人可能有不同的饮食禁忌，可能会引起特定营养素的缺乏；价值观对饮食的影响也同样重要，人们对饮食的观念及要求有着许多不同之处，如有的老年人不想不劳而获，由于自己丧失了劳动能力，有可能在饮食上极度地限制自己的需求而影响健康；饮食习惯不佳，如偏食、吃零食等可造成某些营养素的摄取量过多或过少导致营养不平衡；嗜好饮酒者，长期大量饮酒可使食欲减退导致营养不良。

3. 饮食环境 进食时周围的环境、餐具是否清洁、食物的色香味、有无家人陪同等都可能会影响老年人对食物的选择及摄入。

4. 营养知识 正确地理解和掌握营养知识有助于老年人摄入的营养均衡，如果老年人或其家属不了解营养素的每日需要量和食物的营养成分等基本知识，生活中存在关于营养知识方面的误区，就可能造成不同程度的营养失调。

📖 **知识拓展**

平 衡 膳 食

食物多样是实现平衡膳食的基础，食物多样、平衡膳食才能满足人体的营养需要。

合理搭配是实现平衡膳食的关键，只有将各类食物的品种和数量合理搭配才能实现平衡膳食的目标。

谷类食物是人类最经济、最重要的能量来源。目前我国许多居民存在膳食结构不合理的问题，特别是成年人摄入功能性食物的数量及比例搭配不合理。

平衡膳食可提高机体免疫力，降低心血管疾病、高血压、2 型糖尿病、结直肠癌、乳腺癌的发病风险。

三、老年人饮食原则及常见饮食种类

（一）饮食四度

1. 速度 随着年龄的增长，人体的内分泌功能趋于迟缓，胃肠道的消化功能亦会降低，故老年人进食时应该细嚼慢咽，扩大食物和肠壁接触的面积，以使有限的消化液充分发挥作用，也能防止进食过程中发生呛咳或噎食。

2. 饱度 老年人消化能力下降，若每餐吃得过饱，食物不能全部被消化，经细菌发酵后产生气体，容易感到腹胀。

3. 温度 老年人进食过冷或过烫的食物会对消化道产生刺激，从而影响消化功能。老年人常食过烫的食物，容易损伤口腔黏膜，也易增加患食管癌的风险。

4. 硬度 老年人胃酸、唾液淀粉酶等分泌减少，肠蠕动减弱，消化能力较差，食物过于粗糙坚硬，则不易消化。

（二）饮食原则

1. 食物品种丰富，合理搭配（图 5-1） 食物品种多样化，除米饭、馒头等主食外，玉米、燕麦等杂粮谷物以及土豆、红薯等也可作为主食；努力做到餐餐有蔬菜，不同种类的蔬菜换着吃，特别注意多选深色叶菜，如青菜、菠菜、紫甘蓝等；尽可能选择不同种类的水果，不应用蔬菜替代水果；鱼、虾、贝等水产品，鸡、鸭等禽肉，猪、牛、羊等畜肉及鱼肉等动物性食物换着吃；吃不同种类的奶类和豆类食物。

中国居民平衡膳食宝塔（2022）
Chinese Food Guide Pagoda (2022)

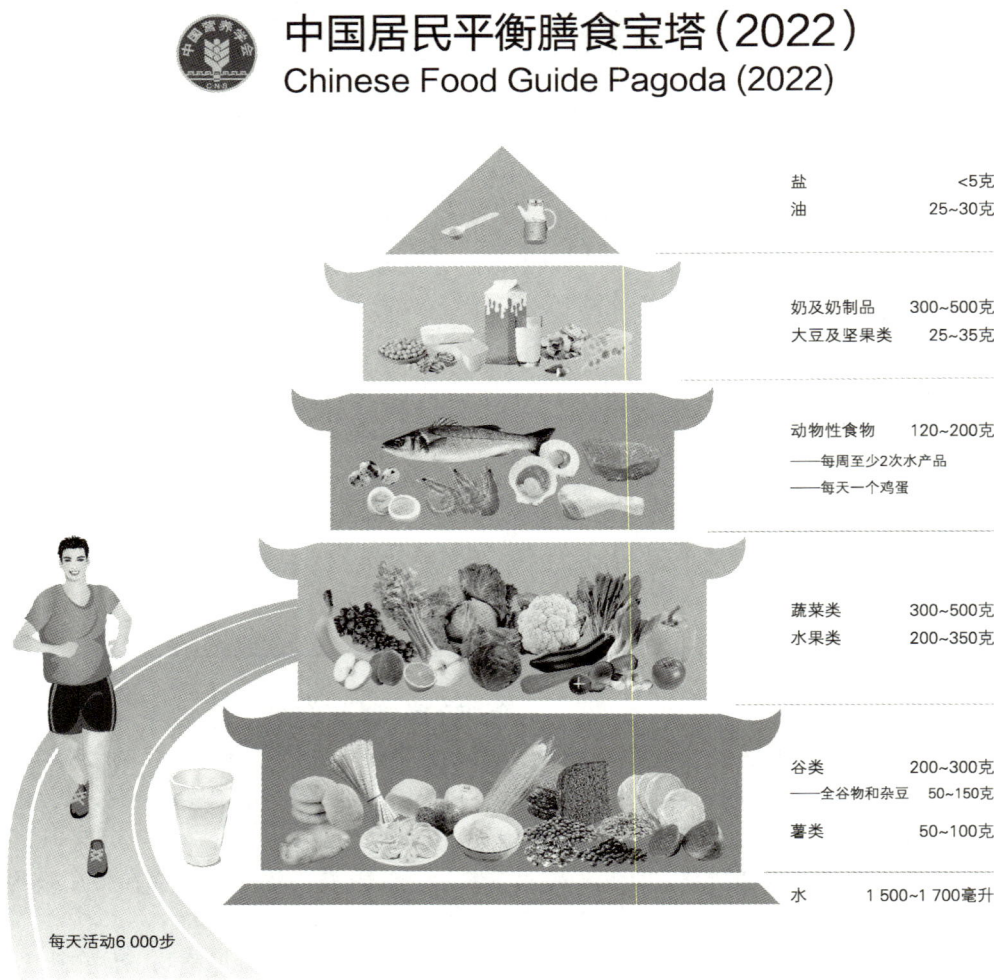

盐	<5克
油	25~30克
奶及奶制品	300~500克
大豆及坚果类	25~35克
动物性食物	120~200克
	——每周至少2次水产品
	——每天一个鸡蛋
蔬菜类	300~500克
水果类	200~350克
谷类	200~300克
	——全谷物和杂豆 50~150克
薯类	50~100克
水	1 500~1 700毫升

每天活动6 000步

图 5-1 中国居民平衡膳食宝塔（2022）

2. 饮食易消化吸收　老年人由于消化功能减弱，咀嚼功能也因牙齿松动或脱落而受到一定的影响，因此食物加工要做到细、软、松，既给牙齿咀嚼的机会又便于消化，少吃油炸、油腻或过黏的食品。

3. 食物温度应适宜　老年人消化道对食物的温度较为敏感，饮食宜温偏热，一般口服温度为37℃左右。两餐之间或者入睡前可加用温热饮料，以解除疲劳、温暖身体而利于睡眠。

4. 良好的饮食习惯　根据老年人的生理特点，少吃多餐的饮食习惯较为适合，要避免暴饮暴食或过饥过饱，膳食内容的改变也不宜过快，要照顾到个人爱好。由于老年人肝脏中储存肝糖原的能力较差，而对低血糖的耐受能力较弱，容易饥饿，因此，在两餐之间可适当增加点心，同时晚餐吃得不宜过饱。

5. 维持适宜体重　老年人体重过低，增加营养不良的风险。原则上建议老年人体重指数（BMI）为 $20.0\sim26.9kg/m^2$。老年人应时常监测体重变化，使体重保持在一个适宜的稳定水平。如果体重在 30d 内降低 5% 以上，或 6 个月内降低 10% 以上，需引起高度注意，应到医院进行必要的检查。

6. 饮水充足　老年人每日所需水的总量为 2 000～3 000ml，除去饮食中的水分及体内代谢水，摄入纯水量以 1 500ml/d 为宜。正确的饮水方法是主动少量多次饮水，每次 50～100ml，清晨一杯温开水，睡前 1～2h 饮一杯水，不应在感到口渴时才饮水，应养成定时和主动饮水的习惯。

（三）老年人不良饮食习惯的干预

老年人常吃泡饭，不利于食物的消化和吸收；多食少餐导致肥胖和胆固醇增高者所占比例增大（空腹时间越长，体内脂肪积聚的可能性越大）；晚餐过迟，加重胆固醇在动脉壁上的沉积，导致动脉硬化的发生；喜吃精粮，膳食纤维含量少，血管硬化、高血压发病率较高；饭后马上吃水果，被饭菜阻塞在胃中，因为腐败而形成胀气，导致胃部不适。照护人员应根据老年人不良饮食习惯的具体表现，告知其危害与不妥的原因，并为其提出相应的改善方法。生活中较为实用的改善建议主要包括：

1. 创造舒适的就餐环境　就餐区域宽敞明亮，有暖色的吸顶灯，尽量选用有可爱卡通图案或者是单一色的餐具，以暖色为主（如暖黄色、粉色、天空蓝等），餐桌铺上家庭式的桌布，每个餐桌上放置一份小绿植，就餐过程中播放柔缓的轻音乐。

2. 将老年人食物做细　大多数老年人因牙齿不好，粗食未完全咀嚼便吞咽，从而影响消化，因此食物要做细，例如，肉要做成肉泥，带叶蔬菜应切细等。

3. 美化老年人的饮食　老年人味觉、食欲较差，若食物单一，烹饪简单，老年人容易出现挑食、偏食现象。因此，老年人的饭菜要注意色、香、味俱全，使老年人食物多样化，从而达到平衡膳食。

4. 少食多餐　告知老年人增加进餐次数，减少每餐的饮食量，每餐合理搭配易消化的水果及蔬菜，以减轻胃肠负担，并缩短空腹时间。

5. 选用优质食物　老年人体内代谢以分解代谢为主，需要较多的蛋白质来补偿组织蛋白的消耗，故应多为老年人准备鸡肉、鱼肉、兔肉、羊肉、牛肉、瘦猪肉以及豆类制品，这些食品所含蛋白质均属优质蛋白，营养丰富，易消化。

6. 丰富老年人食谱　蛋白质、脂肪、碳水化合物、维生素、矿物质、水和膳食纤维是人体所必需的七大营养素，这些营养素广泛存在于各种食物中。为平衡吸收营养，保持身体健康，各种食物应合理搭配，如有可能，每天主副食品应保持 10 种左右。新鲜蔬菜不仅含有丰富的维生素 C 和矿物质，还有较多的纤维素，对保护心血管和防癌、防便秘有重要作用，每天蔬菜摄入量应不少于 250g。

7. 控制脂肪、碳水化合物、盐的摄入　脂肪日摄入量不超过饮食日总热量的 20%～30%，碳水化合物日摄入量占饮食日总热量的 50%～65%，食盐每日摄入量的上限为 5g。

8. 控烟、控酒　建议老年人控烟、控酒，并帮助老年人寻找新兴趣，转移注意力，适当增加老年人的活动。

9. 规范吃水果时间　告知老年人在饭前 1h 或饭后 2h 食用水果。

10. 餐后稍事活动后休息 餐后可以采取散步、简单整理房间等方式活动 20～30min 再卧床休息,一般午睡时间约 30min,时间过长会引起夜间睡眠质量差。

（四）常见饮食种类

1. 基本饮食（basic diet） 根据老年人的咀嚼消化能力及身体状况,基本饮食分为 4 类。

（1）普通饮食

1）概念及适用人群:普通饮食简称普食,与健康人饮食相似,主要适用于消化功能无障碍、饮食无限制的老年人。

2）原则及注意事项:①各种营养素种类要齐全,数量要充足,相互间比例要适当。②主副食品要多样化,烹饪方法要保持美观可口,以增进食欲。③合理分配食物量。一般早餐占全天总量的 25%～30%,中餐占全天总量的 40%,晚餐占全天总量的 30%～35%。蛋白质每天 60～70g,其中动物蛋白和豆类蛋白占 40% 以上。脂肪每天 70～90g,其中含 20g 左右的烹调用油。碳水化合物每天 450g 左右,包括米、面等粮食。④避免辣椒、芥末、生姜、胡椒、咖喱等刺激性食物,少吃煎炸、过分坚硬而难以消化的食品。

（2）软质饮食

1）概念及适用人群:软质饮食简称软食,是从普食过渡到半流质、含纤维素少、便于咀嚼、比普食容易消化的食品,适用于轻度发热,消化不良,咀嚼不便,患胃肠疾病,肛门、结肠及直肠手术后的老年人。

2）原则及注意事项:①力求碎烂细软。烹饪时要将食物切碎、煮烂,以软烂食物为主,如软米饭、面条,菜肉应切碎煮烂,容易咀嚼消化。②平衡供给饮食。蛋白质、脂肪、碳水化合物按照正常需求供给,每日 3～4 餐,平衡膳食。③足量维生素。肉类及蔬菜在剁碎煮烂过程中会丧失许多维生素及矿物质,应注意补充蔬菜汁、果汁等。④合理选择主食。软食的主食应比普食更软烂,如包子、饺子、馄饨等都可食用,但馅料应选用含膳食纤维较少的蔬菜。⑤合理选择副食。应选用瘦嫩猪肉、羊肉或蛋类、鱼类、虾类、动物肝脏等,可剁成肉末,做成丸子或水蒸蛋等更为适宜。水果和蔬菜以选用含纤维少的为宜,水果应去皮,做成水果羹或蒸烂后食用。禁用煎炸的食物,禁用刺激性较强的辛辣调味品。

（3）半流质饮食

1）概念及适用人群:半流质饮食是一种介于软食与流质之间的饮食,它含有足够的蛋白质和能量,纤维质含量极少,比软食更容易咀嚼和消化,适用于发热、口腔疾病、咀嚼困难、胃肠炎和消化功能不能适应正常饮食的老年人。

2）原则及注意事项:①蛋白质足量。蛋白质按正常量供给,各种营养素合理配比。②食物多样化。食物尽量做到色、香、味俱全,呈软、稀、烂状态。③餐次合理安排。建议每日 5～6 餐,24h 主食量不超过 300g。④食品温热适宜。食物温度要适度,避免过冷或者过热,忌用辛辣刺激性调味品。⑤禁用油炸、大块蔬菜、大量肉类、较硬且不易消化的食品。⑥选择常用食物。常用的半流质食物有肉末粥、蛋花粥、碎菜粥,汤面、嫩豆腐、肉汤、果泥、菜泥、嫩鱼片、嫩肉等。

（4）流质饮食

1）概念及适用人群:流质饮食是一种呈液体状态,比半流质饮食更易于吞咽和消化的食物,适用于高热、进食困难或采用鼻饲管喂食的老年人,以及极度衰弱无力咀嚼食物的重症老年人。

2）原则及注意事项:①均衡营养。选用营养均衡、质地细嫩、易消化的食品。因为所供营养素均不足,通常辅以肠外营养以补充能量和营养。②控制总量。建议每日总量为蛋白质 65～70g,脂肪 55～60g,碳水化合物 260～270g。③少量多餐。每日 6～7 餐,每 2～3h 一次,每次 200～300ml。④不可长期食用。流质饮食供给机体的热量及蛋白质较少,不可长期食用。⑤选择常用食物。常见的食物有米汤、稀藕粉、乳类、蛋花汤、鲜果汁、清鸡汤等。

药　膳

　　药膳是根源于药食同源的思想，在中医辨证配膳理论指导下，把中药与食物结合精制而成的一种既有药物功效，又有食物美味，既能把药物当食物，也可将食物赋予药用，药借食力、食助药威，以达到防病治病、康复保健、强身益寿的特殊食品。药膳既能满足人们对食物的追求，又具有显著疗效，变良药苦口为良药可口，更易为患者所接受。它是传统中医学与饮食文化相结合的产物，是中华文化的一个重要的瑰宝。

　　2. 治疗饮食　治疗饮食是指在基本饮食的基础上，适当调整总热量和某些营养素，以达到治疗目的的饮食。

　　（1）高热量饮食：在基本饮食基础上加餐 2 次，可提供含有热量的饮料或点心，如牛奶、豆浆、鸡蛋、藕粉、蛋糕、巧克力等半流质或流质饮食，供给总热量约 3 000kcal/d。高热量饮食适用于有甲状腺功能亢进、高热、胆道疾患、结核等能量消耗较高的老年人。

　　（2）高蛋白饮食：在基本饮食基础上增加含蛋白质丰富的食物，如肉类、鱼类、蛋类、乳类、豆类等，蛋白质供给量为 1.5～2.0g/(kg·d)，但总量不超过 120g/d，总热量为 2 500～3 000kcal/d。高蛋白饮食适用于营养不良、代谢亢进状态的老年人。

　　（3）低蛋白饮食：应多补充蔬菜和含糖高的食物，维持正常热量，每日饮食中的蛋白质不超过 30～40g/d。低蛋白饮食适用于限制蛋白质摄入者，如肝肾功能不全的老年人。

　　（4）低脂肪饮食：饮食清淡、少油，禁用肥肉、蛋黄、动物脑等食材，高脂血症及动脉硬化老年人，不必限制植物油（椰子油除外），脂肪摄入量不超过 50g/d，患有肝、胆、胰疾病的老年人脂肪摄入量少于 40g/d，尤其应限制动物脂肪的摄入。低脂肪饮食适用于有肝胆疾患、高脂血症、动脉硬化、冠心病、肥胖及腹泻等的老年人。

　　（5）低胆固醇饮食：膳食中胆固醇含量在 300mg/d，禁用或少用含胆固醇高的食物，如动物内脏、动物脑、鱼子、蛋黄、肥肉、动物油等。低胆固醇饮食适用于患有动脉硬化、高胆固醇血症、冠心病、高血压等的老年人。

　　（6）低盐饮食：每日可用食盐不超过 2g（含钠 0.8g），但不包括食物内自然存在的氯化钠低盐饮食，禁用腌制食品，如咸菜、皮蛋、火腿、香肠、咸肉等。低盐饮食适用于患有心脏病、肾脏病（急性肾炎、慢性肾炎）、肝硬化腹水、重度高血压但水肿较轻等的老年人。

　　（7）无盐低钠饮食：饮食中无盐，即除食物内自然含钠量外，不放食盐烹调的饮食，饮食中含钠量<0.7g/d；低钠饮食，即除无盐外还需控制摄入食物中自然存在的钠量，每天控制钠量<0.5g/d，不仅禁食腌制食品，还应禁食含钠的食物和药物，如发酵粉（油条、挂面）、汽水（含小苏打）和碳酸氢钠药物等。无盐低钠饮食适用人群同低盐饮食，但一般用于水肿较重的患者，如心脏病、肾脏病、肾炎、肝硬化有腹水、重度高血压等的老年人。

　　（8）高纤维素饮食：选择含膳食纤维多的食物，如芹菜、韭菜、卷心菜、新鲜水果、粗粮、豆类、竹笋等，适用于患有便秘、肥胖症、高脂血症、糖尿病、心血管疾病等的老年人。

　　（9）少渣饮食：选择含膳食纤维少的食物，如菜泥、果汁等，不用强刺激调味品以及坚硬带碎骨的食物，有肠道疾患的老年人少用油脂。少渣饮食适用于伤寒、痢疾、腹泻、肠炎、食管-胃底静脉曲张、咽喉部及消化道手术等的老年人。

　　3. 试验饮食　试验饮食是指在特定的时间内，通过对饮食内容的调整来协助诊断疾病和确保实验室检查结果正确性的一种饮食。常见的老年人试验饮食见表 5-3。

表 5-3　试验饮食种类

饮食种类	适用范围	原则及用法
肌酐试验饮食	用于协助检查、测定肾小球的滤过功能	试验期为 3d，试验期间禁食肉类、禽类、鱼类，忌饮茶和咖啡，全天主食在 300g 以内，限制蛋白质的摄入（蛋白质供给量小于 40g/d），以排除外源性肌酐的影响；蔬菜、水果、植物油不限，热量不足可添加藕粉或含糖的点心等，第 3 天测内生肌酐清除率及血肌酐含量
尿浓缩功能试验饮食	用于检查肾小管的浓缩功能	试验期为 1d，控制全天饮食中的水分总量在 500～600ml，可进食含水分少的食物，如米饭、面包、馒头、土豆等，烹调时尽量不加水或少加水，避免食用过甜、过咸或含水量高的食物，蛋白质供给量为 1g/（kg·d）
甲状腺 ^{131}I 试验饮食	用于协助测定甲状腺功能	试验期为 14d，试验期间禁用含碘的食物，比如海带、海蜇、紫菜、海参、虾、鱼、加碘食盐等；禁用碘做局部消毒；14d 后做 ^{131}I 功能测定
葡萄糖耐量试验饮食	用于糖尿病的诊断	试验前使用碳水化合物≥300g 的饮食共 3d，同时停用一切能升降血糖的药物。试验前晚餐后禁食（禁食 10～12h），直至第二天早晨试验。试验日晨间采血后将葡萄糖 75g 溶于 300ml 水中，顿服糖水后 0.5h、1h、2h 和 3h 分别采血测定血糖值

第二节　一般饮食照护

案例 5-1

李爷爷，80 岁，25 年前确诊糖尿病，遵医嘱给予胰岛素注射治疗，血糖稳定。2 年前李爷爷视力下降明显，行动不便，以轮椅代步；近期，李爷爷身体虚弱，视物模糊，生活基本不能自理，需照护人员协助完成进食、进水。

根据以上资料，请回答：

1. 协助老年人进食的主要步骤。
2. 协助老年人进水的注意事项。

饮食照护是指通过对老年人在进食过程进行有针对性的援助，使老年人能进行日常生活料理的照护技术。内容涵盖了从食品原料的选购、食物的加工、进食、进食后的处理等方面，在整个照护过程中，不仅要帮助老年人自立，还要体现人文关怀。为了保障老年人营养和热量的摄入，维持老年人生命活动的正常运行，除了保证食物的色香味符合老年人的口味外，照护人员还需要帮助老年人摆放安全、舒适、合理的进食体位，协助老年人进食、进水，进行呕吐照护等，做好安全防护，给予老年人全面周到的饮食照护。

一、老年人的饮食与营养状况评估

（一）基本信息评估

1. 日常饮食习惯　评估老年人的饮食习惯、饮食嗜好、有无特殊的饮食要求及有无食物过敏史，判断老年人摄食是否合理。在饮食习惯方面，应了解老年人的信仰和文化背景，每天就餐时间、次数、进食环境以及共同用餐人员。在饮食嗜好方面，应了解老年人喜爱的食物和不喜爱的食物类型，有无饮酒史，评估有哪些因素使老年人食欲增加或减退。

2. 饮食知识 评估老年人是否熟悉食物的类型,各类食物所包含的品种及其在膳食中的重要性,每日推荐摄入量。对于需治疗性饮食的老年人,应评估其是否了解自己的饮食方案,是否知道如何具体实施。饮食知识的评估不仅可判断老年人是否存在知识缺乏,而且为照护人员制订健康教育计划提供参考。

3. 健康状况 评估老年人有无影响营养摄入、吸收等相关生理或疾病情况。

(二)膳食评估

膳食评估的目的在于了解老年人从食物中摄取的热量以及各种营养素的质和量,评估老年人膳食的合理性(表5-4)。

表 5-4 膳食评估方法及评价

方法	评价
24h 回顾法	由老年人回忆并记录前 24h 内所摄取的全部食物的种类和量,包括正餐、点心及饮料。主要缺点:调查期间的饮食可能无法代表日常饮食
食物摄取频率法	由老年人回顾并记录某类食物在一定时期(如 1 周或 1 个月)内摄取的次数。主要缺点:只提供食物的摄取频率,未提供食物的摄取量
饮食日记	由老年人记录 3~7d 内的食物摄取情况,用于评估饮食种类、量和进食情况,作为照护人员制订饮食照护计划以及纠正老年人不良饮食行为的依据。主要缺点:对老年人要求高,并有记录不实的可能
食物摄取观察法	由老年人在餐前记录所有食物的种类和重量,并于餐后称量剩余食物,两者相减,即可得出老年人的实际进食量。此方法可较准确地评估食物的摄取量。主要缺点:复杂、适用范围小

(三)营养状况评估

可通过测量身高、体重、皮褶厚度、肌肉厚度以及皮肤、头发、指甲、骨骼系统检查等对营养状况作出综合判断。临床上常用的指标是身高、体重、皮褶厚度和上臂围等。

1. 皮褶厚度 又称皮下脂肪厚度,反映身体脂肪含量,对判断消瘦或肥胖有重要意义。常用的测量部位有:肱三头肌部,即右上臂肩峰与尺骨鹰嘴连线中点处;肩胛下部,即右肩胛下角处;腹部,即距脐左侧 1cm 处。测量时选用准确的皮褶计,测定 3 次取平均值。三头肌皮褶厚度最常用,其正常参考值为:男性 12.5mm,女性 16.5mm。所测数据可与同年龄的正常值相比较,较正常值少 35%~40% 为重度消耗,少 25%~34% 为中度消耗,24% 以下为轻度消耗。

2. 上臂围 上臂围是测量上臂中点位置的周长,可反映肌蛋白储存和消耗的程度,是快速而简便的评价指标,也可反映能量代谢的情况。我国男性上臂围平均为 27.5cm。测量值 > 标准值的 90% 为营养正常,测量值为标准值的 90%~80% 为轻度营养不良,测量值为标准值的 80%~60% 为中度营养不良,< 标准值的 60% 为严重营养不良。

3. 皮肤、头发、指甲 评估皮肤的颜色、弹性、光滑度、温度以及有无出血、水肿和破损,是否存在头发稀疏、干燥、无光泽、易脱落,有无指甲苍白易碎、中间有线状隆起、匙状甲。

4. 计算实际体重占理想体重的百分比

(1)实际体重占理想体重百分比(%)= 实际体重(kg)/ 理想体重(kg)× 100%。

(2)我国计算成人理想体重多采用布罗卡(Broca)改良公式和平田公式。

布罗卡改良公式:男性:标准体重(kg)= 身高(cm)- 105

女性:标准体重(kg)= 身高(cm)- 105 - 2.5

平田公式:理想体重(kg)= [身高(cm)- 100]× 0.9

5. 计算体质指数 体质指数指身体质量指数,是目前常用的评价肥胖、消瘦和身体健康的指标。

BMI 的计算公式为:BMI = 体重(kg)/[身高(m)]^2

（四）身高和体重的测量

【操作目的】

测量身高、体重，了解老年人的营养状况。

【操作程序】

1. 评估

（1）辨识老年人，与老年人沟通交流。

（2）评估老年人的性别、年龄、病情。

（3）评估老年人的意识状态、合作程度、肢体活动情况。

2. 计划

（1）环境准备：整洁、安静、舒适、安全。

（2）老年人准备：测量身高时，老年人需赤足；测量体重时，老年人需脱去外衣、鞋袜和帽子，只穿短衣裤。

（3）照护人员准备：着装整洁，做好记录。

（4）用物准备：体重秤、身高测量仪、计算器、笔、记录本。

3. 实施

操作流程	操作步骤	要点说明
1. 核对检查	（1）核对老年人的信息 （2）检查体重秤、身高测量仪是否校验，功能是否完好 （3）身高、体重测量物品是否齐全 核对检查无误后携用物至老年人床旁	
2. 测量身高、体重	（1）查对与沟通：再次核对老年人的信息，与老年人沟通，向老年人解释测量身高、体重的目的、注意事项等，以取得老年人的配合 （2）测量身高：老年人赤足，以立正姿势（上肢自然下垂，足跟并拢，足尖分开成 60° 角）站在身高测定仪底板上，足跟、骶骨部及两肩胛中间（"三点靠立柱"）与立柱相接触，躯干自然挺直，头部正直，两眼平视前方，耳屏上缘与两眼眶下缘最低点呈水平位（"两点呈水平"）。照护人员站在老年人右侧，将水平压板轻轻沿立柱下滑，轻压于老年人头顶 （3）记录身高值：照护人员读数时双眼应与压板平面等高，准确记录数字，并填入登记表中。记录以"cm"为单位，精确到小数点后 1 位 （4）测量体重：测量时，老年人脱去外衣、鞋袜和帽子，穿短衣裤，自然地站在体重秤上面 （5）记录体重值：准确记录数字，并填入登记表中。读数以"kg"为单位，记录至小数点后 1 位	• 测量时的体位正确 • 记录数字准确 • 注意保暖，保证老年人安全
3. 整理用物	整理物品，放回原处	
4. 洗手记录	（1）按六步洗手法洗手 （2）记录老年人姓名、身高、体重，照护人员签名	• 预防交叉感染

4. 评价

（1）实际体重占理想体重百分比的评价标准：实际体重占理想体重百分比为 90%～110% 时可判定为体重正常，<80% 为消瘦，80%～90% 为偏轻，110%～120% 为超重，120%～130% 为轻度肥胖，130%～150% 为中度肥胖，>150% 为重度肥胖。

（2）BMI 的评价标准：老年人适宜的 BMI 范围为 20.0～26.9kg/m^2。

【注意事项】

1. 身高测量 测量身高前，老年人不应进行体育活动和重体力劳动，否则准确性会受影响。要注意严格遵守"三点靠立柱""两点呈水平"的测量姿势要求；测量者读数时双眼与压板等高，两眼高于压板时要下蹲，低于压板时应垫高；水平压板与头部接触时，松紧要适度，头发蓬松者要将其压实，头顶的发辫、发结要解开，饰物要取下。读数完毕，应立即将水平压板轻轻推至安全高度，以防伤人或损坏仪器。

2. 体重测量　要注意老年人是否存在水肿情况，如肝硬化、肾病、甲状腺功能减退等疾病，还要注意是否为肌肉发达者，如举重、健美运动员等，如有这些情况，必须在记录表的备注栏中加以说明。为保证准确性，数显电子体重秤须放在水平结实的地面上，称重时避免猛烈撞击台面。长期不用体重秤时，应取出电池或拔掉电源插头，存放时须保证称重方式开关置于"锁定方式"状态。

（五）心理评估

心理问题或精神创伤可通过影响食欲而使摄食发生改变。

（六）社会方面的评估

评估老年人的经济收入和受教育水平，对食品的购买力受经济水平影响，而对食物的选择则更多受教育水平的影响。注意有无喜好肥胖或消瘦体形的民族文化习俗。

根据对老年人饮食、营养状况的评估，结合疾病特点，照护人员可以为老年人制订有针对性的饮食营养计划，并根据计划对老年人进行相应的饮食照护，可帮助和指导老年人摄入足量、合理的营养，促进老年人健康。

二、进食、进水照护

水和食物是人类维持生命的基础，为人体生长发育提供营养素及能量。部分老年人因身体特殊性或者疾病原因无法自行进食、进水，且消化吸收功能减退，常导致营养摄入不足。照护人员应掌握进食、进水照护技术，确保老年人从食物和水中获取足够的营养和热量。

（一）协助摆放进食、进水体位

老年人进食体位是指照护人员根据老年人自理程度及病情，指导或帮助老年人采取适宜的进餐姿势。生活完全自理的老年人，进食时尽量采取坐位；生活不能自理的老年人，协助其采取舒适的进食体位，可采取床上坐位、轮椅坐位、半坐卧位或侧卧位。

【操作目的】

1. 老年人采取安全舒适的体位，可以观察到食物的色、香、味，刺激视觉、嗅觉、味觉，促进食欲。
2. 有利于增加老年人对营养的摄入，提高机体抵抗力。
3. 可以避免因不良体位而引发的呛咳、误吸、噎食、窒息等意外。

【操作程序】

1. 评估

（1）辨识老年人，与老年人沟通交流。

（2）评估老年人的性别、年龄、体重、病情。

（3）评估老年人意识状态、合作程度、肢体活动情况。

2. 计划

（1）环境准备：整洁、安静、舒适、安全。

（2）老年人准备：根据老年人需求协助排便、清洁双手。

（3）照护人员准备：着装整洁，洗手，戴口罩。

（4）用物准备：免洗消毒液、软枕、靠垫、毛毯。

3. 实施

操作流程	操作步骤	要点说明
1. 核对检查	（1）核对老年人信息 （2）检查软枕、靠垫、毛毯是否完好 （3）摆放体位所需物品是否齐全 核对检查无误后携用物至老年人床旁	

续表

操作流程	操作步骤	要点说明
2. 摆放体位	（1）查对与沟通：再次核对老年人的信息，与老年人沟通，向老年人解释摆放进食、进水体位的目的、重要性、注意事项等，以取得老年人的配合 （2）协助老年人清洁双手，根据老年人的需要协助其排便 （3）协助老年人摆放舒适、安全的进食体位： 1）床上坐位（适用于上肢活动自如，下肢功能障碍能坐起不能离床的老年人）： a. 摇高床头至脊柱直立位，将枕头置于后背支撑，肩关节处垫软枕 b. 膝关节下垫一软枕，保持膝关节屈曲以维持姿势稳定，设置好床桌或侧桌，适当靠近老年人 c. 上肢垫软枕或置于移动餐桌上，肘关节放松伸直 d. 下颌内收，颈部放松 2）轮椅坐位（适用于下肢功能障碍或行走无力能坐轮椅的老年人）： a. 轮椅与床尾成30°角，固定刹车，抬起脚踏板 b. 照护人员帮助老年人坐起，双腿垂于床下，双脚踏稳地面，用膝部抵住老年人的膝部，老年人双手环抱照护人员头颈部，带动老年人站立并旋转身体，使老年人坐在轮椅中间 c. 后背贴紧椅背，腰部系安全带，双脚放于脚踏板上，双腿盖好毛毯，双手自然搭放于毛毯上 d. 下颌内收，颈部放松 3）半坐卧位（适用于完全不能自理或因疾病被迫采取卧位的老年人）： a. 协助老年人平卧，先摇起床头支架使上半身抬高，与床成30°~45°角 b. 膝关节处垫软枕，防止下滑 c. 床尾置于一软枕，垫于足底，防止足底触及床尾栏杆 d. 下颌内收，颈部放松 4）侧卧位（适用于完全不能自理及意识模糊的老年人）： a. 一般取右侧卧位，照护人员分别扶住老年人髋部及肩部协助其侧卧，面向照护人员，使其臀部稍后移，两臂屈肘，一手放在枕旁，一手放在胸前，下腿稍伸直，上腿弯曲 b. 必要时在两膝之间、胸腹部、后背部放置软枕，以扩大支撑面，增加稳定性，保证老年人的舒适和安全	• 老年人体位不适时，应及时改变体位并做好记录 • 如有吞咽障碍，半坐卧位体位的角度以30°为基本角度，根据老年人吞咽功能调节 • 如果偏瘫，采取健侧在下、患侧在上的侧卧位
3. 整理用物	整理物品，放回原处	
4. 洗手记录	（1）按六步洗手法洗手 （2）记录老年人的姓名、体位，照护人员签名	• 预防交叉感染

4. 评价

（1）老年人了解摆放进食体位的目的。

（2）老年人进食体位安全舒适。

（3）与老年人的沟通顺畅，老年人能主动配合。

（4）无意外事故发生。

【注意事项】

1. 操作过程照护人员动作轻柔，预防因操作不当造成意外事故发生。

2. 使用轮椅、拐杖等辅具前，应检查辅具是否完好且处于备用状态。

3. 安全风险因素

（1）意外伤害：评估老年人的配合程度，询问老年人的感受，细致观察沟通障碍老年人的表情及肢体活动情况,防止意外发生。

(2)坠床:对于躁动的老年人操作过程中应做好约束措施,防止老年人坠床。

(3)骨折:老年人易发生骨质疏松,摆放体位时动作轻柔,避免人为造成老年人骨折。

(4)受凉:协助老年人摆放体位时要调节好室温,注意保暖,避免受凉。

【健康指导】

1. 向老年人讲解摆放进食体位的目的、需要如何配合等。

2. 根据老年人的身体情况,告知老年人所采取的进食体位。

3. 告知老年人体位摆放后的相关注意事项。

(二)协助老年人进食

【操作目的】

协助老年人进食,增加老年人的食欲;保证老年人从食物中摄入足够的营养和水分。

【操作程序】

1. 评估

(1)辨识老年人,与老年人沟通交流。

(2)评估老年人的性别、年龄、体重、病情、身体活动能力、生活居住地。

(3)评估老年人的意识状态、合作程度、对食物需求的量。

(4)评估老年人的饮食状态、营养状况、吞咽功能、有无口腔或食管疾患、有无疲劳及程度、生命体征、进食体位、进食照护所需时间。

2. 计划

(1)环境准备:整洁、安静、舒适、安全、适合进食。

(2)老年人准备:协助排便、摆放合适的进食体位、协助佩戴义齿、清洁双手、戴好围裙(或者垫好毛巾、备好纸巾等)。

(3)照护人员准备:着装整洁,洗手,戴口罩。

(4)用物准备:免洗消毒液、口服药、食物、餐具(碗、筷、汤匙)、围裙(或毛巾、纸巾)、移动餐桌、漱口杯、吸管、温开水(38~40℃)、记录卡等。

3. 实施

操作流程	操作步骤	要点说明
1. 核对检查	(1)核对老年人的信息 (2)检查食物的量和温度 (3)协助进食所需物品是否齐全,功能是否完好 核对检查无误后携用物至老年人床旁	• 严格按照饮食单取餐
2. 协助进食	(1)查对与沟通:再次核对老年人的信息,与老年人沟通,向老年人解释进食的时间、食物的种类及量,询问老年人有无身体不适等情况,以取得老年人的配合 (2)协助老年人清洁双手、漱口,必要时清洁口腔,根据老年人需要协助排便 (3)协助老年人采取舒适、安全的进食体位 1)身体无特殊,可自行下床进食 2)特殊老年人进食可采取的体位:床上坐位、轮椅坐位、半坐卧位、侧卧位 (4)协助老年人进食:检查食物温度合适后,协助老年人进食 1)鼓励能自理的老年人自行进食,照护人员准备好用餐餐具,将食物摆放于餐桌上	• 按照餐次时间点协助进食 • 根据老年人的身体状况采取合适的体位 • 避免食物过热引起烫伤 • 根据老年人用药医嘱协助服药

操作流程	操作步骤	要点说明
2. 协助进食	2）上肢功能较好坐轮椅的老年人，将食物放于轮椅餐板上或者将轮椅推至餐桌前就餐 3）帮助失能老年人进食：测试食物的温度（前臂掌侧下缘测温，以不烫为宜），使用汤匙帮助老年人进食，每次一口，食物量为汤匙的1/3为宜，等老年人完全吞下后，再喂食下一口 4）协助视力障碍的老年人进食：如果老年人要求自行进食，可按照食物放置平面图（图5-2）放置食物，并告知老年人指定方向食物的名称，老年人按顺序摄取。有骨头的食物，备餐时将骨头剔除 （5）进食结束，协助老年人漱口，清洁口腔，保持进食体位20～30min后取舒适的体位 （6）用餐后观察老年人有无不适，发现异常情况立即报告医生	• 对于咀嚼吞咽困难的老年人，可将食物切碎或加工成糊状，便于吞咽 • 如果在吞咽过程中出现呛咳、噎食等现象应立即停止进食，进行急救并通知医护人员 • 立即仰卧会引起食物反流
3. 整理用物	整理餐具，清理食物残渣	
4. 洗手记录	（1）按六步洗手法洗手 （2）记录老年人的姓名，用餐时间、种类、量，照护人员签名	• 预防交叉感染 • 老年人未进食，应及时报告并做好记录

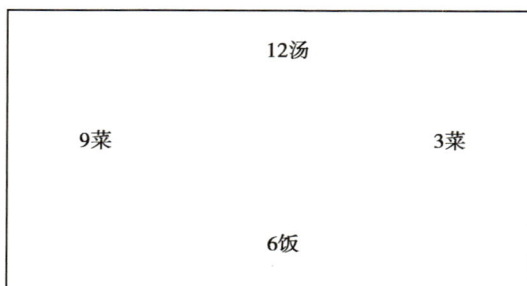

图 5-2　食物放置平面图

4. 评价

（1）了解老年人进食的时间、种类、量等。

（2）照护人员应协助老年人做到安全进食，避免烫伤、呛咳等不良情况发生。

（3）老年人的进食体位安全、舒适。

（4）与老年人的沟通顺畅，老年人能主动配合。

【注意事项】

1. 食物的温度适宜，避免过冷或过热。

2. 进食过程中照护人员有针对性地解答老年人提出的问题，逐渐纠正老年人不良的饮食习惯。

3. 饭和菜，固体和液体食物应轮流喂，避免连续喂一种食物。

4. 安全风险因素

（1）餐具问题：餐具应消毒，避免因餐具不卫生致老年人出现消化系统疾病；防止餐具出现小范围破损，造成老年人被划伤的后果。

（2）食材的新鲜度：烹饪前严格检查，确保食材新鲜，避免因食材变质引起老年人胃肠道反应及食物中毒等后果。

（3）烫伤：进食前应测试食物的温度（尤其是汤类），避免造成烫伤。

（4）呛咳：协助进食时控制好进食速度，进食过快或是进食过程中注意力不集中等易发生呛咳。

（5）坠床：协助进食过程中应摆放合适的体位，拉起床挡，做好保护措施，避免老年人坠床。

【健康指导】

1. 向老年人讲解协助进食的目的、需要如何配合、食物的种类等。
2. 根据老年人的身体情况,告知老年人应采取的进食体位。
3. 告知老年人进食后的相关注意事项。

(三)协助老年人进水

【操作目的】

协助老年人进水,满足机体对水的需求。

【操作程序】

1. 评估

(1)辨识老年人,与老年人沟通交流。

(2)评估老年人的性别、年龄、体重、病情、身体活动能力、生活居住地、缺水程度。

(3)评估老年人意识状态、合作程度、对饮品的需求。

(4)评估老年人有无口腔疾患、食管疾患,有无呕吐、吞咽障碍。

2. 计划

(1)环境准备:整洁、安静、舒适、安全。

(2)老年人准备:协助排便、摆放合适的体位、清洁双手、戴好围裙(或毛巾、纸巾等)。

(3)照护人员准备:着装整洁,洗手,戴口罩。

(4)用物准备:免洗消毒液、水杯或者小水壶(盛有 1/2～2/3 的温开水)、吸管、汤匙、小毛巾(或纸巾)。

3. 实施

操作流程	操作步骤	要点说明
1. 核对检查	(1)核对老年人信息 (2)检查水的量和温度 (3)协助进水所需物品是否齐全,功能是否完好 核对检查无误后携用物至老年人床旁	
2. 协助进水	(1)查对与沟通:再次核对老年人的信息,与老年人沟通,向老年人解释进水的时间、量及进水的重要性,询问老年人有无身体不适等情况,以取得老年人的配合 (2)协助老年人清洁双手,必要时清洁口腔,根据老年人的需要协助其排便 (3)协助老年人采取舒适、安全的进水体位 1)身体无特殊情况,可自行下床进水 2)特殊老年人进水可采取的体位:床上坐位、轮椅坐位、半坐卧位、侧卧位 (4)协助老年人进水:将小毛巾围在老年人颌下,检查水温合适后,协助老年人进水 1)鼓励自理老年人自行进水,照护人员将盛有温开水的水杯交于老年人手中,嘱咐老年人小口饮用 2)帮助失能老年人进水:测试水温(前臂掌侧下缘测温,以不烫为宜),照护人员可以帮助老年人采用吸管进水;使用汤匙进水时,水装至汤匙的 1/2～2/3 为宜,等老年人完全吞下后,再喂下一口 (5)进水结束帮助老年人撤下小毛巾,保持进水体位 20～30min 后取舒适的体位 (6)观察有无不适,发现异常情况立即报告医生	• 根据老年人的身体状况采取合适的体位 • 水的温度适宜,温度太高会发生烫伤,温度太低会引起胃部不适 • 进水过程中出现呛咳等现象,应立即停止进水,进行急救并通知医护人员

续表

操作流程	操作步骤	要点说明
3. 整理用物	整理用物,将所用物品放回原处	
4. 洗手记录	(1)按六步洗手法洗手 (2)记录老年人的姓名、进水时间、进水量,照护人员签名	• 预防交叉感染 • 老年人长时间未进水时,应及时报告并做好记录

4. 评价

(1)老年人缺水改善程度。

(2)协助老年人安全进水,避免烫伤、呛咳等不良反应发生。

(3)与老年人的沟通顺畅,老年人能主动配合。

【注意事项】

1. 水的温度以温热不烫嘴为宜,不宜过热或过冷。

2. 老年人每日所需水的总量为 2 000~3 000ml,除去饮食中的水分及体内代谢水,摄入纯水量以 1 500ml/d 为宜。

3. 根据老年人的身体情况,指导老年人日间摄取足够的水分,晚饭后控制饮水,少喝咖啡及茶水,以免夜尿增多影响老年人的睡眠。

4. 对于失能失智的老年人每日分次定时喂水。

5. 安全风险因素

(1)严重缺水:卧床且意识模糊的老年人拒水,出现口唇干裂、皮肤无弹性、眼睑凹陷、无尿等严重缺水表现。

(2)坠床:协助进水过程中应摆放合适的体位,拉起床挡,做好保护措施,避免坠床。

(3)烫伤:进水前应测试水温,避免烫伤黏膜。

(4)呛咳:嘱咐能自理的老年人小口饮水,为失能老年人正确喂水,防止进水时出现呛咳甚至窒息。

【健康指导】

1. 向老年人讲解协助进水的目的、需要如何配合、进水的量等。

2. 根据老年人的身体情况,告知老年人所采取的进水体位。

3. 告知老年人进水后的相关注意事项。

(四)呕吐老年人的照护

老年人常出现恶心、呕吐。恶心是上腹部的一种特殊不适感觉,常伴有四肢厥冷、皮肤苍白、血压下降、头晕等症状;呕吐是由于食管、胃、肠道呈逆蠕动,并伴有腹肌强力痉挛收缩,迫使食管或胃内容物通过食管逆流出口腔的一种复杂反射动作。若老年人在进食过程中出现恶心,照护人员应指导老年人暂停进食并做深呼吸;若在进食过程中出现呕吐,照护人员应及时处理。

【操作目的】

及时进行照护,防止误吸。

【操作程序】

1. 评估

(1)评估老年人的意识状态、病情、身体活动能力、合作程度。

(2)评估呕吐的伴随症状,如有无头痛、发热、腹泻等。

(3)评估呕吐物的性质、颜色、量和气味等。

2. 计划

(1)环境准备:整洁、安静、舒适、安全。

（2）老年人准备：协助老年人取坐位或侧卧位，注意保暖。

（3）照护人员准备：着装整洁，洗手，戴口罩，态度亲切。

（4）用物准备：免洗消毒液、水、小毛巾（或纸巾）、水杯、盛装呕吐物的容器、被单、衣物等。

3. 实施

操作流程	操作步骤	要点说明
1. 核对检查	（1）核对老年人的信息 （2）检查用物的质量与功能，所需物品是否齐全 （3）评估老年人的呕吐状况 核对检查无误后携用物至老年人床旁	
2. 呕吐照护	（1）体位：发生呕吐时立即搀扶老年人坐下、躺下或侧卧 （2）保持呼吸道通畅：头偏向一侧，迅速取容器接呕吐物 （3）清洁口腔：清除口腔呕吐物，防止呕吐物进入气管内，并进行口鼻清洁，必要时更换衣物及被单 （4）呕吐物处理：根据需要保留呕吐物送检	• 防止误吸 • 尽快清理呕吐物并更换衣物及被服，防止老年人着凉
3. 整理用物	整理床单位，将物品放回原处	• 有传染性的呕吐物应消毒处置，2h后方可倒入下水道
4. 洗手记录	（1）按六步洗手法洗手 （2）记录老年人的姓名，呕吐物的颜色、性质、量和气味，照护人员签名	• 预防交叉感染 • 及时报告并做好记录

4. 评价

（1）操作过程有效沟通。

（2）关心、爱护老年人。

（3）注意老年人安全，老年人未发生误吸。

【注意事项】

1. 将老年人头偏向一侧，防止呕吐物进入气管内。

2. 尽快清除呕吐物，及时更换被污染的衣物及被服，防止老年人着凉。

3. 开窗通风，去除室内不良气味。

4. 协助老年人漱口或给予口腔护理，去除口腔异味。

5. 观察呕吐物的性质、颜色、量和气味等，并做好记录。

（五）过食和拒食老年人的照护

1. 过食老年人的照护 部分有认知障碍的老年人没有饱腹感，忘记刚刚已进食或者此时不是就餐时间点，看见食物就吃。照护人员可通过一些措施让老年人避免过食：少食多餐，多吃蔬菜水果，以鱼和鸡肉来取代高脂肪的猪肉等，控制食物总热量，转移老年人的注意力，如让老年人做自己喜欢的小游戏等。

2. 拒食老年人的照护 针对失能失智的老年人出现牙关紧闭、拒绝进食时，在排除口腔及食管疾病而致的拒绝进食后，可以替换其他食物。如果老年人坚持拒绝，可稍等片刻后再继续尝试，或者带老年人做一些其喜欢做的活动，再慢慢过渡到吃饭这件事。若老年人坚持不吃，需详细记录，可在两餐之间增加点心及其他食物。如老年人在下一餐还继续拒食，需要进行身体检查，了解造成拒食的原因。

（六）噎食和误吸老年人的照护

1. 噎食老年人的照护

（1）噎食：是指食物误咽堵塞咽喉部或气管引起的窒息，是老年人猝死的原因之一。表现为进食时突然不能说话,出现痛苦表情(呼吸困难、面色苍白);用手按住颈部或胸前,并用手指着口腔,说不出话来;如为部分气道阻塞,可出现剧烈的咳嗽,咳嗽间歇有哮鸣音。如老年人意识清醒,也可询问老年人是否噎食了,老年人如果点头则确认为噎食,应争分夺秒就地抢救。引起噎食的常见食物有馒头、包子、汤圆、麻糍、年糕、水煮蛋黄、红薯等。进食速度过快、食物过干是造成老年人噎食常见的原因。

(2)噎食的急救方法

1)如果食物阻塞在咽喉部,可采取拍背法。照护人员站于老年人后侧位,一手放置于老年人胸部做好保护,另一手掌根部对准老年人肩胛区脊柱,用力连续多次急促拍击,拍击时应注意老年人头部低于胸部水平,利用重力作用将食物排出。

2)如果食物阻塞在食管内,可采取海姆立克急救法,具体见第十二章第二节异物卡喉的救护处理。

2. 误吸老年人的照护 误吸是指食物、胃内容物、口水或鼻腔内的分泌物被吸入气道或肺部。表现为剧烈的呛咳、气急,继而出现吸气时呼吸困难、声音嘶哑等,严重者可出现面色苍白、口唇发绀等缺氧症状。若老年人出现反复发热、食欲减退、体重减轻等,照护人员应警惕老年人可能发生吸入性肺炎,需及时送医院进行检查治疗。

三、吞咽障碍照护

吞咽障碍是指由于下颌、双唇、舌、软腭、咽喉、食管器官结构和/或功能受损不能安全有效地把食物输送到胃内的临床表现。吞咽障碍与年龄、疾病、药物及精神心理等因素密切相关,常常引起吸入性肺炎、营养不良、心理异常和社交障碍等并发症,严重影响老年人的生活质量,甚至会危害老年人的生命健康。因此,进行安全有效的吞咽功能评估及训练,有利于提高老年人的生活质量,减少吸入性肺炎的发生,降低鼻饲概率,增强老年人进食能力和进食安全性。

(一)吞咽功能评估

通过饮水试验可以筛查老年人有无吞咽障碍,且安全快捷。饮水试验方法为:老年人端坐,喝下30ml温开水,观察所需时间和呛咳情况。饮水试验判断方法见表5-5。

表5-5 饮水试验判断方法

分级	表现
1级(优)	能顺利地1次将水咽下
2级(良)	分2次以上,能不呛咳地咽下
3级(中)	能1次咽下,但有呛咳
4级(可)	分2次以上咽下,但有呛咳
5级(差)	频繁呛咳,不能全部咽下

正常:1级,5s之内;可疑:1级,5s以上或2级;异常:3、4、5级。

(二)进食、进水照护

1. 指导食物的选择

(1)质地:进食时应选择密度均匀、黏性适当、不易松散的食物。为减少误吸和呛咳,可在水或者稀薄的食物中加入增稠剂。

(2)形状及大小:患有吞咽功能障碍的老年人不可直接食用大块、圆形的食物,如丸子、蛋黄、坚果等,但可以通过压碎等方法处理后再进行喂食。

(3)进食量:"一口量",即最适合吞咽的每次摄食入口量,正常人一般为30ml。一般先进食少量(3~4ml),然后根据老年人的情况,逐渐增加到正常量。

2. 指导餐具的选择 以薄而小的勺子为宜,需协助喂食(水)时,可选用长把小勺,尽量不使用吸管。

3. 进餐体位的选择

（1）一般协助老年人靠近餐桌就座；早期训练进食时，可采用躯干后倾、轻度颈前屈位；对偏瘫者，可采取（2）、（3）、（4）给出的体位进行进食。

（2）前低头吞咽体位：坐位，抬高床头30°～45°，患侧肩部垫软枕。嘱老年人低头，可减少舌根与咽后壁的距离、会厌与咽后壁的距离、会厌与勺状软骨的距离，以增加吞咽安全性。此体位适用于轻中度吞咽功能障碍者。

（3）转头位吞咽体位：嘱老年人将头转向患侧，可关闭患侧咽部，减少食物参与造成的误吸。

（4）声门上吞咽体位：在吞咽前及吞咽时，屏气促进声门闭合，然后将食物咽下，迅速咳嗽，避免残留食物造成呛咳。

（5）在老年人身体状况允许的情况下，进水前通常采取半坐卧位，对于不能坐起的老年人，头部需抬高。进水过程中嘱老年人缓慢咽下水，进水后不可立即采取平卧位。

【操作目的】

协助老年人进食、进水，增加食欲，摄入足够的营养和水分，满足机体的需要，同时，避免吞咽事故发生。

【操作程序】

1. 评估

（1）评估老年人意识状态、合作程度、用餐时间及用餐需求。
（2）评估老年人的健康状况、意识状态、配合程度。
（3）初步评估老年人的吞咽功能。

2. 计划

（1）环境准备：整洁、安静、舒适、安全。
（2）老年人准备：病情平稳，意识清楚，摆放合适体位，清洁双手，戴好围裙（或者垫好毛巾、备好纸巾等）。
（3）照护人员准备：着装整洁，洗手，戴口罩。
（4）用物准备：免洗消毒液、食物、水杯或者小水壶（盛有1/2～2/3的温开水）、吸管、汤匙、小毛巾（或纸巾）。

3. 实施

操作流程	操作步骤	要点说明
1. 核对检查	（1）核对老年人的信息 （2）检查食物、水的量和温度，协助进食、进水用物的质量与功能 （3）协助进食、进水所需物品是否齐全 核对检查无误后携用物至老年人床旁	• 严格按照饮食单取餐，避免出现错拿
2. 协助进餐	（1）查对与沟通：再次核对老年人的信息，与老年人沟通，向老年人解释进食、进水的时间、量及进餐方法，询问老年人有无身体不适等情况，以消除老年人的紧张情绪，取得老年人的配合 （2）初步评估老年人的吞咽能力及意识状态 （3）照护人员在老年人健侧指导其洗手，清洁口腔，将餐巾或毛巾围于老年人胸前，保持衣物及被褥清洁 （4）介绍餐食，包括种类、口味、色泽等，提高老年人的进食兴趣 （5）照护人员用手腕内侧测量餐具外侧温度，并指导老年人学会测量餐食温度的方法 （6）指导老年人自行用餐，并叮嘱其集中精神，缓慢咽下，必要时辅助老年人用餐	• 根据老年人的身体状况采取合适的体位 • 应注意液态食物和固体食物轮流喂食，建议先进食液态食物 • 如果在吞咽过程中出现呛咳、噎食等现象应立即停止进食，进行急救并通知医护人员

续表

操作流程	操作步骤	要点说明
2. 协助进餐	（7）保证进食时间充足，询问老年人餐食的口感，观察老年人进食过程中的反应及进食过程中有无呛咳、噎食、呼吸困难等症状 （8）进食、进水后，指导或协助老年人洗手，清洁和检查口腔 （9）告知老年人餐后保持体位30min后方可取卧位休息，防止出现食物反流	• 立即仰卧会引起食物反流
3. 整理用物	整理床单位，用物放回原处	
4. 洗手记录	（1）按六步洗手法洗手 （2）记录老年人的姓名，进食时间、种类、量，老年人进食过程中的反应，照护人员签名	• 预防交叉感染

4. 评价

（1）了解老年人进食的时间、种类、量等。

（2）照护人员应协助老年人做到安全进食、进水，避免烫伤、呛咳等不良情况发生。

（3）老年人的进食体位安全、舒适。

（4）与老年人的沟通顺畅，老年人能主动配合。

【注意事项】

（1）照护人员需在照护过程中给予老年人充足的进食时间，避免催促，告知老年人细嚼慢咽，控制进餐速度，防止出现呛咳、噎食等现象，同时注意观察老年人进食过程中的反应。

（2）注意营养均衡，确保食物的均衡性及多样性，适当补充优质蛋白，满足老年人的营养需求，提高其免疫力。

（3）进水前，需用手腕内侧测量水的温度。

（4）进餐过程中，保持环境安静、轻松，保证老年人在进餐过程中精力集中，尽量不被打扰。

（5）对于患有严重吞咽功能障碍的老年人，不可用吸管喝水，防止发生呛咳。

（三）吞咽功能训练

在进食的预备阶段进行基础能力训练，可以提高老年人进食的代偿储备，提高老年人的安全保护能力，增加老年人在进食中的角色位置及提高进食乐趣（表5-6）。

表5-6　吞咽功能康复基本训练方法

类别	方法	训练步骤
口腔周围肌肉训练	面部肌肉训练	皱眉、闭嘴、鼓腮、露齿、吹哨、龇牙、张口、咂唇等
	舌肌运动训练	伸、缩、上下左右摆动等练习，口腔内环行运动，不能主动活动者可进行被动舌部牵伸活动
	软腭的训练	张口后用压舌板压舌，用冰棉签于软腭上做快速摩擦，刺激软腭，嘱老年人发"啊""喔"声音
	咀嚼肌训练	重复做咀嚼动作
	唇部训练	吸气后发"wu""yi""a"等音，指导老年人缩唇吹气球、吹气泡等
吞咽反射改善训练	寒冷刺激法	用冷棉棒，轻轻刺激软腭、腭弓、舌根及咽后壁，嘱老年人做吞咽动作，如发生呛咳、恶心，则停止刺激
颈部放松训练	颈肩练习	前、后、左、右点头放松颈部，或颈部左右旋转，提肩、沉肩
流涎多的对策	冰块按摩	用冰块按摩患侧颈部及面部皮肤至皮肤稍发红，每日3次，每次10min

第三节　特殊饮食照护

案例 5-2

陈爷爷，79 岁，8 年前突发脑梗死，治疗后病情稳定，右侧肢体活动受限，借助拐杖和轮椅移动。3 个月前陈爷爷从轮椅向床转移时不慎摔倒，意识模糊，身体虚弱，长期卧床，生活完全不能自理，且不能自主吞咽，血压 150/100mmHg，血脂偏高，遵医嘱继续给予降血压、降血脂药物治疗及鼻饲管帮助进食、进水、喂药。家人希望陈爷爷得到专业的照护遂将其送入养老院。

根据以上资料，请回答：

1. 肠内营养实施的途径。
2. 确认鼻饲管在胃内的三种方法。
3. 鼻饲照护的注意事项。

一、特殊饮食种类

对于病情危重、存在消化道功能障碍、不能经口或不愿经口进食的老年人，为保证营养素的摄取、消化、吸收，维持细胞的代谢，保持组织器官的结构与功能，调控免疫、内分泌等功能并修复组织，促进康复，临床上常根据老年人的不同情况采用特殊饮食供给营养，包括肠内营养和肠外营养。

（一）肠内营养

肠内营养是采用口服或管饲等方式经胃肠道提供代谢需要的营养物质及其他各种营养素的营养支持方式。

1. 肠内营养制剂　肠内营养制剂根据其组成成分可以分为要素制剂、非要素制剂、组件制剂和特殊应用制剂四类。

（1）要素制剂：也称为要素饮食，是一种化学组成明确的低聚或单体物质的混合物，含有氨基酸或蛋白水解物、葡萄糖、脂肪、矿物质和维生素，与水混合后可以形成溶液或较为稳定的悬浮物。要素制剂适用于严重烧伤及创伤等超高代谢、消化道瘘、手术前后需营养支持、非感染性严重腹泻、消化吸收不良、营养不良等老年人，可保证病情危重老年人的能量及氨基酸等营养素的摄入，促进伤口愈合，改善其营养状况。

（2）非要素制剂：是以整蛋白或蛋白质游离物为氮源的一类肠内营养制剂，包括匀浆制剂和整蛋白为氮源的非要素制剂。非要素制剂的渗透压接近于等渗，口感较好，适合口服，也可管饲，适用于胃肠道功能较好的老年人。

（3）组件制剂：也称为不完全制剂，是以某种或某类营养素为主的肠内营养制剂。它可以对完全制剂进行补偿或强化，以弥补完全制剂在适应个体差异方面的不足，也可以采用两种或两种以上组件制剂构成组件配方，以适合老年人的特殊需求。组件制剂主要包括蛋白质组件、脂肪组件、糖类组件、维生素组件和矿物质组件。

（4）特殊应用制剂：为满足各种疾病或功能障碍老年人的特殊营养需求而调整营养素的成分或比例，以达到治疗目的的肠内营养制剂。如高支链氨基酸与低芳香族氨基酸的肝功能衰竭用制剂、以必需氨基酸为主的肾衰竭用制剂等。

2. 肠内营养实施途径　根据实施途径，肠内营养可分为口服和管饲。管饲是将导管插入胃肠道，给老年人提供必需的食物、营养液、水及药物的方法，是提供或补充营养的极为重要的方法之一。根据导管插入的途径，可分为：

（1）口胃管：导管由口插入胃内。

（2）鼻胃管：导管经鼻腔插入胃内。

（3）鼻肠管：导管由鼻腔插入小肠，包括鼻十二指肠管和鼻空肠管。

（4）胃造口管：导管经胃造瘘口插入胃内，也可经胃造口管插入十二指肠或空肠。

（5）空肠造口管：导管经空肠造瘘口插至空肠内。

本节主要以鼻胃管为例讲解鼻饲照护的操作方法。

3. 肠内营养泵 是一种可供管饲用的营养输注系统，是通过管饲管连接泵管及其附件，以微电脑精确控制输注的速度、剂量、温度、总量等的一套完整、封闭、安全、方便的系统，应用于处于昏迷状态或需要准确控制营养输入的管饲饮食老年人。该系统可以按照需要定时、定量对老年人进行肠道营养液输入，达到维持老年人生命、促进老年人康复的目的。

4. 肠内营养并发症

（1）胃肠道并发症：是肠内营养最常见的并发症，主要包括恶心、呕吐、腹胀、腹痛、便秘、腹泻等。

1）恶心、呕吐、腹胀：营养液气味不良、渗透压过高、速度过快以及胃排空延迟，均可引起老年人恶心、呕吐及腹胀。

2）腹泻：老年人对肠内营养不耐受、肠道内菌群失调、营养液输注速度及温度不当、营养液污染均可引起腹泻。但腹泻不是肠内营养固有的并发症，可通过合理使用避免其发生。

3）便秘：老年人长期卧床、水分摄入不足及缺乏膳食纤维可引起便秘。

（2）机械性并发症：主要与喂养管的放置及照护不当有关。

1）喂养管相关损伤：主要有鼻咽部和食管、胃、十二指肠黏膜的损伤、坏死、溃疡、穿孔和脓肿，同时接受经食管喂养和气管内插管的老年人可因局部压迫引起食管 - 气管瘘。

2）管道阻塞：多继发于营养液凝固或管饲后不及时冲洗。

（3）感染性并发症：营养液误吸可导致吸入性肺炎；肠道造瘘老年人的营养管滑脱入腹腔可导致急性腹膜炎。

（4）代谢性并发症：有的老年人可出现高血糖或水电解质代谢紊乱。

5. 肠内营养注意事项

（1）根据老年人的具体病情，正确估计营养需要量，选择合适的肠内营养设备、喂养途径及方式。

（2）营养液现配现用，配制过程中，应注意防止污染。若配好后无法立即使用，应放在 4℃ 以下的冰箱内保存。配制好的溶液应于 24h 内用完，防止放置时间过长而变质。

（3）应用过程中应注意营养液的使用一般是由"低""少""慢"开始，逐渐增加。

1）浓度：使用时应从低浓度逐渐增至所需浓度，以防止腹胀、腹泻等症状出现。

2）温度：可适当加温，过冷或过热均可引起患者不适。营养液口服温度一般为 37℃ 左右，鼻饲及从造瘘口注入时的温度宜为 38～40℃。

3）速度：根据老年人耐受情况调节滴注速度，可以由 30 滴 /min 逐渐增加至 60～70 滴 /min。

4）营养液中不可加入药物。

（4）营养液输注过程中经常巡视，如出现并发症的表现，应及时查明原因，反应严重者可暂停使用。

（5）应用肠内营养期间需定期记录体重，观察尿量、大便次数及性状，检查血糖、尿糖、血尿素氮、电解质、肝功能等指标，做好营养评估。

（二）肠外营养

肠外营养是按照老年人的需要，通过周围静脉或中心静脉输入老年人所需的全部能量及营养素，包括氨基酸、脂肪、各种维生素、电解质和微量元素的一种营养支持方法。

1. 目的 用于各种原因引起的不能从胃肠道摄入营养、胃肠道需要充分休息、有消化吸收障碍以及存在超高代谢等的老年人，可以保证热量及营养素的摄入，从而维持机体新陈代谢，促进康复。

2. 分类 根据补充营养的量,肠外营养可分为部分肠外营养和全肠外营养两种。根据应用途径不同,肠外营养又可分为周围静脉营养及中心静脉营养。短期、部分营养支持或中心静脉置管困难时,可采用周围静脉营养;长期、全量补充营养时宜采取中心静脉营养。

3. 用法

(1)全营养混合液:即将每天所需的营养物质在无菌条件下按次序混合输入由聚合材料制成的输液袋或玻璃容器后再输注的方法。这种方法热氮比例平衡、多种营养素同时进入体内而增加节氮效果;简化输液过程,节省时间;可减少污染并降低代谢性并发症的发生。

(2)单瓶输注:在无条件进行全营养混合液输注时,可单瓶输注。此方法由于各营养素非同步进入机体而造成营养素的浪费,另外,易发生代谢性并发症。

4. 禁忌证

(1)胃肠道功能正常,能获得足够的营养。

(2)估计应用时间不超过5d。

(3)老年人伴有严重水电解质紊乱、酸碱失衡、出凝血功能紊乱或休克时应暂缓使用,待内环境稳定后再考虑胃肠外营养。

(4)已进入临终期、不可逆昏迷等老年人不宜应用胃肠外营养。

5. 并发症

(1)机械性并发症:在中心静脉置管时,可因体位不当、穿刺方向不正确等引起气胸、皮下气肿、血肿甚至神经损伤。若穿破静脉及胸膜,可发生血胸或液胸。输注过程中,若大量空气进入输注管道可发生空气栓塞,甚至导致死亡。

(2)感染性并发症:若置管时无菌操作不严格、营养液污染以及导管长期留置可引起穿刺部位感染、导管性脓毒症等感染性并发症。长期肠外营养也可发生肠源性感染。

(3)肝功能损害:长期肠外营养可引起肠黏膜萎缩、胆汁淤积等并发症。

6. 注意事项

(1)加强配制营养液及静脉穿刺过程中的无菌操作。

(2)配制好的营养液储存于4℃冰箱内备用,若存放超过24h,则不宜使用。

(3)输液导管及输液袋每12~24h更换一次;导管进入静脉处的敷料每24h应更换一次。更换时严格无菌操作,注意观察局部皮肤有无异常征象。

(4)输液过程中加强巡视,注意输液是否通畅,开始时缓慢,逐渐增加滴速。一般成人首日输液速度为60ml/h,次日为80ml/h,第三日为100ml/h。输液浓度也应由较低浓度开始,逐渐增加。输液速度及浓度可根据老年人年龄及耐受情况加以调节。

(5)输液过程中应防止液体中断或导管拔出,防止发生空气栓塞。

(6)静脉营养导管严禁输入其他液体、药物及血液,也不可在此处采集血液标本或测中心静脉压。

(7)肠外营养使用前及使用过程中要对老年人进行严密的实验室监测,每日记录液体出入量,观察血常规、电解质、血糖、氧分压、血浆蛋白、尿糖、酮体及尿生化等的检查结果,根据体内代谢的动态变化及时调整营养液配方。

(8)密切观察老年人的临床表现,注意有无并发症发生。若发现异常情况应及时与医生联系并协助处理。

(9)停用肠外营养时应在2~3d内逐渐减量。

二、鼻饲照护

鼻饲指将胃管经鼻腔插入胃内,从管内灌注流质食物、水分和药物的方法。对于因昏迷、意识障碍不能经口进食的老年人、有口腔疾病或者口腔手术后的老年人、由上消化道肿瘤和脑血管意外引起吞咽困难的老年人，其他疾病引起进食困难，导致严重营养不良、水电解质紊乱、酸碱失衡的老年人，为了保证其营养的摄取、消化、吸收，维持细胞代谢，保持组织器官结构与功能，维持并改善其营养状态，常采用鼻饲照护的方式提供能量，维持生命。

【操作目的】

为不能自行经口进食的老年人从鼻饲管注入流质食物，保证老年人摄入足够的营养，以维持生命。

【操作程序】

1. 评估

（1）辨识老年人，与老年人沟通交流。

（2）评估老年人的性别、年龄、病情及老年人对食物温度的要求。

（3）评估鼻腔的通畅性，鼻饲管是否固定完好。

（4）评估老年人的意识状态、心理状态及合作程度。

2. 计划

（1）环境准备：整洁、安静、舒适、安全。

（2）老年人准备：询问老年人是否需要排便，为老年人摆放安全舒适的进食体位，盖好盖被，拉好床挡。

（3）照护人员准备：着装整洁，洗手，戴口罩。

（4）用物准备：鼻饲食物（温度 38～40℃）200ml，水杯（内有温水），无菌纱布一块，毛巾及纸巾，胶布，棉签，软枕，笔和记录表。

鼻饲管：由导管和带帽接头组成，成人鼻饲管长度为 120cm，鼻饲管上标有刻度，鼻饲管插入的长度一般为鼻尖经耳垂至胸骨剑突的距离（或前额发际至胸骨剑突），为 45～55cm。

灌注器：用来将鼻饲饮食推注到鼻饲管内的工具，鼻饲时将鼻饲管的末端与灌注器的前端乳头紧密连接。

3. 实施

操作流程	操作步骤	要点说明
1. 核对检查	（1）核对老年人的信息 （2）检查鼻饲食物的种类、量和温度；鼻饲管和推注器的质量与功能 （3）鼻饲所需物品是否齐全 核对检查无误后携用物至老年人床旁	• 认真检查核对食物，保证准确无误
2. 帮助进食	（1）在规定时间内将鼻饲食物携至老年人床旁 （2）再次核对老年人的信息，向清醒老年人解释鼻饲进食的目的、方法、注意事项，鼻饲食物的种类、量和温度，取得老年人的配合 （3）帮助老年人取安全、舒适的进餐体位 1）坐位：摇高床头至脊柱呈直立位，将枕头置于后背进行支撑，肩关节处垫软枕，上肢垫软枕或置于移动餐桌上，肘关节放松伸直，膝关节下垫一软枕，保持膝关节屈曲 2）半坐卧位：协助老年人平卧，先摇起床头支架使上半身抬高，与床成30°～45°角，膝关节处垫软枕，防止下滑，床尾置于一软枕，垫于足底，防止足底触及床尾栏杆 （4）检查鼻饲管 1）照护人员检查鼻饲管固定是否完好，插入的长度是否与标记的长度一致，如果出现松动或者管道滑脱，立即告知医护人员进行处理 2）查看鼻饲管是否在胃内：验证鼻饲管在胃内的方法有 3 种。①在鼻饲管末端连接注射器抽吸，能抽出胃液。②置听诊器于老年人胃部，快速经胃管向胃内注入 10ml 空气，听到气过水声。③将胃管末端置于盛水的碗中，无气泡逸出	• 如老年人昏迷，向家属解释 • 根据老年人的身体状况及意愿采取合适的体位 • 按照鼻饲管上的刻度，插入的长度范围为 45～55cm

续表

操作流程	操作步骤	要点说明
2. 帮助进食	（5）进食 1）测试鼻饲液的温度，一般为 38～40℃，照护人员取少量鼻饲液滴在自己前臂掌侧下缘，以感觉温热不烫为宜 2）照护人员用灌注器从水杯中抽取 20ml 的温开水，连接鼻饲管末端缓慢注入，确定鼻饲管通畅 3）照护人员用灌注器抽取 20～50ml 的鼻饲液，打开鼻饲管末端并连接，缓慢推注，推注后立即盖好盖帽，再次抽吸鼻饲液，同法至鼻饲液推注结束 4）鼻饲过程中，观察老年人的表现，发现有恶心、呕吐、胃液中混有咖啡样物等异常，立即停止操作并报告医护人员 5）鼻饲液推注结束后，再次抽吸 20ml 温开水推注至鼻饲管内 （6）鼻饲管末端反折，用无菌纱布包好，固定于老年人枕边或衣领上 （7）帮助老年人撤走颌下毛巾，保持现有体位 30min	• 速度 10～13ml/min 为宜，速度过快会引起呛咳、食物反流等 • 有利于食物的消化和吸收，以防进食后食物反流引发误吸
3. 整理用物	整理床单位，灌注器及餐具清洗、消毒、晾干备用	
4. 洗手记录	（1）按六步洗手法洗手 （2）记录老年人的姓名、鼻饲食物的种类和量，照护人员签名	• 预防交叉感染 • 老年人未进食，或者进食过程中出现意外情况应如实记录

4. 评价

（1）老年人及家属了解鼻饲饮食的相关知识，鼻饲饮食达到预期效果。

（2）照护人员能够安全、正确地帮助老年人进行鼻饲进食，无差错和不良反应发生。

（3）照护人员与老年人的沟通顺畅，老年人能主动配合。

【注意事项】

1. 每次鼻饲饮食前应证实胃管在胃内且通畅，并用少量温水冲管后再进行喂食。

2. 已配制好的鼻饲饮食应放在 4℃ 以下的冰箱内保存，保证 24h 内用完，防止食物放置时间过长而变质。

3. 注入鼻饲液的速度不宜过快或过慢，速度以 10～13ml/min 为宜，速度过快会引起呛咳、食物反流等。

4. 配制鼻饲饮食时，新鲜果汁与奶液应分别注入，防止产生凝块；药片应研碎溶解后注入。

5. 长期鼻饲的老年人应每日早晚进行口腔护理，并定期更换鼻饲管。普通鼻饲管每周更换一次，聚氨酯鼻饲管每月更换一次。

6. 对需要吸痰的老年人，应在鼻饲前 30min 给予吸痰；鼻饲前后 30min 内禁止吸痰，避免引起老年人胃液或食物反流及误吸。

7. 每次鼻饲量为 200ml，间隔时间大于 2h，温度为 38～40℃。

8. 安全风险因素

（1）鼻饲液质量问题：鼻饲液配制、存放和使用时间符合要求，使用前应严格检查鼻饲液的质量。

（2）给药差错：严格核对药物的名称、剂量、浓度、方法、时间等，避免给错药物而产生相应的不良后果。

（3）烫伤：进食前应测试鼻饲饮食和水的温度，防止烫伤。

（4）呛咳：控制推注食物的速度，鼻饲饮食结束后需保持现有体位 30min，防止食物反流，引起呛咳甚至窒息。

（5）感染：照护人员喂食前后应按六步洗手法清洗双手，鼻饲操作用具需消毒，防止老年人消化道感染。

（6）坠床：进食结束后及时拉起床挡，防止老年人坠床。

（7）黏膜损伤：对于躁动的老年人鼻饲饮食后应进行适当的约束，防止老年人自行拔出鼻饲管，造成鼻腔、食管等处的黏膜损伤。

【健康指导】

1. 向老年人解释鼻饲饮食的目的、适应证，缓解老年人的焦虑情绪。

2. 向老年人讲解鼻饲液的温度、量、种类及时间。

3. 鼻饲管固定处的皮肤出现红、肿、痒等现象时，应及时告诉照护人员。

4. 向老年人讲解按时更换鼻饲管的好处，并取得老年人的配合。

5. 插入的鼻饲管不适时，及时告诉照护人员。

（熊冬梅）

思考题

1. 王奶奶，76 岁，10 年前确诊高血压、高血脂，半年前因脑梗死住院治疗，病情稳定后入住就近的养老服务中心。王奶奶意识清醒，左侧肢体活动受限，日常生活中使用轮椅代步，能交流，但吐字不清，吞咽障碍，进食进水易呛咳。根据以上资料，请思考：

（1）吞咽障碍如何进行等级评估？

（2）协助老年人进水的注意事项有哪些？

2. 李爷爷，82 岁，有高血压病史 20 年，日常口服降压药，血压控制平稳。近期，李爷爷因不慎跌倒致脑出血住院治疗，出院后送入养老服务中心。目前李爷爷长期卧床，不能自主进食，遵医嘱给予鼻饲饮食。

［任务要求］

作为照护人员，请根据上述情境描述完成以下操作任务：

请为李爷爷进行鼻饲饮食。

［任务说明］

（1）阅读试题及准备用物 6min。

（2）依据场景及案例情境为李爷爷实施鼻饲进食。

（3）技能操作竞赛时间为 9min。

要求参赛选手用语言和非语言方式疏导不良情绪或鼓励、表扬老年人，增强老年人提高生活能力的信心，将沟通交流、安全照护、心理支持、健康教育、人文关怀、职业安全与防护等贯穿于照护服务全过程中。

第六章

排 泄 照 护

学习目标

1. 说出老年人排尿、排便活动的评估要点及照护措施。
2. 概括泌尿系统、大肠的解剖结构及生理功能。
3. 运用尿垫、纸尿裤及简易通便技术、造口袋更换技术等为老年人提供排泄照护服务。
4. 具有高度责任心，关心体贴老年人，保护老年人的隐私，维护老年人的尊严，为老年人提供舒适、安全的排泄照护。

　　排泄是机体将新陈代谢所产生的过剩终极产物或机体不需要的物质排出体外的基本生理活动过程，也是人体维持生命活动的必要条件。人体的排泄途径包括皮肤、呼吸道、泌尿道及消化道，其中泌尿道和消化道为主要排泄途径。老年人由于自身生理及疾病特点，容易发生排尿和排便功能障碍，如尿频、尿急、尿潴留、腹泻、便秘甚至大小便失禁等，对老年人身心造成严重影响，做好老年人排泄照护尤为重要。因此，照护人员应掌握与排泄有关的基础照护知识及技能，指导或帮助老年人维持正常的排泄功能，满足老年人的排泄需要，促进老年人的身心舒适。

第一节　排 尿 照 护

案例 6-1

　　刘爷爷，68 岁，因良性前列腺增生不能自行排尿而出现情绪紧张，烦躁不安，频繁呻吟，自述下腹部胀痛难忍，虽有强烈尿意但无法自行排出。护理人员立即遵医嘱留置导尿管。目前刘爷爷神志清楚，能正常交流，请照护人员给予刘爷爷留置导尿管的照护。

　　根据以上资料，请回答：
　　1. 更换一次性集尿袋的主要步骤。
　　2. 预防老年人泌尿系统感染的主要措施。

一、老年人排尿的特点

（一）排尿的生理

　　正常人体的泌尿系统由肾脏、输尿管、膀胱、尿道共同构成。肾脏的主要生理功能是产生尿液。同时，肾脏也是一个内分泌器官，可合成和分泌促红细胞生成素、前列腺素和激肽类物质等。血液通过肾小球的滤过功能生成原尿，最后通过肾小管和集合管的重吸收和分泌功能产生终尿，经肾盂流向输尿管，输尿管则将尿液输送到膀胱中进行储存。当尿液在膀胱内储存达到一定量时，引起反射性的排尿活动，使尿液经尿道排出体外。因此，肾脏生成尿液是一个连续不断的过程，而膀胱的排尿则是间歇进行。

排尿活动是受大脑皮质控制的一种反射活动。正常情况下，膀胱受人体副交感神经紧张性冲动的影响处于轻度收缩状态，其内压可以维持在 $10cmH_2O$。由于膀胱平滑肌伸展性较大，在尿量开始增加时，膀胱容积虽然增加，但是内压却并无明显升高。当膀胱内尿量充盈至 $400\sim500ml$、内压超过 $10cmH_2O$ 时，受压力刺激的影响，膀胱平滑肌的牵张感受器产生兴奋，冲动沿盆神经传入位于脊髓骶段的排尿反射初级中枢（$S_2\sim S_4$），同时冲动也到达脑干（脑桥）和大脑皮质的排尿反射高级中枢，人体产生排尿欲，这时大脑也会感受到尿意。当尿量继续增加至 700ml 时，膀胱内压随之升高至 $35cmH_2O$，膀胱逼尿肌开始出现节律性收缩，此时，大脑尚能有意识地控制排尿。当膀胱内压超过 $70cmH_2O$ 时，则出现明显的痛感，产生强烈的尿意。

当外部条件允许，排尿反射进行，冲动沿盆神经传出，引起逼尿肌收缩，内括约肌松弛，尿液进入后尿道。此时，尿道感受器受到尿液刺激，冲动再次沿盆神经传至脊髓骶段初级排尿中枢，加强排尿的同时反射性抑制阴部神经，使膀胱外括约肌松弛，于是尿液被强大的膀胱内压驱出。在排尿时，腹肌、膈肌、尿道海绵体肌的收缩均有助于尿液的排出。如果环境不适宜，排尿反射则受到抑制，人体暂停排尿活动。

（二）老年人泌尿系统形态结构及生理功能的改变

随着年龄的增长，老年人的泌尿系统在形态、结构和生理功能上也会发生相应的改变。

1. 肾脏　成年人的肾脏重量为 $250\sim270g$，随着年龄增长，除肾皮质和肾小球数量减少外，肾小管长度、容积及肾小球表面积均有所减少，肾脏萎缩变小，重量逐渐减轻，到 $70\sim90$ 岁时肾脏只有原来的 $1/3\sim1/2$。随着肾小球硬化的比率逐年增高，瘢痕组织形成，肾小管细胞脂肪变性，肾小球被透明物质代替，加上肾内脂肪增加与间质内纤维增生，替代了部分肾实质，肾脏功能在老年期迅速下降，肾小球滤过率、内生肌酐和尿酸的清除率、肾脏的浓缩与稀释功能均出现不同程度的减退，故老年人容易出现水钠潴留、代谢产物蓄积、药物蓄积中毒，甚至急性肾功能衰竭。

2. 输尿管　随着年龄的增长，人体输尿管平滑肌肌层逐渐变薄，支配肌肉活动的神经细胞也开始减少，输尿管的收缩力降低。因此，输尿管将尿液送入膀胱的速度减慢，容易发生尿液反流，使肾盂肾炎的发生率增高。

3. 膀胱　随着年龄的增长，人体肌肉逐渐萎缩、肌层变薄、肌肉纤维组织增生，使膀胱括约肌收缩无力，膀胱缩小，膀胱容量减少至成人的一半左右，排空能力明显减退。由于膀胱括约肌萎缩，膀胱逼尿肌肥大，膀胱逐渐丧失弹性支持组织，肌肉收缩无力，使膀胱既不能充满，也不能排空。同时，膀胱壁可呈少数纤维化和慢性炎症性改变，故老年人容易出现尿液外溢、残余尿量增多、尿频、夜尿增多等问题。老年女性则因盆底肌肉松弛，易引起压力性尿失禁，为其生活带来诸多不便与困窘。此外，因女性膀胱下垂、男性前列腺肥大、水分摄入不足、尿液酸性降低等原因，易造成尿道感染、结石，甚至诱发膀胱癌等。

4. 尿道　随着年龄的增长，人体尿道肌肉逐渐萎缩、纤维化（变硬），括约肌松弛，尿道黏膜出现皱褶或致尿道狭窄等，易发生排尿无力或排尿困难。其中，老年女性因尿道粗短，尿道腺体分泌黏液减少，抗菌能力减弱，使泌尿系统感染的发生率增大。此外，由于长期缺乏雌性激素，外阴萎缩，黏膜变薄、出现裂纹，尿道口充血肥大。而老年男性则因前列腺液分泌减少，前列腺出现炎症、良性增生，容易出现排尿不畅，或因尿道梗阻出现排尿困难甚至尿潴留。

5. 前列腺　男性前列腺于 $40\sim60$ 岁期间开始出现退行性变化，主要出现在腺外区，表现为结缔组织增生，平滑肌萎缩，腺泡内的上皮组织逐渐消失。60 岁后这些变化将累及整个前列腺，腺体腔内可出现逐年增多的前列腺结石，主要与男性睾丸萎缩、性激素分泌紊乱有关。其中有 35% 以上的男性因为平滑肌增生、间质纤维组织增多、腺体增大而出现前列腺良性增生。除此之外，前列腺的黏膜腺和黏膜下腺因为结节状增生而压迫尿道，致使排尿过程中逼尿肌的压力增加，膀胱壁代偿性肥大，进而使膀胱壁产生许多小房，最终发展为憩室，使膀胱括约肌敏感性降低而出现尿潴留。

（三）影响老年人排尿的因素

正常情况下，人体排尿活动受中枢神经系统控制，在排尿过程中无疼痛、排尿障碍等，但生理、心理、个人习惯等因素可影响正常的排尿。

1. 生理因素 老年人因肾脏浓缩尿液的功能降低，膀胱肌肉张力的减弱，摄入少量水分即可产生一定量的尿液，容易出现尿频。此外，由于老年人盆底部肌肉松弛、膀胱括约肌萎缩、膀胱容积减少，较少的尿量也可出现较强的尿意，从而引起排尿次数增多。

2. 心理因素 通常情况下，个体受心理因素的影响，其会阴部肌肉和膀胱括约肌可处于放松或收缩状态，导致排尿活动异常。如老年人处于过度紧张、焦虑和恐惧的状态时，有时会出现尿频、尿急，有时也会因为排尿困难而出现尿潴留。排尿还会受心理暗示的影响，任何听觉、视觉或其他身体感觉的刺激均可诱发不自主排尿，如有的老年人听见流水声就会产生尿意，故可通过听流水声的方式帮助老年人解决排尿困难的问题。

3. 个人习惯 日常生活中，大多数老年人已在潜意识里形成自己的排尿时间习惯，如早晨起床第一件事就是排尿，而晚上就寝前也要排空膀胱，这都与日常作息时间的形成有关。此外，排尿的姿势、排尿时间是否充足、环境是否适宜均会影响老年人排尿活动的完成。

4. 社会文化因素 传统的文化教育使得人们形成了一定的社会规范，如排尿活动因涉及隐私，通常应该在隐蔽、安全的场所进行。当个体处于缺乏隐蔽的环境时，就会产生诸多压力，从而影响正常的排尿。

5. 气候变化 外部环境温度可通过影响体内抗利尿激素的分泌来影响人体的排尿活动，炎热夏季，由于身体大量出汗，体内水分减少，血浆晶体渗透压升高，引起抗利尿激素分泌增多，促进肾脏的重吸收，导致尿液浓缩和尿量减少。寒冷冬季，身体外周血管收缩，循环血量增多，体内水分相对增加，反射性地抑制抗利尿激素的分泌，而使尿量增加。

6. 液体和饮食摄入 排除其他影响体液的干扰因素，液体的摄入量将直接影响尿量和排尿的频次。排尿量和排尿次数与液体的摄入量成正比，液体摄入多，排尿量和排尿次数均会增加，反之亦然。此外，摄入液体的种类也会影响排尿，如咖啡、茶、酒类饮料，有利尿作用，可增加排尿量和排尿次数。有些食物的摄入也会影响排尿，如食入含水量多的水果、蔬菜等可增加液体摄入量，从而使尿量增多，而摄入含盐较高的饮料或食物则会造成水钠潴留，使尿量减少。

7. 与疾病相关的因素

（1）疾病因素：神经系统的损伤和病变可使排尿反射的神经传导和排尿的意识控制发生障碍，出现尿失禁或尿潴留；肾脏的病变可使尿液的生成出现障碍，导致少尿或无尿；泌尿系统的肿瘤、结石或狭窄也可导致排尿障碍，从而出现尿潴留。老年男性则因前列腺增生压迫尿道，可出现排尿困难。

（2）药物因素：某些药物可直接影响老年人的排尿，如利尿剂可使尿量增加，止痛剂、镇静剂、麻醉剂等则影响神经传导从而干扰排尿。

（3）治疗及检查：各种原因导致的人体失血、失液，若补液不足，外周循环灌注低，机体长时间处于脱水状态，可出现尿量减少。手术中使用麻醉剂可干扰人体正常的排尿反射，改变排尿型态，导致尿潴留。外科手术或外伤使输尿管、膀胱、尿道肌肉损伤而失去正常排尿功能，不能控制排尿，发生尿潴留或尿失禁。此外，某些诊断性检查前要求禁食禁水，因体液减少而影响尿量。有些侵入性检查（如膀胱镜检查）则可能造成尿道损伤、水肿与不适，导致排尿型态的改变。

二、排尿的评估

（一）尿液的评估

1. 尿量和排尿次数 尿量是反映人体肾脏功能的重要指标之一。正常情况下，成人白天排尿4～6次，夜间排尿0～2次，每次尿量约200～400ml。故正常成人24h尿量约1 000～2 000ml，平均为1 500ml。通常尿量和排尿次数与年龄、饮水量、进食量、活动情况、节气变化及排尿环境等多种因素相关。老年人由于膀胱括约肌收缩无力，故膀胱不能完全充盈和排空，容易出现尿频、夜尿次数增多、残余尿量增加等情况。

2. 尿液颜色　正常新鲜尿液受尿胆原和胆色素的作用和影响，呈现出淡黄色或深黄色。当尿液浓缩时，可出现量少色深。尿液的颜色也受某些食物、药物的影响，当人体进食大量胡萝卜或服用维生素 B_2 时，可致尿的颜色呈深黄色。在病理因素的影响下，尿液的颜色可出现以下变化：

（1）血尿：新鲜尿离心后，若尿沉渣每高倍镜视野红细胞≥3 个，则表示尿液中红细胞数量异常增多，称为血尿。血尿颜色的深浅与尿液中所含红细胞量的多少有关，血尿轻者尿液颜色可以正常，仅显微镜下才能发现红细胞增多，被称为镜下血尿；当出血量多时，尿液常呈洗肉水样、浓茶色或红色，被称为肉眼血尿。一般情况下，血尿可见于急性肾小球肾炎、输尿管结石、泌尿系统肿瘤、泌尿系统结核及感染等。

（2）血红蛋白尿：由于各种原因导致大量红细胞在血管内被破坏，血红蛋白释放入血后经肾脏排出，导致尿液中含有血红蛋白，形成血红蛋白尿。尿液呈浓茶色、酱油色。一般情况下，血红蛋白尿可见于血型不合引起的溶血、恶性疟疾和阵发性睡眠性血红蛋白尿。

（3）胆红素尿：尿液中含有胆红素。一般情况下，胆红素尿液呈深黄色或黄褐色，振荡尿液后泡沫也呈黄色，可见于阻塞性黄疸和肝细胞性黄疸。

（4）乳糜尿：尿液中含有淋巴液，排出的尿液呈乳白色，可见于丝虫病。

3. 尿液透明度　新鲜尿液清澈透明，放置后可出现微量絮状沉淀物，由黏蛋白、核蛋白、盐类及上皮细胞凝结而成，属正常现象。新鲜尿液发生浑浊的主要原因是尿液中含有大量尿盐，当尿液冷却后可出现浑浊，若将尿液加热、加酸或加碱后，尿盐溶解，尿液即可澄清。当泌尿系统感染时，尿液中则含有大量的脓细胞、红细胞、上皮细胞、细菌或炎性渗出物，排出的新鲜尿液即呈白色絮状浑浊，在加热、加酸或加碱后，其浑浊度不会发生改变。一般情况下，蛋白尿不会影响尿液的透明度，但振荡时可使尿液产生较多且不易消失的泡沫。

4. 尿液酸碱度　正常人的尿液呈弱酸性，pH 为 4.5～7.5，平均为 6。尿液的酸碱性可受饮食种类的影响，如进食大量蔬菜时，尿液可呈碱性；进食大量肉类时，尿液可呈酸性。若机体发生酸中毒，尿液可呈强酸性；当机体出现严重呕吐，尿液则呈强碱性。

5. 尿比重　尿比重的高低主要取决于肾脏的浓缩功能。正常情况下，成人的尿比重波动于 1.015～1.025，且尿比重与尿量成反比。若尿比重经常固定于 1.010 左右，则提示肾功能严重损害。

6. 尿液气味　正常尿液气味来自尿内的挥发性酸。尿液久置以后，因尿液中的尿素发生分解产生氨，故有氨臭味。当泌尿系统发生感染时，新鲜尿液即可出现氨臭味。发生糖尿病酮症酸中毒时，因尿液中含有大量丙酮，故有特殊的烂苹果气味。

（二）异常排尿活动的评估

异常排尿活动是老年人常见的健康问题，可引起老年人出现身体异味、皮肤损伤、孤僻、抑郁等社交障碍和心理问题，是影响老年人生活质量的重要因素。

1. 多尿　24h 尿量超过 2 500ml，称为多尿。正常情况下，多尿见于大量饮用液体；病理情况下，多尿由内分泌代谢障碍或肾小管浓缩功能不全而引起，可见于糖尿病、尿崩症、急性肾功能不全（多尿期）等。

2. 少尿　24h 尿量少于 400ml 或每小时尿量少于 17ml，称为少尿。少尿与发热、液体摄入过少、休克等导致的体内血液循环不足有关，可见于心脏、肾脏、肝脏功能衰竭。

3. 无尿或尿闭　24h 尿量少于 100ml 或 12h 内无尿液产生，称为无尿或尿闭，可见于严重休克、急性肾功能衰竭及药物中毒等。

4. 膀胱刺激征　尿频、尿急、尿痛同时出现的症状，称为膀胱刺激征，可见于膀胱及尿道感染和机械性刺激。

（1）尿频：单位时间内排尿次数增多，由膀胱炎症或机械性刺激引起，严重时可几分钟排尿一次，每次尿量仅几毫升。

（2）尿急：个体突然有强烈尿意，不能控制，需立即排尿，由于膀胱三角或后尿道的刺激，造成排尿反射活动异常强烈而引起。每次尿量很少，常与尿频同时存在。

（3）尿痛：排尿时感到尿道疼痛，可以发生在排尿初、中、末或排尿后。疼痛呈烧灼感，与膀胱、尿道或前列腺感染有关。由于男、女尿道解剖结构的差异，男性多发生于尿道远端，女性则发生于整个尿道。

5. 尿潴留　指尿液大量存留在膀胱内不能自主排出。当尿潴留时，膀胱容积可增至 3 000～4 000ml，膀胱高度膨胀，可至脐部。个体伴随下腹胀痛，排尿困难。体格检查可见耻骨联合上方膨隆，扪及囊样包块，叩诊呈实音，有压痛。尿潴留的常见原因有：

（1）机械性梗阻：指参与排尿的神经及肌肉功能正常，但在膀胱颈部至尿道外口的某一部位存在梗阻性病变。如前列腺增生、肿瘤，膀胱内结石、血块，子宫肌瘤等膀胱颈邻近器官病变引起的膀胱颈梗阻；如炎症或损伤后的尿道狭窄，尿道结石、结核、肿瘤等引起的尿道梗阻。

（2）动力性梗阻：指尿路无机械性梗阻时，由于各种原因造成控制排尿的中枢或周围神经损害，导致膀胱逼尿肌无力或尿道括约肌痉挛，引起排尿困难。常见原因包括：①神经系统病变：如颅脑或脊髓肿瘤、脑炎等可引起控制排尿的周围神经损害；②手术因素：如麻醉、中枢神经手术或骨盆手术导致控制排尿的骨盆神经损伤或功能障碍；③药物：如抗胆碱药、抗抑郁药、抗组胺药和阿片制剂等；④精神因素：如精神紧张、不习惯排尿环境或排尿方式等。

6. 尿失禁　指尿液不自主地流出，排尿失去意识控制或不受意识控制。尿失禁的发生率往往随着年龄的增长而增加，且老年女性的发生率高于男性，是老年人常见的健康问题。尿失禁给老年人及其家庭、社会带来沉重的经济负担和精神负担，严重影响老年人及其照顾者的生命质量。根据临床表现，尿失禁一般分为四种类型。

（1）持续性尿失禁（真性尿失禁）：即尿液持续地从膀胱或尿道中流出，膀胱始终处于空虚状态。常见的原因为外伤、手术或先天性疾病引起的膀胱颈和尿道括约肌的损伤。①脊髓初级排尿中枢与大脑皮质之间的联系受损，如昏迷、截瘫患者，因排尿反射活动失去大脑皮质的控制，膀胱逼尿肌出现无抑制性收缩；②由于手术造成膀胱括约肌损伤或支配括约肌的神经损伤，致膀胱括约肌功能障碍；③妇科手术所造成的膀胱阴道瘘，膀胱与阴道之间有瘘管；④先天性尿路畸形导致的先天性尿失禁。

（2）充溢性尿失禁（假性尿失禁）：由于各种原因使膀胱排尿出口梗阻或膀胱逼尿肌失去正常张力，膀胱内的尿液充盈达到一定压力时，少量尿液即可从尿道不自主溢出，当膀胱内压力降低时，排尿立即停止，使尿液不能排空，膀胱始终处于充盈状态，引起尿液潴留。常见原因有：①神经系统病变：如脊髓损伤早期的脊髓休克阶段、脊髓肿瘤等导致的膀胱瘫痪等；②下尿路梗阻：如前列腺增生、膀胱颈梗阻及尿道狭窄等。体格检查常有膀胱充盈，神经系统有脊髓病变或周围神经炎的体征，排尿后膀胱残余尿量增加。

（3）压力性尿失禁（不完全性尿失禁）：膀胱逼尿肌功能正常，但由于尿道括约肌张力减低或骨盆底部尿道周围肌肉和韧带松弛，导致尿道阻力下降，日常状态尚能控制排尿，但当腹内压突然增高，如咳嗽、打喷嚏、大笑、举重物等，膀胱内压超过尿道阻力，少量尿液不自主由尿道口溢出。压力性尿失禁是女性尿失禁中最常见的类型。常见原因有：①多次自然分娩或绝经后的妇女，因为阴道前壁和盆底支持组织张力减弱或缺失所致。②因根治性前列腺切除术而可能会损伤尿道外括约肌的情况。这类尿失禁多在直立体位时发生。

（4）急迫性尿失禁：由于膀胱局部炎症、出口梗阻的刺激，导致反复的低容量不自主排尿，常伴有尿频和尿急；或由于大脑皮质对脊髓排尿中枢的抑制减弱，引起膀胱逼尿肌不自主收缩或反射亢进，使膀胱收缩不受限制。常见原因有：①膀胱局部炎症或激惹致膀胱功能失调：如下尿路感染、前列腺增生症及子宫脱垂等；②中枢神经系统疾病：如脑血管意外、脑瘤及帕金森病等。

三、异常排尿活动的照护措施

（一）老年人尿潴留的照护措施

1. 心理照护 加强与老年人的沟通，建立良好的照护关系，及时发现老年人的心理变化，安慰并消除老年人的焦虑和紧张情绪，减轻老年人的心理压力。

2. 提供合适的排尿环境 关闭门窗，用床帘或屏风遮挡，请无关人员回避，为老年人创造有利于排尿的隐蔽环境。适当调整治疗和照护时间，使老年人能够安心排尿。

3. 调整体位和姿势 酌情协助老年人取恰当体位，如帮助卧床老年人抬高上身或坐起，尽可能以其习惯的姿势排尿。对需绝对卧床休息或某些手术后的老年人，应事先有计划地训练其床上排尿，避免因为不适应排尿姿势改变而导致的尿潴留。

4. 诱导排尿 排尿活动可受心理暗示的影响，如听流水声或用温水冲洗会阴部，利用条件反射诱导排尿；亦可采用针刺中极、曲骨、三阴交穴或艾灸关元、中极穴等方法，刺激排尿。

5. 热敷、按摩 热敷、按摩可使下腹部肌肉放松，促进排尿。切记不可强力按压，防止尿液逆流、膀胱破裂等问题发生。

6. 导尿术 如经上述照护措施仍不能解除尿潴留时，必要时根据医嘱协助护理人员实施导尿术并做好导尿管照护。

7. 健康教育 为老年人及其家属讲解维持正常排尿的重要性，指导老年人养成定时排尿的习惯，学会自我放松的正确方法。对需要绝对卧床休息或接受某些手术的老年人可提前有计划地安排床上排尿训练。

（二）老年人尿失禁的照护措施

1. 心理照护 尿失禁对老年人的生命无直接威胁，但是其所造成的身体异味、反复尿路感染及皮肤损伤等，却是导致老年人发生抑郁等心理问题的原因之一。任何原因引起的尿失禁都会给老年人带来很大的心理压力，同时也给生活带来诸多不便，严重影响老年人的生活质量。自尊丧失、精神紧张、心理忧郁等使得老年人更期望得到理解和帮助。照护人员应充分尊重和理解老年人，给予及时有效的安慰、开导和鼓励，使老年人树立恢复健康的信心，积极配合治疗和照护。

2. 皮肤照护 随时注意保持皮肤清洁干燥，减少老年人的身体异味。床上铺一次性尿垫或橡胶单和中单，也可使用一次性纸尿裤。经常用温水清洗会阴部皮肤，勤换衣裤、床单、尿垫。根据皮肤情况，经常翻身，定时按摩受压部位，防止失禁性皮炎和压力性损伤的发生。

3. 指导老年人重建正常的排尿功能

（1）调整生活方式，合理膳食：饮水量和进食量对尿量、排尿次数甚至对肾功能都会产生一定的影响，如老年人的病情允许，可以多吃蔬菜水果，多饮水，保证每天日间摄入液体 2 000～3 000ml，应避免咖啡因、酒精和碳酸类饮料的摄入，可以增加对膀胱的刺激，促进排尿反射，还可以预防泌尿系统的感染；保持正常体重是预防尿失禁发生的重要措施之一，对于重度肥胖或中度肥胖的老年人，应有效控制体重。此外，生活中可以戒烟、避免可使腹压增加的动作以及剧烈运动。注意老年人入睡前应限制饮水，减少夜间排尿，以免影响睡眠质量。

（2）膀胱功能训练：适用于急迫性和混合性尿失禁的老年人，通过控制尿急和减少排尿次数，调整老年人的排尿行为，从而增加膀胱的容量，改善膀胱过度活动的状态，使老年人控制排尿的能力得到改善。向老年人及其家属讲解膀胱训练的目的，介绍膀胱训练的方法及需要的时间，积极争取老年人及其家属的配合。建立排尿日志，观察排尿的规律及反应，定时使用便器，鼓励老年人有意识地逐渐延长排尿间隔时间，在出现尿意时可通过更换体位、收缩盆底肌、转移注意力、消除外界刺激等方式延长储尿时间，对尿意不要过早做出反应。第一周，出现尿意后鼓励老年人延长 5min 再排尿，第二周延长 10min，第三周延长 20min，依次逐渐延长至两次排尿间隔 3～4h，如此持续训练以促进膀胱功能的恢复。注意训练过程中应循序渐进，不可延长过快，以免加重下腹胀满和疼痛症状。

（3）盆底肌锻炼：又称凯格尔（Kegal）运动，指导老年人进行骨盆底部肌肉的锻炼，以提高盆底肌的收缩力和张力，增强控制排尿的能力。具体方法是先慢慢收紧盆底肌肉，然后缓缓放松，逐步延长每次的收缩时间至 10s，每组 10 次，老年人可在立位、坐位或卧位 3 种不同状态下进行锻炼。根据老年人的身体状况每日进行 5～10 组，以不感觉疲乏为宜，6～8 周为 1 个疗程。如病情允许，鼓励老年人做抬腿运动或下床活动，增加腹部肌肉的力量。

（4）定时排尿：对于压力性尿失禁的老年人，定时排尿可以有效减少膀胱储尿量。当膀胱内尿量减少时，即便腹压增加，漏尿量也会较少。

4. 对长期尿失禁的老年人，可行留置导尿术，避免尿液长时间浸润皮肤，发生炎性病变。拔出导尿管前无须夹闭导尿管，根据老年人的情况进行膀胱功能训练，锻炼膀胱壁肌肉张力，重建膀胱储存尿液的功能。

5. 健康教育　对老年人及其家属进行有目的、有计划的健康教育，帮助老年人及其家属了解疾病知识、治疗和训练方法，提高其照护能力，减少并发症，最大限度地提高老年人的生存质量。

📘 **知识拓展**

常用的尿失禁护理用物

根据老年人的病情、性别、活动性、经济状况结合产品特点，常用的尿失禁护理用物主要有以下三类：

1. 吸收型尿失禁用物　如一次性尿垫、纸尿裤、失禁内裤，是最普遍且易于使用的护理用物，能有效处理尿失禁问题，对尿道无侵入性损害，但频繁和不正确的使用易导致漏尿、压力性损伤、失禁性皮炎等。老年人对吸收型尿失禁用物易产生依赖心理，不利于膀胱功能的恢复。

2. 外用收集型尿失禁用物　尿套和保鲜袋是男性常用的外用收集型尿失禁用品。此类物品简单易行，成本低，易于观察尿液性状，但透气性差，长时间使用可引起尿路感染。

3. 内置型尿失禁用物　留置导尿术是临床常用的传统导尿方法，有增加泌尿系感染的风险，须严格遵守无菌操作，定期消毒尿道口和尽量缩短导尿管留置时间。清洁间歇性导尿术无须长期留置尿管，可降低尿路感染的发生率，可使膀胱规律性充盈与排空，从而保持膀胱容量和恢复膀胱的收缩功能，帮助使用者建立正常的排尿反射，适用于神经源性膀胱功能障碍患者。

四、与排尿有关的照护技术

（一）尿垫、纸尿裤更换

【操作目的】

满足老年人的生理需要，保持会阴部、臀部皮肤的清洁干燥。去除会阴部异味，增进老年人的舒适感。观察会阴部及臀部皮肤的状况，避免压力性损伤的发生。

【操作程序】

1. 评估

（1）辨识老年人，与老年人沟通。

（2）评估老年人的性别、年龄、体重、病情、治疗史等。

（3）评估老年人的意识状态、合作程度、对疾病的态度、对所患疾病的认知程度、心理状况、生活自理能力。

（4）评估老年人尿失禁的类型，会阴部皮肤黏膜有无破损。

2. 计划

（1）环境准备：酌情关闭门窗，用床帘或屏风遮挡，环境整洁安静、光线充足、舒适安全，温湿度适宜。

（2）老年人准备：了解尿垫、纸尿裤更换的目的、方法、配合要点及注意事项，能配合操作。

（3）照护人员准备：着装整洁，修剪指甲，洗手，戴口罩。

（4）用物准备：尿垫（图6-1，规格有两种：60cm×60cm和80cm×60cm）、纸尿裤（图6-2，规格有四种：S、M、L、XL，使用时根据老年人体型和包装袋上标明的臀围或腰围的范围合理选择）、口罩、一次性手套、水盆、毛巾、温热水（水温与体温相近，以不超过40℃为宜）、手消毒液、卫生纸、屏风、污物桶。

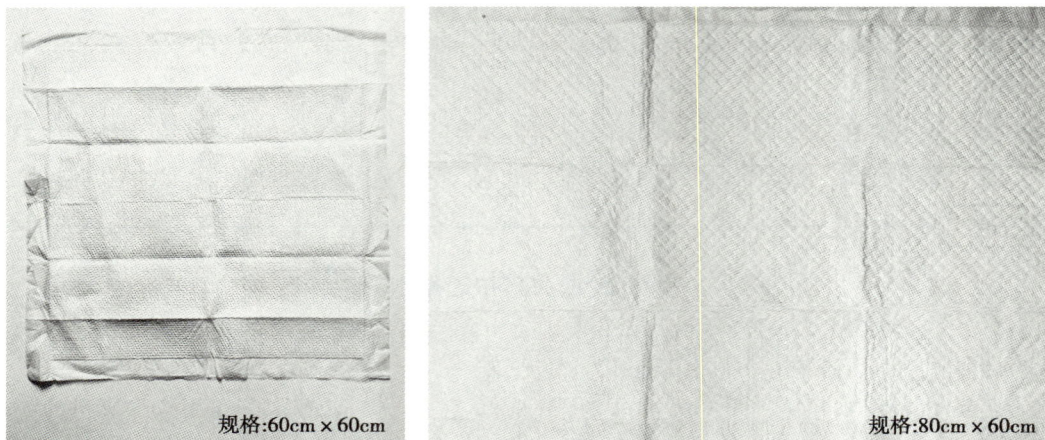

规格:60cm×60cm 规格:80cm×60cm

图6-1 尿垫

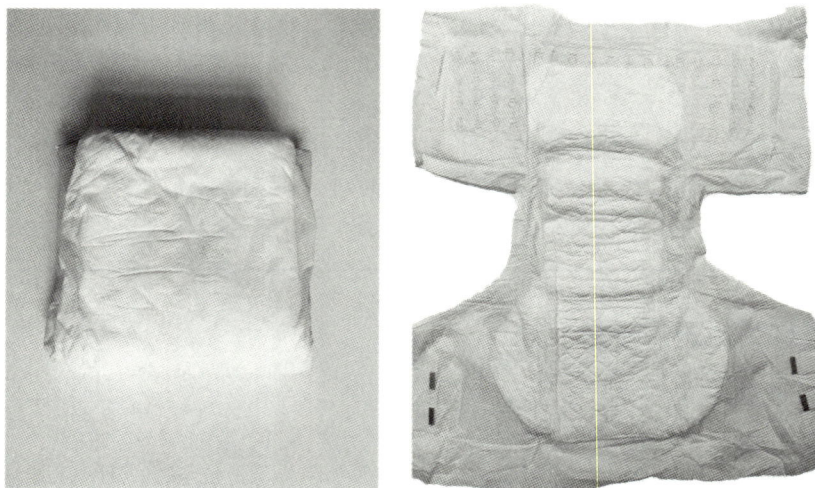

图6-2 纸尿裤

3. 实施

（1）更换尿垫。

操作流程	操作步骤	要点说明
1. 核对检查	（1）备齐用物并携至床旁，确认老年人的信息 （2）评估老年人的意识状态、自理能力及心理需求 （3）评估老年人的皮肤状况，照护人员向老年人解释更换尿垫的目的、方法及操作要点，取得老年人的配合	• 关注老年人的心理状况 • 更换尿垫时注意检查皮肤有无湿疹、压力性损伤等情况

续表

操作流程	操作步骤	要点说明
2. 更换尿垫	（1）关闭门窗，用床帘或屏风遮挡 （2）放下近侧床挡，打开盖被，协助老年人取对侧卧位 （3）观察会阴部及臀部的清洁程度、皮肤黏膜情况，在水盆内倒入少许温水，用掌面手腕测试水温是否适宜 （4）戴一次性手套 （5）将毛巾叠成手套状包裹于手掌上，裹好的毛巾放入水中浸湿、拧干，以不滴水为宜 （6）由外向内环形擦拭一侧臀部和会阴部皮肤，将污染的一次性尿垫向内折叠，塞于老年人身体下方，然后将清洁的尿垫一半卷起来塞于老年人身体下方，另一半向照护人员一侧打开 规格较小的尿垫：协助老年人原位向照护人员一侧翻身侧卧，照护人员直接从对侧撤下污染的一次性尿垫，放入污物桶内 规格较大的尿垫：拉起近侧床挡，照护人员转至对侧，协助老年人取对侧卧位，将污染面向内折叠撤下污染的尿垫，放入污物桶内 （7）同法擦拭老年人另一侧臀部和会阴部皮肤 （8）将清洁尿垫卷起的另一半拉平铺好 （9）大小便失禁的老年人，可在会阴部和肛门周围薄涂抹凡士林和氧化锌软膏 （10）协助老年人翻身至平卧位 （11）脱手套，为老年人盖好盖被	• 注意保护老年人的隐私 • 协助翻身时动作轻柔，避免引起不适 • 注意保暖 • 预防交叉感染 • 毛巾折叠可保持毛巾温度，避免擦拭时毛巾边缘过凉刺激老年人的皮肤 • 擦拭皮肤时手法轻柔，不可用力过猛，避免过度刺激皮肤 • 观察老年人臀部及会阴部皮肤情况，避免发生失禁性皮炎 • 更换尿垫时，观察排泄物的性状、颜色、量、气味，如有异常及时报告医生 • 保护皮肤，防止皮肤受到尿液或粪便的浸润
3. 整理用物	（1）询问老年人有无其他需求，是否满意（反馈），整理床单位，拉起床挡 （2）整理各项物品，按相关要求处理用物 （3）开窗通风	• 促进老年人的舒适感
4. 洗手记录	（1）按六步洗手法洗手 （2）记录老年人的信息、尿垫更换时间、臀部及会阴部皮肤情况、排泄物情况等，照护人员签名	• 预防交叉感染 • 文书及时记录、归档

（2）更换纸尿裤。

操作流程	操作步骤	要点说明
1. 核对检查	（1）备齐用物并携至床旁，确认老年人的信息 （2）评估老年人的意识状态、自理能力及心理需求 （3）评估老年人的皮肤状况，照护人员向老年人解释更换纸尿裤的目的、方法及操作要点，取得老年人的配合	• 关注老年人的心理状况 • 更换纸尿裤时注意皮肤有无湿疹、失禁性皮炎、压力性损伤等情况
2. 更换纸尿裤	（1）关闭门窗，用床帘或屏风遮挡 （2）放下近侧床挡，打开盖被，协助老年人取平卧位或屈膝仰卧位，两腿外展。解开污染纸尿裤粘扣，揭开两翼放至老年人身体两侧，将前片向内折叠置于老年人臀下 （3）观察会阴部及臀部的清洁程度、皮肤黏膜情况，在水盆内倒入少许温水，用掌面手腕测试水温是否适宜 （4）戴一次性手套	• 注意保护老年人的隐私 • 协助翻身时动作应轻柔，避免引起不适 • 观察老年人臀部及会阴部的皮肤情况，避免发生失禁性皮炎 • 预防交叉感染

操作流程	操作步骤	要点说明
2. 更换纸尿裤	（5）将毛巾叠成手套状包裹于手掌上，裹好的毛巾放入水中浸湿、拧干，以不滴水为宜 （6）由外向内、自上向下轻轻擦拭会阴部，再用清洁干燥的毛巾拭干皮肤表面的水分 （7）协助老年人向近侧侧卧，用同样的方法由外向内环形擦拭臀部，再用清洁干燥的毛巾拭干皮肤表面的水分；将污染的纸尿裤从对侧向近侧内面对折反卷于老年人臀下 （8）将卷好的清洁纸尿裤（贴皮肤面朝内）由对侧向近侧平铺于老年人臀下，协助老年人翻身至另一侧，撤下污染的纸尿裤，放入污物桶内 （9）将身下的清洁纸尿裤打开铺平，协助老年人取平卧位 （10）从两腿间向前向上兜起纸尿裤前端，整理大腿内侧边缘，将前片覆盖在腹部，两翼与前片粘贴、固定 （11）将腹股沟两侧防侧漏折翻出，检查松紧是否适宜 （12）脱手套，为老年人盖好盖被	• 擦拭皮肤时手法应轻柔，不可用力过猛，避免过度刺激皮肤 • 更换纸尿裤时，观察排泄物的性状、量、颜色、气味，如有异常及时报告医生 • 更换纸尿裤时，将纸尿裤大腿内、外侧边缘展平，防止侧漏
3. 整理用物	（1）询问老年人有无其他需求，是否满意（反馈），整理床单位，拉起床挡 （2）整理各项物品，按相关要求处理用物 （3）开窗通风	• 促进老年人的舒适感
4. 洗手记录	（1）按六步洗手法洗手 （2）记录老年人的信息、纸尿裤更换时间、臀部及会阴部皮肤情况、排泄物情况等，照护人员签名	• 预防交叉感染 • 文书及时记录、归档

4. 评价

（1）老年人了解一次性尿垫、纸尿裤使用的相关知识。

（2）照护人员做到安全规范更换尿垫、纸尿裤，更换过程顺利，老年人无不适反应。

（3）照护人员与老年人的沟通有效，老年人主动配合。

（4）使用尿垫、纸尿裤期间，老年人的皮肤保持清洁干燥，无失禁性皮炎和压力性损伤发生。

【注意事项】

1. 更换尿垫、纸尿裤时，避免过多暴露老年人身体，保护老年人的隐私。

2. 注意观察老年人的局部皮肤情况，保持局部皮肤清洁干燥，避免失禁性皮炎和压力性损伤。

3. 随时与老年人保持有效沟通，老年人如有不适及时停止操作并给予相应处理。

4. 操作过程中程序清楚、动作轻稳、省时、节力、安全，体现人文关怀。

5. 从污染轻的部位向污染重的部位进行清洁，避免交叉感染。

6. 安全风险因素

（1）皮肤受损：注意及时更换尿垫、纸尿裤，以免因尿液、粪便长时间浸润、刺激局部皮肤导致皮肤损伤；操作中避免皮肤过度摩擦的动作，以免引起皮肤损伤；仔细检查尿垫的正反面，避免因反面紧贴皮肤导致老年人皮肤损伤。

（2）烫伤：操作中水温过高，造成烫伤。

（3）感染：照护人员操作前应规范洗手，遵循清洁操作的原则及时更换被排泄物污染的尿垫和纸尿裤，及时清洁会阴部。同时，注意清洁会阴和肛门的顺序，使用质量合格的尿垫和纸尿裤，以免造成泌尿系统逆行性感染。

（4）感冒：为老年人清洁会阴部和臀部时，如暴露时间过长，应及时保暖，以免老年人受凉。

（5）坠床：更换尿垫、纸尿裤过程中注意安全防护措施到位，及时拉起床挡，以免造成老年人坠床。

（6）自尊下降：操作过程中注意保护老年人的隐私，以免给老年人的心理造成影响。

【健康指导】

1. 告知老年人及家属更换尿垫、纸尿裤的目的、更换过程、配合方法及注意事项。

2. 训练膀胱功能，最初间隔 1～2h 让老年人排尿，以手掌用柔力自膀胱上方持续向下按压，使膀胱内尿液排出，以后逐渐延长排尿间隔时间，以促进排尿功能恢复。

3. 根据老年人的身体状况，指导其循序渐进地进行盆底肌锻炼。

（二）留置导尿管照护及一次性集尿袋的更换

【操作目的】

为老年人进行留置导尿管照护，及时更换一次性集尿袋，避免泌尿系统感染，保持会阴部皮肤清洁干燥。

【操作程序】

1. 评估

（1）辨识老年人，与老年人沟通。

（2）评估老年人的性别、年龄、体重、病情、治疗史等。

（3）评估老年人的意识状态、合作程度、对疾病的态度、对所患疾病的认知程度、心理状况、生活自理能力。

（4）评估老年人导尿管留置时间和集尿袋日期、管道的密闭性、导管固定情况、会阴部皮肤黏膜情况。

2. 计划

（1）环境准备：酌情关闭门窗，用床帘或屏风遮挡，环境整洁安静、光线充足、舒适安全，温湿度适宜。

（2）老年人准备：了解留置导尿管照护的目的、方法、配合要点及注意事项，能配合操作。

（3）照护人员准备：着装整洁，修剪指甲，洗手，戴口罩。

（4）用物准备：一次性手套、口罩、治疗巾、止血钳、弯盘、碘伏棉球、一次性集尿袋（图6-3），如有条件可以使用一次性防逆流型集尿袋（图6-4）；棉签、曲别针、便盆、手消毒液、屏风。

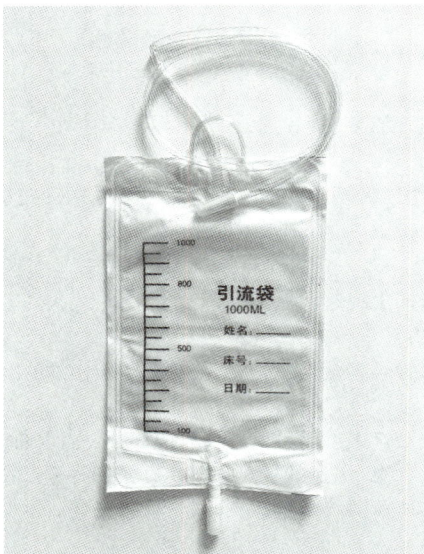

图 6-3　一次性集尿袋

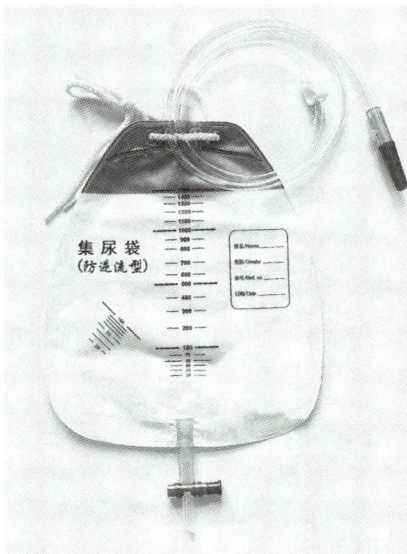

图 6-4　一次性防逆流型集尿袋

3. 实施

操作流程	操作步骤	要点说明
1. 核对检查	(1) 备齐用物并携至床旁,确认老年人的信息 (2) 评估老年人的意识状态、自理能力及心理需求 (3) 评估老年人的皮肤状况,照护人员向老年人解释留置导尿管的目的、方法及操作要点,取得老年人的配合	• 更换集尿袋前注意观察老年人臀部及会阴部皮肤情况,避免发生失禁性皮炎
2. 留置导尿管照护	(1) 关闭门窗,用床帘或屏风遮挡 (2) 放下近侧床挡,打开盖被,协助老年人褪去裤子取仰卧位,暴露老年人会阴部,臀部下方铺治疗巾,弯盘放在治疗巾上 (3) 检查导尿管留置时间,导尿管插入长度是否正常,导尿管气囊固定性是否良好。根据导尿管材质的不同,导尿管1~4周更换1次 (4) 戴一次性手套,妥善固定导尿管 (5) 根据男女尿道解剖特点的不同进行消毒 女性老年人:一手持止血钳夹取碘伏棉球,另一只手分开大阴唇,暴露尿道口和阴道口,用消毒棉球环形消毒尿道口,由上至下消毒两侧小阴唇,再次环形消毒尿道口,并由尿道口沿导尿管方向,由内向外依次消毒导尿管的对侧→上方→近侧→下方,每天消毒1~2次,污棉球置于弯盘内 男性老年人:一手持止血钳夹取碘伏棉球,另一只手持纱布轻轻提起阴茎,将包皮向后推,暴露出龟头及冠状沟,用消毒棉球环形消毒尿道口、龟头及包皮,然后由尿道口沿导尿管方向,由内向外依次消毒导尿管的对侧→上方→近侧→下方,每天消毒1~2次,污棉球置于弯盘内 (6) 消毒完毕,用过的治疗巾、弯盘、消毒棉球按医疗垃圾分类处理,脱下手套置于医疗垃圾袋内 (7) 协助老年人穿上裤子,盖好盖被	• 注意保护老年人的隐私 • 注意观察导管有无脱出 • 碘伏棉球消毒原则:由内向外,由上至下,先对侧后近侧;一次只使用一个消毒棉球 • 注意消毒黏膜皱褶处 • 操作时注意观察导尿管是否通畅,避免导尿管和引流管扭曲受压
3. 更换一次性集尿袋	(1) 检查集尿袋安置的时间,定期更换,通常集尿袋每日更换1次 (2) 观察集尿袋内尿液的颜色、性状、量 (3) 暴露留置的导尿管和引流管接口,在导尿管和引流管衔接处下方区域铺治疗巾,弯盘置于治疗巾上导管接口的下方 (4) 检查一次性集尿袋的有效期,包装无漏气,撕开外包装,平铺在治疗巾上 (5) 检查棉签的有效期,包装无漏气,打开包装袋,将两支棉签抽出至一半,棉签头部分保留在棉签袋内,备用 (6) 戴一次性手套,将集尿袋内尿液排空,关闭集尿袋下端的放尿端口,观察尿液引流是否通畅 (7) 用止血钳夹住留置导尿管开口上端3~5cm处 (8) 断开导尿管和引流管接口,取下引流管接口,向上提起,使管内余尿流入集尿袋内,并将引流管接口置于弯盘内 (9) 用一手中指和无名指夹住导尿管,保持导尿管开口端向上,用拇指和示指捏住新集尿袋引流管接口处 (10) 另一手取下引流管端口的蓝色保护帽,放在治疗巾上后,取棉签蘸取碘伏,从导尿管外口由内向外螺旋消毒2次,用过的棉签置于弯盘内。然后拿起新集尿袋引流管端口与导尿管相连,旋紧 (11) 将新引流管盖帽套在刚换下的引流管端口上,引流管至于床边	• 若尿液性状、颜色改变,需及时更换集尿袋 • 注意无菌操作,防止尿路感染 • 注意避免导尿管和引流管扭曲受压 • 注意无菌操作,防止尿路感染 • 碘伏消毒时,由内向外旋转消毒 • 更换集尿袋时无牵拉、无渗漏,导尿管引流通畅

续表

操作流程	操作步骤	要点说明
3. 更换一次性集尿袋	（12）松开止血钳，观察尿液引流是否通畅 （13）用曲别针将新集尿袋妥善固定于低于膀胱的位置（床旁），并在集尿袋上记录更换日期 （14）定时排空集尿袋并记录尿量，必要时留取尿液标本 （15）根据病情指导老年人训练膀胱功能，指导老年人进行盆底肌收缩运动，促进膀胱功能的恢复 （16）每周查尿常规 1 次，若发现尿液浑浊、有沉淀或出现结晶时，及时报告医生 （17）将污染的集尿袋置于医疗垃圾袋内 （18）取下治疗巾和弯盘，脱手套，协助老年人取舒适卧位	• 防止尿液反流引起泌尿系统感染
4. 整理用物	（1）询问老年人有无其他需求，是否满意（反馈），整理床单位，拉起床挡 （2）整理各项物品，用过的治疗巾、弯盘、棉签等按医疗垃圾分类处理 （3）开窗通风	• 床单位保持干净整洁 • 促进老年人的舒适感
5. 洗手记录	（1）按六步洗手法洗手 （2）记录尿液颜色、性状、量，留置导尿管消毒时间，尿袋更换时间，臀部及会阴部皮肤情况等，照护人员签名	• 预防交叉感染 • 文书及时记录、归档

4. 评价

（1）老年人留置导尿管期间，导尿管固定良好，无牵拉及渗漏，尿液引流通畅，未发生泌尿系统感染等并发症。

（2）老年人了解一次性集尿袋使用的相关知识，能进行相应预防感染的措施。

（3）照护人员无菌观念强，操作程序正确，动作轻稳、省时、节力、安全。

（4）照护人员操作中关心老年人，保护老年人的隐私，体现人文关怀。

（5）照护人员与老年人的沟通顺畅，老年人主动配合，无不适反应。

【注意事项】

1. 严格遵守无菌操作原则，规范操作，预防泌尿系统感染。

2. 提供隐蔽的操作环境，保护老年人的隐私，采取适当的保暖措施防止老年人着凉。

3. 如为气囊导尿管，固定时注意不能过度牵拉导尿管，以防膨胀的气囊卡在尿道内口，压迫膀胱壁或尿道，导致黏膜组织损伤。

4. 更换集尿袋过程中，物品放置合理，要使用无齿止血钳夹紧导尿管，防止因多次更换致导尿管夹损。

5. 正确连接导尿管和引流袋，保持整个引流系统连接紧密。分离接口前要夹紧尿管，以防尿液漏出，分离集尿袋时注意用力的方向，防止导尿管脱出。

6. 当老年人离床活动时，一次性集尿袋不得超过膀胱高度，同时避免挤压，防止因尿液反流引起泌尿系统感染；如果使用的是防逆流型集尿袋，引流管与导尿管接口处有防逆流瓣膜，即使尿袋高于耻骨联合，尿液也不会反流引起泌尿系统感染，故老年人离床活动时可不受限制。

7. 防止泌尿系统感染

（1）当集尿袋的尿液量超过 1 000ml 或达到集尿袋的 2/3 时，应及时排空，排空集尿袋过程中要避免集尿袋出口处污染。

（2）保持引流通畅，防止导尿管受压、扭曲、折叠、堵塞。

（3）保持尿道口清洁，每日用碘伏棉球对会阴部和尿道口消毒 1～2 次。注意消毒导尿管管口时要由内向外消毒。

（4）定期更换集尿袋和导尿管。一次性集尿袋每天更换1次；导尿管的更换频率可根据导尿管的材质决定，一般为1~4周更换一次。

8. 为促进膀胱功能的恢复，根据老年人的身体情况进行膀胱功能训练，锻炼膀胱壁肌肉张力，重建膀胱的储尿功能。

9. 随时观察尿液颜色、性状、量、透明度、气味，发现尿液浑浊、沉淀、有结晶或絮状物时，应报告医护人员，及时处理。

10. 安全风险因素

（1）感染：操作过程中，注意严格无菌操作，及时更换并使用合格的一次性集尿袋。老年人离床活动时集尿袋应低于膀胱高度，以免尿液反流，造成老年人泌尿系统感染。

（2）导尿管脱出：固定集尿袋时引流管应留有足够的长度，以方便老年人翻身活动，避免因过度牵拉，造成导尿管脱出。

（3）坠床：消毒会阴部和导尿管，以及更换一次性集尿袋过程中应及时拉起床挡，注意安全防护措施到位，以免造成老年人坠床。尤其要做好对烦躁的失智老年人的安抚工作，必要时给予适当保护性约束或请其他照护人员协助操作。

（4）一次性集尿袋质量问题：使用之前认真检查一次性集尿袋的质量，使用质量合格的集尿袋，以免老年人出现不良反应，造成不良后果。

【健康指导】

1. 告知老年人及家属留置导尿管、集尿袋的目的，留置导尿管照护的注意事项，并鼓励老年人及家属主动参与护理。

2. 如病情允许，鼓励老年人多饮水，每天尿量可维持在2 000ml以上，以达到自然冲洗尿道的作用，减少尿路感染的机会，同时也可减少泌尿系统结石的形成。

3. 保持导管引流通畅，避免因导尿管受压、扭曲、堵塞等导致泌尿系统感染；妥善固定导尿管，防止导尿管脱出。

4. 无论体位如何变化，集尿袋始终不得超过膀胱高度并避免挤压，防止尿液反流，导致感染的发生。

（三）协助老年人留取尿液标本

【操作目的】

协助老年人留取尿液标本，用于尿常规检查，了解尿液异常的原因。

【操作程序】

1. 评估

（1）辨识老年人，与老年人沟通。

（2）评估老年人的性别、年龄、体重、病情、治疗史等。

（3）评估老年人的意识状态、合作程度、患病情况、对所患疾病的认知程度、心理状况、生活自理能力。

（4）评估老年人的排尿情况。

2. 计划

（1）环境准备：酌情关闭门窗，用床帘或屏风遮挡，环境整洁安静、光线充足、舒适安全，温湿度适宜。

（2）老年人准备：了解尿液标本采集的目的、方法、注意事项及配合要点。

（3）照护人员准备：着装整洁，修剪指甲，洗手，戴口罩。

（4）用物准备：检验单、手消毒剂、一次性手套、生活垃圾桶、医疗垃圾桶；根据不同的检验目的另备一次性尿常规标本容器（容量在100ml以上），必要时可备尿壶或便盆。

3. 实施

操作流程	操作步骤	要点说明
1. 核对检查	（1）核对医嘱、检验单、标签（或条形码）、标本容器，确认无误后将标签或者条形码贴于标本容器外壁 （2）备齐用物并携至老年人床旁，确认老年人的信息 （3）评估老年人的意识状态、自理能力及心理状况 （4）评估老年人的排尿情况，照护人员向老年人解释留取尿液标本的目的、方法及操作要点，取得老年人的配合	• 严格执行查对制度，防止差错发生 • 关注老年人的心理状况
2. 收集尿液标本	（1）关闭门窗，用床帘或屏风遮挡 能够自理的老年人：嘱老年人洗手，清洁会阴部及尿道口，将清晨起床、未进早餐和做运动之前第一次排出的尿液收集于容器内（嘱老年人在收集尿液过程中，把前段尿排入便盆或马桶，留取中段尿2～10ml于标本容器内，剩余尿液直接排入便盆或马桶） 不能自理的老年人：协助老年人在床上使用便器，并收集尿液于标本容器中 留置导尿的老年人：于集尿袋下方引流孔处打开橡胶塞收集尿液 （2）留取尿液标本后，将容器盖好，防止尿液外溢，记录标本留取时间 （3）再次检查医嘱和尿液标本，尿液标本密封后放于转运容器内及时送检	• 注意保护老年人的隐私 • 新鲜晨尿浓度较高，且未受食物影响，故检验结果较准确 • 留取标本时应避免污染 • 便纸勿丢入便器内 • 尿失禁老年人可用尿套或尿袋协助收集尿液 • 保证检验结果的准确性
3. 整理用物	（1）询问老年人有无其他需求，整理床单位，拉起床挡 （2）整理各项物品，按常规消毒处理用物 （3）开窗通风	• 促进老年人的舒适感
4. 洗手记录	（1）按六步洗手法洗手 （2）记录老年人的信息，尿液总量、颜色、气味等，照护人员签名	• 预防交叉感染 • 文书及时记录、归档

4. 评价

（1）老年人无泌尿系统感染发生。

（2）照护人员尿液标本留取方法正确，操作规范、无差错，标本送检及时。

（3）照护人员与老年人沟通顺畅，老年人主动配合完成尿液标本的留取，了解尿液标本留取的正确方法和注意事项。

【注意事项】

1. 遵医嘱留取尿液标本，严格执行查对制度。

2. 尿液标本应按要求留取。晨尿标本是收集清晨起床、未进早餐和做运动之前第一次排出的尿液；随机尿液标本的收集不受时间限制，但应有足够的尿量用于检测，标本容器上应记录收集尿液的准确时间。

3. 尿液标本应避免混入经血、白带、精液、粪便等，此外，还应避免混入烟灰、便纸等其他杂物，以免影响检验结果。

4. 尿液标本留取后应及时送检，避免细菌繁殖、细胞溶解或被污染等。如尿液标本在2h内不能完成检测，宜置于2～8℃的条件下保存。

5. 若老年人会阴部分泌物过多，应先清洁或冲洗会阴后再留取尿液标本。

【健康指导】

1. 根据检验目的不同向老年人及其家属解释尿液标本留取的目的、方法和注意事项。

2. 向老年人说明正确留取尿液标本对检验结果的重要性，教会老年人留取尿液标本的方法，确保检验结果的准确性。

第二节 排便照护

案例 6-2

王爷爷，82 岁，有糖尿病、冠心病史，平时规律服用口服药物治疗，近来无心前区不适症状，血糖控制尚可。王爷爷粪便干结，排便费力，一般 1～2d 排便一次。现已有一周未排便，服用缓泻剂效果欠佳，根据医嘱给予使用开塞露通便。

根据以上资料，请回答：

1. 使用开塞露通便的主要步骤。

2. 老年人便秘的健康指导。

食物进入胃和小肠消化吸收后，形成食物残渣储存于大肠内，其中除一部分水分被大肠吸收外，其余均经细菌发酵和腐败作用后形成粪便。通常情况下，粪便的性质与形状可反映整个消化系统的功能状况。从大肠排出粪便的过程称为排便。排便是一种反射活动，人体参与排便的主要器官是大肠。

一、老年人排便的特点

（一）与排便有关的解剖和生理

1. 大肠的解剖 大肠起自回肠末端，止于肛门，分盲肠、结肠、直肠和肛管四个部分。盲肠为大肠的起始部，与小肠相连，其内有回盲瓣，起括约肌作用，既可控制回肠内容物进入盲肠的速度，又可防止大肠内容物逆流回小肠。结肠分升结肠、横结肠、降结肠和乙状结肠四个部分，围绕在小肠周围。直肠并不直，从矢状面上看有两个弯曲，分别是骶曲和会阴曲。骶曲是直肠在骶尾部前面下降形成的凸向后方的弯曲。会阴曲是直肠绕过尾骨尖形成的凸向前方的弯曲。肛管上续直肠，下止于肛门，为肛门内、外括约肌包绕，肛门内括约肌为平滑肌，有协助排便的作用；肛门外括约肌为骨骼肌，是控制排便的重要肌束。

2. 大肠的运动 大肠的运动少而慢，对刺激的反应也比较迟缓。大肠主要有以下几种运动形式：

（1）袋状往返运动：是空腹时最常见的一种运动形式，主要由环形肌无规律地收缩引起，使结肠袋中内容物向前、后两个方向做短距离位移，但并不向前推进。

（2）分节或多袋推进运动：是进食后较多见的一种运动形式，由一个结肠袋或一段结肠收缩推移肠内容物至下一结肠段。

（3）蠕动：是一种推进运动，由一些稳定的收缩波组成，收缩波前面的肌肉舒张，收缩波后面的肌肉则保持在收缩状态，使肠管闭合排空。蠕动对肠道排泄起重要的作用。

（4）集团蠕动：是一种行进很快且向前推进距离很长的强烈蠕动，起源于横结肠，可将肠内容物从横结肠推至乙状结肠和直肠。集团蠕动每天发生 3～4 次，最常发生在早餐后的 60min 内，它由两种反射刺激引起：胃 - 结肠反射和十二指肠 - 结肠反射。当食物进入胃、十二指肠后，通过内在神经丛的传递，反射性地引起结肠的集团蠕动，推动大肠内容物至乙状结肠和直肠，引发排便反射。胃 - 结肠反射和十二指肠 - 结肠反射对排便有重要作用，可利用此反射来训练排便习惯。

3. 大肠的生理功能

（1）吸收水分、电解质和维生素。

（2）将食物残渣转变为粪便并排出体外。

（3）利用肠内细菌制造维生素。

4. 排便 正常情况下直肠内无粪便，当肠蠕动推动粪便进入直肠后，可扩张刺激直肠壁内感受器,其兴奋冲动沿盆神经和腹下神经传至脊髓腰骶段的初级排便中枢,同时上传至大脑皮质而产生便意,如条件许可,大脑皮质即发出冲动使脊髓排便中枢兴奋增强,发生排便反射。这时冲动由盆神经传出,使降结肠、乙状结肠和直肠收缩,肛门内括约肌舒张,同时阴部神经冲动减少,肛门外括约肌舒张,粪便被排出体外。此外,支配腹肌和膈肌的神经也兴奋,腹肌和膈肌收缩,腹内压增高,促进粪便排出。

排便活动受大脑皮质的控制,意识可促进或抑制排便。个体经过一段时间的排便训练后可自主控制排便。正常人的直肠对粪便的压力刺激有一定的阈值,达到此阈值即可产生便意。如果个体经常有意遏制便意,会使直肠对粪便压力刺激的敏感性逐渐下降,加之粪便在大肠内停留过久,水分被吸收过多而干结,造成排便困难。

(二)影响老年人排便的因素

生理因素、饮食因素、活动因素、心理因素、疾病相关因素、社会文化因素等均可影响老年人排便。照护人员须完整地收集资料,做出正确的评估,提供合理有效的照护措施,满足老年人排便照护的需要。

1. 生理因素

(1)年龄:老年人随年龄增加,腹壁肌肉张力下降、胃肠蠕动减慢、肛门括约肌松弛等,肠道控制能力下降,容易出现排便异常。

(2)个人排便习惯:在日常生活中,许多人都有自己的排便习惯,如固定的时间排便、使用某种固定的便具、排便的体位与环境等,当这些习惯无法维持时,就可能影响正常排便。

2. 饮食因素 均衡饮食和足量的液体摄入是维持正常排便的重要条件。合理饮食可建立正常、规律的排便反射。富含膳食纤维的食物可刺激肠蠕动,减少水分在大肠内的再吸收,使粪便柔软而易于排出;进食量少、食物中缺乏膳食纤维或液体摄入不足时可导致排便困难。

3. 活动因素 适当的活动可维持肌肉张力,刺激肠道蠕动,有助于维持正常的排便功能。各种原因导致老年人缺乏活动或长期卧床,肠蠕动减弱,肌肉张力减退,易出现排便困难。

4. 心理因素 心理因素是影响排便的重要因素。当精神抑郁时,身体活动减少,肠蠕动减少,可导致便秘。精神紧张、焦虑可引起迷走神经兴奋,肠蠕动增加而引起吸收不良、腹泻。

5. 疾病相关因素

(1)疾病:肠道本身的疾病或身体其他系统的疾病均可影响正常排便。如大肠癌、结肠炎可使排便次数增加、粪便性状发生改变,脊髓损伤、脑卒中等可致排便失禁。

(2)药物:有些药物可直接影响肠活动,如缓泻剂可软化粪便,刺激肠蠕动,促进排便,但过量使用可能会导致相反的结果;长期服用抗生素,可抑制肠道正常菌群生长而导致腹泻;服用麻醉剂或止痛药,可使肠运动减弱而导致便秘。

(3)治疗和检查:某些治疗和检查可影响老年人的排便活动,如腹部、肛门部位手术,会因肠壁肌肉的暂时麻痹或伤口疼痛而影响排便;胃肠 X 线检查常需灌肠或者服用钡剂,也可影响排便。

6. 社会文化因素 社会文化影响老年人的排便观念和习惯。

二、排便的评估

(一)粪便的评估

1. 排便次数 排便是人体的基本生理需要,排便次数因人而异。一般成人每天排便 1～3 次,老年人每天排便 1 次。每天排便超过 3 次或者每周少于 3 次,视为排便异常,前者为腹泻,后者为便秘。

2. 排便量 每天排便量与膳食种类、膳食数量、摄入液体量、排便次数及消化器官的功能有关。正常成人每天排便量为 100～300g。

3. 粪便的性状

（1）形状与软硬度：正常情况下老年人的粪便为成形软便，不粘连。便秘时粪便坚硬；消化不良或急性肠炎时粪便可为稀便或水样便；肠道部分梗阻或直肠狭窄，粪便常呈扁条形或带状。

（2）颜色：正常情况下老年人的粪便为黄褐色或棕黄色。因摄入食物或药物的种类不同，粪便颜色会发生变化，如食用大量绿色蔬菜，粪便可呈暗绿色；摄入动物血或者铁制剂，粪便可呈黑色。如老年人粪便颜色改变与所用饮食或药物无关，则提示消化系统有病理变化存在。如柏油样便提示上消化道出血；暗红色便提示下消化道出血；粪便表面有鲜红色血提示痔疮或者肛裂出血；白陶土色便提示胆道梗阻；果酱样便提示阿米巴痢疾或肠套叠。

（3）气味：粪便的气味是由于蛋白质食物被细菌分解发酵而产生的，与食物种类有关。消化不良者粪便呈酸臭味；上消化道出血的柏油样便呈腥臭味；下消化道溃疡、恶性肿瘤者，粪便呈腐臭味。

（4）内容物：粪便内容物主要为食物残渣、脱落的肠上皮细胞、细菌以及机体代谢后的废物。粪便中混有少量黏液，肉眼不易看到。粪便中混有大量的黏液常见于肠道炎症；伴有脓血者见于痢疾和直肠癌等；肠道寄生虫感染时，粪便内可见蛔虫、绦虫等。

（二）异常排便活动的评估

1. 便秘 指排便次数减少，一般每周少于 3 次，伴排便困难、粪便干结。排便困难包括排便费力费时、肛门直肠周围堵塞感、排便不尽感以及需手法辅助排便。便秘是老年人常见的症状，多长期持续存在，影响老年人的生活质量。

（1）原因：某些器质性病变，排便习惯不良，中枢神经系统功能障碍，排便时间或活动受限制，强烈的情绪反应，各类直肠、肛门手术，某些药物的不合理使用，饮食结构不合理，饮水量不足，生活节奏加快、工作环境改变，滥用缓泻剂、栓剂、灌肠，长期卧床或活动减少等，均可抑制肠道功能而导致便秘发生。

（2）症状和体征：腹胀、腹痛、食欲缺乏、消化不良、疲乏无力，头晕、烦躁、焦虑、失眠等。粪便干结，触诊腹部较硬实且紧张，有时可触及包块，肛诊也可触及粪块。

2. 粪便嵌塞 指粪便持久滞留堆积在直肠内，粪质坚硬，不能排出，常发生于慢性便秘的老年人。

（1）原因：便秘未能及时解除，粪便持久滞留在直肠内，水分被持续吸收，粪便变得坚硬，而从乙状结肠排下的粪便又不断加入，最终使粪块变得又大又硬不能排出，发生粪便嵌塞。

（2）症状和体征：老年人有排便冲动，腹部胀痛，直肠、肛门疼痛，肛门处有少量液化的粪便渗出，但不能排出粪便。

3. 腹泻 指正常排便形态改变，频繁排出松散稀薄的粪便甚至水样便。腹泻发生机制为肠蠕动增加、肠液分泌增多或吸收障碍。短时的腹泻可以帮助机体排出刺激物质和有害物质，是一种保护性反应。但持续严重的腹泻，可造成体内水分和消化液大量丧失，导致水、电解质和酸碱平衡紊乱。长期腹泻会导致营养不良。根据病程长短，将腹泻分为急性腹泻和慢性腹泻两类，病程超过两月者为慢性腹泻。

（1）原因：腹泻多由肠道感染性疾病和非感染性因素引起。感染性疾病主要考虑细菌、病毒、真菌感染；非感染性因素包括饮食不当、气候变化、腹部受凉、紧张焦虑等。另外，全身性疾病如甲状腺功能亢进可使肠蠕动增加，发生腹泻；一些药物如抗菌药物的使用，可使肠道菌群紊乱引起腹泻。

（2）症状和体征：腹痛、肠痉挛、疲乏、恶心、呕吐，常伴有排便急迫感、肛门不适、排便失禁等症状，肠鸣音活跃或亢进，严重时可伴有脱水，患者出现烦躁、昏迷、休克等。

4. 排便失禁 指肛门括约肌不受意识控制而出现不自主地排便。

（1）原因：神经系统疾患，如脑血管意外、脑外伤、脊髓损伤、脊髓瘤等；结肠和直肠疾病，如溃疡性结肠炎、结肠癌、直肠癌、直肠脱肛、直肠畸形等；直肠手术损伤，包括肛瘘、肛裂及痔疮手术等。

（2）症状和体征：排便不受意识控制，粪便不自主排出体外。症状有轻有重。

5. 肠胀气 由多种原因引起的胃肠道不通畅或梗阻导致胃肠道的气体不能随胃肠蠕动排出体外。

（1）原因：吞入大量空气、食入产气性食物过多、肠蠕动减少、肠道梗阻及肠道手术。

（2）症状和体征：腹部胀满、膨隆，痉挛性疼痛，呃逆，肛门排气过多；叩诊呈鼓音。当肠胀气压迫膈肌和胸腔时，可出现气急、呼吸困难。

6. 排便改道 指因为疾病治疗的需要，将肠道的一部分外置于腹部表面，在腹壁建立暂时性或永久性的人工肠造口以排泄粪便。排便改道分暂时性和永久性两种。最常见的肠造口有回肠造口和结肠造口，造口的位置决定了粪便的性质。回肠造口的粪便呈液态，并持续从造口排出；结肠造口的粪便成形，为固态。腹部肠造口呈红色，表面柔软、光滑、湿润；造口一般高出皮肤表面1～2cm，有利于排泄物进入造口袋内，一般为圆形或椭圆形。

三、异常排便活动的照护措施

（一）老年人便秘的照护措施

1. 提供适当的排便环境 为老年人提供单独隐蔽的环境及充裕的排便时间，如拉床帘或用屏风遮挡。老年人排便时，应尽可能避免干扰。虚弱的老年人排便时，照护人员应守在老年人身边，以便及时提供必要的帮助。排便时应避开查房、治疗和进餐时间。

2. 选取适宜的排便姿势 老年人排便以坐位为佳，坐位时因有重力作用，有利于增加腹压，促进排便。身体条件允许时，尽量让老年人下床如厕。床上使用便盆时，若无特别禁忌，可采用坐位或抬高床头。对手术的老年人，应在术前有计划地训练其在床上使用便盆排便。

3. 腹部环形按摩 在老年人病情允许的情况下，排便时手指并拢平放于腹部，轻轻施压，沿结肠蠕动方向自右向左环形按摩，可促使降结肠内容物向肛门移动，并可增加腹内压，促进排便。

4. 遵医嘱给予口服缓泻药物 缓泻药物可使粪便中的水分含量增加，加速肠蠕动，促进排便。缓泻药物应遵医嘱服用。使用缓泻药物可暂时缓解便秘，但长期使用或滥用缓泻药物，可导致肠道失去正常排便功能，造成慢性便秘。

5. 使用简易通便剂 常用的简易通便剂有开塞露、甘油栓等，可软化粪便，润滑肠壁，刺激肠蠕动而促进排便，不建议长期使用。

6. 必要时灌肠 以上方法均无效时，遵医嘱协助护理人员给予灌肠并做好相关照护措施。

7. 心理照护 老年人精神紧张和有心理压力会造成便秘，失能、卧床老年人尤为严重。照护人员应及时给予心理安慰和支持，鼓励老年人学会自我调节，疏解压力。

8. 健康教育 帮助老年人及家属正确认识维持正常排便习惯及获得有关排便知识的重要性。健康教育内容包括：

（1）重建排便习惯：帮助老年人重建正常的排便习惯，指导老年人选择适合自身排便的时间，结肠活动在晨醒和餐后最为活跃，建议老年人在晨起或餐后2h（早餐后最佳）尝试排便，每天在固定的时间，即使无便意，也要坐于便器上稍等，以形成条件反射。排便时应集中注意力，不看手机、书等。不随意服用缓泻药物，不随意使用开塞露、灌肠等。

（2）合理安排膳食：多食用富含膳食纤维的食物，如蔬菜、水果、豆类、粗粮等食物；少食用辛辣刺激性食物；养成多饮水的习惯，如病情许可，老年人每天的液体摄入量应不少于1 500～2 000ml，尤其是每日晨起或餐前饮一杯温开水，可促进肠蠕动，有利于排便。

（3）鼓励老年人适当运动：运动可促进肠蠕动，鼓励老年人参加力所能及的运动，尤其久病卧床、运动少的老年人。按照老年人身体情况拟定规律的运动计划并协助执行，如散步、做操、打太极拳等。卧床老年人可进行床上运动、腹部按摩。指导老年人进行增强腹肌和盆底肌的运动，有助于增强肠蠕动和肌肉张力，促进排便。

（二）老年人粪便嵌塞的照护措施

1. 润肠 早期可口服缓泻剂、使用栓剂来润肠通便。

2. 协助护理人员灌肠 必要时先行油类保留灌肠，2～3h后协助护理人员行灌肠。

3. 人工取便 通常在灌肠无效后遵医嘱执行。具体方法为照护人员戴手套，将涂润滑剂的示指慢慢插入老年人直肠内，触到硬物时注意硬物的大小、硬度，然后机械地破碎粪块，一块一块地取出。操作时注意动作轻柔，避免损伤直肠黏膜。人工取便易刺激迷走神经，故心脏病、脊髓受损的老年人应慎用。取便过程中老年人如出现心悸、头晕等症状应立即停止操作。

4. 健康教育 向老年人及家属讲解有关排便的知识，指导老年人合理膳食，适当活动，协助老年人建立并维持正常的排便习惯，防止便秘发生。

（三）老年人腹泻的照护措施

1. 去除病因 腹泻时应首先针对病因采取相应的照护措施。如为肠道感染，应遵医嘱协助护理人员及时给予抗生素治疗。

2. 休息保暖 卧床休息，减少肠蠕动，注意腹部保暖。

3. 饮食照护 鼓励老年人多饮水，酌情给予淡盐水，饮食以清淡的流质或半流质食物为宜，避免生冷、油腻、辛辣、多膳食纤维的食物。严重腹泻时可暂禁食。

4. 保持肛门周围皮肤清洁 每次排便后用软卫生纸轻轻擦净肛门，以温水清洗肛门周围，用毛巾擦干，肛门周围皮肤涂油膏以保护局部皮肤。了解老年人的排便规律，对不能自理的老年人应适时给予便盆。

5. 防止水、电解质紊乱 遵医嘱协助护理人员给予止泻药、口服补液盐或静脉输液等。

6. 心理支持 粪便异味及污染的衣裤、床单、便盆等均会给老年人带来不适，应及时清洗、更换被污染的衣物，维护老年人的自尊。使用柔软透气性好的尿垫或一次性尿布铺在老年人臀下，一旦污染应立即更换，有条件时可让老年人卧于有孔的床上，以减少床褥污染。便盆清洗干净后，放在易于拿取处，方便老年人使用。

7. 环境照护 经常通风，保持室内空气清新，使老年人感到舒适。

8. 密切观察病情 记录粪便的性状、次数、量等，注意观察腹泻发生的时间，起病原因或诱因；有无腹痛、恶心、呕吐、发热等伴随症状；有无口渴、乏力等提示脱水的表现；有无精神紧张、焦虑不安等心理因素；病情危重者注意协助护理人员观察生命体征变化。必要时留取标本送检，如疑为传染病，遵医嘱协助护理人员按肠道隔离原则处理。

9. 健康宣教 向老年人及家属讲解有关腹泻的知识，指导老年人注意饮食卫生、家居卫生，养成良好的卫生习惯。

（四）老年人排便失禁的照护措施

1. 心理照护 排便失禁的老年人常感到自卑和抑郁，照护人员应尊重和理解老年人，给予老年人心理安慰和支持。

2. 皮肤照护 使用纸尿裤或者床上铺尿垫，如纸尿裤、尿垫被粪便污染应及时更换；每次排便后用温水清洗肛门周围及臀部皮肤，保持皮肤清洁干燥；必要时肛门周围涂油膏来保护皮肤。密切观察会阴部、骶尾部、肛门周围皮肤变化，预防压力性损伤发生。

3. 遵医嘱用药 如有腹泻，遵医嘱协助护理人员为老年人服用止泻药物，观察用药后反应及治疗效果并及时反馈。

4. 重建控制排便的能力 了解老年人排便的时间，掌握老年人排便的规律，定时给予便盆，促使老年人按时自己排便；指导老年人进行肛门括约肌及盆底肌收缩锻炼：指导老年人取立位、坐位或卧位，做排便动作，先慢慢收缩盆底肌肉（收缩肛门和尿道），然后再慢慢放松，每次10s左右，连续10次，每次锻炼20～30min，每日数次，以老年人感觉不疲乏为宜。

5. 环境照护 保持床褥、衣服清洁，开窗通风，保持室内空气清新、无异味。

6. 健康宣教　向老年人及家属讲解排便失禁有关知识,指导老年人进行排便功能训练。

（五）老年人肠胀气的照护措施

1. 指导老年人养成良好的进食习惯(细嚼慢咽)。

2. 去除引起肠胀气的原因,勿食用产气食物和饮料,积极治疗相关疾病。

3. 鼓励老年人适当活动,卧床老年人可进行床上活动。

4. 腹部轻微胀气时,可行腹部热敷或腹部按摩。

📖 **知识拓展**

便秘对老年人的危害

1. 诱发心脑血管疾病　当老年人便秘时,因排便时间长、过度用力,可诱发排便性晕厥、血压升高、脑供血不足,甚至脑血管破裂,还可诱发心绞痛,甚至急性心肌梗死、心律失常、动脉瘤破裂等,导致猝死。

2. 引起局部和全身不适　便秘时粪便干硬,可引起肛门疼痛、肛裂、痔疮等。因肠道内代谢产物及毒素不能及时排出体外,滞留于肠道内,可引起全身不适,如腹胀、嗳气、食欲缺乏、精神萎靡、头晕乏力、头痛、失眠等。

3. 诱发多种疾病　食物残渣中的细菌发酵产生大量有害气体和毒素,如不能及时排出,毒素被吸收,可诱发多种疾病,影响老年人的健康。

四、与排便有关的照护技术

（一）协助行动不便老年人如厕

【操作目的】

帮助老年人排便。

【操作程序】

1. 评估

(1)辨识老年人,与老年人沟通。

(2)评估老年人的性别、年龄、体重、病情、治疗史、康复史。

(3)评估老年人的意识状态、认知功能、心理状态、合作程度、生活自理能力。

(4)评估老年人的排便情况,如有无便秘、腹泻、排便失禁、粪便嵌塞、肠胀气;评估老年人对排便相关知识的了解情况。

2. 计划

(1)环境准备:整洁、安全、明亮,温湿度适宜,地面干燥,去卫生间的通道通畅、无杂物。

(2)老年人准备:衣裤合适,鞋子舒适、防滑;了解如厕相关注意事项,能配合照护人员。

(3)照护人员准备:服装整洁,不留长指甲,不戴指环,洗净双手,戴口罩。

(4)用物准备:卫生间有坐便器及扶手设施、卫生纸、手消毒液,视情况准备拐杖、助行器或轮椅,必要时备床边坐便椅。

3. 实施

操作流程	操作步骤	要点说明
1. 核对检查	(1)地面平坦、无积水,去卫生间的通道无障碍物 (2)物品齐全,坐便器完好 (3)核对老年人的信息 (4)老年人衣着舒适、鞋子防滑	• 注意安全

续表

操作流程	操作步骤	要点说明
2. 协助如厕	（1）核对与沟通：再次核对老年人的信息；与老年人沟通，询问老年人是否需要排便；有排便需求时，向老年人解释如厕的目的、注意事项并取得老年人的配合 （2）如厕：指导、协助老年人步行或使用轮椅如厕，协助其转身面对照护人员站立，双手扶住坐便器旁的扶手 （3）褪下裤子：老年人自行褪下裤子至臀下或照护人员一手抱老年人腋下（或腰部），另一手协助老年人褪下裤子至臀下 （4）排便：照护人员双手环抱老年人腋下，协助老年人缓慢坐于坐便器上，叮嘱老年人双手扶稳扶手进行排便 （5）擦净肛门：排便后老年人自行擦净肛门，或身体稍前倾由照护人员协助擦净肛门，擦拭方法正确 （6）起身站立：老年人自行或借助卫生间扶手支撑缓慢起身站立 （7）穿好裤子：老年人自行（或照护人员协助）穿好裤子 （8）冲水：观察粪便，按压坐便器冲水开关冲水 （9）能保持坐位但行走不便的老年人，照护人员可协助其在床旁使用坐便椅排便，方法同上 （10）协助老年人洗手，搀扶老年人步行或使用轮椅协助老年人回房间休息，如老年人上床休息，为老年人盖好盖被、拉起床挡	• 根据老年人身体状况选择如厕方式，必要时使用拐杖、助行器或轮椅协助，行走及转移过程中注意保护老年人 • 节力原则 • 鼓励老年人利用自身功能 • 协助老年人坐于便器上时，照护人员注意保持自身平衡，使用节力原则 • 排便过程中与老年人沟通，及时满足其合理需求，对沟通障碍的老年人应细致观察 • 从前向后擦拭 • 动作应缓慢 • 粪便有异常，及时留取粪便标本
3. 整理用物	（1）询问老年人有无其他需求，对照护服务是否满意（反馈） （2）卫生间开窗通风或者开启排风设备清除异味并及时关闭 （3）使用坐便椅排便后，倾倒便盆内的污物，清洗消毒便盆，晾干备用	• 促进老年人的舒适感 • 保持空气清新、无异味
4. 洗手记录	（1）按六步洗手法洗手 （2）记录老年人排便时间及粪便量、性状，照护人员签名	• 预防交叉感染 • 文书及时记录、归档

4. 评价

（1）老年人了解如厕的注意事项，过程中未发生危险。

（2）照护人员做到正确协助老年人如厕，符合节力原则。

（3）照护人员与老年人沟通顺畅，老年人主动配合。

（4）照护过程中关心老年人，保护老年人的隐私，鼓励老年人充分发挥自身功能。

【注意事项】

1. 如厕前充分评估老年人的身体情况、活动能力及排便情况。

2. 照护过程中动作要轻柔，询问老年人的感觉，注意观察老年人的反应，尽可能避免不良事件发生。

3. 排便结束，及时协助老年人穿好衣裤，防止受凉。

4. 照护过程中注意保护老年人的隐私，避免暴露过多。

5. 老年人卧室应尽量靠近卫生间，方便老年人如厕。

6. 去卫生间的通道应保持通畅，无杂物、无积水。

7. 保持卫生间地面整洁,无水渍,以防老年人滑倒。

8. 卫生间应安装扶手,方便老年人坐、起。

9. 卫生用品应放在老年人容易拿取的位置。

10. 如果老年人能自行(包括使用拐杖、助行器)或搀扶下短距离步行,尽量鼓励老年人到卫生间排便。如果老年人能坐稳但行走不便,可选择在床旁使用坐便器排便。

11. 安全风险因素

(1)跌倒:如厕通畅,卫生间地面清洁无水渍,同时照护人员做好防护,避免导致老年人跌倒,甚至发生骨折。

(2)擦伤:坐便器边沿有破损导致皮肤擦伤。

(3)感染:正确指导老年人擦拭肛门的方法,避免老年人发生泌尿系统感染。

(4)触电:卫生间插座未安装防漏电装置,老年人无意触碰,可能发生触电。

(5)诱发心脑血管疾病:老年人易发生便秘,排便费力,排便过程有可能诱发心脑血管疾病。

【健康指导】

1. 排便健康教育　如定时排便、采用合适的排便姿势、适当活动、加强饮食照护等。

2. 如厕过程中主要安全风险的预防措施。

（二）协助卧床老年人在床上使用便盆排便

【操作目的】

帮助不能下床的老年人在床上使用便盆排便。

【操作程序】

1. 评估

(1)辨识老年人,与老年人沟通。

(2)评估老年人的性别、年龄、体重、病情、治疗史、过敏史、康复史。

(3)评估老年人的意识状态、认知功能、合作程度、生活自理能力、心理状态。

(4)评估老年人的排便情况,如有无便秘、腹泻、排便失禁、粪便嵌塞、肠胀气;身体活动情况(尤其是肢体及腰部活动情况);骶尾部皮肤情况。

2. 计划

(1)环境准备:整洁、安全、光线充足,温湿度适宜,必要时拉帘或使用屏风遮挡。

(2)老年人准备:了解使用便盆床上排便的操作流程、注意事项和配合的关键点,能配合照护人员。

(3)照护人员准备:着装整洁,不留长指甲,不戴指环,洗净并温暖双手,戴口罩。

(4)用物准备:床上便盆(图6-5,加温或加垫子)、便盆内放卫生纸、橡胶单或一次性护理垫、毛巾被、卫生纸、屏风、尿壶(男)、手消毒液,必要时备软枕、水盆、温水、毛巾。

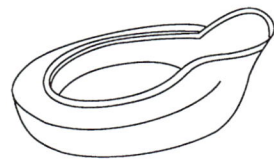

图6-5　便盆

3. 实施

操作流程	操作步骤	要点说明
1. 核对检查	(1)核对老年人的信息 (2)物品齐全,便盆完好 (3)房间温湿度适宜,适合排便 (4)核对无误后携用物至老年人床旁	• 严格执行核对制度
2. 协助排便	(1)核对与沟通:再次核对老年人的信息;与老年人沟通,并向其解释在床上使用便盆排便的注意事项及配合要点;关闭门窗,必要时用屏风遮挡	• 注意保暖,保护老年人的隐私

续表

操作流程	操作步骤	要点说明
2. 协助排便	（2）调整体位：协助老年人取平卧位，轻轻掀开下身盖被放于照护人员对侧 （3）铺橡胶单（或一次性护理垫）：一手托起老年人臀部，另一手将橡胶单（或一次性护理垫）垫于老年人腰及臀下 （4）褪下裤子：协助老年人褪下裤子至膝部，老年人两腿屈膝（肢体活动障碍者膝下垫软枕） （5）放置便盆 1）一手托起老年人腰骶部，指导、协助老年人屈膝抬臀，另一手将便盆放于老年人臀下（便盆窄口朝向足部） 2）腰部不能抬起的老年人，应先协助其取侧卧位，腰部放软枕，将便盆开口紧贴臀部放好，再协助老年人平卧，调整便盆位置 （6）防止尿液飞溅：女性老年人在会阴部上方盖一次性护理垫或毛巾；男性老年人接尿壶，膝盖并拢，盖毛巾被 （7）老年人排便：排便过程中注意观察并询问老年人排便情况 （8）取出便盆 1）一只手托起老年人腰骶部，指导、协助老年人屈膝抬臀，另一只手取出便盆 2）臀部不能抬起的老年人，可一只手扶便盆，另一只手协助老年人侧卧，取出便盆 （9）擦净肛门：取卫生纸为老年人擦净肛门，必要时用温水清洗肛门，擦干 （10）穿好裤子：协助老年人穿好裤子，撤去橡胶单（或一次性护理垫），盖好盖被，取舒适卧位	• 使用前检查便盆有无破损，冬天宜适当加温 • 放置便盆时不可硬塞 • 老年人腰部不能抬起时选侧卧位放置便盆 • 及时与老年人沟通，了解并满足老年人的合理需求，沟通障碍的老年人应细致观察 • 取出便盆时不可拖、拉 • 从前向后擦，不可来回擦拭 • 注意鼓励、指导老年人充分利用现有功能
3. 整理用物	（1）询问老年人有无其他需求，对照护服务是否满意（反馈） （2）开窗通风或者开启排风设备清除异味并及时关闭 （3）观察粪便量和性状，倾倒粪便并冲洗便盆，清洗消毒后晾干备用	• 保持空气清新、无异味 • 粪便有异常，及时留取粪便标本
4. 洗手记录	（1）按六步洗手法洗手 （2）记录老年人排便时间及粪便量及性状，照护人员签名	• 预防交叉感染 • 文书及时记录、归档

4. 评价

（1）老年人了解床上使用便盆排便的注意事项。

（2）照护人员做到正确协助老年人在床上使用便盆排便，符合节力原则。

（3）照护人员与老年人沟通顺畅，老年人主动配合。

（4）照护过程中关心老年人，保护老年人的隐私，鼓励老年人充分发挥自身功能。

【注意事项】

1. 使用便盆前检查便盆是否清洁、完好。

2. 放、取便盆时动作轻柔，避免拖、拉便盆，以免损伤老年人皮肤。

3. 冬季便盆较凉或使用金属便盆时先温暖便盆再给老年人使用。

4. 当老年人不习惯卧位排便时，视病情抬高床头。

5. 照护过程中注意询问老年人的感受并密切观察老年人的反应。

6. 照护过程中注意保护老年人的隐私，避免长时间暴露老年人身体，导致老年人受凉。

7. 观察粪便的性状、量，如有异常及时留取标本。

8. 安全风险因素

（1）受凉：照护过程中注意保暖，防止老年人受凉出现感冒。

（2）感染：正确指导老年人擦拭肛门的方法，避免老年人发生泌尿系统感染。

（3）诱发心脑血管疾病：卧床老年人更易发生便秘，排便费力，有可能诱发心脑血管疾病。

【健康指导】

1. 为防止老年人排便时尿液污染盖被，可在会阴部上方覆盖一次性护理垫或毛巾。

2. 便盆应及时倾倒并清洗、消毒，避免污渍附着。

3. 为老年人放置便盆时不可硬塞，以免损伤其皮肤。

4. 鼓励老年人充分发挥自身功能，便盆放在老年人方便取用的地方。

5. 进行排便健康教育，如定时排便、饮食管理、适当活动、腹部按摩等。

（三）协助老年人使用开塞露通便

【操作目的】

协助老年人排便，解除便秘。

【操作程序】

1. 评估

（1）辨识老年人，与老年人沟通。

（2）评估老年人的性别、年龄、病情、治疗史、过敏史、康复史。

（3）评估老年人的意识状态、认知功能、合作程度、生活自理能力、心理状态。

（4）评估老年人的便秘情况；有无痔疮；有无过敏史，如是否对开塞露过敏；身体活动情况。

2. 计划

（1）环境准备：整洁、安全、光线充足，温湿度适宜，必要时拉帘或使用屏风遮挡。

（2）老年人准备：了解使用开塞露通便的目的、方法、注意事项及配合要点；能配合照护人员。

（3）照护人员准备：着装整洁，不留长指甲，不戴指环，洗净并温暖双手，戴口罩。

（4）用物准备：开塞露（遵医嘱备用）、一次性手套、卫生纸、便盆、橡胶单（或一次性护理垫）、手消毒液，必要时备剪刀、屏风、纱布、温水、水盆、毛巾。

3. 实施

操作流程	操作步骤	要点说明
1. 核对检查	（1）核对老年人的信息 （2）物品齐全 （3）房间温湿度适宜，适合排便 （4）核对检查无误后携用物至老年人床旁	• 严格执行查对制度
2. 协助简易通便	（1）查对与沟通：再次核对老年人的信息；与老年人沟通，向老年人解释简易通便的目的、方法及注意事项，取得年人的配合；关闭门窗，必要时用屏风遮挡 （2）调整体位：协助老年人取左侧卧位，褪下裤子至膝部，暴露肛门，臀下垫橡胶单（或一次性护理垫） （3）置入通便剂 1）照护人员戴手套，取下开塞露顶端帽盖（或用剪刀剪开），先挤出少许药液润滑开塞露前端及肛门口	• 如开塞露为无盖密封型，用剪刀剪去塑料囊顶端，剪处尽量光滑，无锐角，避免损伤肛门、直肠黏膜

续表

操作流程	操作步骤	要点说明
2. 协助简易通便	2）嘱老年人放松肛门外括约肌，照护人员一手分开老年人臀部，暴露肛门，另一手持开塞露塑料球部，叮嘱老年人深呼吸，将开塞露塑料囊颈部轻轻、缓慢、全部插入肛门，将药液全部挤入（图6-6） 3）照护人员用分开臀部的手拿取卫生纸靠近肛门处，另一手快速拔出开塞露外壳，嘱老年人尽量保持左侧卧位5～10min后排便，脱去手套 （4）协助排便：协助老年人如厕或使用便盆排便，排便后协助老年人擦净肛门 （5）穿裤子：撤去橡胶单（或一次性护理垫），协助老年人穿好裤子，取舒适体位	• 开塞露插入肛门时动作应缓慢 • 等待期间注意老年人保暖及隐私保护 • 从前向后擦，不可来回擦拭
3. 整理用物	（1）整理床单位，询问老年人有无其他需求，对照护服务是否满意（反馈） （2）观察粪便：观察粪便量和性状 （3）开窗通风或开启排风设备清除异味并及时关闭 （4）如使用便盆排便，倾倒便盆内污物，清洗消毒便盆后晾干备用	• 粪便有异常，及时留取粪便标本 • 保持空气清新、无异味
4. 洗手记录	（1）按六步洗手法洗手 （2）记录老年人使用开塞露的时间、用量及通便效果，粪便的颜色、性状及量，照护人员签名	• 预防交叉感染 • 文书及时记录、归档

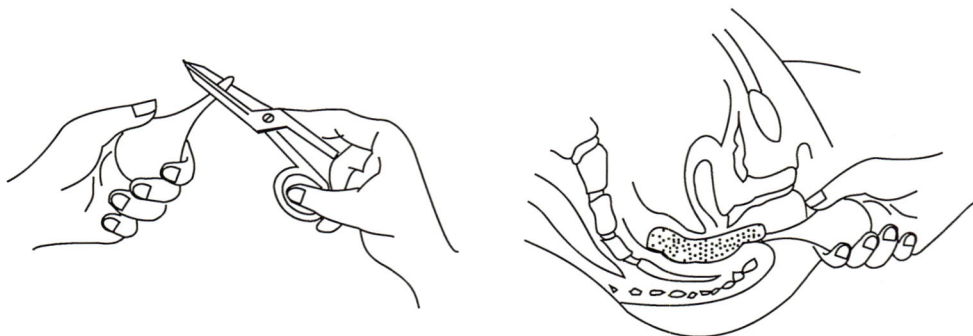

图6-6　开塞露简易通便

4. 评价

（1）老年人掌握开塞露的使用方法及注意事项。

（2）照护人员正确协助老年人使用开塞露通便，符合节力原则。

（3）照护人员与老年人沟通顺畅，老年人主动配合。

（4）照护人员在照护过程中关心老年人，保护老年人的隐私，鼓励老年人充分发挥自身功能。

【注意事项】

1. 使用开塞露前应检查开塞露是否在有效期内，包装是否完好，前端是否圆滑。

2. 为患有痔疮的老年人使用开塞露简易通便时，手法应更轻柔。

3. 对开塞露过敏者禁用，过敏体质者慎用，通便剂不可长期使用。

4. 照护过程中密切观察老年人的反应并询问老年人的感觉。

5. 照护过程中注意保护老年人的隐私，防止老年人受凉。

6. 安全风险因素

（1）直肠黏膜损伤：无盖密封型开塞露剪开处不够光滑导致直肠黏膜损伤、出血。

（2）发生感染：若有直肠黏膜或者肛周皮肤损伤，容易发生感染。

（3）过敏：开塞露过敏者使用后会发生过敏反应，造成严重后果。

（4）出血：有痔疮的老年人使用开塞露时容易发生出血。

【健康指导】

1. 老年人了解使用开塞露通便的方法和注意事项。

2. 叮嘱老年人尽可能保留开塞露 5～10min 后排便，以使开塞露发挥其作用。

3. 使用开塞露时提前垫好一次性护理垫，以免老年人肛门括约肌松弛，未能控制排便造成床铺污染。

4. 便秘老年人内心痛苦，照护人员应做好心理疏导。

（四）协助肠造口老年人更换造口袋

【操作目的】

1. 保持肠造口皮肤清洁、干燥，防止造口感染。

2. 帮助老年人掌握正确的肠造口照护方法，包括更换造口袋、观察造口及周围皮肤情况等。

3. 维护老年人的自尊，增强老年人的自信。

【操作程序】

1. 评估

（1）辨识老年人，与老年人沟通。

（2）评估老年人的性别、年龄、现病史及既往病史、手术史、用药史、过敏史、康复史。

（3）评估老年人的意识状态、认知功能、合作程度、生活自理能力、心理状态。

（4）评估老年人的肠造口情况、造口袋情况、有无异常排便。

2. 计划

（1）环境准备：整洁、安全、光线充足，温湿度适宜，必要时拉帘或使用屏风遮挡。

（2）老年人准备：了解更换造口袋的目的、方法、注意事项及配合要点，能配合照护人员。

（3）照护人员准备：着装整洁，不留长指甲，不戴指环，洗净并温暖双手，戴口罩。

（4）用物准备：便盆、温水、毛巾两条、一次性护理垫、卫生纸、剪刀、造口尺、肠造口底盘（图 6-7）、肠造口袋（图 6-8）、造口粉、皮肤保护膜、棉签、医疗废物袋、手套、手消毒液。

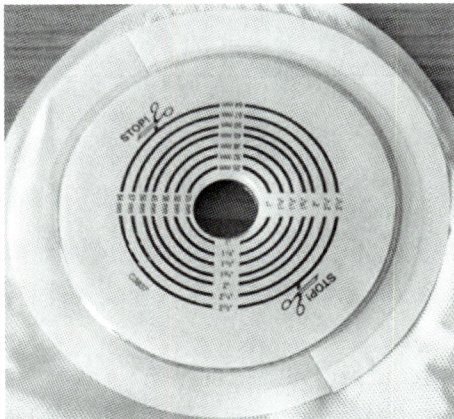

图 6-7　肠造口袋底盘

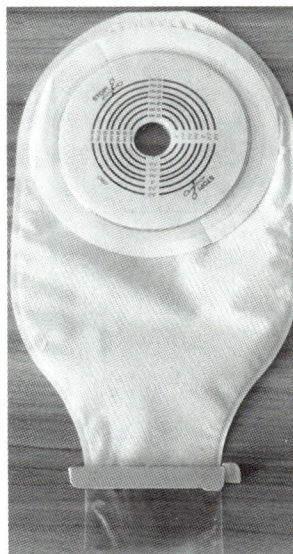

图 6-8　肠造口袋

3. 实施

操作流程	操作步骤	要点说明
1. 核对检查	（1）核对老年人的信息和医嘱 （2）物品齐全 （3）房间温湿度适宜 （4）核对检查无误后携用物至老年人床旁	• 严格执行查对制度
2. 更换造口袋	（1）查对与沟通：再次核对老年人的信息；与老年人沟通，询问进食时间，向老年人解释更换造口袋的目的、注意事项及配合要点，取得老年人的配合，并使老年人做好身心准备 （2）关闭门窗，必要时用屏风遮挡 （3）协助老年人取舒适体位，放置一次性护理垫于肠造口部位的身下，暴露肠造口部位 （4）取下造口袋：打开造口袋与造口连接处的底盘扣环，取下造口袋放于便盆内，取下造口袋底盘时，一手按压固定造口周围皮肤，另一手自上向下轻柔取下造口袋 （5）查看造口并清洁造口及周围皮肤，如无异常可用柔软的卫生纸擦拭干净，再用温热毛巾清洗造口及周围皮肤并擦干 （6）粘贴造口底盘：将清洁造口袋与造口底盘扣环连接，扣紧扣环后用手向下牵拉造口袋，确认造口袋固定牢固，将造口袋下口封闭 （7）两件式造口袋更换底盘时，先用造口尺测量造口大小并在底盘标注，再用剪刀进行裁剪 （8）穿好衣裤：撤去一次性护理垫，协助老年人穿好衣裤，取舒适体位，盖好盖被	• 向老年人解释操作流程 • 注意保护老年人的隐私 • 动作要轻柔，避免牵拉力过大，防止皮肤损伤，避免袋内容物排出污染伤口 • 如造口周围皮肤发红，可在清洁皮肤后涂造口粉以保护皮肤 • 粘贴造口袋前应确定皮肤清洁、干燥 • 确认粘贴牢固 • 底盘裁剪大小应合适
3. 整理用物	（1）整理床单位及用物，询问老年人有无其他需求，对照护服务是否满意（反馈） （2）开窗通风或开启排风设备清除异味并及时关闭 （3）观察粪便量、性状等 （4）将造口袋内粪便倒于厕所内，清洗造口袋	• 保持空气清新、无异味 • 粪便有异常，及时留取粪便标本 • 可反复使用的造口袋，更换下来用中性清洁剂清洗或用含氯消毒液浸泡 30min，清水清洗后晾干备用
4. 洗手记录	（1）按六步洗手法洗手 （2）记录老年人更换造口袋时间、造口及周围皮肤情况、粪便情况，照护人员签名	• 预防交叉感染 • 文书及时记录、归档

4. 评价

（1）老年人掌握造口袋更换方法及注意事项。

（2）照护人员动作准确、轻柔、熟练、安全，符合节力原则。

（3）照护人员与老年人的沟通顺畅，老年人主动配合，无不适反应。

（4）照护人员在照护过程中关心老年人，保护老年人的隐私，鼓励老年人充分发挥自身功能。

【注意事项】

1. 餐后 2～3h 内不要更换造口袋，此时肠蠕动活跃，更换时可能出现排便。

2. 取下造口袋底盘时，一手按压固定造口周围皮肤，另一手自上向下逐步取下造口袋，注意动作应轻柔，防止造成皮肤损伤。

3. 取下来的造口底盘不要立即丢弃，检查造口底盘的黏胶是否被腐蚀，造口底盘上是否粘有排泄物,判断是否需要调整造口底盘的类型以及更换造口底盘的频率。

4. 评估造口及周围皮肤的情况,酌情使用皮肤保护粉、皮肤保护膜、防漏用品等,如遇异常情况,及时报告医生。

5. 肠造口黏膜对温度和痛觉不敏感,在清洗造口的时候水温不能太高,以 35～37℃为宜。擦洗的时候使用柔软的小毛巾,避免用力擦洗,以免擦伤造口。

6. 准确测量造口大小,根据测量的大小裁剪造口底盘。底盘的大小要比造口实际测量值大 1～2mm,裁剪过大容易发生渗漏;裁剪过小容易挤压造口,造成造口出血或缺血。

7. 造口袋一旦发生渗漏应及时更换,造口袋内粪便超过 1/3 应及时更换。

8. 安全风险因素

(1)感染:造口袋内容物排出导致污染,未彻底清洁、消毒造成感染。

(2)皮肤黏膜损伤:更换造口袋时动作应轻柔,以免引起黏膜损伤。

(3)造口出血、缺血:造口底盘裁剪过小,与造口袋不匹配,可造成造口出血或缺血。

【健康指导】

1. 向老年人及家属介绍肠造口照护要点,鼓励老年人及家属主动参与照护过程。

2. 更换造口袋时动作应轻柔,以免造成损伤。

3. 饮食指导 宜进食高热量、高蛋白、富含维生素的食物;适量进食膳食纤维;不宜过多食用洋葱、大蒜、豆类、山芋等可产生刺激性气味或胀气的食物;少吃辛辣刺激性食物。

4. 心理照护 肠造口老年人多有悲观情绪,应做好心理疏导,鼓励老年人积极参与社交活动。

(五)协助老年人留取粪便标本

【操作目的】

协助老年人留取粪便标本,了解排便异常的原因。

【操作程序】

1. 评估

(1)辨识老年人,与老年人沟通。

(2)评估老年人的性别、年龄、既往病史、手术史、用药史、过敏史。

(3)评估老年人的意识状态、认知功能、心理状况、合作程度、生活自理情况。

(4)评估老年人的病情和排便情况。

2. 计划

(1)环境准备:整洁、安全、光线充足,温湿度适宜,必要时拉帘或使用屏风遮挡。

(2)老年人准备:了解留取粪便标本的目的、方法及注意事项,能配合照护人员。

(3)照护人员准备:着装整洁,不留长指甲,不戴指环,洗手,戴口罩。

(4)用物准备:检验单、洗手液、清洁便盆、生活垃圾桶、医疗垃圾桶。根据检验目的不同另备检验盒(内有棉签或者检便匙),必要时备透明胶带、载玻片。

3. 实施

操作流程	操作步骤	要点说明
1. 核对检查	(1)核对标签(或条形码)、标本容器,确认无误后将标签或条形码贴于标本容器外壁 (2)核对并确认老年人的信息 (3)物品备齐,符合粪便检验要求 (4)携用物至老年人床旁	• 遵医嘱,严格执行查对制度
2. 收集粪便标本	(1)查对与沟通:再次核对检验单与老年人的信息,核对检验单与标本容器及标签是否一致;与老年人及家属沟通,说明标本采集的目的、配合方法和注意事项,取得老年人的配合	• 向老年人解释,取得老年人的配合,关注老年人的心理状况

续表

操作流程	操作步骤	要点说明
2. 收集粪便标本	（2）收集粪便标本 常规标本： 1）嘱老年人排便于干燥、清洁便盆内	• 排便前排空膀胱，以免尿液影响检验结果
	2）用棉签或者检便匙取粪便脓、血、黏液部分，或者粪便表面、深处、粪端等多处，取约 5g 新鲜粪便，置于检验盒内送检	• 能自理的老年人，嘱其戴一次性手套按要求留取粪便标本；如果老年人无法自行留取粪便标本，协助老年人留取标本
	3）无法排便的老年人，可将肛拭子前端用甘油或生理盐水湿润，插入肛门 4～5cm 处，轻轻在直肠内旋转，蘸取直肠内黏液后取出，置于容器内	• 防止粪便干燥
	培养标本： 1）嘱老年人排便于干燥消毒便盆内 2）用无菌棉签挑取标本中异常部分（有黏液、脓液和血液的部分）2～5ml 制成粪便悬液或取 2～5g 粪便标本置于无菌螺帽容器中，立即送检 隐血标本：按常规标本留取 寄生虫或虫卵标本： 1）检查寄生虫及虫卵：嘱老年人排便于便盆内，用棉签或检验匙取粪便不同部位、带血或黏液部分 5～10g 送检	• 标本中不宜混入尿液和其他异物 • 采集过程中应全程无菌操作并将粪便标本收集于灭菌封口的容器内 • 尽量多处取标本，提高检验阳性率
	2）检查蛲虫：用透明塑料薄膜或软黏透明纸拭子于 24:00 或清晨排便前，在肛门周围皱襞处拭取标本并立即送检。或嘱老年人睡觉前或清晨未起床前，将透明胶带贴于肛门周围处。取下并将已粘有虫卵的透明胶带面贴在载玻片上或将透明胶带对合，立即送检验室做镜检	• 蛲虫常在午夜或清晨爬到肛门处产卵 • 检查蛲虫有时需要连续采集数天
	3）检查阿米巴原虫：将便盆加温至接近人体的体温，排便后标本连同便盆立即送检	• 保持阿米巴原虫的活动状态，阿米巴原虫在低温条件下失去活力，难以查到
3. 整理用物	（1）整理用物，按规定进行消毒处理 （2）询问老年人有无其他需求，对照护服务是否满意（反馈） （3）观察粪便量、性状等	• 避免交叉感染
4. 洗手记录	（1）按六步洗手法洗手 （2）记录留取粪便标本的时间，粪便的性状、量等，照护人员签名	• 预防交叉感染 • 文书及时记录、归档

4. 评价

（1）老年人了解粪便采集的目的、方法和注意事项。

（2）照护人员标本留取方法正确，符合检测要求。

（3）照护人员与老年人的沟通顺畅，老年人主动配合。

【注意事项】

1. 遵医嘱留取标本，严格执行查对制度。

2. 留取粪便标本时，应使用一次性、有盖、可密封、洁净、干燥、不渗漏、无破损、开口和容量适宜的容器。用于细菌培养检查的标本应使用无菌容器，且有明显标识。

3. 应尽可能选取附着黏液、脓液、血液的新鲜异常粪便（多个部位留取，蚕豆大小），并避免尿液和异物（如卫生纸）污染。不应从卫生纸或衣裤、纸尿裤等物品中留取标本，不能用棉签有棉絮端挑取标本。采集后的标本宜在 1h 内（夏季）或 2h 内（冬季）送检。

4. 采集寄生虫标本时，如老年人服用驱虫药或做血吸虫孵化检查，应取黏液、脓、血部分，如需孵化毛蚴应留取不少于 30g 的粪便，并尽快送检，必要时留取整份粪便送检。查蛲虫卵时，在子夜或早晨排便前用肛拭子在肛周皱襞处采集标本；查血吸虫毛蚴时，应至少采集 30g 新鲜粪便；查寄生虫虫体及虫卵计数时，应收集 24h 粪便。

5. 检查痢疾阿米巴滋养体时，在采集标本前几天，不应给老年人服用钡剂、油质或含金属的泻剂，以免金属制剂影响阿米巴虫卵或包囊的显露。同时应床边留取新排出的粪便，从脓血和稀软部分取材，并立即保温送实验室检查。

6. 采集培养标本时，全部无菌操作并将标本收集于灭菌封口的容器内。若难以获得粪便或排便困难者可采取直肠拭子法，即将拭子或无菌棉签前端用无菌甘油或生理盐水湿润，然后插入肛门约 4～5cm，轻轻在直肠内旋转，擦取直肠表面黏液后取出，盛于无菌试管中或置于保存液中送检。

7. 采集隐血标本时，嘱老年人检查前 3d 禁食肉类、动物肝脏、血类食物和含铁丰富的药物，3d 后采集标本，以免造成假阳性。粪便隐血试验宜连续 3d 每天送检标本，每次采集粪便 2 个部位的标本送检（置于同一标本容器中）。不可使用直肠指检标本。

8. 腹泻老年人留取粪便标本时，将水样便盛于容器内送检。

9. 灌肠后的粪便不宜作为检查标本。

【健康指导】
1. 留取标本前根据检验目的，向老年人及家属说明粪便标本留取的方法和注意事项。
2. 向老年人及家属说明留取标本对检验结果的重要性。
3. 教会老年人及家属留取标本的正确方法，确保检验结果的准确性。

（安晓妤 康红丽）

思考题

1. 陈奶奶，72 岁，8 年前体检诊断为脑萎缩，逐渐出现记忆力减退、反应迟钝。近半年计算能力下降，行动不便，不能控制大小便，日常生活由老伴及照护人员照顾。今天照护人员准备陪陈奶奶出去散步时发现陈奶奶床上的尿垫已浸湿，立即为其更换了尿垫，随后为陈奶奶穿上纸尿裤后出门散步。根据以上资料，请回答：
（1）为陈奶奶实施更换尿垫、纸尿裤的目的。
（2）实施更换尿垫、纸尿裤操作时需注意的安全风险因素。

2. 李爷爷，75 岁，患严重骨关节炎 10 年，帕金森病 20 余年，入住养老院 2 年，长期卧床，双上肢可小范围活动，双髋、膝关节屈曲，伸直受限，自己不能翻身，日常进食、如厕、穿衣、洗漱等均需协助。李爷爷因小便失禁，近日骶尾部皮肤微红，已遵医嘱给予留置尿管。今日照护人员遵医嘱为李爷爷进行集尿袋的更换。根据以上资料，请回答：
（1）为李爷爷更换集尿袋的主要步骤。
（2）留置尿管期间防止泌尿系统感染的主要措施。

3. 张爷爷，78 岁，患有高血压病 15 年，帕金森病 10 余年，行动迟缓、走路不稳，可自己缓慢进食和穿衣，洗漱、如厕、行走需要他人协助。张爷爷与老伴胡奶奶一起住养老院，居室内有卫生间。老年人喜欢肉食，不爱吃蔬菜和水果，平日常有便秘，间断服用缓泻剂通便。现在是早餐后半小时，张爷爷坐床旁椅上休息，刚好有便意，需要协助其如厕。

[任务要求]
作为照护人员，请根据上述情境描述完成以下操作任务：

（1）协助张爷爷如厕。

（2）绘制便秘的健康教育海报。

［任务说明］

（1）阅读试题及准备用物 6min。

（2）依据场景及案例情境协助张爷爷如厕。

（3）技能操作竞赛时间为 9min。

（4）绘制海报时间为 30min。

　　要求参赛选手用语言和非语言方式疏导老年人的不良情绪或鼓励、表扬老年人，增强老年人提高生活能力的信心，将沟通交流、安全照护、心理支持、健康教育、人文关怀、职业安全与防护等贯穿于照护服务全过程中。

　　4. 刘奶奶，65 岁，半年前体检发现直肠癌，已行直肠癌根治手术，右侧腹部永久肠造口排便。刘奶奶喜欢唱歌、跳舞，平日常与社区老年人一起唱歌、跳舞，手术后刘奶奶情绪低落，很少与人交往。今日刘奶奶诉腹部造口处有疼痛不适，很担忧，老伴马爷爷带刘奶奶来社区服务中心寻求帮助。照护人员遵医嘱为刘奶奶更换一件式造口袋。

［任务要求］

　　作为照护人员，请根据上述情境描述完成以下操作任务：

（1）书写照护计划。

（2）为刘奶奶更换造口袋。

［任务说明］

（1）阅读试题及准备用物 6min。

（2）书写照护计划 15～20min。

（3）依据场景及案例情境为刘奶奶更换造口袋。

（4）技能操作竞赛时间为 9min。

　　要求参赛选手用语言和非语言方式疏导老年人的不良情绪或鼓励、表扬老年人，增强老年人提高生活能力的信心，将沟通交流、安全照护、心理支持、健康教育、人文关怀、职业安全与防护等贯穿于照护服务全过程中。

第三篇

老年人基础照护知识与技能

第七章
卧位与转运照护

📖 学习目标

1. 说出舒适卧位的基本要求,列举老年人常用卧位的分类。
2. 区分疼痛的原因、分类,总结疼痛评估方法。
3. 运用协助更换体位、由卧位转换为床上坐位、坐站转移、床椅转移、保护具的使用、助行器的使用、轮椅转运、平车转运、缓解疼痛等照护技术,为老年人提供照护服务。
4. 具有仁心助老、敬佑生命的精神,用细心和耐心贯穿于操作全过程,增进老年人的舒适感,确保老年人安全,避免坠床、跌倒等发生,达到预期照护效果。

卧位与转运照护是对短期或长期失能的老年人身体转移、体位转换等最常用的照护方法之一,不仅可以改善或保存老年人现有的活动能力,而且能提高老年人的生活质量和生命尊严。因此,准确评估、规范操作尤为重要。

第一节　卧位照护及体位转移技术

案例7-1

王奶奶,75岁。因"右侧肢体活动不利20d"入院。既往有高血压病史10年,脑梗死病史5年,遗留左侧肢体功能障碍。查体:右上肢肌力0级,右下肢肌力2级,左侧上下肢肌力4级,可正常交流。现王奶奶卧床,不能自主活动,需照护人员辅助进行体位转换。

根据以上资料,请回答:
1. 协助王奶奶更换不同体位的操作步骤。
2. 协助王奶奶床椅转移的注意事项。

卧位照护和体位转移是因老年人自身没有变换体位的能力,照护人员为其调整卧位姿势和进行体位转移,对老年人治疗疾病、减轻症状、预防并发症及辅助检查等均起到良好的作用。

一、舒适卧位的基本要求

舒适卧位是指老年人卧床时,身体各部位处于合适的位置,感到轻松自在。照护人员应协助或指导老年人获得身体与床面舒适接触的体位,并能正确操作,规范使用合适的支撑物、辅助器具或保护性设施。

1. 合理卧姿　应尽量符合人体力学的要求,使体重平均分布于身体的负重部位,关节尽量维持于正常的功能位置,在身体空隙及四肢关节部位垫以软枕或靠垫,促使老年人全身放松和体位稳定。

2. 变换卧位　卧床者常规每 2h 变换一次体位。如老年人机体功能较差，皮肤局部出现发红、发黑、水疱等情况时要缩短体位更换时间和使用垫具，分散和避开局部皮肤压迫。

3. 身体活动　老年人身体各部位每天均应进行主动或被动活动，改变体位时应做关节活动练习，但应除外禁忌证，如骨折急性期、关节扭伤等情况。

4. 保护皮肤　应加强皮肤护理，预防压力性损伤的发生。

5. 保护隐私　在照护过程中，应注意保护患者的隐私，根据需要适当遮盖老年人的身体，确保老年人身心舒适。

6. 完备物品　提供舒适卧位所需的各类物品或设备，如衬垫、气垫、可调节角度的床等。

二、老年人的常用卧位

（一）仰卧位

1. 屈膝仰卧位

（1）姿势：老年人仰卧，头下垫枕，两臂放于身体两侧，两膝屈起，并稍向外分开。

（2）适用范围：胸腹部检查或留置导尿、会阴冲洗等。

2. 去枕仰卧位

（1）姿势：去枕仰卧，头偏向一侧，两臂放置于身体两侧，两腿伸直，自然放平，将枕头横立于床头。

（2）适用范围：昏迷的老年人；椎管内麻醉或脊髓腔穿刺后老年人。

3. 偏瘫老年人仰卧位

（1）姿势：平卧，头下垫枕不宜过高。患侧肩胛骨内侧缘放一薄枕，肩关节稍外展（小于 45°），上肢置于体侧的枕上，肘关节伸展，前臂旋前，远端比近端略抬高，掌心向下，手指伸展。患侧骨盆下垫一薄枕，髋关节内收内旋，伸髋伸膝，膝下垫一小软枕，使膝关节微屈，防止膝关节过伸，足底不需用物支撑。

（2）适用范围：未出现患侧关节活动度严重受限的偏瘫老年人。

（二）侧卧位

1. 正常老年人侧卧位　向左右一侧侧卧，臀部稍后移，两臂屈肘，一手放在枕旁，一手放在胸前，下腿稍伸直，上腿屈髋屈膝。

2. 偏瘫老年人侧卧位

（1）健侧卧位：健侧在下，患侧在上。姿势：头部垫枕，背部放置适宜的支撑物，使躯干略前倾；患侧肩关节前屈，上肢前伸，肘、腕关节伸展置于枕上，掌心向下，手指自然伸展。患侧髋、膝关节呈自然半屈曲位，置于软枕上，足（踝）不能悬空，避免足内翻。健侧下肢髋关节伸展，稍屈膝（图 7-1）。

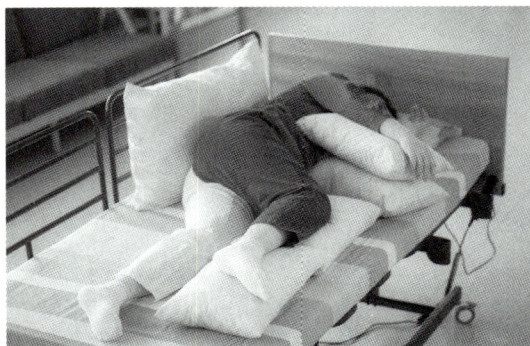

图 7-1　偏瘫老年人健侧卧位

（2）患侧卧位：患侧肢体在下，健侧肢体在上。姿势：头部垫枕，躯干略后仰，背部放置支撑物；患侧肩关节前屈不大于90°，肘关节伸展，前臂旋后，腕关节轻度背伸，掌心向上；患侧髋关节伸直，膝关节微屈曲，踝关节稍背屈或处中立位。健侧上肢放体侧或身后枕上，髋、膝关节向前屈曲置于软枕上（图7-2）。

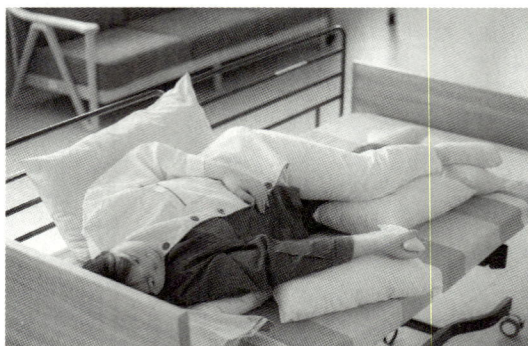

图7-2　偏瘫老年人患侧卧位

3. 适用范围

（1）偏瘫老年人患侧卧位能够增加患侧躯体感觉输入，起到牵拉整个偏瘫侧肢体及缓解肌肉痉挛的作用。

（2）预防压力性损伤、肺部感染、肩关节半脱位等。

（3）灌肠，肛门检查，配合胃镜、肠镜检查等。

（4）臀部肌内注射。

（5）单侧胸、肺部疾病老年人，可视病情采取患侧卧位或健侧卧位。

（三）半坐卧位

1. 姿势

（1）摇床法：老年人仰卧，先摇起床头支架使上半身抬高，与床成30°～50°，膝关节处垫软枕或摇起膝下支架，防止下滑，床尾置于一软枕，垫于足底，增进老年人的舒适感。

（2）靠背垫（架）法：如床头未摇起，可将老年人上半身抬高，将靠背垫（架）置于老年人背部，膝关节处垫软枕，防止下滑，床尾置于一软枕，垫于足底。

2. 适用范围

（1）胸腔疾病、心肺疾病或胸部创伤引起呼吸困难的老年人。

（2）某些面部及颈部手术后老年人。

（3）腹腔、盆腔手术后老年人。

（4）卧床不能自行进食的老年人。

（四）端坐位

1. 姿势　扶老年人坐起，摇起床头或抬高床头支架，背部垫一软枕，老年人身体稍向前倾，床上放一跨床小桌，桌上放软枕，老年人可伏桌休息。加床挡，保证老年人安全。

2. 适用范围　左心衰竭、心包积液、支气管哮喘发作等老年人；卧床能自行进食的老年人。

三、协助老年人更换卧位技术

【操作目的】

1. 协助不能自行更换体位的老年人变换体位，恢复舒适安全卧位。

2. 改善血液循环和关节肌肉的活动能力，减少并发症。

【操作程序】

1. 评估

（1）辨识老年人，与老年人沟通，判断老年人的合作程度。

（2）评估老年人的体重、身体情况、认知功能、肢体活动能力、皮肤完整性，以及各种导管、输液装置情况。

2. 计划

（1）环境准备：整洁、安全、温度适宜、光线充足。

（2）老年人准备

1）情绪稳定，愿意合作。

2）了解体位转换的目的、过程及配合要点。

（3）照护人员准备：着装整洁，洗手，戴口罩，根据老年人情况决定照护人员人数。

（4）用物准备：根据病情准备好软枕、床挡、楔形垫等物品。

3. 实施

（1）协助老年人移向床头法。

操作流程	操作步骤	要点说明
1. 核对检查	（1）准备合适的床及用物 （2）检查床上环境是否舒适、安全，固定床脚轮；检查老年人是否有导管、输液装置 （3）核对老年人的信息 （4）核对检查无误后携用物至老年人床旁	• 确认床面平整
2. 移动	（1）与老年人沟通，做好解释，取得合作 （2）一人协助老年人移向床头法 1）老年人平卧屈膝，双（单）手握住床头栏杆或床头板，双（单）脚蹬床面 2）照护人员两脚分开，屈膝微蹲，根据被移位老年人调整自身高度，一手托住老年人颈肩部，一手托住臀部 3）照护人员指导老年人蹬腿发力，配合移向床头 （3）二人协助老年人移向床头法 1）老年人平卧屈膝 2）照护人员站于床的同侧，一人托住老年人颈肩部及腰部，另一人托住老年人臀部及腘窝部，两人同时抬起，将老年人移向床头	• 适合认知功能正常的老年人 • 减少老年人与床之间的摩擦力，避免组织受伤 • 老年人头部应给予支撑；不可拖拉，以免擦伤皮肤
3. 整理用物	整理床单位，固定床挡	• 安放床挡，预防坠床
4. 洗手记录	（1）按六步洗手法洗手 （2）观察并记录老年人移位后全身及局部情况，做好记录，操作者签名	• 预防交叉感染

（2）协助老年人翻身侧卧法。

操作流程	操作步骤	要点说明
1. 核对检查	（1）准备合适的床及用物 （2）检查床上环境是否舒适、安全，固定床脚轮；检查老年人是否有导管、输液装置 （3）核对老年人的信息 （4）核对检查无误后携用物至老年人床旁	• 确认床面平整

续表

操作流程	操作步骤	要点说明
2. 翻身	（1）与老年人沟通，做好解释，取得合作 （2）老年人仰卧，将一大枕放于老年人头颈部及双肩下，老年人双手放于腹部，照护人员操作侧拉起床挡，沿床挡内侧放置软枕或软垫 （3）一人协助老年人翻身侧卧法（图7-3） 1）照护人员换至床对侧，两脚分开，屈膝微蹲，根据老年人调整自身高度 2）先将双手抬枕移动头颈肩部至照护人员近侧；再双手环抱老年人两侧髋部移向照护人员近侧；最后双手支托老年人腿部移向照护人员近侧 3）照护人员将头颈肩部软枕稍移向对侧 4）对侧下肢膝关节自然弯曲呈外展位，足置于身侧下肢小腿下 5）照护人员一手扶肩膀，一手扶髋部，将老年人推向对侧，使其背向照护人员 （4）二人协助老年人翻身侧卧法 1）两名照护人员站在床的同侧，一人托住颈肩及腰部，另一人托住臀部及腘窝部，两人同时用力将老年人抬起移至近侧 2）照护人员将头颈肩部软枕稍移向对侧 3）一人扶老年人的肩、腰部，另一人扶老年人的臀、膝部，轻推，使老年人转向对侧	• 适合认知功能正常的老年人 • 注意节力原则 • 移动后头颈肩部、髋部、下肢成为一条直线 • 避免老年人翻身后头部脱枕 • 观察老年人膝关节情况后再给予弯曲操作 • 老年人头部应予以托持 • 两人动作应协调平稳
3. 舒适安全	按侧卧位的要求，帮助老年人取舒适体位	• 老年人的关节在正常功能位，避免关节挛缩、肌肉痉挛
4. 整理用物	整理床单位，固定床挡，将物品放回原处	
5. 洗手记录	（1）按六步洗手法洗手 （2）观察并记录老年人移位后全身及局部情况 （3）做好记录，操作者签名，床头交接班	• 预防交叉感染

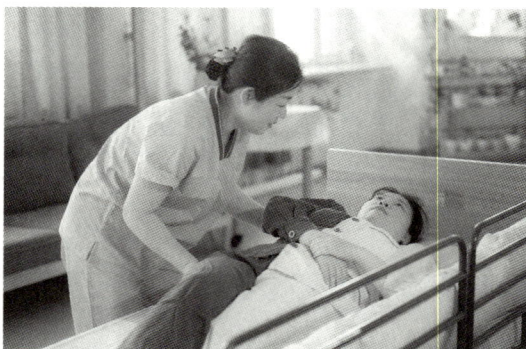

图7-3 一人协助老年人翻身侧卧法

4. 评价

（1）床面平整无皱褶，老年人体位舒适安全，体位摆放合理。

（2）带导管、输液装置的老年人移位后导管和输液装置无脱落、折叠、受压情况。

（3）照护人员动作轻稳，操作规范，动作熟练，符合节力原则。

（4）与意识和认知功能正常的老年人沟通顺畅，尚有肢体功能的老年人能配合变换体位。

（5）变换体位过程维护老年人的尊严，保护老年人的隐私。

（6）及时观察和询问老年人是否有头晕、恶心等不适症状，出现异常情况立即停止操作。

【注意事项】

1. 根据对老年人的评估情况，确定变换卧位的方法、时间，如长期卧床老年人至少每 2h 变换体位 1 次，防止压力性损伤的发生。

2. 老年人身上携带各种导管时，应先将导管安置妥当，移位后仔细检查导管是否有脱落、受压、移位、扭曲，以保持导管通畅。

3. 患侧卧位时将患肩前伸，避免垂直受压，产生疼痛。

4. 关心老年人，随时观察老年人的反应。

5. 为老年人保暖，保护老年人的隐私。

6. 安全风险因素

（1）避免碰伤：床轮应固定；照护人员协助移位时用力应恰当适中。

（2）皮肤损伤：移位时需将身体抬起；注意变换体位所间隔的时间。

【健康指导】

1. 向老年人及家属说明正确变换卧位对预防并发症的重要性。

2. 更换卧位前根据目的不同，向老年人及家属介绍更换卧位的方法及注意事项。

四、老年人卧位转换为床边坐位技术

【操作目的】

指导有肢体功能障碍的老年人自主完成或协助其完成从卧位转换为床边坐位的体位转换。

【操作程序】

1. 评估

（1）辨识老年人，与老年人沟通，判断老年人的合作程度。

（2）评估老年人的体重、身体情况、认知功能、肢体活动能力、皮肤完整性、坐位平衡功能，以及各种导管、输液装置情况。

2. 计划

（1）环境准备：整洁、安全、温度适宜、光线充足。

（2）老年人准备：情绪稳定，愿意合作；了解体位转换的目的、过程、配合要点、注意事项等。

（3）照护人员准备：着装整洁，洗手，戴口罩，站至老年人一侧，给予防护和协助。

（4）用物准备：老年人鞋子，根据病情准备血压计等物品。

3. 实施

操作流程	操作步骤	要点说明
1. 核对检查	（1）准备合适的床及用物 （2）检查床上环境是否舒适、安全，固定床脚轮；检查老年人是否有导管、输液装置 （3）核对老年人的信息 （4）核对检查无误后携用物至老年人床旁	• 确认床面平整

续表

操作流程	操作步骤	要点说明
2. 转换	（1）与老年人沟通，做好解释，取得老年人的合作 （2）指导老年人独立从患（健）侧卧位转换为床边坐位 1）患（健）侧卧位，健侧腿支撑带动身体移向床边 2）将健侧腿插入患侧腿下方，将患侧腿移至床沿下 3）患侧坐起时健侧上肢横过胸前，手掌置于床面，支撑头、颈、躯干向上方侧屈，使躯干直立、坐直；健侧坐起时，将患侧手置于胸前，健侧上肢手掌置于患侧肩部，头转向健侧，健侧手带动躯干旋转至健侧，健侧上肢肘部支撑头、颈、躯干向上方侧屈，随后健侧手支撑床面，使躯干直立、坐直 （3）协助老年人卧位转换为床边坐位 1）将老年人身体移至床边（同一人协助老年人翻身侧卧法操作步骤2） 2）照护人员一手扶老年人双侧肩膀使老年人靠在照护者身上；另一手托住腘窝，以臀部为旋转点，将老年人移至床边坐起 （4）臀部至大腿1/2～2/3部位坐于床面 （5）双足着地，穿上鞋后两足分开，与肩同宽，健侧手扶住床栏或使用其他安全辅助器具防护	• 适合认知功能正常的老年人 • 根据健侧或患侧卧位转换方法分开指导老年人 • 坐起后避免老年人臀部与床面接触面积过小而坠床 • 卧位时体位与床边应保持安全转移距离，避免转换过程中坠床
3. 整理用物	协助老年人取舒适坐位，整理床单位	
4. 洗手记录	（1）按六步洗手法洗手 （2）观察并记录老年人转换体位后全身及局部情况，做好记录，操作者签名	• 预防交叉感染

4. 评价

（1）老年人体位舒适、安全。

（2）带导管、输液装置的老年人体位转换后导管、输液装置无脱落、折叠、受压情况。

（3）照护人员动作应轻稳、熟练，操作规范，符合节力原则。

（4）与意识和认知功能正常的老年人沟通顺畅，语言通俗易懂、礼貌亲切，尚有肢体功能的老年人能配合变换体位。

（5）变换体位过程维护老年人的尊严，保护老年人的隐私。

（6）及时观察和询问老年人是否有头晕、恶心等不适症状，出现异常情况立即停止操作。

【注意事项】

1. 根据老年人的病情、意识状态、认知功能、体重、肢体活动能力转换体位。

2. 老年人携带各种导管时，应先将导管安置妥当，转换后仔细检查导管是否有脱落、受压、移位、扭曲，以保持导管通畅。

3. 在体位转换过程中，避免用力过猛，以免肌肉、韧带损伤。

4. 安全风险因素

（1）跌倒：关注老年人的血压等，避免发生直立性低血压。

（2）坠床：做好老年人安全防护，防止坠床。

【健康指导】

1. 向老年人及家属说明正确从卧位转换为床边坐位对预防并发症的重要性。

2. 向老年人及家属介绍从卧位转换为床边坐位的方法及注意事项。

3. 教会老年人从卧位转换为床边坐位自主或配合转换的正确方法，确保老年人安全。

五、老年人坐位到站立位转移及床椅转移技术

【操作目的】
指导或协助能坐站转移和床椅转移的老年人正确、安全地进行体位转换，提高生活质量。

【操作程序】

1. 评估

（1）辨识老年人，与老年人沟通，判断老年人的合作程度。

（2）评估老年人的体重、身体情况、认知功能、肢体活动能力、皮肤完整性、坐位、站立位平衡功能，以及各种导管、输液装置情况。

2. 计划

（1）环境准备：整洁、安全、温度适宜、光线充足。

（2）老年人准备

1）情绪稳定，愿意合作。

2）了解体位转换的目的、过程、配合要点、注意事项等。

（3）照护人员准备：着装整洁，洗手，戴口罩，站至老年人一侧，给予防护和协助。

（4）用物准备：老年人鞋子，血压计、椅子1把或轮椅1台、腰带，按需配备手杖、助行器等物品。

3. 实施

（1）老年人坐位到站立位转移技术。

操作流程	操作步骤	要点说明
1. 核对检查	（1）准备合适的床及用物 （2）检查床上环境是否舒适、安全，固定床脚轮；检查老年人是否有导管、输液装置 （3）核对老年人的信息 （4）核对检查无误后携用物至老年人床旁	• 确认床面平整，座椅舒适
2. 转换	（1）与老年人沟通，做好解释，取得合作 （2）指导老年人独立从坐位到站立位（图7-4） 1）老年人坐于床沿，双足着地 2）双手姿势根据老年人实际情况选择： a. 双上肢功能正常的老年人可自由放置或选择适合的辅助器具给予辅助支撑 b. 偏瘫老年人双手十指交叉，患侧手拇指在上，双手沿身体中线带双上肢向前伸展 3）双足分开与肩同宽，双足跟位于双膝后 4）身体前倾，使身体重心前移，当双肩向前超过双膝位置时，老年人立即抬臀、挺胸，躯干挺直，完成站起 （3）协助老年人从坐位到站立位 1）老年人坐于床沿，双足着地，照护人员站于老年人前方 2）协助老年人双足分开与肩同宽，双足跟位于双膝后，双上肢环抱照护人员颈部 3）照护人员双手辅助抬臀或抓住老年人腰带，下肢抵住老年人患侧膝关节上，重心转移时使老年人伸髋伸膝 4）起立后应注意老年人双下肢对称负重，照护人员可继续用膝顶住老年人患侧膝以防止患侧膝弯曲	• 照护人员全程站在老年人身旁，近距离保护老年人 • 使用辅具前，检查辅具是否安全，并调节好辅具的高度 • 避免下肢受力不均，身体重心移位 • 切勿拉扯老年人腰部裤子做着力点移位 • 注意与老年人沟通，观察老年人患侧膝受力情况 • 完成站立后不要立即放手，确保老年人安全
3. 整理用物	协助老年人取舒适站位	• 预防跌倒
4. 洗手记录	（1）按六步洗手法洗手 （2）观察并记录老年人转换体位后全身及局部情况，做好记录，操作者签名	• 预防交叉感染

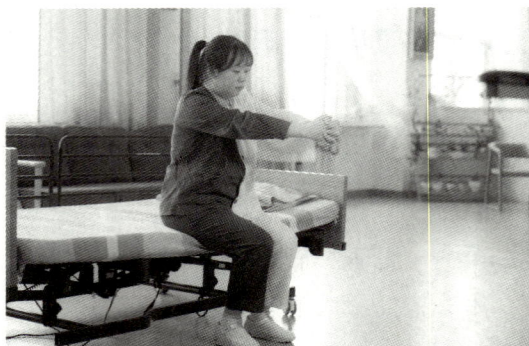

图 7-4　指导老年人独立坐位到站立位

（2）老年人床椅转移技术。

操作流程	操作步骤	要点说明
1. 核对检查	（1）准备合适的座椅（或轮椅、座便椅） （2）检查座椅（或轮椅、座便椅）性能，床、椅固定 （3）核对老年人的信息 （4）核对检查无误后携用物至老年人床旁	• 床椅间高度尽量保持一致 • 确认环境安全、舒适
2. 转换	（1）与老年人沟通，做好解释，取得合作 （2）老年人独立床椅转移技术（图 7-5） 1）老年人坐于床沿，双足着地 2）带扶手的座椅（轮椅需抬起脚踏板）放置到老年人健侧，并与床边成 30°～45° 角 3）健足尽量靠近座椅，患足位于健足稍后方，健手支撑座椅远侧扶手 4）老年人身体前倾，抬起臀部，以健侧下肢为支点旋转身体，直至老年人背靠座椅 （3）协助老年人床椅转移技术（图 7-6） 1）老年人坐于床沿，双足着地，靠近座椅侧下肢稍伸向前 2）将带扶手的座椅固定（如是轮椅，需抬起脚踏板）放置到老年人健侧（或功能较好侧），并与床边成 30°～45° 角 3）照护人员下肢抵住离座椅较远的膝关节上 4）老年人双上肢环抱照护人员肩上，并依靠在照护人员身上 5）照护人员双手环抱老年人背部，带动老年人转体，移位至座椅上，平稳坐下 6）照护人员绕至老年人身后，从老年人腋下双手环抱向后拉，调整坐姿	• 适合偏瘫或肢体功能较好的老年人 • 确定床椅间高度，缩短床椅间距离 • 照护人员全程站在老年人患侧，近距离保护老年人 • 如是轮椅，将双脚放置于踏板上，系好安全带。 • 如老年人一侧患肢不能抬起，可单手扶照护人员肩上 • 照护人员完成转移体位后不要立即放手，直至老年人深坐至椅面，确保老年人安全
3. 整理用物	协助老年人取舒适坐位	• 预防跌倒
4. 洗手记录	（1）按六步洗手法洗手 （2）观察并记录老年人转换体位后全身及局部情况，做好记录，操作者签名	• 预防交叉感染

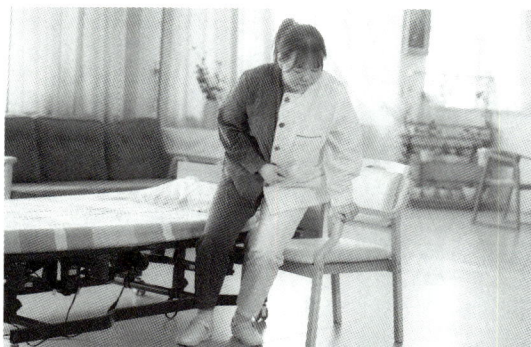

图 7-5　老年人独立床椅转移技术

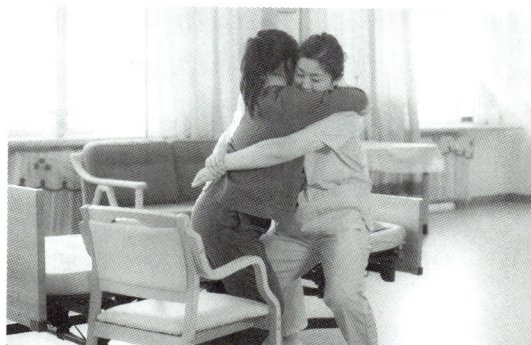

图 7-6　协助老年人床椅转移技术

4. 评价

（1）老年人体位舒适安全，检查座椅、轮椅性能。

（2）带导管、输液装置的老年人体位转换后导管、输液装置无脱落、折叠、受压情况。

（3）照护人员动作应轻稳、熟练，操作规范，符合节力原则。

（4）与意识和认知功能正常的老年人沟通顺畅，尚有肢体功能的老年人能配合变换体位。

（5）变换体位过程维护老年人的尊严，保护老年人的隐私。

（6）及时观察和询问老年人是否有头晕、恶心等不适症状，出现异常情况立即停止操作。

【注意事项】

1. 根据老年人的病情完成体位转移，确保老年人安全。

2. 老年人携带各种导管时，应先将导管安置妥当，体位转换后仔细检查导管是否有脱落、受压、移位、扭曲，以保持导管通畅。

3. 在体位转换过程中，避免用力过猛，以免关节、肌肉、韧带损伤。

4. 指导老年人选择合脚、防滑、防脱落的鞋子。

5. 根据温度为老年人在座椅上加盖毛毯等保暖用品，以免老年人受凉。

6. 安全风险因素

（1）跌倒：关注老年人的血压等，避免发生直立性低血压。

（2）坠床：做好老年人的安全防护，防止坠床。

【健康指导】

1. 向老年人及家属说明正确坐站转移和床椅转移对预防并发症的重要性。

2. 向老年人及家属介绍坐站转移和床椅转移的方法及注意事项。

3. 教会老年人坐站转移和床椅转移自主或配合转换的正确方法，确保老年人安全。

第二节　疼　痛　照　护

案例 7-2

赵爷爷，75 岁，退休后入住养老机构。既往有高血压病、原发性膝关节炎病史。晨起膝关节僵硬约 20min 方能活动，并伴有疼痛 4 个月，局部关节无红肿，行走困难且影响睡眠质量，活动后疼痛加剧。现口服对乙酰氨基酚片，疼痛略有缓解。

根据以上资料，请回答：

1. 赵爷爷的疼痛类型。

2. 为赵爷爷制订合适的缓解疼痛的照护方案。

疼痛是一种复杂的主观感觉，是由感觉刺激产生的一种生理、心理反应及情感上的不愉快的经历，是老年综合征中一种常见的健康问题。

一、疼痛概述

（一）疼痛的概念

国际疼痛研究学会（International Association for the Study of Pain，IASP）将疼痛定义为"一种与实际或潜在的组织损伤相关的不愉快的感觉和情绪情感体验，或与此相似的经历"。疼痛是人体最强烈的应激因素之一，是机体对有害刺激的一种保护性防御反应，具有保护和防御的功能。

（二）疼痛的原因

1. 温度刺激　过高或过低的温度作用于体表，使受伤的组织释放组胺等化学物质，刺激神经末梢导致疼痛。如高温可引起灼伤，低温会导致冻伤。

2. 化学刺激　化学物质如强酸、强碱，可直接刺激神经末梢，导致疼痛。

3. 物理损伤　如刀切割、针刺、碰撞、身体组织受牵拉、肌肉受压、肢体挛缩等。

4. 病理改变　疾病造成的体内某些管腔堵塞，组织缺血、缺氧，空腔脏器过度扩张，平滑肌痉挛或过度收缩，局部炎性浸润等均可引起疼痛。

5. 心理因素　老年人心理状态不佳，如精神紧张或低落、愤怒、悲痛、恐惧等都能引起局部血管收缩或扩张而导致疼痛。

（三）疼痛的分类

按疼痛的病程可分为急性疼痛和慢性疼痛。

1. 急性疼痛　突然发生，疼痛持续时间多在 1 个月以内，有明确的开始时间，持续时间较短，以数分钟、数小时或数天居多，用镇痛方法可缓解或减轻；有明确诱因，如骨折、手术后疼痛，创伤性疼痛，或与某些疾病状态如急性心肌梗死、急性胆囊炎、急性阑尾炎等有关的疼痛。

2. 慢性疼痛　疼痛持续 3 个月以上，具有持续性、顽固性和反复性的特点，且疼痛程度不一。慢性疼痛常发生于慢性非恶性疾病，老年人常见的慢性疼痛如关节炎、风湿、椎管狭窄、骨质疏松症等所致疼痛，腰背痛等。慢性疼痛一般无自主神经症状，可伴有疲乏、失眠、食欲缺乏、体重下降、焦虑、抑郁、愤怒等症状。

二、疼痛的评估

（一）疼痛评估的基本原则

1. 及时评估疼痛　老年人的疼痛主诉是疼痛评估的"金标准"，对疼痛的评估应列入照护常规。首次疼痛评估应在入院评估时完成。

2. 全面评估疼痛　疼痛评估应全面具体，包括疼痛的经历和健康史。

3. 动态评估疼痛　评估疼痛的发作、治疗效果及转归，有利于监测疼痛病情变化及镇痛治疗效果和不良反应，有利于调整镇痛药物的剂量，以获得理想的镇痛效果。

（二）疼痛评估常用工具

1. 单维度评估工具

（1）面部表情疼痛评定法：采用面部表情来表达疼痛程度，从左到右六张面部表情，最左边的面部表情的表示无疼痛，依次表示疼痛越来越重，直至最右边的面部表情表示剧烈疼痛。请老年人立即指出能反映本人疼痛程度的面部表情图（图 7-7）。

（2）数字评分法：用数字 0～10 代替文字来表示疼痛的程度（图 7-7）。口述过去 24h 内最严重的疼痛可用哪个数字表示（选择相应数字画圈），范围从 0（表示无疼痛）到 10（表示疼痛到极点）。

（3）口述评分法：根据患者对疼痛程度的表达，把疼痛程度分为 4 级。①无痛（0 分）；②轻度疼痛（1～3 分）：有疼痛但可忍受，不影响睡眠；③中度疼痛（4～6 分）：疼痛明显，不能忍受，要求使用镇痛药物,疼痛影响睡眠;④重度疼痛(7~10分):疼痛剧烈,不能忍受,须用镇痛药物,严重影响睡眠(图7-7)。

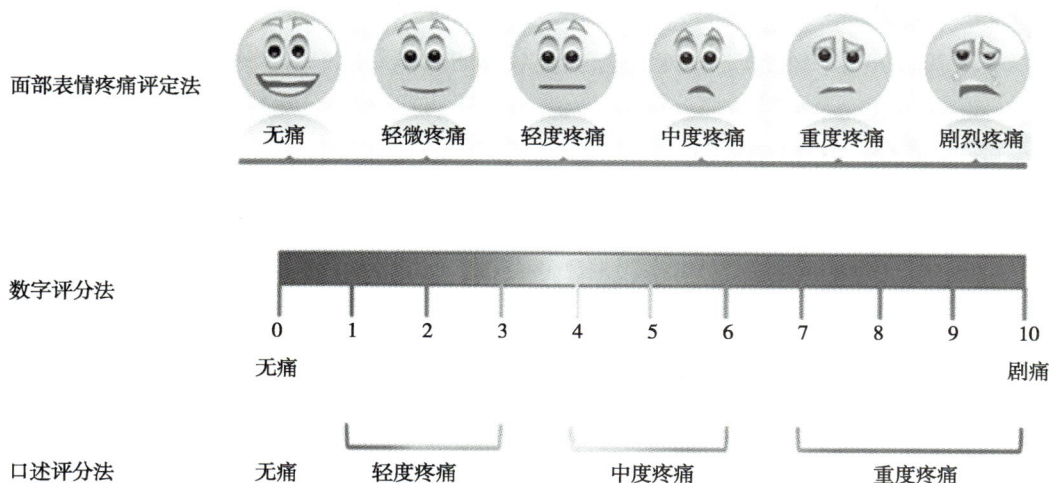

图7-7 单维度评估工具

2. 多维度评估工具 简明疼痛评估量表是最常用的疼痛全面评估工具,属于多维度评估量表,包括了疼痛体验的若干组成部分,例如数字评分法、情绪、精神、日常活动、人际关系、睡眠质量等。该评估量表一般需要5~15min完成。

（三）疼痛评估内容

1. 健康史

（1）一般情况:包括姓名、性别、年龄、职业、诊断、病情等基本资料。

（2）疼痛史:详细询问老年人(代诉人)疼痛的部位、性质、开始时间、持续时间及强度、伴随症状,加重或缓解的因素,疼痛发生时的表达方式,目前正在使用哪些药物治疗和疗效等;疼痛对食欲、睡眠和日常生活的影响。采集既往史资料,包括既往诊断、所患慢性疼痛情况、镇痛治疗情况、减轻疼痛的方法及镇痛效果等。

（3）体格检查:全身状态检查包括生命体征、意识状态、语调与语态、营养状况、面容与表情、体位、姿势等及各个部位的检查。

2. 辅助检查 根据疼痛原因及部位等选择辅助检查和疼痛评估工具,如实验室检查、影像学检查、评估量表等。

3. 心理 - 社会状况 疼痛常伴随消极的情绪。评估老年人有无抑郁、焦虑等负面情绪;是否有社会适应能力下降;老年人的性格以及注意力等。

三、缓解疼痛的照护

听取老年人描述疼痛表现,正确进行疼痛评估;为老年人选用合理的缓解疼痛的照护方法,如指导老年人配合照护人员正确服药,了解服药后常见不良反应并能给予相应照护对策;劝导老年疼痛患者接受照护人员用非药物方法缓解疼痛的照护方案;及时动态掌握老年人疼痛治疗后的进展情况;恰当运用心理抚慰方法,减轻老年人的心理、精神压力;给予运动锻炼和生活照护指导,改变不良习惯;运用舒适照护方法减轻疼痛症状,提高生活质量。

（一）药物止痛照护

1. 常用镇痛药物分类及给药特点

（1）非阿片类药物:包括非甾体抗炎药、水杨酸类药物、苯胺类药物等,主要为非甾体抗炎药和对乙酰氨基酚。非甾体抗炎药适用于短期治疗老年患者炎症关节疾病（痛风）和急性风湿性疾病（风湿性关节炎）。对乙酰氨基酚是缓解老年患者轻、中度肌肉骨骼疼痛的首选药物。

（2）阿片类药物：适用于急性疼痛和恶性肿瘤引起的中、重度疼痛。如哌替啶、吗啡、美沙酮、芬太尼、阿芬太尼、羟考酮等。

（3）其他辅助类药物：辅助其他药物提高镇痛效果或直接产生一定的镇痛作用，常用于辅助治疗神经病理性疼痛、骨痛、内脏痛。如抗惊厥药、抗焦虑药、抗抑郁药、麻醉性镇痛药、镇静催眠药等。辅助镇痛药物的疗效在4～8d内显现。

药物治疗给药途径首选口服，有明确不适合口服指征的老年人可选择其他途径，如皮下、静脉、直肠给药等。按照医嘱规定时间规律使用镇痛药，按时给药可有效维持血药浓度，有效缓解老年人的疼痛。辅助用药一般从低剂量起始，1周内观察疗效，如果无效，在不增加不良反应的前提下增加剂量或更换药物。

2. 药物不良反应表现及照护支持 在用药过程中应密切观察药物的不良反应，常见不良反应有恶心、呕吐、便秘、尿潴留、嗜睡和呼吸抑制等。照护人员发现不良反应要及时反馈给医生。照护人员根据实际情况给予相应照护支持，充分运用基础照护方法予以干预：发生剧烈呕吐时应暂时禁饮禁食，预防误吸；便秘给予顺时针腹部按揉；尿潴留时给予诱导排尿等。

（二）非药物止痛照护

减少或消除引起疼痛的原因，如骨质疏松引起疼痛的原因主要是与腰背部肌肉紧张及椎体压缩性骨折有关，通过卧硬板床休息、轴线翻身等可减轻疼痛。恰当应用非药物方法，常常可以起到较好的辅助镇痛效果，包括按摩、冷热敷、理疗、放松训练、转移和分散注意力等照护方法。

（三）舒适照护

舒适照护主要是以缓解老年人身体疼痛的生理舒适、减轻心理压力的心理舒适为核心，同时提供环境舒适、社会舒适照护，最大程度缩短或降低老年人不愉快的程度。如为老年疼痛患者提供舒适、温馨、整洁的居室环境；因疼痛可能导致老年人活动受限，协助其采取最舒适体位，并预先为老年人准备好触手可及的物品；鼓励老年人向家属或照护人员表达和倾诉，从而获得良好的心理支持。

（四）健康指导

1. 运动锻炼 运动锻炼对于改善全身状况、缓解老年人慢性疼痛有明显效果。适宜的运动锻炼可以增强肌肉力量、身体柔韧性，减少骨量丢失，延缓骨质疏松进展，提高老年人生活质量，预防意外发生。

2. 生活指导 提倡进食清淡、高蛋白、低脂、无刺激的易消化食物，少量多餐；保持大便通畅；保持心情愉悦；减少诱发疼痛的危险因素。

3. 老年人疼痛自我监测 指导或帮助老年人做好疼痛日记的记录。疼痛日记主要记录使用的药物、疼痛控制方法、疼痛的感觉及部位、导致疼痛加重的因素、疼痛缓解的办法、疼痛对日常活动的影响、药物的不良反应等。记录频次可根据疼痛控制效果进行调整，为个体化疼痛管理提供可靠信息和依据。

第三节　老年人安全照护

案例7-3

李爷爷，75岁，现入住养老机构。既往患有帕金森病8年，口服治疗帕金森的药物。近期反应迟钝、步态不稳、运动迟缓，伴有记忆力减退等症状，伴睡眠障碍。双上肢肌力正常，可独立进餐。时常夜间自行取下护栏下床行走。

根据以上资料,请回答:

1. 李爷爷使用保护具的注意事项。

2. 为李爷爷选择步行器的种类,此类步行器的使用方法。

一、保护具的使用

保护具是用来限制老年人身体或某部位活动,以维护其安全与治疗效果的各种器具。

【目的】

1. 保证老年人安全,防止存在意识不清、心理疾病、认知功能障碍、躁动、虚弱等情况的老年人发生跌倒、坠床、撞伤、自伤或伤人等意外。

2. 确保治疗、照护工作顺利进行。

【使用范围】

1. **认知功能障碍** 如躁狂症老年患者等。

2. **坠床** 如躁动不安、肌肉痉挛、意识不清、视物不清、术后麻醉未清醒,以及年老体弱等高危老年人。

3. **皮肤瘙痒** 如全身或局部瘙痒难忍、易抓挠患处的老年人。

4. 衰弱、肢体功能障碍、长期卧床极易发生压力性损伤的老年人。

【使用原则】

1. **知情同意** 使用前向老年人及其家属解释使用保护具的原因、目的、种类和方法,取得老年人或家属的配合。非必须使用则尽量不用。

2. **短期使用** 使用过程中要确保老年人安全,短期或间断使用。

3. **随时评价**

(1)能满足老年人使用的基本需要,安全舒适,无血液循环障碍,无皮肤破损,无坠床、撞伤等意外发生。

(2)各项检查、治疗和护理措施能够顺利进行。

【种类及使用方法】

1. **床挡** 主要用于保护老年人,预防老年人坠床。

(1)半自动床挡:可按需升降,分手动式和电动式。

(2)插入式床挡:床体采用可同时搭配折叠式护栏的构造。可根据老年人需要,选用半身床挡或全身床挡。折叠式护栏可一键复位,有效降低坠床危险(图7-8)。

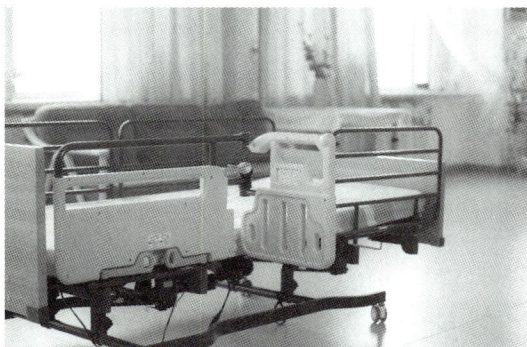

图7-8 插入式床挡

2. 约束带 主要用于躁动或患有精神疾病的老年人,以限制身体或肢体活动。

（1）尼龙搭扣约束带:适用于手腕、上臂、踝部、膝部等的固定,操作简便、安全,便于清洗和消毒。使用时将约束带置于关节处,局部垫好衬垫,对合尼龙搭扣,将带子系于床沿,注意松紧适宜（图7-9）。

（2）医用手部外固定器:用于对手部的外固定或支撑。手指并拢套入手套,调整松紧后用固定扣固定,将约束绑带打结固定在床边等固定物上（图7-9）。

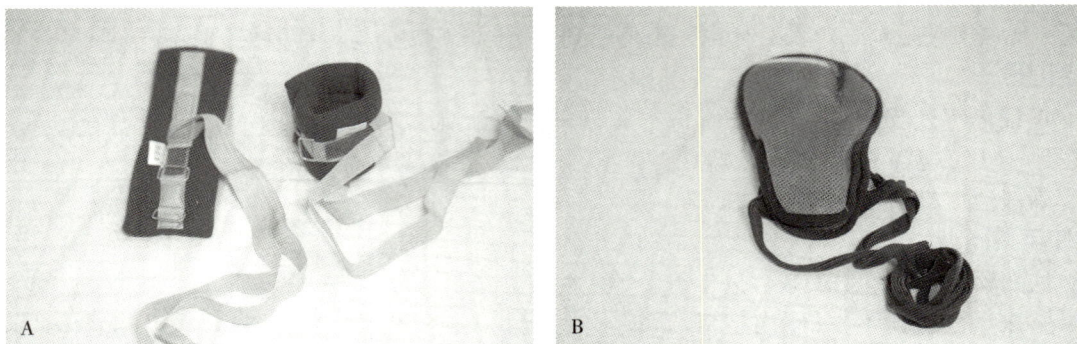

图7-9 约束带
A:尼龙搭扣约束带;B:医用手部外固定器。

【注意事项】

1. 严格掌握保护具的使用指征,向老年人及家属介绍使用保护具的必要性,以取得其理解,消除其心理障碍,保护老年人的自尊。

2. 使用保护具时,应保持肢体和关节位于功能位,协助老年人经常更换体位,预防肢体畸形,保证安全舒适。

3. 制动性保护具应短期使用,约束带下垫衬垫,松紧适宜。定时松解约束带,一般每2h放松一次。

4. 使用约束带时需注意观察,一般每15min观察一次。注意观察老年人局部皮肤颜色、温度等,有异常情况及时反馈给医护人员。

5. 记录保护具的使用原因、方法、时间,以及观察结果和解除约束时间。

6. 安全风险因素

（1）压力性损伤:规范使用保护具,定时观察老年人局部皮肤组织情况,注意更换体位时间。

（2）肢体血运障碍、损伤:使用保护具时需要衬垫,绑扎松紧适中,注意绑扎时间且定时松解约束带,肢体需置于功能位。

（3）坠床:需将保护具固定牢靠,避免滑脱。

【健康指导】

1. 向老年人及家属解释保护具使用的目的、方法和注意事项。

2. 告知认知功能正常的老年人在使用保护具过程中如有不适立即向照护人员说明,防止意外发生。

二、助行器的使用

年老体弱或因疾病导致老年人离床活动时行走不便,使用助行器能够支撑体重、帮助行走、保持平衡、维护老年人行动安全、扩大老年人的活动范围和视野范围,从而提高生活质量。

（一）种类、性能及要求

助行器主要包括手杖、拐杖和步行器三类。

1. 手杖　是最常用的助行器(图7-10),是以单侧手扶持以助行走的工具,根据手杖的结构和功能分为单脚手杖、多脚手杖、伸缩式手杖、折叠式手杖、多功能手杖等。手杖适用于握力好,手腕力量强,上臂以及肩的肌力正常的老年人使用。

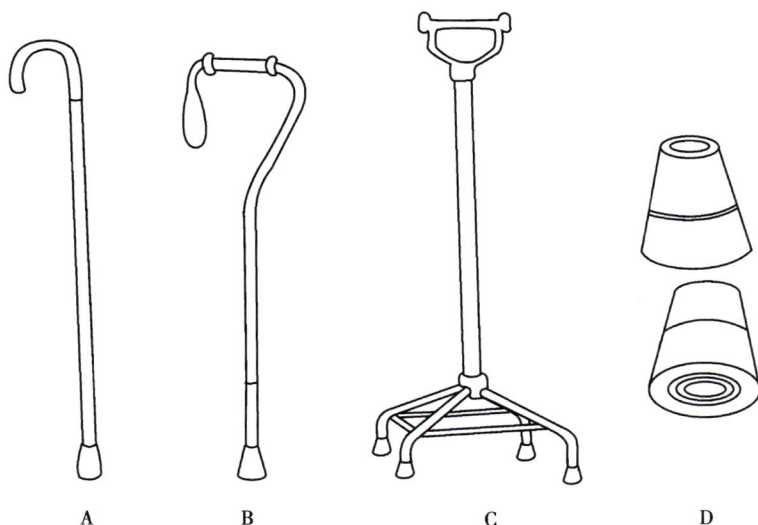

图7-10　手杖
A、B:单脚手杖;C:多脚手杖;D:橡皮底垫。

2. 拐杖　是靠前臂或肘关节扶持帮助行走的工具,分为肘拐、腋拐和平台拐。

(1)前臂支撑型拐杖:又称肘拐(洛式杖),手柄上部有套环,使拐杖固定于前臂,由前臂和手两点固定支撑,共同承重,适用于下肢能行走但力量较弱需部分外力支撑的老年人。

(2)腋窝支撑型拐杖:又称腋拐,适用于下肢有骨折的老年人、术后的老年人等。

(3)平台拐:又称类风湿杖,主要将前臂固定在平台式前臂托上,适用于关节有严重损害的类风湿病老年人或手有严重损伤不能负重的老年人。

3. 步行器　是用来辅助下肢功能障碍者步行的工具(图7-11)。步行器有保持平衡、支撑体重和增强上肢肌力的作用,常见的有步行式步行器、轮式步行器。

(1)步行式步行器:无轮脚,自身轻,支撑面积大,稳定性好,使用时双手提起步行器两侧扶手,送向前再放于地面,适用于上肢健康、下肢功能轻度损害的老年人。

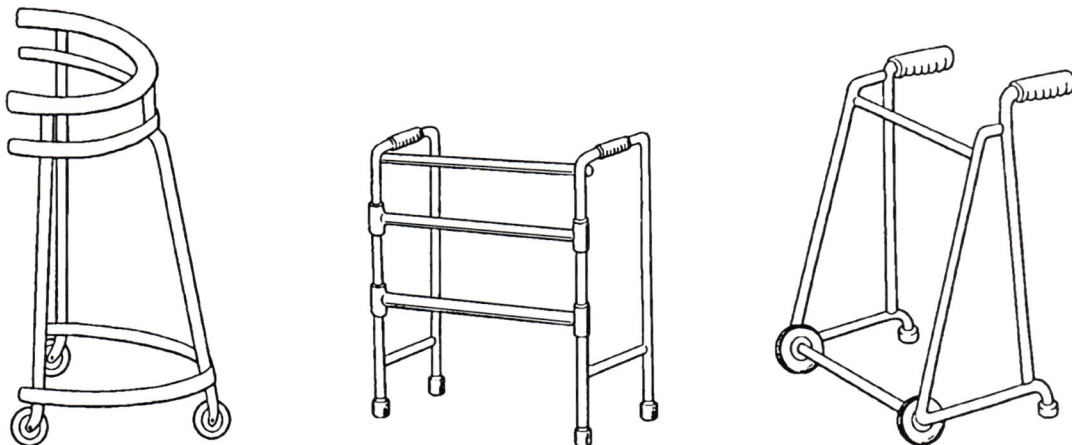

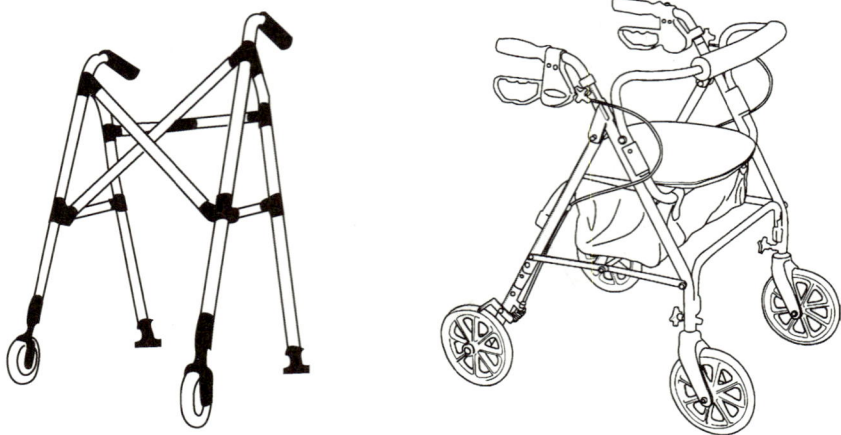

图 7-11　步行器

（2）轮式步行器：有脚轮，易于推动和移动，使用时不用提起、放下，适用于上肢功能差的老年人。

（二）助行器高度调节

1. 手杖的适宜高度　老年人直立时握住手柄，将手杖着地端放在足小趾外侧 15cm 处，肘关节屈曲 15°～30°，腕关节背伸，则为手杖的适宜高度。如果老年人腰部弯曲，即使屈肘大于 30°，也应选稍高些的手杖，步行才更舒适。

2. 腋拐的适宜高度　老年人直立时，双肩放松，大转子的高度为把手的位置，着地端距离足外侧 15～20cm，紧握把手时肘关节稍弯曲 15°～30° 为宜。腋拐长度简易计算法：腋拐的长度 =（老年人）身高（cm）–40（cm）。

3. 步行器的适宜高度　老年人直立时，双手握住步行器的握手柄，肘关节屈曲 15°～30° 为宜。

（三）助行器使用技术

【操作目的】

1. 协助老年人进行行走训练，提高生活自理能力，减少并发症。

2. 维护老年人行动安全，扩大老年人的活动范围和视野范围。

【操作程序】

1. 评估

（1）辨识老年人，与老年人沟通交流，向老年人及家属解释使用助行器的目的、方法及注意事项，并征得老年人及家属的同意。

（2）评估老年人的肌力、平衡能力、认知功能、肢体活动能力、有无跌倒等危险因素、是否使用过助行器及合作程度。

2. 计划

（1）环境准备：保证环境宽敞，地面平整、干燥、安全。

（2）老年人准备：衣着合身，鞋子合脚且防滑。

（3）照护人员准备：衣帽整洁，修剪指甲，洗手，戴口罩。

（4）用物准备：准备合适的助行器、座椅、卷尺、记录单、笔。

3. 实施

操作流程	操作步骤	要点说明
1. 核对检查	(1) 准备合适的助行器 (2) 检查助行器安全性能 (3) 核对老年人的信息 (4) 核对检查无误后测量并确定助行器使用高度 (5) 携用物至老年人床旁,确定老年人衣着合体,适合行走,鞋子防滑,裤脚的长度不过脚踝。解释操作目的、过程及方法 (6) 摆放助行器位置合理,安全放置	• 确认老年人 • 选择适合老年人行走能力的助行器,保证使用安全 • 裤脚过长易跌倒 • 方便老年人拿取
2. 行走训练	(1) 老年人在床边平稳站起,照护人员站于老年人的患侧后方(下楼梯时站于患侧前方),必要时拉紧老年人的腰带或特制的保护腰带,做好保护 (2) 嘱老年人握住助行器把手站立,肘关节屈曲15°～30° (3) 助行器使用方法 A. 手杖的使用方法: 1) 三点步行:健手握住手杖,先前移至足小趾外前方,再迈出患肢,最后再迈出健肢并与患肢并排站立 2) 两点步行:健手握住手杖,伸出手杖同时迈出患肢,再迈出健肢 3) 上、下台阶:上台阶时先上健肢,后上患肢;下台阶时先下患肢,后下健肢。手杖可以放在扶手上,随老年人一同挪动 B. 拐杖的使用方法: 1) 四点步行:为最安全的步行法。先向前移动患肢侧拐杖,而后迈出健肢;再移动健肢侧拐杖,最后迈出患肢 2) 三点步行:两侧拐杖一同向前伸出,再向前迈出患肢,最后健肢迈出跟上患肢。三点步行一般见于患肢不能负重的情况 3) 上、下台阶:上台阶时先上健肢,同时将患肢和双拐带到台阶上;下台阶时,先把双拐平行放在下一级台阶,双臂用力撑起,先下患肢,后下健肢。 C. 步行器的使用方法: 1) 抬头挺胸,双手同时将步行器向前方推出约一步远(15～30cm),先迈患侧下肢,重心前移,患足落在步行器中间位置,健侧下肢再跟进,两脚并排 2) 坐下时慢慢后移接触座椅边(或床边),一手(或健手)扶步行器,一手(或患手)扶椅子把手,健腿微屈,患腿稍前伸,身体前倾缓缓坐下 (4) 随时观察老年人的状况,如有劳累、胸闷、出汗等情况,及时就近休息	• 照护人员勿过度拉、拽老年人,增加跌倒或骨折的危险 • 提醒老年人走路时目视前方,背部挺直 • 照护人员及时予以鼓励,老年人行走时配合呼吸 • 行走时注意避开障碍物 • 起步时足尖抬高,着地时先足跟后足尖 • 步行器放置平稳后再迈步 • 行走训练循序渐进,避免一次训练时间过长
3. 整理用物	整理用物,安置老年人取舒适体位	• 有效沟通并协助老年人休息
4. 洗手记录	(1) 按六步洗手法洗手 (2) 记录训练过程、时间、结果	• 预防交叉感染

4. 评价

(1) 助行器安全性良好,高度调整适合。

(2) 老年人着装合理、安全舒适。

(3) 老年人行走平稳、安全,无意外损伤。

(4) 照护人员操作规范、熟练,老年人行走过程中得到有效保护。

(5) 及时与老年人沟通,训练中给予老年人鼓励,观察并询问老年人助行器掌握情况及有无不适反应。

【注意事项】

1. 根据老年人肢体功能情况选择不同的助行辅具。

2. 老年人行走时要保持背部挺直,目视前方,速度不宜过快,步幅要小于平时行走,助行器前移距离不要超过老年人行走约一步的距离。

3. 老年人在助行器未熟练使用前,应有人陪伴、扶持,防止跌倒。

4. 根据评估结果,制订老年人使用步行器训练计划,循序渐进,视具体情况确定每天训练频次。

5. 安全风险因素 助行器选择和使用得当,注意训练频次和时长,避免出现跌倒、肌肉拉伤、关节损伤等情况发生。

【健康指导】

1. 向老年人及家属讲解使用助行器行走的目的、方法及注意事项。

2. 告知老年人在行走过程中如有不适应立即说明,防止意外发生。

第四节 转 运 照 护

案例7-4

王奶奶,80岁,生活能自理,现与老伴居住在家中。既往有冠心病病史10年、2型糖尿病15年。王奶奶晨起站在床边突然出现头晕、出汗、心慌、站立不稳,随后摔倒。老伴紧急呼叫"120"急救转运并寻找社区照护人员小李一起陪同就诊治疗。王奶奶用平车转运至急诊科,初步诊断为低血糖,给予及时治疗后意识恢复正常,但摔倒导致右侧锁骨区肿胀疼痛,遵医嘱需用轮椅转运至影像科进一步检查。

根据以上资料,请回答:

1. 为王奶奶实施平车转运的注意事项。

2. 为王奶奶实施轮椅转运的注意事项。

因老年人高龄、患病等原因出现肢体功能障碍,不能自行移动,照护人员需要借助轮椅、平车等转运老年人并在转运过程中进行照护就是转运照护。

一、轮椅转运

【操作目的】

1. 帮助老年人日常下床活动,改善机体功能。

2. 完成老年人治疗、会客、外出等需求。

【操作程序】

1. 评估

(1)辨识老年人,与老年人沟通交流,判断老年人的合作程度。

(2)评估老年人的体重、生命体征、患病情况、意识状态、认知功能、肢体活动能力等。

(3)评估室内外地面情况(平地、坡道、台阶、有无障碍物等)。

2. 计划

(1)环境准备:无障碍物,保证环境宽敞,光线充足。

(2)老年人准备:老年人着合体衣裤,鞋子合脚且防滑,了解轮椅运送的目的、方法及注意事项。

(3)照护人员准备:着装整洁,修剪指甲,洗手,戴口罩。

（4）用物准备：轮椅（各部件性能良好），毛毯（根据温度选配），别针，软枕，安全保护带（根据老年人情况选配）。

3. 实施

操作流程	操作步骤	要点说明
1. 核对检查	（1）准备合适的轮椅及用物 （2）检查轮椅的性能 （3）核对老年人的信息 （4）核对检查无误后携用物至老年人床旁，解释操作目的、过程及方法	• 确认老年人 • 保证老年人安全
2. 轮椅转运	（1）将老年人从床转移至轮椅上（操作方法同本章第一节床椅转移内容） （2）平地轮椅转运：轮椅过沟时，脚用力踩下倾倒杆，手压把手抬高前轮，推行向前，确认前轮过沟后放下前轮抬高后轮过沟 （3）上、下坡道轮椅转运 1）上坡道：照护人员握紧把手，双腿前后大步打开，身体前倾，平稳向前推行 2）下坡道：采用倒退下坡方法。照护人员握紧把手，双臂夹紧，双腿前后大步打开，缓慢倒退行走 （4）上、下台阶轮椅转运 1）上台阶：前轮紧靠台阶，手压把手、脚踩倾倒杆抬起前轮，推行向前，当后轮靠近台阶后放下前轮抬高后轮越过台阶 2）下台阶：采用倒退下台阶的方法。后轮靠近台阶，提起把手，缓慢将轮椅后轮移至台阶下，再以两后轮为支点，稍稍翘起前轮，后退移下台阶 （5）进、出电梯轮椅转运 1）照护人员在前，轮椅在后，即轮椅以倒退形式进入电梯，并及时刹车制动 2）确认电梯停稳，松开刹车，前行推出电梯 （6）将老年人从轮椅上转移至床上（操作方法同本章第一节床椅转移）	• 推行过程平稳匀速 • 遇障碍物或拐弯时提前告知老年人 • 避免多级台阶时用轮椅转运 • 老年人上肢放置在轮椅扶手内，避免电梯门夹伤
3. 整理用物	收起用物和轮椅，刹车制动，在指定区域存放	• 保持轮椅和用物清洁
4. 洗手记录	（1）按六步洗手法洗手 （2）记录轮椅转移情况，做好记录，操作者签名	• 预防交叉感染 • 文书记录归档

4. 评价

（1）老年人舒适、安全，无意外损伤。

（2）照护人员操作规范、熟练、节力。

（3）照护人员与有沟通能力的老年人能有效沟通。

【注意事项】

1. 转运过程中，询问并观察老年人的感受。

2. 带管道的老年人转运过程中注意管道安全，避免脱管。

3. 根据室内外温度适当增加衣服、毛毯等，防止老年人受凉。

4. 安全风险因素

（1）摔伤：老年人使用轮椅前必须进行安全性能检测，防止发生轮椅后翻、侧翻等风险。

（2）压力性损伤：防止老年人长时间久坐轮椅使局部皮肤受压。

【健康指导】

1. 向老年人及家属解释转运的过程、配合方法及注意事项。

2. 告知老年人在转运过程中如有不适立即向照护人员说明，防止意外发生。

二、平车转运

【操作目的】

运送不能起床的老年人进行外出、检查和治疗。

【操作程序】

1. 评估

(1) 辨识老年人，与老年人沟通交流，向老年人及家属解释转运的步骤及配合方法。

(2) 评估老年人的体重、意识状态、病情、认知功能、损伤部位、管道情况及合作程度。

2. 计划

(1) 环境准备：环境宽敞，便于操作。

(2) 老年人准备：老年人着合体衣裤、帽子（冬季或温度较低时使用）；老年人了解转运的步骤及配合方法。

(3) 照护人员准备：衣帽整洁，修剪指甲，洗手，戴口罩。

(4) 用物准备：平车（各部件性能良好，车上放置布单和橡胶单包好的垫子和枕头），根据季节加盖毛毯或棉被。

3. 实施

操作流程	操作步骤	要点说明
1. 核对检查	(1) 准备平车及用物 (2) 检查平车性能 (3) 核对老年人的信息 (4) 核对检查无误后携用物至老年人床旁，必要时协助老年人穿好合体衣裤，解释操作目的、过程及方法	• 保证老年人安全 • 取得老年人的配合 • 安置好老年人身上的各种导管，避免导管脱落、折叠、扭曲、受压和液体逆流
2. 搬运老年人	根据老年人病情及体重，确定搬运方法 (1) 挪动法 1) 协助老年人移至床边 2) 将平车推至床旁与床平行，大轮靠近床头，拉好制动闸使平车制动，照护人员用身体抵住平车 3) 协助老年人将头颈躯干、臀部、下肢依次向平车移动 4) 协助老年人于平车上躺好，做好保暖措施，系好安全带，拉好护栏 (2) 一人搬运法 1) 推平车至老年人床尾，大轮端靠近床尾，使平车头与床尾成钝角，平车制动 2) 协助老年人移位至床边 3) 照护人员一只手臂自腋下伸入至对侧肩部，另一手臂伸入老年人大腿下；嘱老年人双臂交叉于照护人员颈后，双手用力握住；照护人员抱起老年人，稳步移动将老年人放于平车中央，盖好盖被 (3) 二人搬运法 1) 同一人搬运法步骤1) 2) 照护人员甲、乙二人站在老年人同侧床旁，协助老年人将上肢交叉于胸前	• 适用于病情较轻、能配合的老年人 • 平车贴近床沿便于移动 • 防止平车滑动 • 老年人头部枕于大轮端；离开平车回床时，应协助老年人先移动下肢，再移动臀部、上半身 • 防止老年人受凉；保证老年人安全 • 适用于上肢活动自如、体重较轻的老年人 • 缩短搬运距离；防止平车滑动，保证老年人安全 • 照护人员双下肢前后分开站立，屈膝屈髋，降低重心 • 照护人员甲应使老年人头部处于稍高位置，二人同时抬起，保持平稳移动

续表

操作流程	操作步骤	要点说明
2. 搬运老年人	3）照护人员甲一手伸至老年人颈、肩下方，另一手伸至老年人腰部下方；照护人员乙一手伸至老年人臀部下方，另一手伸至老年人腘窝下方，两人同时抬起老年人至近侧床沿，再同时抬起老年人稳步向平车处移动，将老年人放于平车中央，盖好盖被	
	（4）三人搬运法 1）同一人搬运法步骤1） 2）照护人员甲、乙、丙三人站在老年人同侧床旁，协助老年人将上肢交叉于胸前	• 适用于体重超重的老年人
	3）甲双手托住老年人头、颈、肩及背部；乙双手托住老年人腰部及臀部；丙双手托住老年人膝部及双足，三人同时抬起老年人至近侧床沿，再同时抬起老年人稳步移向平车，将老年人放于平车中央，盖好盖被	• 照护人员甲应使老年人头部处于稍高位置，三人同时抬起，保持平稳移动
	（5）四人搬运法 1）同挪动法步骤2） 2）照护人员甲、乙分别站于床头和床尾，照护人员丙、丁分别站于床的两侧	• 适用于颈椎、腰椎骨折和病情较重的老年人
	3）将帆布中单放于老年人腰部、臀部下方	• 帆布中单结实，能承受老年人体重
	4）甲双手抬起老年人头、颈、肩；乙抬起老年人的双脚；丙、丁分别抓住帆布中单四角，四人同时抬起老年人向平车处移动，将老年人放于平车中央，盖好盖被	• 随时观察老年人的病情变化；老年人平卧于平车中央，避免碰撞
3. 整理用物	（1）整理床单位，将床改铺为暂空床 （2）放开平车制动闸，推老年人至目的地	• 保持房间整洁 • 推送老年人时，照护人员应位于老年人头部，随时注意老年人病情变化；推行中，平车小轮端在前，转弯灵活；推行速度不可过快；上下坡时，老年人头部应位于高处，减轻老年人的不适
4. 洗手记录	（1）按六步洗手法洗手 （2）记录执行时间和效果	• 预防交叉感染

4. 评价

（1）老年人舒适、安全，无意外损伤。

（2）照护人员操作规范、熟练、协调、节力。

（3）照护人员与老年人能有效沟通。

【注意事项】

1. 搬运时注意动作轻稳、准确，确保老年人安全、舒适。

2. 搬运过程中注意观察老年人的病情变化。

3. 保证老年人的持续性治疗不受影响，保持各种导管引流通畅。

4. 搬运昏迷的老年人时，应将老年人头偏向一侧；搬运颈椎损伤的老年人时，老年人头部应保持中立位，身体纵轴成一直线。

5. 安全风险因素

（1）坠床：协助老年人上、下平车时或运送途中注意安全防护，防止坠床。

（2）二次损伤：颈椎、腰椎或其他部位有损伤的老年人，协助固定好损伤部位，搬运时做好损伤部位的保护，防止二次损伤。

【健康指导】

1. 向老年人及家属解释搬运的过程、配合方法及注意事项。

2. 告知清醒老年人在搬运过程中如有不适立即向照护人员说明，防止意外发生。

📖 知识拓展

偏瘫老年人轮椅的选择

轮椅是老年人重要的移动康复辅具之一，选择不当不仅会影响老年人的舒适感，还会给老年人带来身体上的伤害。选择轮椅时取偏瘫老年人座位，座位宽度为两侧臀部最宽处之间的距离再加上 5cm（即坐下后臀部两侧和轮椅之间各有 2.5cm 的空隙），大约每侧留有两指的宽度；座位深度为臀部后缘至腘窝之间的距离再减去 5cm；轮椅低靠背高度为坐于轮椅老年人肩胛骨下 2～3cm 处，高靠背轮椅上沿一般超过老年人肩部，可附加颈托、头托。扶手高度一般高出座椅面 22.5～25cm，高度通常可调。总之，为偏瘫老年人选择轮椅要因人而异。

（刘丹娜）

✏ 思考题

1. 宫爷爷，75 岁，1 个月前突发脑出血，经住院治疗病情稳定后入住养老机构，遗留右侧肢体功能障碍。现宫爷爷日常生活完全需要照护人员帮助，不能自主翻身，可正常沟通，作为机构照护人员需要为宫爷爷实施照护。

［任务要求］

作为照护人员，请根据上述情境描述完成以下操作任务：

为宫爷爷实施仰卧位变换至侧卧位。

［任务说明］

（1）阅读试题及准备用物 6min。

（2）依据场景及案例情境协助宫爷爷仰卧位变换至侧卧位。

（3）技能操作竞赛时间为 9min。

要求参赛选手用语言和非语言方式疏导老年人的不良情绪或鼓励、表扬老年人，增强老年人提高生活能力的信心，将沟通交流、安全照护、心理支持、健康教育、人文关怀、职业安全与防护等贯穿于照护服务全过程中。

2. 陈爷爷，72 岁，20d 前在家中不慎跌倒致左侧股骨颈骨折，家属立即送陈爷爷就医治疗，并进行了人工髋关节置换手术。陈爷爷术后恢复良好，出院后回家中休养，现医生建议陈爷爷可借助步行器进行行走训练，社区照护人员上门按医嘱对陈爷爷进行行走训练指导。

［任务要求］

作为社区照护人员，请根据上述情境描述完成以下操作任务：

请指导陈爷爷使用步行器进行行走训练。

［任务说明］

（1）阅读试题及准备用物 6min。

（2）依据场景及案例情境指导陈爷爷使用步行器进行行走训练。

（3）技能操作竞赛时间为9min。

要求参赛选手用语言和非语言方式疏导老年人的不良情绪或鼓励、表扬老年人，增强老年人提高生活能力的信心，将沟通交流、安全照护、心理支持、健康教育、人文关怀、职业安全与防护等贯穿于照护服务全过程中。

第八章

感染的预防与控制

1. 说出老年人感染的预防与控制、无菌技术操作原则、隔离原则；清洁、消毒、灭菌的概念。
2. 概括老年人感染发生的原因、常用消毒灭菌方法、隔离的种类及措施。
3. 掌握清洁、消毒、灭菌、手卫生、无菌技术和隔离技术基本操作。
4. 具有预防和控制感染的意识，关爱传染病老年患者的职业道德。

因老年人免疫功能下降，发生感染的风险增加，各类养老服务机构是常见的感染场所，如医养结合型机构、康养机构、慢性疾病病房、照护之家、康复医疗中心、重残养护机构等。老年人发生感染，不仅加重了老年人的身心痛苦，也给其个人、家庭、养老服务机构、社会等造成损失。因此，加强老年人感染的预防与控制是养老服务机构、照护人员、老年人及其家庭的共同责任，是保证老年人医养照护质量与安全、老年人身心健康的重要内容。

第一节　感　染　概　述

案例 8-1

吴爷爷，83 岁，3d 前出现发热、干咳、乏力伴呼吸困难，在家人陪同下去门诊就医。T 39.2℃，P 108 次 /min，R 32 次 /min，BP 162/96mmHg，收入老年病区。听诊双肺散在湿啰音，氧合指数（PaO_2/ FiO_2）95mmHg（1mmHg ＝ 0.133kPa），胸部 CT 显示双肺弥散性间质性肺炎，大部分病灶为磨玻璃样、纤维样病灶，符合新冠肺炎重型病例特点。

根据以上资料，请回答：

1. 照护人员和吴爷爷应采取的隔离措施。
2. 照护该类患者时穿、脱隔离衣的注意事项。

老年人是院内感染的易感人群。感染威胁着老年人的健康，也威胁着各类人员的健康，感染已经成为普遍关注的公共卫生问题。目前预防和控制老年人感染的关键措施是严格执行养老服务相关人员、老年人的手卫生；严格按要求进行消毒、灭菌；严格执行无菌技术、隔离技术，并监测消毒、灭菌的效果等。照护人员要从思想上高度重视老年人感染预防和控制的问题，掌握相关知识和技术，控制感染的发生。

一、感染的概念与分类

（一）概念

感染是指病原体入侵机体引起的局部或全身炎症反应。外科感染是指需要外科治疗的感染，包括组织损伤、手术、空腔器官梗阻、器械检查、留置导管等并发的感染。感染的特点：①感染多与创伤、手术有关；②常为多种细菌引起的混合感染；③大部分感染老年人有明显而突出的局部症状和体征，严重时可有全身表现；④感染常集中于局部，发展后可导致化脓、坏死等，常需手术或换药处理。

（二）分类

引起感染的病原体种类多，可侵及人体不同部位的组织器官，引起多种病变。临床可按照感染病原体的种类和病变性质、病程及发生情况进行分类。

1. 按感染病原体的种类和病变性质分类

（1）非特异性感染：也称化脓性感染或一般性感染，大多数外科感染属于此类，如疖、痈、丹毒、急性乳腺炎、急性阑尾炎、急性腹膜炎等。常见的致病菌有葡萄球菌、链球菌、大肠埃希菌、变形杆菌、铜绿假单胞菌、拟杆菌等。感染可由单一病原菌引起，也可由几种病原菌共同作用形成混合感染。病变通常先有急性炎症反应，如红、肿、热、痛和功能障碍，继而进展为局部化脓。

（2）特异性感染：是由结核分枝杆菌、破伤风梭菌、产气荚膜梭菌、炭疽杆菌、白念珠菌等特异性病原菌引起的感染。因致病菌不同，可有独特的表现。

2. 按病程分类 根据病程长短可分为急性感染、亚急性感染和慢性感染。病程在3周以内为急性感染；病程超过2个月为慢性感染；病程介于急性与慢性感染之间为亚急性感染。

3. 其他分类

（1）按病原菌的入侵时间分类：分为原发性感染和继发性感染。由伤口直接污染造成的感染为原发性感染；在伤口愈合过程中发生的感染为继发性感染。

（2）按病原菌的来源分类：分为外源性感染和内源性感染。病原菌由体表或外环境侵入体内造成的感染称外源性感染；由原存体内（如呼吸道、肠道、胆道、阑尾、泌尿道等）的病原菌造成的感染称内源性感染，亦称自身感染。

（3）按感染发生的条件分类：可分为机会感染、二重感染和医院内感染等。

二、感染发生的原因和条件

（一）发生原因

1. 养老服务机构环境因素 各类养老服务机构聚集各类老年人，环境也容易受各种病原微生物的污染。养老服务机构环境对感染的发生起着重要的作用，主要与以下因素相关：养老服务机构相关感染预防与控制管理机制与制度不健全；养老服务机构内环境、老年人的餐饮用具、生活用品等没有按照要求做好清洁、消毒工作；空气环境质量不达标；各项照护操作流程、技术不规范；机构内开展各类人员的感染相关知识培训等较少。

2. 老年人的个人因素

（1）生理因素：老年人各种生理功能、脏器功能随年龄的增长逐渐衰退；进食量下降导致营养不均衡；皮脂腺功能退化，表皮和真皮萎缩，皮肤保护功能降低；呼吸系统解剖和功能的改变，呼吸功能下降，咳嗽和排痰能力降低等导致免疫功能减弱，尤其是高龄老年人，发生退行性疾病。

（2）病理因素：随着年龄的增长，老年人对病原微生物的抵抗力逐渐降低，尤其在高龄老年群体中，有60%～70%的老年人患有慢性疾病，而且是多病共存，加上老年人感受性降低，导致患病后症状和体征不明显，容易出现漏诊、误诊的情况。如老年人肺炎，多数情况下仅表现为全身无力、无食欲、脱水等，常无明显呼吸系统症状；老年人患高血压、动脉粥样硬化，同时患慢性支气管炎、慢性阻塞性肺气肿或兼有肾功能损坏，就会导致临床症状不典型。老年人脏器储备功能逐渐低下，一旦出现应激情况，病情容易恶化，从而引起感染以及全身多系统、多器官衰竭等情况，甚至危及生命。

在身体各系统中，不同的病原微生物会导致老年人各系统发生感染性疾病。常见发生感染性疾病的部位有呼吸系统、泌尿系统、消化系统、中枢神经系统、血液系统、生殖系统、运动系统、手术部位、皮肤等,甚至是多系统多器官感染(表8-1)。

表8-1 老年人常见感染疾病表

发生部位	感染情况
中枢神经系统	细菌性脑膜炎、脑室炎、颅内脓肿、椎管内感染
呼吸系统	胸腔感染,上、下呼吸道感染,肺炎
消化系统	感染性腹泻、抗生素相关性腹泻、病毒性肝炎、腹腔内感染 腹水感染、胃肠道感染(食管、胃、大小肠、直肠)
泌尿系统	尿路感染、尿路刺激征、肾盂肾炎、膀胱炎
血液系统	血管相关性感染、败血症、输血相关感染
生殖系统	外阴感染、女性盆腔感染、男性前列腺炎
运动系统	关节感染、椎间盘感染
手术部位	表浅手术切口感染、深部手术切口感染、器官(或腔隙)感染
皮肤	压力性创伤感染、皮肤感染、软组织感染、黏膜感染、伤口感染
多系统、多器官	多系统、多器官感染

(3)心理因素:进入老年期,老年人身体功能的衰退、疾病的出现、家庭因素及社会角色的转变,以及可能出现的丧偶等各种生活事件的影响,导致老年人的心理、情绪发生复杂的变化。大部分老年人感到孤单、寂寞、自卑、抑郁、焦虑等,以上这些情况都会加重老年人的心理负担,持久的负性心理状况会导致老年人身体抵抗力下降,并容易导致多种疾病发生,包括感染发生或加重。

(4)个人卫生防护

1)居室卫生:老年人大部分时间在居室内度过,居室内床单位、卫生间、墙面、地面等都会在使用过程中滋生大量的细菌、病毒,老年人在污染环境中停留的时间越久,发生感染的概率就越大。

2)个人卫生:老年人基本的日常清洁如洗手、刷牙、漱口、洗脸、洗脚等都是重要的卫生防护,若照护人员及老年人不重视卫生,老年人更容易发生相应的感染,如皮肤的清洁不到位,特别是大、小便失禁的老年人,不及时清洗与更换衣物、照护垫或床褥等,尿液、粪便等长时间浸湿皮肤使皮肤角质层变软而失去正常防御功能,易引起皮疹、皮肤压力性损伤,还可能会引起泌尿系统感染。

3)饮食卫生:老年人肠道传染病是病原微生物经口进入消化道后引起的以腹痛、腹泻为主要症状的疾病,病原体主要是细菌、病毒、寄生虫等。要杜绝"病从口入",就要严格把关老年人的饮食卫生,包括食堂、配餐室、餐饮用具、各类食品的卫生。患消化道传染病老年人的剩菜、剩饭、餐饮用具都可能成为疾病传播的感染源。

(5)意外伤害:常见的老年人发生的意外伤害有烫伤、跌倒、坠床等。意外伤害可致皮肤破损,或使在疾病恢复期的老年人长期卧床。对老年人来说,伤口愈合速度较慢,处理不当会引起伤口的感染。老年人长期卧床,会增加感染的风险。

(6)侵入性操作:慢性疾病老年患者在养老服务机构内需要进行一些相关的诊疗,有些是侵入性操作,如胰岛素注射、针灸、理疗等,长期的针刺会破坏皮肤黏膜屏障,如不严格按照无菌要求进行操作,则会引起感染。

(二)发生条件

感染源、传播途径、易感人群是感染发生的三个必要环节,缺一不可,三个环节同时存在并相互联系时,就会构成感染链,从而导致感染。养老服务机构院内感染的预防与控制,需要针对感染链的三个环节进行:控制感染源、切断传播途径和保护易感人群。

1. 感染源 又称病原微生物贮源,指病原体自然生存、繁殖并排出的场所或宿主(人或动物)。

主要的感染源类型有以下几种：

（1）老年人本人：即老年人本人发生的内源性感染。老年人某些特定部位，如皮肤、呼吸道、口腔黏膜、胃肠道、泌尿生殖道等的常驻菌或暂驻菌，或来自外部环境但存在于这些部位的正常菌群，以及自身某些部位被感染的病原微生物，在个体的抵抗力下降、菌群失调或菌群移位时，成为老年人内源性感染的重要来源，会引起自身感染，也具有传播他人的能力。

（2）已感染病原微生物者：病原微生物寄生在患者身上，不断生长、繁殖及发生病变，出现临床症状，形成感染，属于外源性感染。病原微生物不断地从患者感染部位的脓液、分泌物排出，这些排出的病原微生物致病性强，具有耐药性，并容易在另一易感宿主体内生长和繁殖。已感染病原微生物的患者是最重要的感染源。老年人与已感染病原微生物的患者接触，根据该病原微生物的传播特性，若不做好相关的防护措施，易发生感染。

（3）无症状病原携带者：当病原微生物寄生在患者身上，已经形成感染，但未出现任何临床症状，称为无症状病原携带者，是感染的另一个重要感染源。病原微生物一方面在不断地排出，另一方面无任何症状而常被忽视，相关防护措施也会被忽视，老年人与无症状病原携带者接触，发生感染的概率也较高。

（4）某些动物感染源：各类动物都可能感染或携带病原微生物，成为动物感染源，常见的有鼠、蚊子、苍蝇、螨虫、蜱虫等，其中以鼠类最为严重，鼠类不仅是沙门菌的重要宿主，也是鼠疫、流行性出血热等传染病的感染源。照护人员应掌握相关的防蚊虫、防蝇、防鼠灭鼠等措施，保护老年人不被蚊虫叮咬，不接触、不误食有害动物感染源等，防止感染的发生。

（5）环境感染源：任何环境都可能成为感染源，环境内空气、设施设备、水源、各类器械、药物、食品、各类垃圾等都容易受到病原微生物的污染，成为环境感染源。革兰氏阴性菌可在潮湿的环境或液体中存活并繁殖数月以上，如沙门菌、铜绿假单胞菌等；革兰氏阳性菌可在干燥的环境物体表面存活多日，如金黄色葡萄球菌、肺炎链球菌等，但此菌不能繁殖，故致病力较低，可随时间的延长而降低。照护人员要做好老年人生活环境的清洁、消毒、灭菌，维持良好的生活起居环境。

2. 传播途径　指病原体排出后从感染源传播到易感人群的途径。根据病原体的特性，可有一种或多种传播途径。常见的传播途径有接触传播、空气传播、飞沫传播、消化道传播、生物媒介传播等。

（1）接触传播：指病原体通过手或其他的媒介物直接或间接接触传染源导致的传播，是各类型养老服务机构感染最常见、最重要的传播方式之一。

1）直接接触传播：感染源直接将病原微生物传播给易感宿主，如沙眼衣原体、柯萨奇病毒、人类免疫缺陷病毒等接触传播；老年患者之间、老年患者与照护人员之间、照护人员与照护人员之间、照护人员与养老服务机构工作人员之间，都可通过手的直接接触而发生感染。内源性感染的老年患者既是感染源，也是易感宿主，由于平衡的紊乱，微生态环境的改变，导致自身感染，这也属于自身直接接触传播。

2）间接接触传播：感染源排出的病原微生物通过媒介传播给易感宿主。常见的传播媒介是照护人员的手。手卫生是预防和控制感染重要的措施之一，当照护人员的手接触老年患者及其感染性物质、污染物品时，如不及时洗手，就会再经照护人员将病原体传播给其他照护人员、老年患者，甚至养老服务机构其他工作人员、老年人使用的物品等，最终形成链条式传播。

（2）空气传播：指带有病原微生物的微粒子悬浮在空气中，随气流流动而导致的疾病传播。常见的主要经空气传播的疾病有开放性肺结核、麻疹、水痘等，开放性肺结核患者排出的结核菌经由空气传播给易感宿主。

（3）飞沫传播：是空气传播常见的类型，指带有病原微生物的飞沫核在空气中短距离移动到易感人群的口、鼻黏膜或眼结膜等导致的传播。生活中的飞沫无处不在：患者在咳嗽、打喷嚏、谈笑时从口、鼻腔喷出的小液滴；患者伤口脓液、排泄物、皮肤鳞屑等传染性物质；照护人员进行照护时某些操作产生的液体微粒等。飞沫在空气中悬浮时间不长即降落到地面或物体表面，即近距离地传播给周围的密切接触者或物体。

（4）消化道传播：各种原因导致水源或食物被病原微生物污染而引起的疾病传播，常见的有细菌性痢疾。病原体通过水源、食物进行传播，常可导致院内感染暴发流行。

（5）生物媒介传播：动物或昆虫携带的病原微生物在其体内感染、繁殖并传播，通过叮咬、接触、食入等方式，使易感宿主致病，其成为人类感染性疾病传播的中间宿主。如蚊子传播疟疾、乙型脑炎病毒、登革热等；苍蝇及蟑螂传播肠道感染病原体；鼠疫杆菌通过鼠蚤叮咬致人感染而发生鼠疫；还可于宰杀感染动物后，经由破溃伤口侵入或吸入含菌气溶胶导致感染。

3. 易感人群 指对某种疾病或传染病缺乏免疫力的人，将易感者作为一个整体称为易感人群。当病原体传播到易感者后，是否会引起感染取决于两个方面，病原体的毒力和易感者的易感性。病原体的毒力取决于其种类和数量，易感者的易感性取决于病原体的定植部位和易感者的防御功能。与中青年相比，老年人发生感染的危险性明显增高，尤其是存在以下感染危险因素的老年人：有严重基础疾病或同时患有多种疾病的老年人，如患糖尿病、高血压、恶性肿瘤、慢性肾病的老年人；高龄、瘫痪及各种原因造成长期卧床的老年人。

三、常见感染的预防与控制

（一）预防与控制养老服务机构的感染

感染会影响到老年人的身体健康，要保障医养安全、提高老年照护质量，各类养老服务机构都应建立健全相应的机构感染管理制度。感染的预防和控制是一项系统工程，需要统一协调管理，包含感染管理、感染监控、感染控制。各职能部门的配合支持关系到养老服务机构感染控制系统能否正常运转，专职人员的业务水平决定着感染管理工作的成效，只有以监测为基础，以管理为手段，以控制为目标，才能达到预防与控制感染的目的，保障老年人安全。

1. 建立和健全养老服务机构感染管理体系

（1）根据养老服务机构的规模及开展的服务类别，建立养老服务机构感染领导组织机构，有条件的可成立感染管理科，开展和指导感染相关技术、感染事件的处理等。建立健全养老服务机构感染管理规章制度、工作规范，科学设置工作流程，做到布局合理、分区明确、洁污分开、标识清楚，有效预防和控制机构内感染。明确机构内各职能部门、各照护人员在感染管理中的职责，及时发现机构内感染情况，采取积极有效的预防与控制措施，并按要求及时上报，降低感染发生率。

（2）加强养老服务机构内感染管理监控，掌握机构内感染发生率、重点感染部门；明确常见感染多发部位、高危因素等，根据机构内感染的特点开展目标性监控，为感染预防与控制提供科学依据。如对消毒、灭菌效果进行监测；对老年人照护区、卫生间、洗衣房、食堂、处置区等重点部门进行环境卫生学监测；对一次性使用卫生、医疗用品的采购、使用及废弃物处理等进行严格的管理等。

（3）开展持续质量改进，切断感染链。持续开展养老服务机构感染管理措施，并持续进行质量改进，不断寻找易感因素、易感环节、易感部位，采取有效的干预措施，切实做到控制感染源、切断传播途径、保护易感人群。

2. 建立和健全传染病管理制度 按照《中华人民共和国传染病防治法》等相关法律法规，建立传染病管理制度，建立健全常态化传染病疫情防控机制，建立突发公共卫生事件和传染病疫情监测信息报告制度，明确责任部门和人员承担传染病疫情报告、传染病预防控制等工作。有条件的养老服务机构可设内部隔离场所。发现传染病疑似或确诊老年人，按照属地管理原则，在规定时间内向所在地疾病预防控制机构报告。

3. 加强感染预防与控制教育培训 感染相关专业知识教育作为养老服务机构教育工作的内容，应有组织、有计划地做好各类人员的培训，建立个人培训记录，合理安排考核，使养老服务机构人员掌握有关预防和控制养老服务机构内感染的相关知识，并在工作中正确运用，提高预防和控制院内感染的意识和能力。

（二）预防和控制老年人感染性疾病

老年人常见的感染有呼吸道感染、泌尿系统感染、皮肤感染等。呼吸道感染常见的疾病是肺炎，肺炎是老年人死亡的重要原因，尤其是伴有基础疾病或免疫功能低下者，如慢性阻塞性肺疾病、应用免疫抑制剂、糖尿病、尿毒症、久病体衰等老年人并发肺炎时死亡率高。泌尿系统感染常见的有尿路感染、肾盂肾炎、膀胱炎等，老年男性常见的有前列腺炎。尿路感染是老年人常见的细菌感染，发病率仅次于呼吸道感染。老年女性相对于老年男性尿路感染的发病率更高。皮肤感染常见于长期卧床的老年人，其活动减少、皮肤对痛觉的敏感性降低，加上营养不良或其他躯体疾病，易出现皮肤压力性损伤，造成皮肤感染；患糖尿病的老年人有发生糖尿病足的危险，糖尿病足是糖尿病特有的并发症，由于合并神经病变及不同程度外周血管病变而导致下肢感染、溃疡形成或深部组织的破坏。在对老年人的照护过程中，照护人员要掌握常见感染性疾病的预防和照护措施，并经常给老年人进行疾病预防指导和疾病相关知识宣教。

（三）积极治疗老年人基础疾病，预防并发症发生

有部分老年人感觉自己躯体患病时不愿到医院就医，并拒绝一切体检工作，害怕自己不能治愈，最终导致疾病一再拖延。照护人员要指导老年人树立正确的疾病观，当发现躯体有疾病时，应积极就医、积极治疗，做到早发现、早治疗，避免并发症的发生和疾病的恶化。

（四）协助做好老年人个人卫生

1. 居室卫生 保持老年人居室的清洁，并定期消毒，自然通风是最有效的空气消毒方法；床单、被套等要定期更换，遇有污染应随时更换；枕芯、棉褥、床垫定期进行清洁、消毒；家具、电器表面每日清洁；冰箱内食物定期检查清理；走廊地面要保持清洁、干燥；卫生间和浴室容易滋生细菌，要保持通风和干燥，定期消毒；居室的门把手、各类开关、冲水按钮每日进行清洁消毒；保持居室内无蚊虫、无蝇、无鼠、无蟑螂、无臭虫等；要求老年人居室内禁烟；不随意吐痰、不随意乱扔杂物、不随意随地大小便、不随意乱泼脏水、不随意乱倒垃圾等。

2. 个人卫生 照护人员应协助老年人完成晨、晚间的个人清洁，尤其是生活不能自理的老年人，照护人员要协助老年人完成个人清洁。老年人的衣裤、鞋袜及帽子等保持清洁，有污物及时换洗，必要时进行消毒。做好老年人个人卫生，让老年人皮肤保持清洁，感觉舒适，能改善老年人的心情，也可预防感染性疾病的发生。照护人员一定要本着认真负责的态度协助老年人保持个人卫生。

3. 饮食卫生 养老服务机构要严格食堂、餐饮用具、食物等的卫生要求，食堂内布局要合理，做到"四隔离"：即生食与熟食隔离，成品与半成品隔离，食品与杂物、药品隔离，食品与天然冰隔离；要消灭蚊虫、苍蝇、老鼠、蟑螂及其他害虫；发出的食品，要做到洁净、无毒、无致病菌、无寄生虫、无腐败变质、无杂质；饭后餐具及时清洗、消毒；餐饮服务人员应有健康证；老年人要做到勤洗手、不吃生冷食物、忌暴饮暴食、不吃剩菜剩饭；对于有传染性疾病的老年人，进食需按照消毒隔离要求进行。

（五）预防老年人意外伤害发生

照护人员应熟知老年人常见的意外伤害如烫伤、跌倒、坠床等发生的原因，学会评估老年人发生意外伤害的常见风险因素，在照护过程中避免危险因素的存在；掌握常见意外伤害的预防及照护措施，尽可能杜绝意外伤害的发生；日常照护中，对老年人进行意外伤害相关教育。对老年人有意外伤伤口的，避免伤口碰水、摩擦，需保持伤口干燥；需要换药的伤口，要及时提醒老年人换药时间；照护人员要注意观察伤口是否有红肿、渗血、渗液等情况，并注意倾听老年人对伤口的主观感受。

（六）开展老年人健康教育

做好健康教育，指导老年人适当进行体育锻炼，坚持适量运动，有益于老年人的健康。运动量要适度，时间不宜过长，贵在坚持，循序渐进。运动可改善老年人的体质，增强脏器功能，延缓细胞代谢和功能的老化，增强机体抵抗力。让老年人养成良好的生活习惯，指导老年人合理饮食、规律作息、戒烟限酒。

（七）做好老年人的心理照护

照护人员要多与老年人沟通，关心、爱护老年人，鼓励老年人主动进行人际交流，积极面对各类负性的家庭事件；与老年人交流过程中，多为老年人提供表达自己意愿的机会，照护人员要认真倾听，掌握老年人的真实情况；对老年人进行及时的心理疏导，指导老年人培养生活兴趣，转移生活重心，鼓励老年人用宣泄、遗忘、转移注意力等方法进行调节，协助其以乐观的心态面对生活。

（八）严格遵守无菌操作规程

无菌技术是医疗、照护操作中预防和控制交叉感染的一项重要基本操作。在无菌操作过程中，任何一个环节都不得违反操作原则，否则就可能造成交叉感染，给老年人带来不应有的痛苦和危害，因此照护人员对需要进行侵入性操作的老年人，必须做好标准的消毒灭菌措施，严格执行"三查八对"，不使用已过期、已污染、包装破损、疑似污染的医疗物品，严格遵守无菌操作规程，以保障老年人安全，防止医源性感染的发生。

第二节　清洁、消毒、灭菌

清洁、消毒、灭菌是预防与控制养老服务机构发生感染的关键措施。微生物以多种形态广泛存在于自然界及各种环境中，在一定条件下与机体相互作用，产生有益或有害的结果，甚至导致疾病。照护人员应正确掌握清洁、消毒、灭菌相关知识和技术，在照护老年人的过程中能有效避免交叉感染。

一、概念

1. 清洁　指用清水、清洁剂、去污剂等去除物体表面有机物、无机物、尘埃、污渍、可见污染物等的过程，同时达到去除和减少病原微生物的目的，但不能杀灭微生物。清洁适用于各类物体表面，如家具、餐具，也是物品消毒、灭菌前的必要步骤。在养老服务机构常用的清洁方法有水洗、清洁剂或去污剂去污、机械去污、超声清洗等。

2. 清洗　指去除诊疗器械、器具和物品上污物的全过程，分为手工清洗和机械清洗，流程包括冲洗、洗涤、漂洗和终末漂洗。冲洗：指用流动水去除器械、器具和物品表面污物的过程。洗涤：指使用含有化学清洗剂的清洗用水去除器械、器具和物品污染物的过程。漂洗：指用流动水冲洗洗涤后的器械、器具和物品上残留物的过程。终末漂洗：指用经净化的水对漂洗后的器械、器具和物品进行最终的处理过程。

3. 消毒　指使用物理或化学的方法清除或杀灭传播媒介上除芽胞以外的所有病原微生物，以达到无害化的处理。能杀灭传播媒介上的微生物并达到消毒要求的制剂称为消毒剂。根据有无明确感染源，消毒分为预防性消毒和疫源地消毒。

4. 灭菌　指使用物理或化学的方法杀灭或清除医疗器械、器具和物品上包括芽胞在内的一切微生物（致病和非致病微生物），并达到灭菌保证水平的方法。灭菌保证水平是灭菌处理单位产品上存在活微生物的概率，通常表示为10^{-6}，即经灭菌处理后在一百万件物品中最多只允许一件物品存在活微生物。

二、清洁法

用清水洗净或用肥皂水、洗洁精等清洁剂刷洗，除去物品上的污渍、水垢等残留物质和锈斑，常用于养老服务机构地面、墙面、桌椅、家具等的清洁及一些物品消毒或灭菌前的准备。

特殊污渍特殊处理，如：碘酊污渍，可用乙醇或维生素 C 溶液擦拭；甲紫污渍，可用乙醇或草酸擦拭；陈旧血渍，可用过氧化氢溶液浸泡后洗净；高锰酸钾污渍，可用维生素 C 溶液或 0.2%～0.5% 过氧乙酸溶液浸泡后洗净擦拭；墨水污渍，可用肥皂、清水洗，不能洗净时再用稀盐酸或草酸溶液洗，也可用氨水或过氧化氢溶液褪色。

三、常用消毒灭菌方法

常用的消毒灭菌方法有两大类：物理消毒灭菌法和化学消毒灭菌法。物理消毒灭菌法是利用物理因素如热力、辐射、过滤等清除或杀灭病原微生物的方法；化学消毒灭菌法是采用各种化学消毒剂来清除或杀灭病原微生物的方法。

（一）物理消毒灭菌法

常见的物理消毒灭菌法有热力消毒灭菌法、辐射消毒法、电离辐射灭菌法、离子体灭菌法、等离子体灭菌法、微波消毒法、超声波消毒法、机械除菌法、空气净化等。养老服务机构常选用的物理消毒灭菌法有热力消毒灭菌法、辐射消毒法、电离辐射灭菌法、微波消毒法、机械除菌法和空气净化。

1. 热力消毒灭菌法 主要利用热力使微生物的蛋白质凝固变性，酶失活，细胞膜和细胞壁发生改变而导致其死亡，达到消毒灭菌的目的，是效果可靠、使用最广泛的消毒灭菌的方法。热力消毒灭菌法分为干热法和湿热法两类。干热法由空气导热，传热较慢，常见的有燃烧法、干烤法；湿热法由空气和水蒸气导热，传热较快，穿透力强，常见的有压力蒸汽灭菌法、煮沸消毒法、低温蒸汽消毒法、流动蒸汽消毒法，压力蒸汽灭菌法是热力消毒灭菌法中效果最好的一种。相对于干热法消毒灭菌，湿热法所需的时间短，温度低。在养老服务机构，常用的热力消毒灭菌法有燃烧法、煮沸消毒法。

（1）干热法

1）燃烧法：是一种简单、迅速、彻底的灭菌方法。适用于：①废弃物品，如废弃衣物、纸张等的处理，可在焚烧炉内焚烧或直接点燃。②微生物实验室接种环、试管口的灭菌，直接在火焰上烧灼。③急用某些金属器械、搪瓷类物品，灭菌前需清洁并干燥。金属器械可在火焰上烧灼20s；搪瓷类容器可倒入少量95%以上的乙醇，慢慢转动容器后使乙醇分布均匀，点火燃烧直至熄灭，禁忌中途添加乙醇。使用燃烧法灭菌时不得将引燃物投入消毒容器中，同时要远离易燃、易爆物品等以确保安全。

注意事项：①必须远离氧气、乙醚、汽油等易燃易爆品。②在燃烧过程中，禁忌中途添加乙醇，以免火焰上窜致烧伤或火灾。③贵重器械及锐利刀剪禁用此法灭菌，以免损坏器械或使刀剪变钝。

2）干烤法：利用专用密闭烤箱进行灭菌，适用于耐热、不耐湿、蒸汽或气体不能穿透物品的灭菌，如油剂、粉剂、金属和玻璃器皿等的灭菌。干烤灭菌所需的温度和时间应根据物品种类和烤箱的类型来确定，通常为：150℃，2.5h；160℃，2h；170℃，1h；180℃，0.5h。

注意事项：①灭菌前预处理：物品应先清洁，玻璃器皿需保持干燥。②物品包装合适：体积通常不超过10cm×10cm×20cm；油剂、粉剂的厚度不超过0.6cm；凡士林纱布条厚度不超过1.3cm。③装载恰当：高度不超过烤箱内腔高度的2/3，不与烤箱底部及四壁接触，物品间留有充分的空间。④温度适宜：充分考虑物品对温度的耐受力，按要求设定温度，有机物灭菌温度不超过170℃。⑤准确计时：灭菌时间从达到灭菌温度时算起，同时需打开柜体的排风装置，中途不可打开烤箱放入新的物品。⑥灭菌后处理：待温度降到40℃以下时方可开启柜门。⑦监测效果：物理监测法，是应用多点温度检测仪观察在设定时间内是否达到预置温度；化学监测法，观察包外、包内化学指示物在灭菌周期后颜色是否改变；生物监测法，采用枯草杆菌黑色变种芽胞菌片制成标准生物测试包对灭菌质量进行监测。

（2）湿热法

1）压力蒸汽灭菌法：是热力消毒灭菌法中效果最好的一种方法。主要利用高压饱和蒸汽的高热所释放的潜热灭菌（潜热：当1g 100℃水蒸气变成1g 100℃的水时，释放出2 255J的能量）。压力蒸汽灭菌法适用于耐热、耐湿类诊疗器械、器具和物品的灭菌，不能用于油类和粉剂的灭菌。

根据排放冷空气的方式和程度不同，将压力蒸汽灭菌器分为下排气式压力蒸汽灭菌器和预排气压力蒸汽灭菌器两大类。

A. 下排气式压力蒸汽灭菌器：分为手提式压力蒸汽灭菌器和卧式压力蒸汽灭菌器，利用重力置换的原理，使热蒸汽在灭菌器中从上而下将冷空气由下排气孔排出，排出的冷空气全部由饱和蒸汽取代，再利用蒸汽释放的潜热灭菌。本方法首选用于微生物培养物、液体、药品、实验室废物和无孔物品的灭菌，不可用于管腔器械灭菌。灭菌程序一般包括前排气、灭菌、后排气和干燥等，灭菌器的参数一般为温度121℃，压力102.8~122.9kPa，器械灭菌时间为20min，敷料灭菌时间为30min。

B. 预排气压力蒸汽灭菌器：利用机械抽真空的原理，使灭菌柜室内形成负压，蒸汽得以迅速穿透到物品内部进行灭菌。本方法首选用于管腔物品、多孔物品和纺织品等的灭菌。灭菌程序一般包括3次以上脉动排气、灭菌、后排气和干燥等，灭菌器的参数中最短灭菌时间为4min，温度为132℃时，压力184.4~210.7kPa；134℃时，压力201.7~229.3kPa。

根据灭菌时间的长短，压力蒸汽灭菌程序分为常规和快速两种。快速压力蒸汽灭菌包括下排气、正压排气和预排气压力蒸汽灭菌，不作为物品的常规灭菌程序，只在紧急情况下用于灭菌裸露物品。灭菌参数根据灭菌器、灭菌物品材料确定（表8-2）。

表8-2　快速压力蒸汽灭菌（132~134℃）所需最短时间

物品种类	下排气		正压排气		预排气	
	灭菌温度/℃	灭菌时间/min	灭菌温度/℃	灭菌时间/min	灭菌温度/℃	灭菌时间/min
不带孔	132	3	134	3.5	132	3
带孔或（不带孔 + 带孔）	132	10	134	3.5	132	4

注意事项：①安全操作：操作人员需经过专业训练，考核合格后方能上岗；严格遵守生产厂家的使用说明或操作手册；设备运行前每日进行安全检查并预热。②包装合适：包装前将待灭菌器械或物品清洗干净并擦干或晾干；包装材料和方法符合要求，器械包重量不宜超过7kg，敷料包重量不宜超过5kg；物品捆扎不宜过紧，按规定封包，灭菌包外用化学指示胶带贴封，每包内放置化学指示物，灭菌包标识信息完整并具有可追溯性。③装载恰当：使用专用灭菌架或篮筐装载灭菌物品，灭菌包之间留有空隙；宜将同类材质的物品置于同一批次灭菌，如材质不同，将纺织类物品竖放于上层，金属器械类放于下层；下排气式压力蒸汽灭菌法的物品体积不超过30cm×30cm×25cm，装载体积不得超过柜室容量的80%；预排气压力蒸汽灭菌的物品体积不超过30cm×30cm×50cm，装填量不得超过柜室容量的90%，但不小于柜室容量的10%。④密切观察：灭菌时随时观察压力和温度并准确计时，加热速度不宜过快，只有当柜室的温度达到要求时开始计算灭菌时间。⑤灭菌后卸载：物品温度降至室温、压力表在"0"位时取出物品，取出的物品冷却时间>30min；每批次应检查灭菌是否合格，若灭菌不彻底或有可疑污染则不作为无菌包使用；快速压力蒸汽灭菌后的物品应尽快使用，不能储存，无有效期。⑥监测效果：物理监测法，每次灭菌应连续监测并记录灭菌时的温度、压力和时间等参数，记录所有临界点的时间、温度和压力值，结果应符合灭菌要求；化学监测法，通过观察灭菌包包外、包内化学指示物颜色的变化判定是否达到灭菌要求；生物监测法，每周一次，通常使用含对热耐受力较强的非致病性嗜热脂肪杆菌芽胞的菌片制成标准生物测试包或生物PCD（灭菌过程挑战装置），或使用一次性标准生物测试包对灭菌质量进行生物监测；B-D试验（Bowei-Dick test），预排气灭菌器每日开始灭菌运行前空载进行B-D测试，监测合格，方可使用。

2）煮沸消毒法：是将物品清洗干净后全部浸没在水中，水平面应至少高于物品3cm，然后加热煮沸，水沸后开始计时，若中途添加物品，则从再次水沸后开始计时。在1个标准大气压下，水的沸点是100℃，煮沸5~10min可杀灭细菌繁殖体；煮沸15min可杀灭多数细菌芽胞；某些热抗力极强的细菌芽胞需煮沸更长时间，例如，肉毒芽胞需要煮沸3h才能杀灭。煮沸消毒法适用于金属、搪瓷、玻璃、橡胶或其他耐热、耐湿物品的消毒。机构内常用于抹布、桌布、餐巾、毛巾、浴巾、手帕等棉织品和餐具等的消毒；用沸水冲洗瓜果类直接食用的食物也有消毒的作用。

注意事项：①消毒前总要求：使用软水；物品需保持清洁；大小相同的容器不能重叠；器械轴节或容器盖子应打开；空腔导管腔内预先灌满水；放入总物品不超过容量的 3/4。②根据物品性质决定放入水中的时间：如玻璃器皿、金属及搪瓷类物品通常冷水放入；橡胶制品用纱布包好，水沸后放入；如中途加入物品，则在第二次水沸后重新计时。③水的沸点受气压影响，一般海拔每增高 300m，消毒时间需延长 2min。④为增强杀菌作用、去污防锈，可将碳酸氢钠加入水中，配成 1%～2% 的浓度，沸点可达到 105℃。⑤消毒后应将物品及时取出置于无菌容器内并及时应用，4h 内未用需要重煮消毒。

3）其他：除压力蒸汽灭菌法和煮沸消毒法外，湿热消毒还可选择低温蒸汽消毒法和流动蒸汽消毒法。低温蒸汽消毒法是用较低温度杀灭物品中的病原菌或特定微生物，可用于不耐高热的物品如内镜、塑料制品等的消毒，将蒸汽温度控制在 73～80℃，持续 10～15min 进行消毒；用于乳类、酒类消毒时又称巴氏消毒法，将液体加热到 61.1～62.8℃、保持 30min，或加热到 71.7℃、保持 15～16s。流动蒸汽消毒法是在常压下用 100℃的水蒸气消毒，相对湿度 80%～100%、15～30min 即可杀灭细菌繁殖体，适用于医疗器械、器具和物品手工清洗后的初步消毒，以及餐饮用具和部分卫生用品等耐热、耐湿物品的消毒。

2. 辐射消毒法 主要是利用紫外线灯或臭氧的杀菌作用，使菌体蛋白质光解、变性导致细菌死亡。常用的方法有日光暴晒法、紫外线消毒法、臭氧消毒法等。养老服务机构常用日光暴晒法和紫外线消毒法。

（1）日光暴晒法：利用日光的热、干燥和紫外线作用，具有一定的杀菌力。将物品放在直射阳光下暴晒 6h，定时翻动，使物品各面均能受到日光照射。日光暴晒法常用于床垫、毛毯、书籍等物品的消毒等。

（2）紫外线消毒法：紫外线属于电磁波，波长为 100～400nm，消毒使用的紫外线波长为 250～270nm，其中杀菌作用最强的紫外线波长为 253.7nm。紫外线可杀灭多种微生物，包括杆菌、病毒、真菌、细菌繁殖体、部分芽胞等，适用于空气、物品表面和液体的消毒。其主要杀菌机制为：①作用于微生物的 DNA，使菌体 DNA 失去转换能力而死亡。②破坏菌体蛋白质中的氨基酸，使菌体蛋白光解变性。③降低菌体内氧化酶的活性。④使空气中的氧电离产生具有极强杀菌作用的臭氧。紫外线消毒器是采用臭氧紫外线杀菌灯制成的，主要包括紫外线空气消毒器、紫外线表面消毒器、紫外线消毒箱三种。

方法：①空气消毒：首选紫外线空气消毒器，不仅消毒效果可靠，还可在室内有人时使用；在室内无人的情况下也可用室内悬吊式紫外线灯照射，紫外线消毒灯距离地面 1.8～2.2m，数量≥1.5W/m³，照射时间不少于 30min。②物品表面消毒：最好使用便携式紫外线表面消毒器近距离移动照射，小件物品可放入紫外线消毒箱内照射，也可采取紫外线灯悬吊照射，有效距离为 25～60cm，物品摊开或挂起，使物品充分暴露以受到直接照射，消毒时间为 20～30min。③液体消毒：采用水内照射法或水外照射法，紫外线光源应装有石英玻璃保护罩，水层厚度应小于 2cm，并根据紫外线的辐照强度确定水流速度。

注意事项：①紫外线消毒器严禁在易燃、易爆的场所使用；日常定期维护、保养；记录使用时间；及时更换紫外线灯管；如需维修，需交由专业人员。②保持灯管清洁，一般每周 1 次用 70%～80% 乙醇擦拭，如发现灰尘、污垢，应随时擦拭。③关灯后，待灯管冷却 3～4min 再开启或移动灯管，以免灯管损坏。④消毒环境合适：消毒前进行室内清洁，关闭门窗，停止人员走动，并保持清洁干燥；电源电压为 220V、空气适宜温度为 20～40℃、相对湿度为 40%～60%。⑤正确计算并记录消毒时间：紫外线的消毒时间须从灯亮 5～7min 后开始计时，若温度过低或者相对湿度过高，可适当延长照射时间。建立时间登记卡，若使用时间超过 1 000h，需更换灯管（表 8-3）。⑥加强防护：紫外线对人的眼睛和皮肤有刺激作用,照射人体可导致皮肤红斑、紫外线眼炎、臭氧中毒等,照护人员进行消毒操作时应戴防护镜,必要时穿防护服,避免直接照射人体皮肤、黏膜和眼睛,照射完毕应开窗通风3～4min。

表8-3 紫外线消毒登记表

消毒日期	消毒区域	消毒时间	灯管使用累计时间	使用人	备注
×年×月×日	老年人居室	30min	30min	××	
×年×月×日	××	30min	60min	××	

监测紫外线消毒效果:

1)物理监测法:开启紫外线灯5min后,将紫外线辐照计置于所测紫外线灯下正中垂直1m处,仪表稳定后所示结果即为该灯管的辐照强度值。

2)化学监测法:开启紫外线灯5min后,将紫外线灯强度辐射指示卡置于紫外线灯下正中垂直1m处,照射1min后,判断该灯管的辐射强度。

3)生物监测法:一般每月1次,主要通过对空气、物品表面采样,检测细菌菌落数,以判断消毒效果。灯管照射强度要求:普通30W直管型新灯辐照强度应≥90μW/cm²;普通30W直管型使用中灯管辐照强度应≥70μW/cm²;30W高强度紫外线新灯的辐照强度应≥180μW/cm²。

(3)臭氧消毒法:臭氧在常温下为强氧化性气体,是一种广谱杀菌剂,可杀灭细菌繁殖体、病毒、芽胞、真菌,并可破坏肉毒杆菌毒素,适用于空气、水、餐饮用具、食品加工管道、医疗器械、医疗用品和物品表面的消毒。

注意事项:①臭氧对人有毒,国家规定大气中臭氧浓度≤0.1mg/m³。②空气消毒要在封闭空间内,室内无人条件下进行,一般臭氧浓度为5～30mg/m³,相对湿度≥70%,时间为30～120min,空气消毒后开窗通风≥30min,人员方可进入室内。③温湿度、有机物、pH、水的浑浊度、水的色度等多种因素可影响臭氧的杀菌作用。④臭氧具有强氧化性,可损坏多种物品,且浓度越高对物品损坏越重。

3. 电离辐射灭菌法 利用放射性同位素⁶⁰Co发射高能γ射线或电子加速器产生的β射线进行辐射灭菌,电离辐射作用可分为直接作用和间接作用。直接作用指射线的能量直接破坏微生物的核酸、蛋白质和酶等;间接作用指射线的能量先作用于水分子,使其电离,电离后产生的自由基再作用于核酸、蛋白质、酶等物质。电离辐射灭菌法适用于不耐热的物品如一次性医用塑料制品、食品、药品和生物制品等在常温下的灭菌,故又称"冷灭菌"。

注意事项:①应用机械传送物品以防止放射线对人体造成伤害。②为增强γ射线的杀菌作用,灭菌应在有氧环境下进行。③湿度越高,杀菌效果越好。

4. 微波消毒法 微波是一种频率高、波长短、穿透力强的电磁波,一般使用的频率是2 450mHz。在电磁波的高频交流电场中,物品中的极性分子发生极化进行高速运动,并频繁改变方向,互相摩擦,使温度迅速上升,达到消毒作用。微波可以杀灭包括芽胞在内的所有微生物,常用于餐饮用具的消毒。

注意事项:①微波对人体有一定的伤害,应避免小剂量长期接触或大剂量照射。②盛放物品时不用金属容器;物品高度不超过柜室高度的2/3,宽度不超过转盘周边,不接触装置四壁。③微波的热效应需要有一定的水分,待消毒的物品应浸入水中或用湿布包裹。④被消毒的物品应为小件或不太厚。

5. 机械除菌法 指用机械的方法如冲洗、刷洗、擦拭、清扫、铲除、抖动等以除掉物体表面、水中、空气中的有害微生物,减少微生物数量和引起感染的机会,常用层流通风和过滤除菌法。层流通风主要使室外空气通过孔隙小于0.2μm的高效过滤器以垂直或水平两种气流呈流线状流入室内,再以等速流过房间后流出。过滤除菌是将待消毒的介质,通过规定孔径的过滤材料,去除气体或液体中的微生物,但不能将微生物杀灭。

这种方法不能杀灭病原体,但可以在短时间内排除和减少病原体的存在。如应用肥皂刷洗,流水冲洗,可消除手上绝大部分甚至全部细菌;戴口罩也是过滤的一种形式,洗手、戴口罩都是目前预防呼吸道传染病重要而又简单的方法;还可应用通风过滤器装置以隔离居室的空气,保护无菌状态。

6. 空气净化 由于室内光照和通风较室外差,室内人群的呼吸道和皮肤不断排出微生物,加之室内物品表面的浮游菌,使室内空气中的细菌比室外多。利用通风或空气过滤器使室内空气中的细菌、尘埃降低,达到净化的目的。要求空气尽可能洁净的区域建议采取正压通气;特殊污染区如通过空气、飞沫传播的感染性疾病患者的房间采取负压通气。

(1)自然通风:定时开窗通风换气,可降低室内空气含菌的密度,短时间内使大气中的新鲜空气替换室内的污浊空气。通风是目前最简便、行之有效的空气净化方法。通风的时间可根据湿度和空气流通条件来定。夏季应经常开窗通风换气,冬季可选择清晨或晚间开窗,每日通风换气 2 次,每次25~30min。照护人员要经常开窗通风,但在开窗通风时,要避免老年人受凉。

(2)空气过滤除菌:是采用现代化设备进行空气净化的方法,有条件的养老服务机构可采用。空气过滤除菌是使用循环风紫外线空气消毒器、静电吸附式空气消毒器、动静态臭氧空气消毒机等进行消毒,使空气通过孔隙小于 $0.2\mu m$ 的高效过滤器,利用物理阻留、静电吸附等原理除去介质中的微生物,达到空气洁净的目的。

(二)化学消毒灭菌法

使用化学药物杀灭微生物的方法称为化学消毒灭菌法。能杀灭传播媒介上的微生物使其达到消毒或灭菌要求的化学制剂称为化学消毒剂。原理是药物渗透到微生物体内,使蛋白凝固变性,酶蛋白失去活性,抑制微生物的代谢、生长和繁殖;破坏微生物细胞膜的结构,改变生物细胞膜的通透性,使细胞破裂、溶解,从而达到消毒灭菌的作用。凡不适用于物理消毒灭菌的物品,都可以选用化学消毒灭菌法,如锐利的金属、刀、剪,还有皮肤、黏膜等。化学消毒灭菌法的优点是使用方便,无需特殊设备,适用范围广,但是存在毒性、腐蚀性,照护人员在使用时要远离老年人,并做好自我防护。

1. 化学消毒剂的种类 根据杀灭微生物的能力可分为四类:灭菌剂、高效消毒剂、中效消毒剂、低效消毒剂。

(1)灭菌剂:能杀灭一切微生物(包括细菌芽胞),并达到灭菌要求的化学制剂。如甲醛、戊二醛、环氧乙烷等。

(2)高效消毒剂:能杀灭一切细菌繁殖体(包括分枝杆菌)、病毒、真菌及其孢子等,对细菌芽胞也有一定杀灭作用的化学制剂。如过氧化氢、部分含氯消毒剂等。

(3)中效消毒剂:能杀灭分枝杆菌、真菌、病毒及细菌繁殖体等微生物的化学制剂。如醇类、碘类、部分含氯消毒剂等。

(4)低效消毒剂:能杀灭细菌繁殖体、亲脂病毒和某些真菌的化学制剂。如酚类、胍类、季铵盐类消毒剂等。

2. 化学消毒剂的使用原则

(1)合理使用,能不用则不用,能少用则少用。

(2)根据物品的性能和各种微生物的特性选择合适的消毒剂。

(3)严格掌握消毒剂的有效浓度、消毒时间及使用方法。

(4)消毒剂应定期更换,易挥发的消毒剂要盖严,并定期检测,调整浓度。

(5)待消毒的物品必须先清洗、擦干。

(6)消毒剂中不能放置纱布、棉花等,以防降低消毒效力。

(7)消毒后的物品在使用前须用无菌水冲净,以避免消毒剂刺激人体组织。

(8)熟悉消毒剂的毒副作用,做好个体防护。

3. 化学消毒剂的使用方法

（1）浸泡法：是将被消毒的物品清洗、擦干后浸没在规定浓度的消毒液内一定时间的消毒方法。浸泡前要打开物品的轴节或套、盖，管腔内要灌满消毒液。浸泡法适用于大多数物品，根据消毒物品和消毒液的种类，确定消毒液浓度和浸泡时间。浸泡法也适用于耐湿不耐热物品的消毒，如锐利器械、精密仪器等。

（2）擦拭法：用规定浓度的化学消毒剂擦拭被污染物品的表面或皮肤、黏膜的消毒方法。一般选用易溶于水、穿透力强、无显著刺激性的消毒剂，常用于老年人皮肤、黏膜及养老服务机构地面、墙面、家具等的消毒。

（3）喷雾法：用喷雾器将标准浓度的化学消毒剂均匀地喷洒于空间或物品表面进行消毒的方法，常用于养老服务机构地面、墙面、空气、物品表面的消毒。

（4）熏蒸法：加热或加入氧化剂使消毒液气化，在标准浓度和有效时间内达到消毒灭菌的方法，常用于空气消毒、精密贵重仪器消毒，以及不能蒸煮、浸泡物品的消毒。空气消毒时将消毒剂加热熏蒸，按规定时间密闭门窗，待消毒完毕再开窗通风换气（表8-4）。

表8-4　空气熏蒸消毒法

消毒剂	消毒方法及时间
2%过氧乙酸	8ml/m³，加热熏蒸，关闭门窗30～120min
纯乳酸	0.12ml/m³，加等量水，加热熏蒸，关闭门窗30～120min
食醋	5～10ml/m³，加1～2倍的热水，加热熏蒸，关闭门窗30～120min

4. 常用的化学消毒灭菌剂　见表8-5。

表8-5　常用的化学消毒灭菌剂使用方法

名称	效力	使用方法	注意事项
84消毒剂	高效	（1）餐饮用具、物品消毒：按84消毒剂与水为1∶100的配制比例，浸泡10min，然后清水冲洗干净 （2）物体表面消毒：按84消毒剂与水为1∶80的配制比例，浸泡或喷洒至湿润，时间为20min （3）传染病病原体污染物体表面消毒：按84消毒剂与水为1∶20的配制比例，浸泡或喷洒至湿润，时间为30min （4）手部消毒：按84消毒剂与水为1∶800～1∶1000的配制比例，浸泡2min	（1）严格按照浓度现配现用，并非浓度越高，效果越好，禁用50℃以上热水配制 （2）具有刺激性，照护人员使用时应做好自我防护，戴手套，避免皮肤与消毒液直接接触 （3）具有腐蚀性与漂白作用，可用于白色衣服污染后消毒，不宜用于毛、麻、丝等物品的消毒 （4）避免混合其他消毒剂使用，因为会加大空气中氯气的浓度引起氯气中毒 （5）应在25℃以下加盖避光保存，远离老年人，避免误服，也不宜用于食品的消毒
含氯消毒剂	高、中效	（1）地面、墙面、家具等消毒：含有效氯500mg/L消毒液湿拖、擦拭或喷洒，作用30min后再用清水处理干净 （2）茶具、洁具、餐饮用具等生活用品消毒：含有效氯250mg/L消毒液浸泡30min，用清水冲洗干净，晒干备用 （3）粪便消毒：常用漂白粉干粉。稀便按干粉与稀便为1∶5的配制比例消毒；干便按干粉与干便为2∶5的配制比例消毒，搅拌后放置2h，倒入化粪池	（1）要密闭保存在阴凉、干燥、通风处，粉剂需防潮 （2）配制的溶液要现配现用，加盖保存，使用时间不超过24h （3）有腐蚀及漂白作用，不宜用于有色织物、油漆家具及金属制品 （4）消毒后的物品应及时用清水冲洗干净后再使用 （5）消毒过程中如存在大量有机物，可延长消毒时间或调整消毒液浓度

续表

名称	效力	使用方法	注意事项
乙醇	中效	(1)皮肤消毒:75%乙醇擦拭2遍,待干 (2)预防压力性损伤:45%~50%乙醇局部按摩 (3)物理降温:25%~35%乙醇拍拭体表大血管处	(1)严格掌握使用浓度,乙醇浓度过高会刺激皮肤 (2)乙醇容易挥发,须加盖密闭保存,并存放于老年人触摸不到之处 (3)有刺激性,不宜用于伤口、黏膜、创面等的消毒 (4)易燃,远离明火 (5)对乙醇过敏老年人慎用 (6)为老年人物理降温时,随时监测体温,避免老年人体温过低
碘伏	中效	(1)手及皮肤消毒:原液擦拭2遍,作用3~5min (2)黏膜消毒:浓度250~500mg/L,擦拭 (3)口腔黏膜及创面消毒:浓度1 000~2 000mg/L,擦拭,作用3~5min (4)阴道黏膜及创面消毒:浓度500mg/L,冲洗	(1)碘伏稀释后稳定性差,现用现配,并注意有效期 (2)防潮、密闭置于阴凉、避光、老年人触摸不到之处 (3)对二价金属制品有腐蚀作用,一般不用于该类金属的消毒 (4)皮肤消毒后不用乙醇脱碘 (5)对碘过敏的老年人慎用
碘酊	中效	皮肤消毒:浓度2%,擦拭待干后用75%的乙醇脱碘	(1)避光密闭保存于阴凉、干燥、通风处 (2)不适用于破损皮肤、眼睛、黏膜的消毒 (3)对二价金属制品有腐蚀性,不用于相应金属制品的消毒 (4)对碘、乙醇过敏的老年人慎用

(三)老年人日常生活中的清洁、消毒、灭菌

1. 预防性消毒和疫源地消毒

(1)预防性消毒:指在没有明确感染存在时,对可能受到病原微生物污染的场所和物品进行的消毒,包括对粪便和污染物的无害化处理、老年人入住前或离开后的消毒等。

(2)疫源地消毒:指对疫源地内污染的环境和物品的消毒,包括随时消毒和终末消毒。随时消毒:指疫源地内有感染源存在时进行的消毒,目的是及时杀灭或去除感染源所排出的病原微生物,应根据现场情况随时进行。终末消毒:指感染源离开疫源地后进行的彻底消毒,如老年人在机构内发生传染性疾病,则根据疾病特点做好隔离措施,并对老年人所居住的环境、居室内的家具、使用的生活用品等在老年人康复后或离开居室后进行彻底的消毒(表8-6)。

表8-6 终末消毒

消毒分类	消毒方法
空气	紫外线消毒;2%过氧乙酸熏蒸
地面、墙面、家具	使用含有效氯500mg/L的消毒液,地面可进行湿拖或喷洒;墙面、家具等可进行擦拭或喷洒,作用30min后再用清水处理干净
床垫、被褥、被芯、枕芯	阳光下暴晒6h及以上,2h翻面1次;机构内有臭氧消毒机的可用其消毒30min(应有使用记录本)
床上用品	送洗衣房按程序清洗消毒,使用含有效氯500mg/L消毒液和洗衣液(粉)洗涤,用清水漂净,晒干备用
日常生活用品	使用含有效氯250mg/L的消毒液浸泡或擦拭,作用30min,然后用清水冲洗干净
垃圾	集中焚烧

2. 老年人常用物品的清洁、消毒、灭菌（表 8-7）。

表 8-7　老年人居住环境及常用物品的消毒

消毒分类	消毒方法	注意事项
空气	（1）每日通风换气 2 次，每次 25～30min （2）紫外线消毒 （3）2% 过氧乙酸熏蒸	（1）开窗通风时注意勿让老年人受凉 （2）紫外线消毒应避开老年人，照护人员做好自我防护 （3）2% 过氧乙酸熏蒸时注意剂量及浓度
地面、墙面、家具	使用含有效氯 500mg/L 的消毒液，地面可进行湿拖或喷洒；墙面、家具等可进行擦拭或喷洒，作用 30min 后再用清水处理干净	（1）消毒液喷洒时应均匀湿透 （2）受污染或疑似传染时，应随时进行清洁消毒
电梯	使用含有效氯 250mg/L 的消毒液，擦拭或喷洒；作用 30min 后再用清水处理干净	电梯箱内受污染时随时清洁消毒
衣物、床上用品	（1）日光暴晒法：清洗干净，拿到日光下暴晒 6～8h （2）煮沸消毒法 （3）使用含有效氯 500mg/L 的消毒液和洗衣液（粉）洗涤，用清水漂净，晒干 （4）疑被传染病病原体污染的衣物及床上用品，使用含有效氯 2 000mg/L 的消毒液和洗衣液（粉）洗涤，用清水漂净，晒干	（1）日光暴晒时要注意翻面，一般每 2h 翻动 1 次，确保每一个面都能与日光接触 （2）疑被传染病病原体污染的衣物及床上用品的消毒原则是消毒—清洁—再消毒
床垫、被褥、被芯、枕芯	日光暴晒法，日光下暴晒 6～8h	日光暴晒时要注意翻面，一般每 2h 翻动 1 次，确保每一个面都能与日光接触
毛巾、抹布	（1）煮沸消毒法 （2）微波消毒法：将毛巾清洗干净，折叠好放入微波炉中，运行 5min （3）蒸汽消毒法：将毛巾清洗干净，放入高压蒸汽锅中，加热 20min （4）使用含有效氯 250mg/L 的消毒液浸泡 30min，然后用清水冲洗干净；疑被传染病病原体污染的毛巾，使用含有效氯 2 000mg/L 的消毒液浸泡 （5）远红外线消毒箱消毒	（1）照护人员在取用微波消毒、蒸汽消毒的毛巾时，注意不要烫伤 （2）使用消毒剂消毒的毛巾，使用前需清洗干净毛巾上的消毒液后方可使用 （3）疑被传染病病原体污染的毛巾的消毒原则是消毒—清洁—再消毒
餐饮用具	（1）煮沸消毒法 （2）使用含有效氯 250mg/L 的消毒液浸泡 30min，然后用清水冲洗干净 （3）远红外线消毒箱消毒 （4）疑被传染病病原体污染的餐饮用具：先煮沸 15～20min，方可将剩余食物倒弃，清洗用具后再次消毒，可使用煮沸消毒法或用含有效氯 2 000mg/L 的消毒液浸泡 30～60min，清水冲洗干净，放置备用	（1）煮沸消毒时，要遵照煮沸消毒法方法及注意事项 （2）餐饮用具消毒后应放置于清洁干燥的密封专用柜内 （3）使用消毒剂消毒的餐饮用具，使用前需清洗干净消毒液才可使用 （4）疑被传染病病原体污染的餐饮用具消毒原则是消毒—清洁—再消毒
送餐车	随时擦净油污，保持清洁。疑被传染病病原体污染时，使用含有效氯 250mg/L 的消毒液擦拭干净，作用 30min 后用清水擦干净	随时擦净油污，保持清洁

续表

消毒分类	消毒方法	注意事项
卫浴设备	（1）盆具：用肥皂清除污垢，流动水冲洗干净，盛清水 2/3 满，煮沸消毒，也可用使用含有效氯 250mg/L 的消毒液擦拭干净，作用 30min 后用清水擦干净 （2）坐便器、坐浴椅、洗涤设备：使用含有效氯 250mg/L 的消毒液擦拭干净，作用 30min 后用清水擦干净	疑被传染病病原体污染时，随时清洁消毒
体温计	浸泡法：在含有效氯 2 000mg/L 的消毒液中浸泡 5min 后取出，擦干甩至 35℃ 以下；再浸泡在含有效氯 2 000mg/L 的消毒液中浸泡 30min；用冷开水冲洗后擦干，置于清洁盒内备用	口表、腋表、肛表不可放入同一容器内浸泡，消毒液应每日更换
血压计听诊器	75% 乙醇擦拭消毒	

3. 养老服务机构废弃物处置 废弃物分为生活垃圾和医疗废物，生活垃圾和医疗废物需严格分开，不能混放，照护人员要掌握废弃物的处置方法，避免二次污染和职业损伤。生活垃圾使用黑色塑料袋收集；医疗废物使用黄色塑料袋收集，尖锐物品如玻璃碎屑、针头等使用利器盒收集；传染病老年患者的用物根据消毒隔离原则进行处置。

第三节 手 卫 生

在老年照护中，各种照护工作都离不开照护人员的手，照护人员的手既要接触老年人，也要直接或间接地与污染物品，是感染最重要的传播媒介，加强手卫生会减少感染的发生。手上所带的细菌包括常驻菌和暂驻菌，常驻菌常见的有金黄色葡萄球菌、棒状杆菌、白念珠菌等，可在皮肤上生长繁殖，随气候、健康状况、个人卫生习惯等有差异，长期寄生于皮肤深层，如毛囊孔、汗腺、皮脂腺等处，不易被一般消毒方法所杀灭；暂驻菌一般来源于环境，是在生活、工作中临时污染的微生物，如金黄色葡萄球菌、克雷伯杆菌、沙门菌、链球菌等，分布于皮肤表面，很少在皮肤上繁殖，附着不牢固，容易被清除。目前，手卫生已成为国际公认的控制感染（包括耐药菌感染）最简单、最有效、最方便、最经济的措施，是标准预防感染的重要措施之一。

一、概述

为保障老年人的安全，在照护老年人过程中防止交叉感染，各养老服务机构，包括医养结合型养老服务机构、康养机构、慢性疾病病房、照护之家、康复医疗中心、重残养护机构等应加强手卫生的规范化管理。照护人员和老年人都应提高手卫生的意识。

（一）概念

1. 手卫生 指照护人员从事职业活动过程中的洗手和卫生手消毒的总称。

2. 洗手 指照护人员用肥皂（或皂液）和流动水洗手，去除手部皮肤污垢、碎屑和部分致病菌的过程。

3. 卫生手消毒 指照护人员用速干手消毒剂揉搓双手，以减少手部暂驻菌的过程。

（二）适用范围

对照 WHO 提出的"手卫生的五个重要时刻"（接触患者前；进行无菌操作前；接触体液后；接触患者后；接触患者周围环境后）制订照护人员和老年人的手卫生要求。

1. 照护人员　直接接触每一位老年人前后，从同一老年人身体的污染部位移动到清洁部位时；接触老年人黏膜、破损皮肤处、伤口前后；穿脱隔离衣前后、脱手套后；进行无菌操作，接触清洁、无菌物品之前；接触老年人周围环境及物品后；处理药物或配餐前；接触老年人的血液、体液、分泌物、排泄物及被污染性致病微生物污染的物品后；直接为传染病老年患者进行检查、治疗、照护后，接触传染病老年患者物品后，处理传染病老年患者污物后。

2. 老年人　进食前后；上厕所前后；口服给药接触药物前；接触清洁物品前、污染物品后；接触黏膜、破损皮肤处、伤口前后；接触疑似有病原微生物污染的环境或物品后。

（三）手卫生的规范化管理

1. 制订手卫生制度　手卫生是控制感染的重要措施，根据照护人员手卫生规范制订手卫生制度，并严格执行。

2. 配置手卫生设施　手卫生设施是手卫生措施实施的物质基础，有效、便捷的手卫生设施可以有效提高照护人员和老年人对于手卫生的依从性。

（1）洗手设施：洗手应备有洗手池相关设施、清洁剂、干手设施等。洗手池采用流动水，有条件者可设非触摸式水龙头；洗手的清洁剂可为肥皂、皂液或含杀菌成分的洗手液，使用固体肥皂则需保持干燥，皂液或洗手液浑浊或变色时及时更换，盛放皂液或洗手液的容器应一次性使用，重复使用的容器应定期清洁和消毒；洗手后正确将手擦干。

（2）卫生手消毒设施：卫生手消毒常选用速干手消毒剂，选用的消毒剂应为符合国家有关规定的产品，无异味、无刺激性。常应用于手部皮肤消毒的消毒剂有乙醇、碘伏、异丙醇、氯己定、乙醇与氯己定的复合制剂等，消毒剂剂型有水剂、凝胶、泡沫型等。

3. 开展手卫生培训　各养老服务机构应定期开展手卫生知识及方法的培训，培训对象为机构内所有工作人员和老年人，使他们能掌握必要的手卫生知识和技能，提高自我保护意识。

4. 加强监督指导　各养老服务机构应加强对机构各部门人员和老年人的手卫生监督，包括：对手卫生设施的管理，对照护人员、老年人手卫生的指导与监督；对老年人进行手卫生的宣教，提高老年人对手卫生的依从性。

5. 开展效果监测　定期对照护人员进行手消毒效果监测。当怀疑养老服务机构感染暴发与照护人员手卫生有关时，随时监测。卫生手消毒后，监测的细菌菌落数≤10CFU/cm^2。

二、洗手

有效的洗手可除去手上的污垢及致病菌，清除手上 99% 以上的各种暂驻菌，是防止感染传播的最重要的措施之一。

【操作目的】
消除或杀灭病原微生物，切断通过手传播感染性疾病的途径，避免感染和交叉感染。

【操作程序】

1. 评估　评估手污染的程度。

2. 计划

（1）环境准备：整洁、明亮、干燥、安全。

（2）照护人员准备：着装整洁、戴口罩、修剪指甲、取下手饰、卷袖过肘。

（3）用物准备：洗手池相关设施、清洁剂、干手设施等，如无以上设备，可准备消毒液、清水各一盆；还可准备洗手流程图、计时器。

3. 实施

操作流程	操作步骤	要点说明
1. 准备	打开水龙头,调节合适的水流和水温	• 水龙头最好是非手触摸式的,并装有肘部开关、脚踏式开关或感应出水开关;水流以不会溅出淋湿工作服为宜;水温适宜
2. 洗手	(1) 在流动水下,充分淋湿双手 (2) 关闭水龙头,取适量清洁剂(肥皂或皂液)均匀涂抹整个手掌、手背、手指、指缝、手腕等处 (3) 洗手:揉搓双手(图 8-1) 1) 掌心相对,手指并拢,相互揉搓(图 8-1A) 2) 掌心对手背,手指分开,双手交叉沿指缝相互揉搓,交换进行(图 8-1B) 3) 掌心相对,手指分开,双手交叉沿指缝相互揉搓(图 8-1C) 4) 弯曲一手手指关节,并置于另一手掌心旋转揉搓,交换进行(图 8-1D) 5) 一手握住另一手大拇指旋转揉搓,交换进行(图 8-1E) 6) 一手五个手指尖并拢,并置于另一掌心旋转揉搓,交换进行(图 8-1F)	• 涂抹均匀 • 清洗双手需认真清洗到所有部位,包括指背、指尖、指缝 • 必要时增加手腕的清洗,一手握住另一手手腕,回旋揉搓手腕及腕上 10cm(图 8-1G);认真揉搓双手至少 15s
3. 冲净	打开水龙头,用流动水彻底冲净双手	• 流动水可避免污水沾污双手;冲水时手指尖朝下
4. 干手	关闭水龙头,以消毒小毛巾或一次性纸巾擦干双手,有干手机时可用干手机烘干双手,必要时取护手霜护肤	• 消毒小毛巾和一次性纸巾需用专用容器盛放,消毒小毛巾一用一消毒

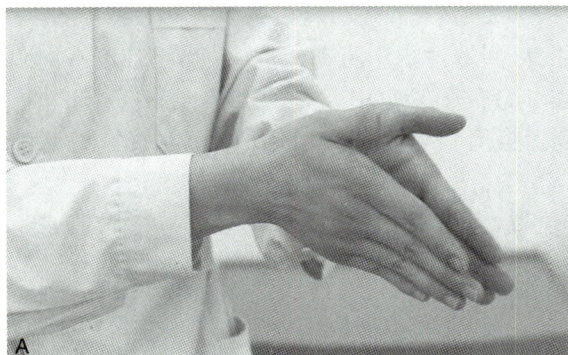

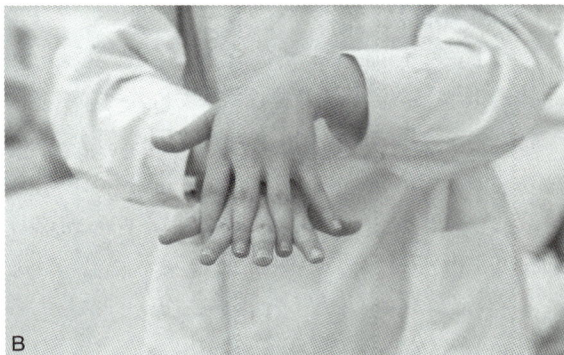

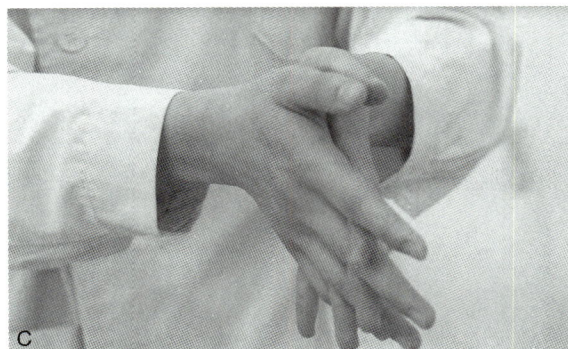

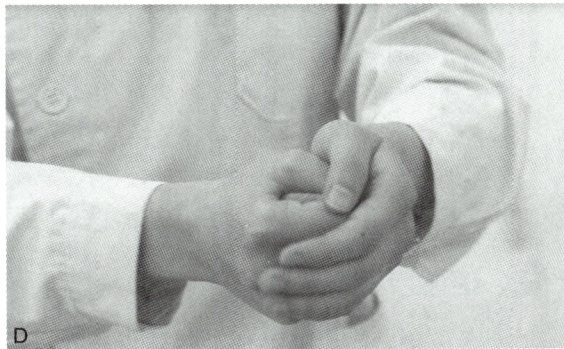

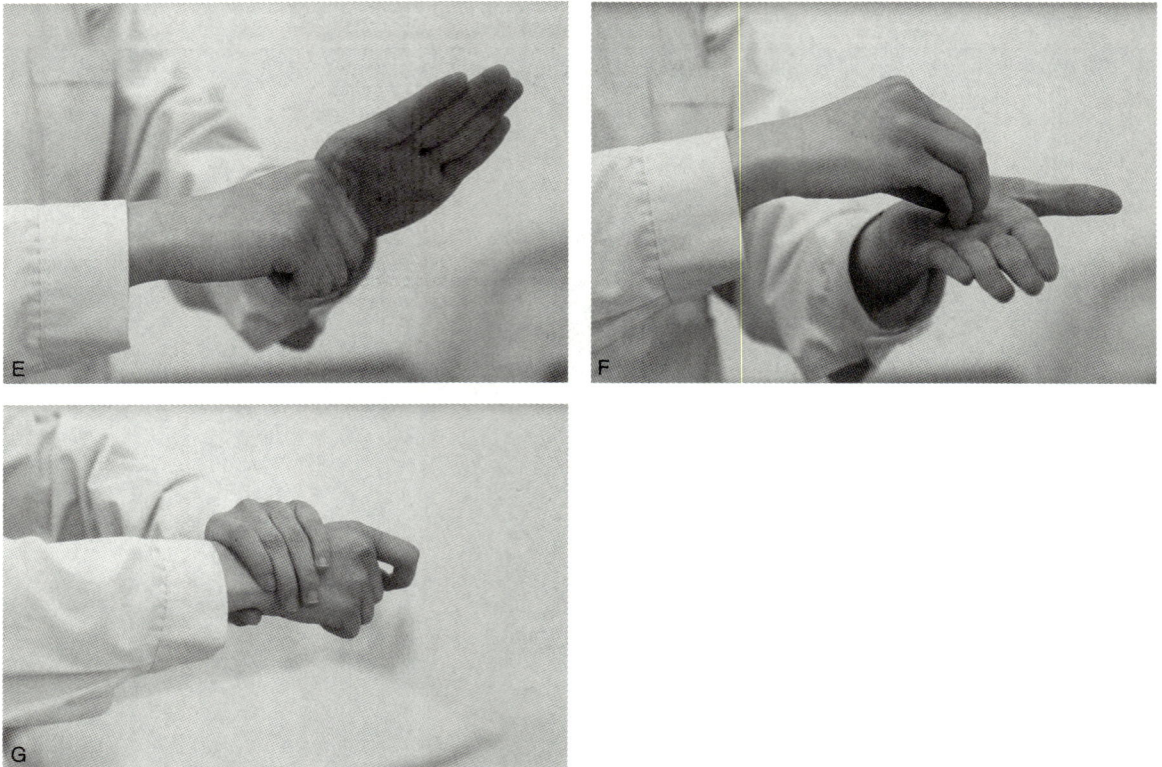

图 8-1 洗手

4. 评价

（1）洗手时揉搓方法是否正确，是否清洗干净手部的每一个部位。

（2）水流是否溅湿工作服。

（3）干手过程是否造成二次污染。

【注意事项】

1. 当手部有血液或其他体液等肉眼可见污染时，应用清洁剂和流动水洗手；当手部没有肉眼可见污染时可用速干手消毒剂消毒代替洗手，揉搓方法与洗手方法相同。

2. 调节合适的水流和水温，勿溅湿工作服，避免污染周围环境；如水龙头为手触式的，注意随时清洁水龙头开关。

3. 洗手过程中要反复揉搓，确保清洗到每一个位置，尤其是指背、指缝、指尖、指关节等易于污染的部位，在冲净双手时保持指尖向下。

4. 牢记洗手时机，掌握洗手指征。

5. 干手过程避免造成二次污染。

6. 戴手套不能代替洗手，摘手套后仍应洗手。

7. 安全风险因素

（1）烫伤：洗手水温过高，会导致烫伤。

（2）冻伤：洗手水温过低，会导致冻伤。

（3）疼痛：当手上有皮肤破溃或伤口时，接触到清洁剂会产生疼痛感。

（4）皮肤干燥：洗手过于频繁，易致皮肤干燥。

三、卫生手消毒

照护人员接触污染物品或老年感染患者后，手常被大量细菌污染，仅一般洗手尚不能达到预防交叉感染的要求,需要洗手后再进行卫生手消毒。

【操作目的】

通过手消毒可清除致病性微生物,避免污染无菌物品或清洁物品,预防感染和交叉感染。

【操作程序】

1. 评估 评估手污染的程度。

2. 计划

(1)环境准备:整洁、明亮、干燥、安全。

(2)照护人员准备:着装整洁、修剪指甲、洗手、戴口罩、取下手部饰物,卷袖过肘。

(3)用物准备:洗手池相关设施、清洁剂、干手设施、手消毒剂等,手消毒剂剂型可选用水剂、凝胶、泡沫型等,消毒剂可选用氯己定、乙醇与氯己定的复合制剂等。

3. 实施

操作流程	操作步骤	要点说明
1. 洗手	按洗手步骤洗手,干手后保持手干燥	• 遵照正确的洗手程序,认真清洗双手
2. 消毒	(1)取适量速干手消毒剂于掌心,均匀涂抹整个手掌、手背、手指、指缝,必要时增加手腕及腕上10cm	• 涂抹均匀;消毒剂作用速度快,一般不损伤皮肤、不引起过敏反应
	(2)按洗手的步骤揉搓,直到手部干燥	• 认真揉搓双手至少15s
3. 干手	自然干燥	• 避免二次污染

4. 评价

(1)速干消毒剂的揉搓方法是否正确,手消毒后是否达到消毒要求。

(2)水流是否溅湿工作服。

(3)干手过程是否造成二次污染。

(4)卫生手消毒后,监测的细菌菌落数≤10CFU/cm²。

【注意事项】

1. 卫生手消毒前先按洗手流程洗净双手,遵循洗手的注意事项,并保持手部干燥。

2. 速干手消毒剂要确保涂抹到手部的每一个部位,并确保揉搓方法正确。

3. 牢记卫生手消毒时机,下列情况下应先洗手,然后进行卫生手消毒:①接触老年人的血液、体液和分泌物后;②接触被传染性致病微生物污染的物品后;③接触传染病老年患者后;④处理传染病老年患者污物后。

4. 戴手套不能代替卫生手消毒,摘手套后仍应进行卫生手消毒。

5. 安全风险因素

(1)烫伤:洗手水温过高,可导致烫伤。

(2)冻伤:洗手水温过低,可导致冻伤。

(3)疼痛:当手上有皮肤破溃或伤口时,接触到消毒剂会产生疼痛感。

(4)过敏:对消毒剂内成分过敏者,禁选用含有此成分的消毒剂,如对乙醇过敏者,禁用含乙醇的消毒剂。

(5)皮肤破损、皲裂:手部皮肤在消毒液的长期浸泡、腐蚀下,表皮屏障可被破坏,皮肤变得粗糙、干燥,出现脱皮、破损、皲裂等,甚至诱发手部湿疹、皮炎,导致瘙痒、疼痛。

第四节 无 菌 技 术

无菌技术是常用基础照护技术，是防止老年人发生感染和交叉感染的一项重要的基本操作。在无菌操作中，任何一个环节都不能违反无菌原则，因此，照护人员必须加强无菌观念，严格遵守无菌操作规程，正确、熟练地掌握无菌技术，以保证老年人和照护人员自身的安全，防止发生医源性感染。

一、概述

（一）相关概念

1. 无菌技术 指在医疗、照护操作中，防止一切微生物侵入人体和防止无菌物品、无菌区域被污染的操作技术。

2. 无菌物品 指经灭菌处理后未被污染的物品。

3. 非无菌物品 指未经灭菌处理，或经灭菌处理后又被污染的物品。

4. 无菌区 指经灭菌处理后未被污染的区域。

5. 非无菌区 指未经灭菌处理，或经灭菌处理后又被污染的区域。

（二）无菌技术操作原则

1. 操作前要求

（1）操作室清洁、宽敞、明亮，定期消毒；操作前 30min 停止清扫等工作，减少不必要的走动或活动，避免尘埃飞扬；操作区域清洁、干燥、平坦，物品布局合理。

（2）照护人员应着装整洁，修剪指甲，洗手，戴好帽子、口罩，必要时穿无菌衣、戴无菌手套。

2. 操作中要求

（1）照护人员应面向无菌区域，不可面向无菌区域谈笑、咳嗽及打喷嚏等。

（2）照护人员与无菌区域保持合适距离，手、前臂保持在肩以下、腰部或操作台面以上，未经消毒的物品、手臂不可触及无菌物品或跨越无菌区。

（3）取用无菌物品时应使用无菌持物钳；无菌物品一经取出即使未使用也不可放回；一套无菌物品供一位老年人使用，防止交叉感染。

（4）无菌操作时，如无菌物品疑有污染或已被污染，不可使用，应立即更换。

3. 无菌物品要求

（1）存放环境：室内环境温度低于 24℃，相对湿度 <70%，机械通风换气 4～10 次/h；无菌物品应存放于无菌包或无菌容器内，并置于高出地面 20cm、距离天花板超过 50cm、离墙远于 5cm 处的物品存放柜或置物架上，以减少来自地面、屋顶和墙壁的污染。

（2）标识清楚：无菌包或无菌容器外需标明物品名称、灭菌日期；无菌物品必须与非无菌物品分开放置，并且有明显的标志。

（3）使用有序：无菌物品通常按失效期先后顺序摆放取用；必须在有效期内使用，可疑污染、污染或过期应重新灭菌。

（4）储存有效期：使用纺织品材料包装的无菌物品如存放环境符合要求，有效期宜为 14d，否则一般为 7d；医用一次性纸袋包装的无菌物品，有效期宜为 30d；使用一次性医用皱纹纸、一次性纸塑袋、医用无纺布或硬质密封容器包装的无菌物品，有效期宜为 180d；由医疗器械生产厂家提供的一次性使用无菌物品遵循包装上标识的有效期。

二、无菌技术基本操作

（一）使用无菌持物钳法

【操作目的】

取用或传递无菌物品，保持无菌物品的无菌状态。

【操作程序】

1. 评估

（1）明确使用无菌持物钳夹取无菌物品的目的。

（2）操作环境及物品符合无菌操作要求。

2. 计划

（1）环境准备：环境清洁、宽敞、明亮、定期消毒。

（2）照护人员准备：衣帽整洁、修剪指甲、洗净双手、戴口罩。

（3）用物准备：持物钳种类见图8-2，临床上常用的持物钳有三类。

1）镊子：一般可分为长镊、短镊等，其尖端细小，使用轻巧方便，适用于夹取针头、缝针、棉球、小纱布等。

2）卵圆钳：其下端有两个平行紧贴的卵圆形小环，分直头和弯头，可夹取刀、剪、镊子、治疗碗等。

3）三叉钳：其下端较粗，以一定弧度向内交叉呈三叉形，可夹取盆、罐、骨科器械等较大或较重的物品。

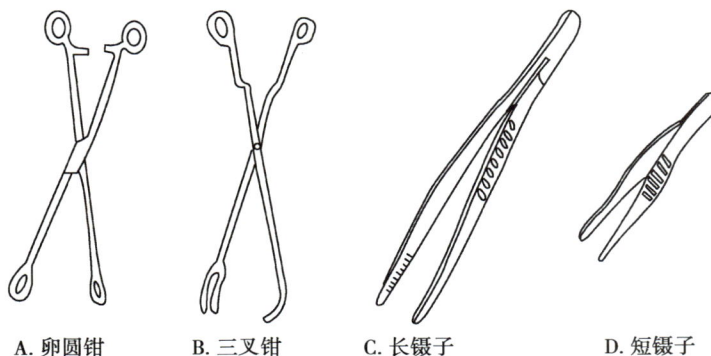

A. 卵圆钳   B. 三叉钳   C. 长镊子   D. 短镊子

图 8-2　无菌持物钳种类

持物钳存放：无菌持物钳应存放在无菌有盖容器内，每个容器内只能放置一把持物钳。目前临床主要使用干式保存法，就是将无菌持物钳放在干燥有盖的无菌容器内，一般无菌容器及持物钳每4h更换一次。

3. 实施

操作流程	操作步骤	要点说明
1. 准备	照护人员及环境准备，检查物品名称、有效期、灭菌标识等	
2. 取钳	打开盛放无菌持物钳的容器盖，手持持物钳上 1/3 处，将钳移至容器中央，使钳端闭合，垂直从无菌容器中取出（图8-3），关闭容器盖	• 钳端不能触及容器口边缘及盖内面，以免污染；手不可触及容器盖内面；盖闭合时不可从盖孔中取放无菌持物钳
3. 使用	使用时钳端始终向下，在操作者肩部以下，腰部以上，视线范围内，不可倒转向上	• 保持无菌持物钳的无菌状态
4. 放钳	使用后，保持钳端向下并闭合，打开容器盖，垂直放回容器中，松开轴节，关闭容器盖	• 用后立即放回容器中，避免无菌持物钳在空气中暴露过久

4. 评价

（1）无菌持物钳用法是否正确，是否有污染，是否倒置。

（2）取放无菌持物钳时，是否尖端闭合向下，是否触及容器口边缘，是否低于腰部，使用方法是否正确。

（3）钳取远处的无菌物品时是否将持物钳连同无菌容器一起转移，就地使用。

【注意事项】

1. 严格遵循无菌操作原则。

2. 取、放无菌持物钳时应先闭合持物钳钳端，不能触及容器口边缘及盖内面，以免污染。

3. 无菌持物钳只能夹取无菌物品，不能夹取油纱布，防止油粘于钳端形成保护层，影响消毒液渗透而降低消毒效果。不可用无菌持物钳换药或消毒皮肤，防止无菌持物钳被污染。无菌持物钳一旦污染或可疑污染应重新灭菌。

4. 无菌持物钳使用过程中始终保持钳端向下，不可触及非无菌区。如需取用远处物品，应连同无菌持物钳及容器一起转移，就地取出使用，防止持物钳在空气中暴露过久。

5. 如无菌持物钳为湿式保存，即将无菌持物钳浸泡于盛有消毒液的大口有盖容器内，除需注意上述1～4项外，还应注意：①盛放无菌持物钳的有盖容器底部垫有纱布，容器深度与钳的长度比例适合，消毒液面需浸没持物钳轴节以上2～3cm或镊子长度的1/2。②无菌持物钳及其浸泡容器每周清洁、消毒2次，同时更换消毒液；使用频率较高的部门应每天清洁、灭菌（如门诊换药室、注射室、手术室等）。③取、放无菌持物钳时不可触及液面以上部分的容器内壁。④放入无菌持物钳时需松开轴节以利于钳与消毒液充分接触。

6. 安全风险因素 无菌持物钳等金属器械持法不当等可擦伤、夹伤皮肤。

（二）使用无菌容器法

【操作目的】

盛放无菌物品并保持灭菌物品处于无菌状态。

【操作程序】

1. 评估

（1）评估使用无菌容器盛放无菌物品的目的。

（2）操作环境及物品符合操作要求。

2. 计划

（1）环境准备：环境清洁、宽敞、明亮、定期消毒。

（2）照护人员准备：衣帽整洁、修剪指甲、洗净双手、戴口罩。

（3）用物准备：盛有无菌持物钳的无菌罐、无菌有盖容器，如无菌盒、无菌罐、无菌储槽等。

3. 实施

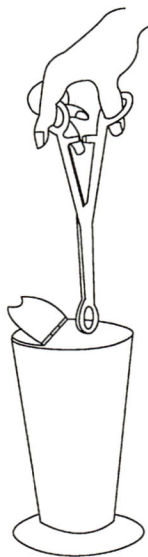

图8-3 取放无菌持物钳

操作流程	操作步骤	要点说明
1. 准备	照护人员及环境准备，检查物品名称、有效期、灭菌标识等	• 第一次使用，应记录开启日期、时间并签名，有效期为24h
2. 开盖	打开无菌容器盖，将盖内面向上置于稳妥处，或拿在手中（图8-4）	• 手不可触及容器盖内面，避免盖内面与非无菌区域如桌面等接触而污染

操作流程	操作步骤	要点说明
3. 取物	用无菌持物钳从无菌容器内夹取无菌物品	• 垂直夹取物品,无菌持物钳不可触及容器边缘
4. 盖严	取用无菌容器内用物后,立即将容器盖盖严	• 避免容器内无菌物品在空气中暴露时间过久
5. 托底	手持无菌容器时,应托住底部(图8-5)	• 手指不可触及容器边缘及内面

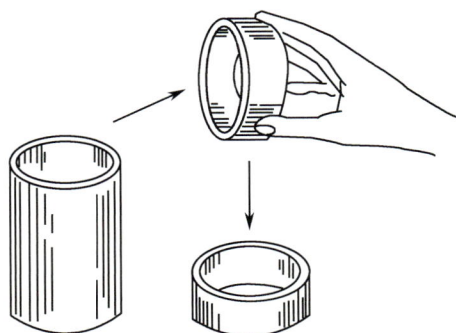

图 8-4　打开无菌容器盖　　　　　图 8-5　手持无菌容器

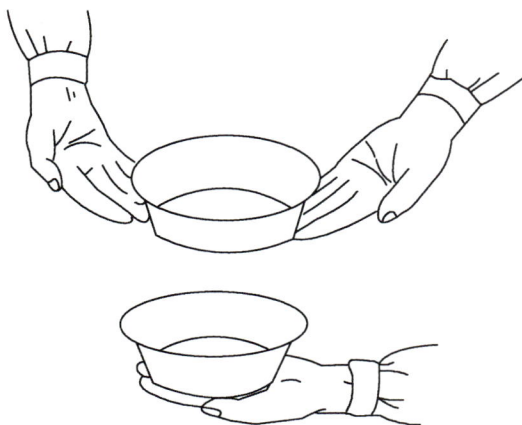

4. 评价

(1)打开无菌容器方法是否正确,无菌容器是否被污染。

(2)取放物品方法是否正确,是否跨越无菌区,是否触及无菌容器边缘等。

(3)使用完无菌容器,盖子是否盖严,方法是否正确。

【注意事项】

1. 严格遵循无菌操作原则。

2. 移动无菌容器时,应托住底部,使用无菌容器时,不可污染盖内面、容器边缘及内面。

3. 从无菌容器中取出的无菌物品,即使未使用,也不得放回无菌容器中。

4. 无菌容器应定期消毒灭菌,一经打开,使用时间不超过24h。

(三)使用无菌包法

【操作目的】

取用无菌包内的无菌物品,保持其无菌状态,供无菌操作使用。

【操作程序】

1. 评估

(1)评估所用无菌包的质量及取用无菌物品的目的。

(2)操作环境及物品符合操作要求。

2. 计划

(1)环境准备:环境清洁、宽敞、明亮、定期消毒。

(2)照护人员准备:衣帽整洁、修剪指甲、洗净双手、戴口罩。

（3）用物准备：包布、敷料、标签、盛有无菌持物钳的无菌罐、无菌包，必要时备化学指示胶带。无菌包灭菌前应妥善包好：将需灭菌物品放在包布中央，将包布一角盖住物品，折盖左、右两角并将角尖端向外翻折，折盖最后一角，若包布有带，将带折成"十"字形包扎，注意松紧适宜，若无带，盖上最后一角后用化学指示胶带妥善粘贴，包布外贴上注明无菌包名称、灭菌日期或有效期的标签及指示胶带后送灭菌处理（图8-6）。

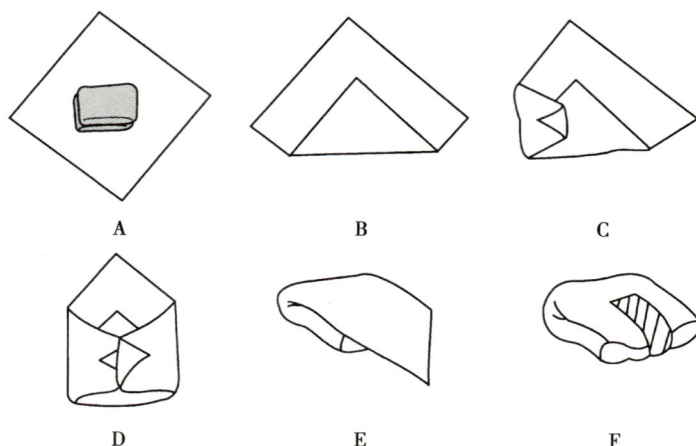

图8-6　无菌包包扎法

3. 实施

操作流程	操作步骤	要点说明
1. 准备	照护人员及环境准备，取出无菌包，检查标签名称、灭菌日期（或有效期）、化学指示胶带	• 保证物品灭菌后在有效期内使用，通过检查化学指示胶带监测灭菌效果；如灭菌不完全、包布潮湿、破损或已过期须重新灭菌
2. 开包	（1）分多次取出包内部分物品：将无菌包置于清洁、干燥处，解开系带或撕开粘贴胶布，卷放在包布角下，用拇指、示指按顺序揭开外角、左右两角 （2）一次性取出包内所有物品：查看、核对无误后，可将包托在手上，另一手撕开粘贴的胶带或解开系带握在手中，依次揭开包布四角外面并捏住打开	• 手、系带不能触及包布内面及无菌物品
3. 取物	（1）分多次取出包内部分物品：一手揭开内角，用无菌持物钳取出所需物品，放于事先备好的无菌区域 （2）一次性取出包内所有物品：手托住包布使无菌面朝向无菌区域，稳妥地将包内物品放入无菌区域内（图8-7）	• 不可跨越无菌区
4. 整理记录	（1）分多次取出包内部分物品：如包内物品未用完，按原折痕包好，注明开包日期、时间并签名 （2）一次性取出包内所有物品：包布折叠放好	• 表示此包已打开过，未用物品限24h内用完

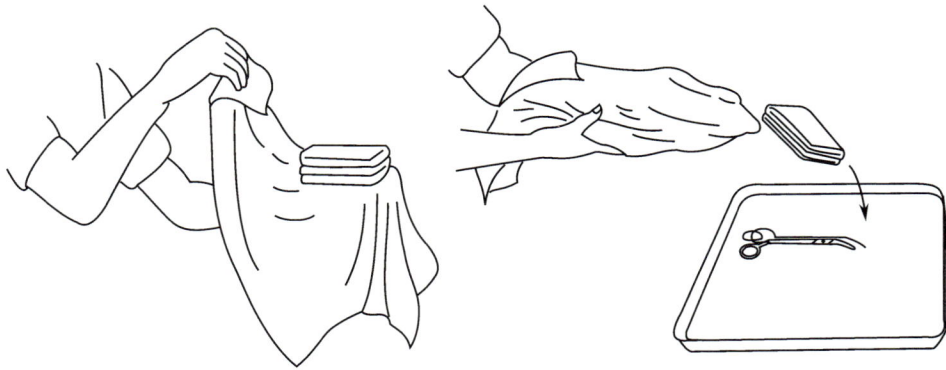

图 8-7 一次性取出无菌物品内物品

4. 评价

（1）打开、包裹无菌包方法是否正确，无菌包是否被污染。

（2）取放无菌物品方法是否正确，是否跨越无菌区，是否有污染等。

【注意事项】

1. 严格遵循无菌操作原则。

2. 无菌包包布选择厚实、致密、未脱脂的双层棉布，也可使用医用无纺布制成的一次性无菌包包布。

3. 操作过程中，手不能触及包布的内面，手臂不能跨越无菌区。

4. 无菌包应定期灭菌，如包内物品超过有效期、被污染或包布受潮、破损，须重新灭菌。

5. 如取出包内部分物品，无菌包检查后平放于清洁、干燥、平坦的操作台上，手接触包布四角外面，依次揭开四角，用无菌持物钳夹取所需物品放在备妥的无菌区，按原折痕包好，注明开包日期及时间，限 24h 内使用。

（四）无菌区域准备法

【操作目的】

将无菌治疗巾铺在清洁、干燥的治疗盘内，形成无菌区域，放置无菌物品，供治疗、照护使用。在养老服务机构，最常使用的是铺无菌盘法。

【操作程序】

1. 评估

（1）评估使用无菌盘盛放无菌物品的目的。

（2）操作环境及物品符合操作要求。

2. 计划

（1）环境准备：环境清洁、宽敞、明亮、定期消毒。

（2）照护人员准备：衣帽整洁、修剪指甲、洗净双手、戴口罩。

（3）用物准备：治疗盘、无菌物品、无菌持物钳、盛放治疗巾的无菌包等。无菌包内无菌治疗巾有两种折叠方法：

1）纵折法：将治疗巾先纵折两次，再横折两次，单层开口向外（图 8-8）。

2）横折法：将治疗巾横折后再纵折，再重复一次（图 8-9）。

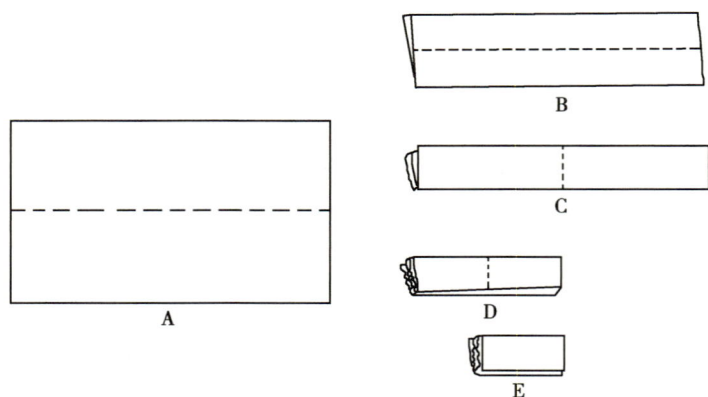

图 8-8 治疗巾纵折法

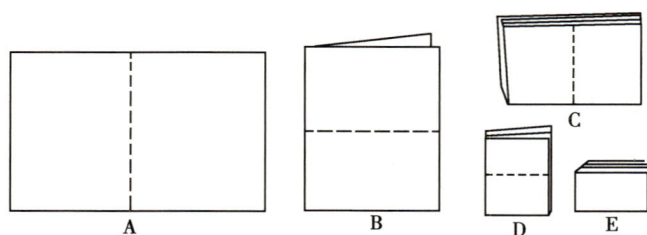

图 8-9 治疗巾横折法

3. 实施

操作流程	操作步骤	要点说明
1. 准备	照护人员及环境准备,检查物品名称、有效期、灭菌标志等	• 同无菌包使用法
2. 开包	打开无菌包,用无菌钳取出一块无菌治疗巾,放于治疗盘内	• 治疗盘内清洁、干燥,治疗巾内面不污染;如无菌包内治疗巾未用完,应按要求回包,注明开包日期、时间,24h 内使用
3. 铺盘	(1)单层底铺盘法 1)铺巾:双手捏住无菌巾一边两角的外面,轻轻抖开,双折铺于治疗盘上,上面一层由近端向远端或由远端向近端呈扇形折叠,开口边缘向外(图 8-10) 2)放入无菌物品 3)覆盖:双手捏住扇形折叠层治疗巾外面,将上层盖于物品上,上、下层边缘对齐,开口处向上向内翻折两次,两侧边缘向下翻折一次,露出治疗盘边缘 (2)双层底铺盘法 1)铺巾:取出无菌巾,双手捏住无菌巾上层两角的外面,由远到近折成双层底,上层扇形折叠,开口边向外(图 8-11) 2)放入无菌物品 3)覆盖:拉平扇形折叠层,覆盖物品上,边缘对齐	• 治疗巾内面为无菌面,不能触及衣袖及其他非无菌物品 • 保持无菌物品的无菌状态 • 手不可触及治疗巾内面;调整无菌物品位置,尽可能居中 • 治疗巾内面为无菌面,不能触及衣袖及其他非无菌物品;保持无菌物品的无菌状态 • 手不可触及治疗巾内面 • 调整无菌物品位置,尽可能居中
4. 记录	注明铺盘日期、时间并签名	• 铺好的无菌盘 4h 内有效

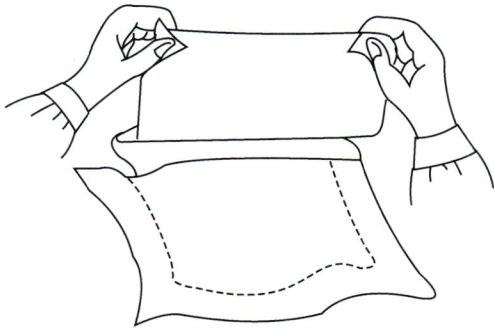

图 8-10　单层底铺盘法

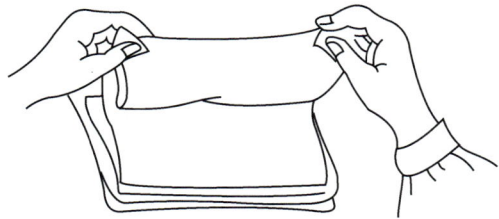

图 8-11　双层底铺盘法

4. 评价

（1）取物、铺盘方法是否正确，是否有污染。

（2）放入无菌物品方法是否正确，是否跨越无菌区，是否有污染。

【注意事项】

1. 严格遵循无菌操作原则。

2. 铺无菌盘时区域必须清洁、干燥，避免无菌治疗巾潮湿、污染，覆盖无菌治疗巾时，注意对齐边缘。

3. 无菌面及无菌区域不可触及衣物及其他非无菌物品。

4. 铺无菌盘时非无菌物品及操作者身体应与无菌盘保持一定的距离，手不可触及无菌巾内面，不可跨越无菌区。

5. 铺好的无菌盘尽早使用，有效期不超过 4h。

（五）倒取无菌溶液法

【操作目的】

保持无菌溶液的无菌状态，供治疗、照护使用。

【操作程序】

1. 评估

（1）评估取用无菌溶液的目的。

（2）操作环境及物品符合操作要求。

2. 计划

（1）环境准备：环境清洁、宽敞、明亮、定期消毒。

（2）照护人员准备：衣帽整洁、修剪指甲、洗净双手、戴口罩。

（3）用物准备：无菌溶液、无菌容器、消毒液、棉签、弯盘，必要时备无菌持物钳、无菌纱布罐、启瓶器等。

3. 实施

操作流程	操作步骤	要点说明
1. 准备	照护人员及环境准备	
2. 查对	擦去密封瓶表面浮灰并核对：①瓶签上的药名、剂量、浓度及有效期；②瓶盖有无松动；③瓶身有无裂缝；④溶液有无浑浊、沉淀或变色	• 确定溶液正确，无变色、浑浊、沉淀，确定质量可靠，方可使用；同时查对无菌持物钳、无菌纱布罐等有效期
3. 开瓶	打开密封瓶瓶盖（如需要可用启瓶器撬开瓶盖），消毒瓶塞，待干后打开瓶塞	• 手不可触及瓶塞内面及瓶口，防止污染

续表

操作流程	操作步骤	要点说明
4. 倒液	手持溶液瓶,标签面置于掌心,先倒少量溶液于弯盘中,同时旋转冲洗瓶口,再由原处倒所需液量于无菌容器内(图8-12)	• 避免沾湿或污染瓶签;倒溶液时,注意高度适宜,避免溶液溅出
5. 盖塞	倒出溶液后立即塞好瓶塞	• 防止瓶内溶液污染
6. 整理记录	在瓶签上注明开瓶日期及时间并签名,按要求整理用物并处理	• 已开启的溶液瓶内溶液可保存24h,余液只用于清洁操作

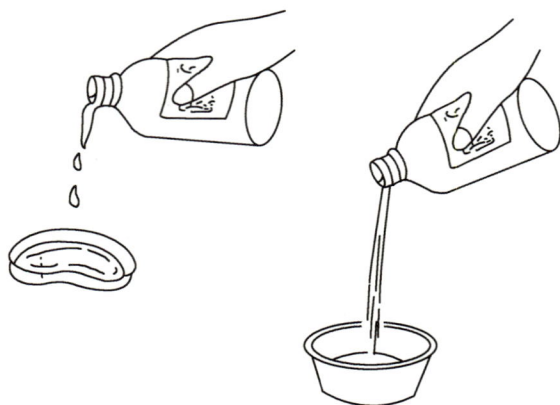

图8-12　倒无菌溶液

4. 评价

(1)开瓶、消毒瓶口方法是否正确,是否有污染。

(2)倒取无菌溶液方法是否正确,是否冲洗瓶口,是否由原处倒所需液量于无菌容器内,是否有污染等。

(3)倒出溶液后是否立即塞好瓶塞,防止溶液污染。

【注意事项】

1. 严格遵循无菌操作原则。

2. 正确倒取无菌溶液,防止交叉感染。

3. 不可将无菌物品或非无菌物品伸入无菌溶液瓶内蘸取或直接接触无菌溶液瓶口倒液。

4. 已开启的无菌溶液瓶内的溶液,24h内有效,余液只能用于清洁操作,已倒出的无菌溶液不能再倒回瓶内,以免污染瓶内剩余溶液。

5. 安全风险因素

(1)皮肤损伤:开启瓶口铝盖或因玻璃溶液瓶破损等擦伤、扎伤操作者皮肤。

(2)溶液变质、过期:检查无菌溶液,确定溶液正确,无变色、浑浊、沉淀,确定质量可靠,方可使用。

(六)戴、脱无菌手套法

【操作目的】

预防病原微生物通过照护人员的手传播疾病和污染环境,在执行严格无菌操作或接触无菌物品时需戴无菌手套确保无菌效果,保护老年人和照护人员自身免受感染。

【操作程序】

1. 评估

(1)评估使用无菌手套进行操作的目的。

（2）对于接受隔离的老年患者，评估隔离的种类。

（3）操作环境及物品符合操作要求。

2. 计划

（1）环境准备：环境清洁、宽敞、明亮、定期消毒。

（2）照护人员准备：衣帽整洁、修剪指甲、洗净双手、取下手饰、戴口罩。

（3）用物准备：无菌手套、弯盘。无菌手套一般有两种类型：①天然橡胶、乳胶手套；②人工合成的非乳胶产品，如乙烯、聚乙烯手套。

3. 实施

操作流程	操作步骤	要点说明
1. 准备	照护人员及环境准备，检查核对无菌手套袋外的型号、灭菌日期、消毒标记、包装完整性	• 选择大小适合的手套
2. 开手套袋	手套袋放于清洁、干燥的桌面上打开（图8-13）	
3. 取戴手套	（1）分次取、戴手套法：左手将左手套袋上层包布提起，右手捏住手套翻折部分（手套内面）取出手套，对准五指戴好左手手套，右手掀起另一只袋口，左手手指插入另一手套的翻折面（手套外面）取出手套，同法戴好右手（图8-14） （2）一次性取、戴手套法：两手同时掀起口袋和开口处外层，由一手拇指和示指捏住两只手套翻折部分（手套内面），取出手套，将两手套五指对准，先将其中一只戴上。已戴无菌手套的手指插入另一手套的翻折部分（手套外面），同法戴好（图8-15）	• 注意未戴手套的手不可触及手套的外面，已戴手套的手不可触及未戴手套的手或另一手套的内面 • 要点同分次取、戴手套法
4. 调整检查	双手对合交叉检查手套是否漏气，调整手套位置，并将手套的翻边扣套在工作服衣袖外面	• 戴好手套的手保持在腰部水平以上，视线范围内
5. 脱手套	用戴手套的手捏住另一手套腕部外面将其翻转脱下，再将已脱下手套的手指插入另一手套内，将手套翻转脱下	• 不可强拉手套以免损坏；脱手套时，手不可接触手套脏污部分
6. 整理	按要求整理用物并处理。洗手，脱口罩	• 将手套丢弃于医疗垃圾袋内

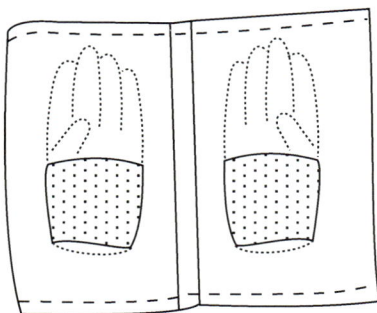

图 8-13　无菌手套的放置

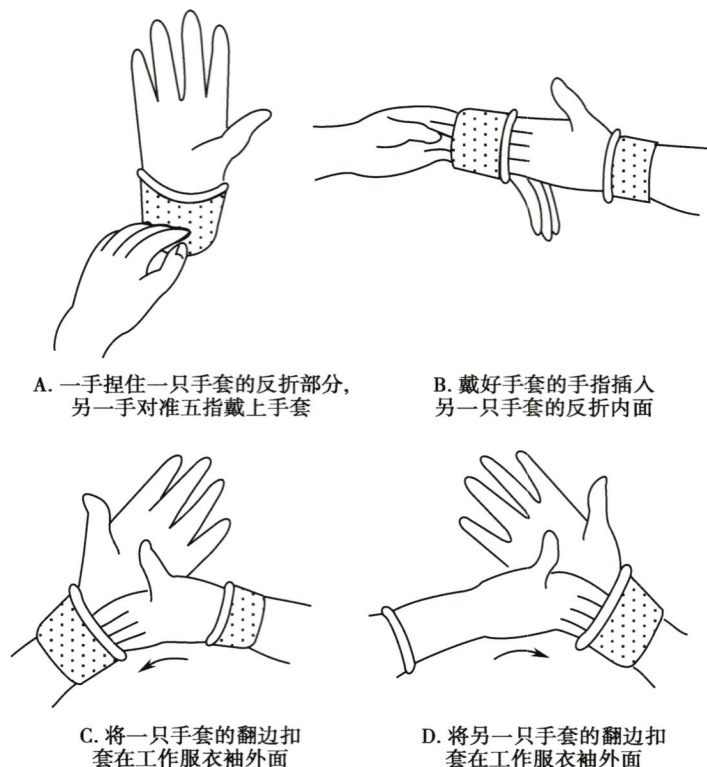

A. 一手捏住一只手套的反折部分，另一手对准五指戴上手套

B. 戴好手套的手指插入另一只手套的反折内面

C. 将一只手套的翻边扣套在工作服衣袖外面

D. 将另一只手套的翻边扣套在工作服衣袖外面

图 8-14　分次取戴无菌手套法

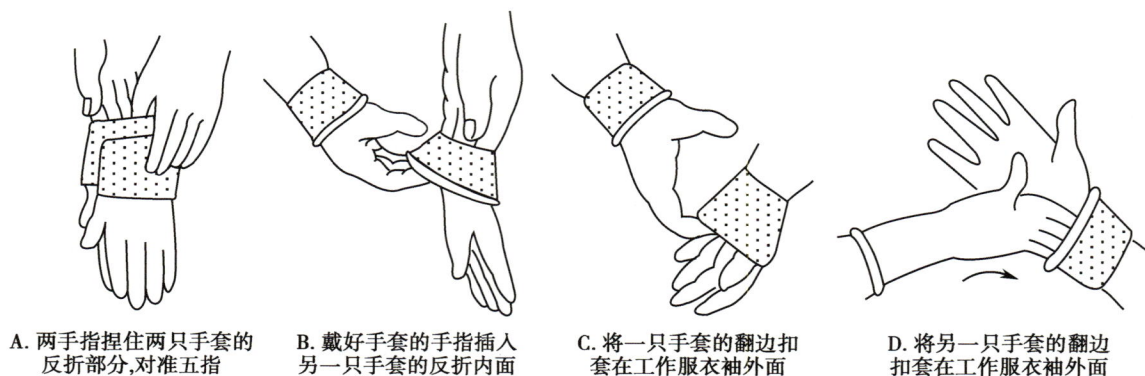

A. 两手指捏住两只手套的反折部分,对准五指

B. 戴好手套的手指插入另一只手套的反折内面

C. 将一只手套的翻边扣套在工作服衣袖外面

D. 将另一只手套的翻边扣套在工作服衣袖外面

图 8-15　一次性取戴无菌手套法

4. 评价

（1）取、戴无菌手套方法是否正确，是否有污染。

（2）脱手套方法是否正确。

（3）脱下手套后处理方法是否正确。

【注意事项】

1. 严格遵循无菌操作原则。

2. 选择大小合适的手套，戴手套前修剪指甲，防止手套破损。

3. 戴手套时，手套无菌面不可触及任何非无菌物品，未戴手套的手不可触及手套的外面，而戴手套的手不可触及未戴手套的手或另一手套的内面。

4. 戴手套后，双手应始终保持在肩以下、腰部或操作平面以上的视线范围内，如发现手套有破损或可疑污染应立即更换。

5. 脱手套时,应翻转脱下,手套污染面在内,避免强拉手套造成破损,脱手套后应洗手。

6. 照护不同老年人之间应更换手套;一次性手套应一次性使用;戴手套不能替代洗手,必要时进行手消毒。

7. 安全风险因素

(1)疼痛:当手上有皮肤破溃或伤口时,接触到滑石粉等会产生疼痛感。

(2)过敏:有对橡胶类或滑石粉等过敏者,可选用人工合成的非乳胶手套。

第五节 隔 离 技 术

老年人感染的发生与流行主要是因为感染链的存在,预防与控制感染的主要方法就是利用各种措施来阻止感染链的形成,隔离技术是阻断感染链形成最直接而有效的措施之一。

隔离是将传染源传播者(传染病老年患者和带菌者)和高度易感人群在传染期间安置在指定区域和特殊环境中,暂时避免和周围人群接触,达到防止病原微生物向外传播和防止高度易感人群受到感染的目的。传染病的流行都需要传染源、传播途径、易感人群三个要素,这三个要素受自然因素和社会因素的影响。隔离技术的目的就是要控制传染源,切断传播途径,保护易感人群。

一、隔离区域的划分

1. 清洁区 指未被病原微生物污染的区域。如配膳室、库房、值班室、更衣室及病区以外的区域等。

2. 半污染区 也称潜在污染区,是指有可能被病原微生物污染的区域,如化验室、治疗室、病区内走廊、医护办公室、检验室等。

3. 污染区 指进行传染病诊治的病区中传染病老年患者和疑似传染病老年患者接受诊疗的区域,包括被其血液、体液、分泌物、排泄物、污染物品暂存和处理的场所,如病室、处置室、污物间以及老年患者入院、出院处理室等。

4. 两通道 指进行传染病诊治的病区中的照护人员通道和老年患者通道。照护人员通道、出入口设在清洁区一端,老年患者通道、出入口设在污染区一端。

5. 缓冲间 指进行传染病诊治的病区中清洁区与潜在污染区之间、潜在污染区与污染区之间设立的两侧均有门的小室,为照护人员的准备间。

二、隔离管理要求与隔离原则

(一)隔离管理要求

1. 合理布局 建筑布局应符合养老服务机构的卫生布局要求,并具备隔离预防的功能,区域划分明确合理,标识清楚。

2. 执行隔离制度 隔离制度应根据国家的有关法规,结合机构的实际情况,制订隔离预防制度并实施。

3. 遵循隔离原则 隔离的实施应遵循"标准预防"及"基于疾病传播途径预防"等原则,应切实采取有效措施,控制感染源、切断传播途径并保护易感人群。

4. 加强人员管理 应加强传染病老年患者的管理,严格执行探视制度。加强医务人员及照护人员的隔离与防护知识技能培训,落实手卫生规范。

(二)隔离原则

1. 隔离标志明确,卫生设施齐全 ①隔离病区设有照护人员与老年患者各自的进出门、梯道,通风系统区域化;隔离区域标识清楚,入口处配置更衣、换鞋的过渡区,并配有必要的卫生、消毒设备等。②隔离病室门外或老年患者床头安置不同颜色的提示卡（卡正面为预防隔离措施，卡反面为适用的疾病种类）以表示不同性质的隔离，接触传播用蓝色隔离标志、空气传播用黄色隔离标志、飞沫传播用粉色隔离标志；门口放置用消毒液浸湿的脚垫，门外设立隔离衣悬挂架（柜或壁橱），备隔离衣、帽子、口罩、鞋套以及手消毒物品等。

2. 严格执行服务流程，加强区域管理 明确服务流程，保证洁、污分开，防止因人员流程、物品流程交叉导致污染：①老年患者及老年患者接触过的物品不得进入清洁区。②老年患者或穿隔离衣的照护人员通过走廊时，不得接触墙壁、窗户、家具等。③各类检验标本应放在指定的存放盘和储物架上。④污染区的物品未经消毒处理，不得带到他处。⑤照护人员进入污染区时，应按规定穿隔离衣，戴帽子、口罩，必要时换隔离鞋。穿隔离衣前，必须将所需的物品备齐，各种操作应有计划并集中执行，以减少穿脱隔离衣的次数和刷手的频率。⑥离开隔离病区前脱隔离衣、鞋，并消毒双手，脱帽子、口罩。⑦严格执行探视制度，探陪人员进出隔离区域应根据隔离种类采取相应的隔离措施，接触老年患者或污染物品后必须消毒双手。

3. 病室及隔离老年患者接触过的物品需严格消毒 ①病室空气消毒可用紫外线照射或用消毒液喷雾，每日一次。②每日晨间照护后，用消毒液擦拭病床及床旁桌椅。③接受隔离措施的老年患者的用物、信件、票证等消毒后，才能送出。④接受隔离措施的老年患者的呕吐物、分泌物、排泄物及各种引流液按规定消毒处理后方可排放。⑤接受隔离措施的老年患者接触过的医疗器械，如听诊器、血压计等，应按规定消毒。⑥需送出病区处理的物品分类置于黄色污物袋内，袋外有明显的标记。

4. 开展隔离培训，加强接受隔离措施的老年患者的心理照护 ①定期进行照护人员隔离与防护知识的培训，为其提供合适、必要的防护用品，使其正确掌握常见传染病的传播途径、隔离方式和防护技术，熟练掌握隔离操作规程。②开展老年患者和探陪人员的隔离知识教育，使其能主动协助、执行隔离管理。③了解老年患者的心理情况，合理安排探视时间，尽量解除老年患者因隔离而产生的恐惧、孤独、自卑等心理。

5. 掌握解除隔离的标准，实施终末消毒处理 ①传染性分泌物三次培养结果均为阴性或已度过隔离期，医生开出医嘱后，方可解除隔离。②对出院、转科或死亡的老年患者及其所住病室、所用物品及医疗器械等进行消毒处理，包括老年患者的终末处理、病室和物品的终末处理。老年患者的终末处理：老年患者出院或转科前应沐浴，换上清洁衣服，个人用物须消毒后才能带离隔离区；如老年患者死亡，衣物原则上全部焚烧，尸体须用中效以上消毒剂进行消毒处理，并用浸透消毒液的棉球填塞口、鼻、耳、阴道、肛门等孔道，一次性尸单包裹后装入尸袋内密封后再送太平间。病室及物品的终末处理：关闭病室门窗、打开床旁桌、摊开棉被、竖起床垫，用消毒液熏蒸或用紫外线照射；打开门窗，用消毒液擦拭家具、地面；体温计用消毒液浸泡，血压计及听诊器放熏蒸箱消毒；被服类消毒处理后再清洗。

三、隔离种类及措施

隔离种类主要是根据美国疾病控制中心推荐的分类隔离系统，以切断传播途径作为制订措施的主要依据。针对传染病，除严格执行隔离制度外，还应在隔离期间按照其病原体排除和传播的途径，采取有针对性的隔离措施。

目前，隔离预防主要是在标准预防的基础上，实施两大类隔离：一是基于传染源特点切断疾病传播途径的隔离，二是基于保护易感人群的隔离。标准预防是基于老年患者的血液、体液、分泌物（不包括汗液）、非完整皮肤和黏膜均可能含有感染因子的原则，针对养老服务机构所有老年患者和照护人员采取的一组预防感染措施，包括根据预期可能的暴露部位选用手套、隔离衣、口罩、护目镜或防护面罩，手卫生以及安全注射，也包括穿戴合适的防护用品和处理老年患者环境中污染的物品与医疗器械。

（一）基于切断传播途径的隔离预防

感染性病原微生物的传播途径主要有三种：接触传播、空气传播和飞沫传播。一种疾病可能有多种传播途径时，应在标准预防的基础上采取相应传播途径的隔离与预防。

1. 接触传播的隔离与预防 是对确诊或可疑经接触传播感染了疾病（如肠道感染、多重耐药菌感染、埃博拉出血热、皮肤感染等）采取的隔离与预防。在标准预防的基础上，隔离措施还有：

（1）隔离病室使用蓝色隔离标志。

（2）老年患者的隔离：①根据感染疾病类型确定入住单人隔离室，还是同病种感染者同室隔离。②限制老年患者的活动范围，减少不必要的转运，如需要转运，应采取有效措施，减少对其他老年患者、照护人员和环境表面的污染。③老年患者接触过的一切物品，如被单、衣物、换药器械等均应先灭菌，再进行清洁、消毒、灭菌。被老年患者污染的敷料应装袋标记后送焚烧处理。

（3）照护人员的防护：①进入隔离室前必须戴好口罩、帽子，如可能污染工作服，应穿隔离衣；离开病室前，脱下隔离衣，按要求悬挂，隔离衣每天更换、清洗与消毒；使用一次性隔离衣时，用后按医疗废物管理要求进行处置；接触甲类传染病患者，应按要求穿脱、处置防护服。②接触老年患者的血液、体液、分泌物、排泄物等，应戴手套；离开隔离病室前、接触污染物品后应摘除手套，洗手和 / 或进行手消毒；手上有伤口时应戴双层手套。

2. 空气传播的隔离与预防 是对经空气传播的呼吸道传染疾病（如肺结核、水痘等）采取的隔离与预防。在标准预防的基础上，隔离措施还有：

（1）隔离病室使用黄色隔离标志。

（2）老年患者的隔离：①安置单间病室，无条件时相同病种感染老年患者可同居一室，关闭通向走廊的门窗，尽量使隔离病室远离其他病室或使用负压病室；无条件收治时尽快转送至有条件收治呼吸道传染病的医疗机构，并注意转运过程中照护人员的防护。②当老年患者病情允许时，应戴外科口罩，定期更换，并限制其活动范围。③老年患者口鼻分泌物须经严格消毒后再倾倒，老年患者的专用痰杯要定期消毒，被老年患者污染的敷料应装袋标记后焚烧或做消毒—清洁—消毒处理。④严格空气消毒。

（3）照护人员的防护：①应严格按照区域管理流程，在不同的区域，穿戴不同的防护用品，离开时按要求摘脱，并正确处理使用后物品。②进入确诊或可疑传染病老年患者房间时，应戴帽子、医用防护口罩；进行可能产生喷溅的诊疗操作时，应戴防护目镜或防护面罩，穿防护服，当接触老年患者及其血液、体液、分泌物、排泄物等物质时应戴手套。

3. 飞沫传播的隔离与预防 是对经飞沫传播的疾病如百日咳、流行性感冒、病毒性腮腺炎等特殊急性呼吸道传染性疾病采取的隔离与预防。在标准预防的基础上，隔离措施还有：

（1）隔离病室使用粉色隔离标志。

（2）老年患者的隔离：①同空气传播的老年患者隔离措施①②③。②加强通风或进行空气消毒。③老年患者之间、老年患者与探视者之间应相距 1m 以上，探视者应戴外科口罩。

（3）照护人员的防护：①同空气传播的照护人员的防护措施①。②与老年患者近距离（1m 以内）接触时，应戴帽子、医用防护口罩；进行可能产生喷溅的诊疗操作时，应戴护目镜或防护面罩，穿防护服；当接触老年患者及其血液、体液、分泌物、排泄物等物质时应戴手套。

4. 其他传播途径疾病的隔离与预防 对经生物媒介传播的疾病如鼠、蚤引起的鼠疫等，应根据疾病的特性，采取相应的隔离与防护措施。

（二）基于保护易感人群的隔离预防

保护性隔离是以保护易感人群作为制订措施的主要依据而采取的隔离，也称反向隔离，适用于抵抗力低下或极易感染的老年人，如严重烧伤、白血病、脏器移植及免疫缺陷等老年患者。应在标准预防的基础上，采取下列主要的隔离措施：

1. 设专用隔离室 老年患者应住单间病室隔离，室外悬挂明显的隔离标志。病室内空气应保持正压通风，定时换气；地面、家具等均应每天严格消毒。

2. 进出隔离室要求 凡进入病室内人员应穿戴灭菌后的隔离衣、帽子、口罩、手套及拖鞋;未经消毒处理的物品不可带入隔离区域;接触老年患者前、后及照护另一位老年患者前均应洗手。

3. 污物处理 老年患者的引流物、排泄物、被其血液及体液污染的物品,应及时分装密闭,标记后送指定地点。

4. 探陪要求 凡患呼吸道疾病或咽部带菌者,包括照护人员均应避免接触老年患者;原则上不予探视,探视者需要进入隔离室时应采取相应的隔离措施。

四、隔离技术基本操作方法

(一)帽子、口罩的使用

【操作目的】

保护老年患者和照护人员,避免感染和交叉感染。帽子能防止照护人员的头屑飘落或头发被污染,口罩能避免飞沫污染无菌物品或清洁物品等。

【操作程序】

1. 评估

(1)辨识老年人,评估老年人的病情及需要采取的照护措施。

(2)如是接受隔离措施的老年患者,评估隔离的种类。

(3)评估使用帽子、口罩进行各项操作的目的。

2. 计划

(1)环境准备:环境清洁、宽敞、明亮、定期消毒。

(2)照护人员准备:衣帽整洁、双手清洁。

(3)用物准备:根据需要准备合适的帽子、口罩。帽子可分为一次性帽子及布制帽子,口罩包括医用普通口罩、医用外科口罩、医用防护口罩。

3. 实施

操作流程	操作步骤	要点说明
1. 准备	照护人员及环境准备,根据需要准备合适的帽子、口罩	
2. 戴帽子	戴好帽子并遮住全部的头发	• 帽子大小合适,遮住全部头发,防止头屑掉落或头发被污染
3. 戴口罩	(1)戴纱布口罩法:将清洁口罩罩住口鼻及下颌,将上方带子分别跨过耳朵系于头顶中部,口罩下段带子系于颈后	• 口罩系带松紧适宜,口罩必须罩住口鼻
	(2)戴外科口罩法(图8-16)	
	1)将清洁口罩罩住口鼻及下颌,将上方带子分别跨过耳朵系于头顶中部,口罩下段带子系于颈后	• 双手按压鼻夹
	2)将两手指尖放鼻夹上,从中间位置开始,用指尖向内按压,并逐步向两侧移动,根据鼻梁形状塑造鼻夹	• 保证口罩不漏气
	3)调整系带,保证松紧度适宜,口罩闭合性良好	
	(3)戴医用防护口罩法(图8-17)	
	1)一手托住口罩,有鼻夹的一面向外	
	2)将口罩罩住口鼻及下颌,鼻夹部位向上紧贴面部	
	3)另一只手将下方系带拉过头顶,放在颈后双耳下	
	4)将上方系带拉过置于头顶中部	
	5)将双手指尖放在金属鼻夹上,从中间位置开始,用手指向内按鼻夹后再向两侧移动和按压,根据鼻梁形状塑造鼻夹	• 双手按压鼻夹
	6)将双手完全盖住口罩,快速呼吸,检查密合性,调整至不漏气为止保证口罩闭合性良好	• 保证口罩不漏气

操作流程	操作步骤	要点说明
4. 脱口罩	洗手后,先解开下面系带,再解开上面系带,用手捏住系带取下口罩。外科口罩取下后弃于医疗垃圾袋内	• 口罩用后不可挂于胸前,应马上取下;取下时,不可接触口罩污染面
5. 脱帽子	洗净双手后取下帽子	

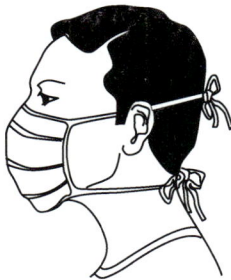

图 8-16 戴外科口罩法

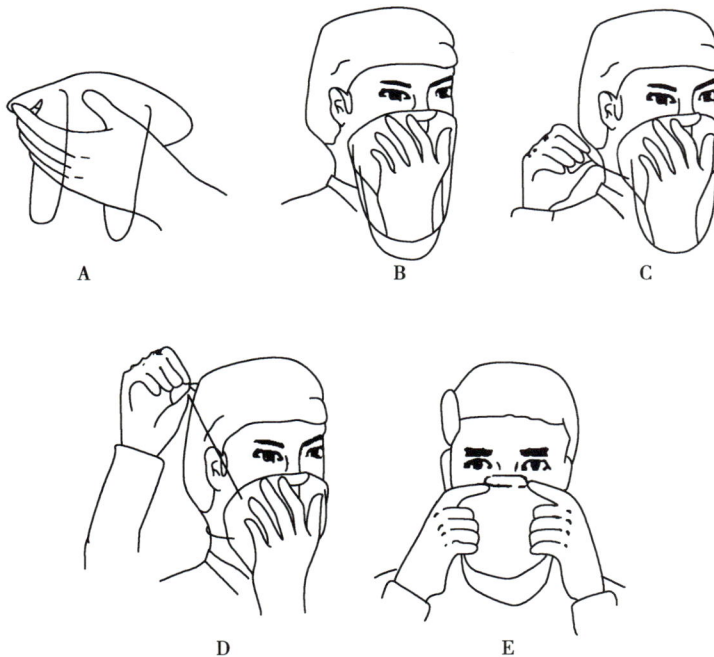

图 8-17 戴医用防护口罩法

4. 评价

(1) 取、戴及脱口罩、帽子方法是否正确,是否有污染。

(2) 帽子是否大小合适,是否遮住全部头发并能防止头屑掉落或头发被污染。

(3) 口罩松紧是否适宜,是否罩住全部口鼻,是否有漏气。

【注意事项】

1. 使用帽子的注意事项 ①进入污染区和洁净环境前、进行无菌操作时等应戴帽子。②帽子大小合适,能遮住全部头发。③被老年患者血液、体液污染后应及时更换。④一次性帽子应一次性使用,用后放入医疗垃圾袋集中处理。布制帽子保持清洁干燥,每次或每天更换与清洁。

2. 使用口罩的注意事项　①应根据不同的操作要求选用不同种类的口罩：一般诊疗活动，可佩戴纱布口罩或外科口罩；照护免疫功能低下的老年患者时应戴外科口罩；接触经空气传播或近距离接触经飞沫传播的呼吸道传染病老年患者时，应戴医用防护口罩。②始终保持口罩的清洁、干燥；口罩潮湿后、受到老年患者血液或体液污染后，应及时更换。③纱布口罩应每天更换、清洁与消毒，遇污染时及时更换；医用外科口罩只能一次性使用。④正确佩戴口罩，不应只用一只手捏鼻夹；戴上口罩后，不可悬于胸前，更不能用污染的手触摸口罩；每次佩戴医用防护口罩进入工作区域前，应进行密合性检查。

【健康指导】

1. 指导照护人员及老年人掌握正确的戴、脱口罩、帽子的方法，防止交叉感染。

2. 帽子及口罩应定时更换，布制帽子应保持清洁、干燥，每次或每天清洁、更换，一次性帽子不可重复使用，使用后弃于医疗垃圾袋中。口罩使用时间不超过 4h，医用防护口罩可持续应用 6～8h。纱布口罩每日更换、清洁、消毒，医用外科口罩为一次性使用。

（二）穿、脱隔离衣

【操作目的】

保护老年患者和照护人员，防止病原微生物播散，避免感染和交叉感染。

【操作程序】

1. 评估

（1）辨识老年人，评估老年人的病情及需要采取的照护措施。

（2）评估老年患者的隔离种类。

2. 计划

（1）环境准备：环境清洁、宽敞、明亮、定期消毒。

（2）照护人员准备：衣帽整洁、洗净双手、戴好口罩、修剪指甲、取下手表、卷袖过肘。

（3）用物准备：隔离衣一件、挂衣架及夹子、消毒洗手用物、污衣袋。

3. 实施

操作流程	操作步骤	要点说明
▲穿隔离衣（图 8-18）		
1. 准备	备齐操作用物，工作衣、帽穿戴整齐，取下手表，卷袖过肘	
2. 取衣	检查隔离衣后，手持衣领取下隔离衣（图 8-18A），衣领两端向外折齐，肩缝对齐（图 8-18B）	• 检查隔离衣，长短合适，能全部遮盖工作服，干燥、完好、无破损；如隔离衣已被穿过，衣领及内面为清洁面，取用时注意清洁面对向自己
3. 穿袖	一手持衣领，另一手伸入袖内，持衣领的手将衣领向上拉，使伸入袖内的手伸出（图 8-18C）；换手持衣领，同法穿好另一只衣袖（图 8-18D），双手举起将手完全抖出衣袖	• 污染衣袖不能触及衣领、颜面、耳朵及帽子等
4. 系领	两手抓住衣领，由领子中央顺着边缘至领后将领扣扣上或将领带系好（图 8-18E）	• 系衣领时袖口不可触及衣领、帽子、面部及耳朵等
5. 扎袖口	捋平袖口扣好扣带或系上袖带（图 8-18F）	• 有松紧带的袖口无须系袖口；此时手已经被污染
6. 系腰带	将隔离衣一边（约在腰下 5cm 处）向前拉，见到衣服边缘捏住（图 8-18G），同法捏住另一侧边缘（图 8-18H），双手在背后将边缘对齐（图 8-18I），向一侧折叠（图 8-18J）并用手按住，另一手将腰带拉到后背折叠处，并在背后交叉，回到前面打一活结系好（图 8-18K）	• 已穿过的隔离衣，手不能触及隔离衣内面；隔离衣后侧边缘应对齐，折叠处不能松散

操作流程	操作步骤	要点说明
▲脱隔离衣（图8-19）		
1. 解腰带	解开腰带，在前面打一活结（图8-19A）	• 如隔离衣后侧下缘有衣扣，应先解开
2. 解袖口	解开袖口或袖带及肩部扣子，将隔离衣衣袖向上拉，在肘部将部分衣袖塞入工作服衣袖内，暴露双手（图8-19B）	• 勿将衣袖外侧塞入袖内
3. 消毒手	刷手或者消毒双手后擦干	
4. 解衣领	解开领带（或领扣）	
5. 脱衣袖	（1）一次性使用隔离衣，脱下时双手持衣带将隔离衣从前胸脱下，双手捏住对侧衣领内侧清洁面拉下并脱下袖子 （2）反复使用隔离衣，一手伸入另一侧衣袖内，拉下衣袖过手（图8-19C），再用衣袖遮住的手握住另一衣袖的外面再将袖拉下（图8-19D），两手转换渐从袖管中退出，然后两手并齐两袖，一起脱至衣肩	• 手不能触及隔离衣外面；衣袖外面不可触及消毒后的手及手臂
6. 处理	（1）一次性使用隔离衣，脱下后，将其污染面向内，衣领至衣边卷起至中间部分，投入医疗垃圾袋中 （2）反复使用的隔离衣，两手持领，将隔离衣两边对齐，挂在衣钩上（图8-19E）。如脱下的隔离衣需要更换，将清洁面向外卷起再投入污物袋内清洗消毒后备用	• 隔离衣需要再次使用时，衣领为清洁区域，挂在半污染区，清洁面朝外，挂在污染区，则污染面朝外

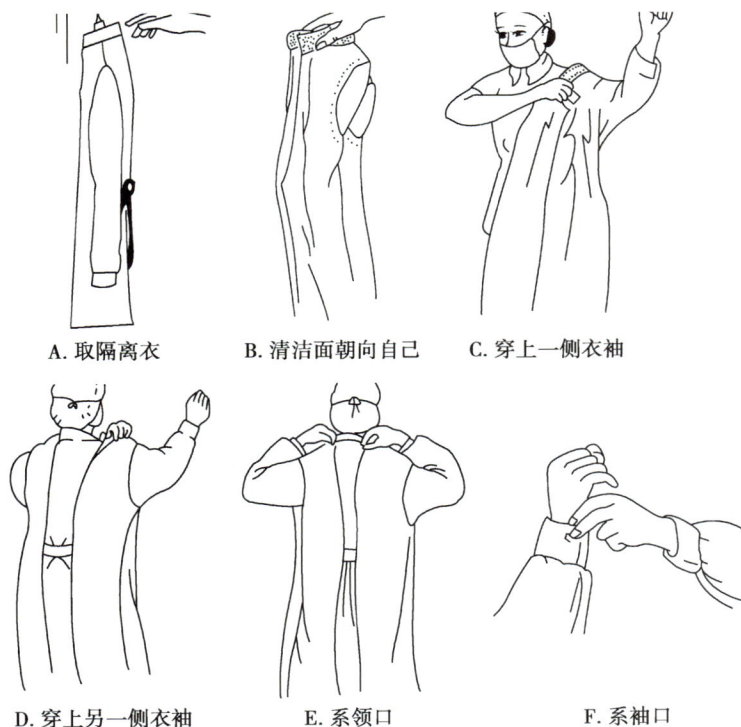

A. 取隔离衣　　B. 清洁面朝向自己　　C. 穿上一侧衣袖
D. 穿上另一侧衣袖　　E. 系领口　　F. 系袖口

G. 将一侧衣边捏至前面

H. 同法捏住另一侧衣边

I. 将两侧衣边在背后对齐

J. 将对齐的衣边向一侧折叠

K. 系腰带

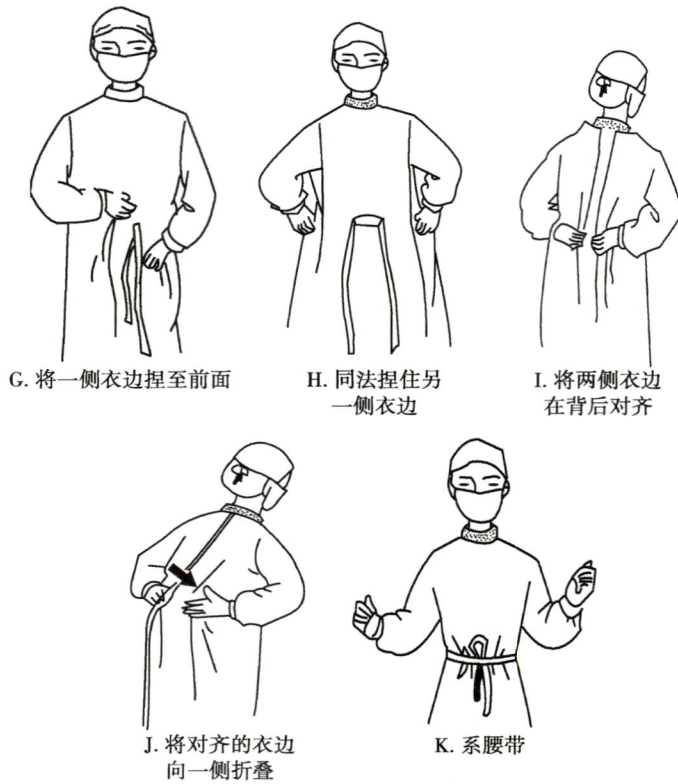

图 8-18 穿隔离衣法

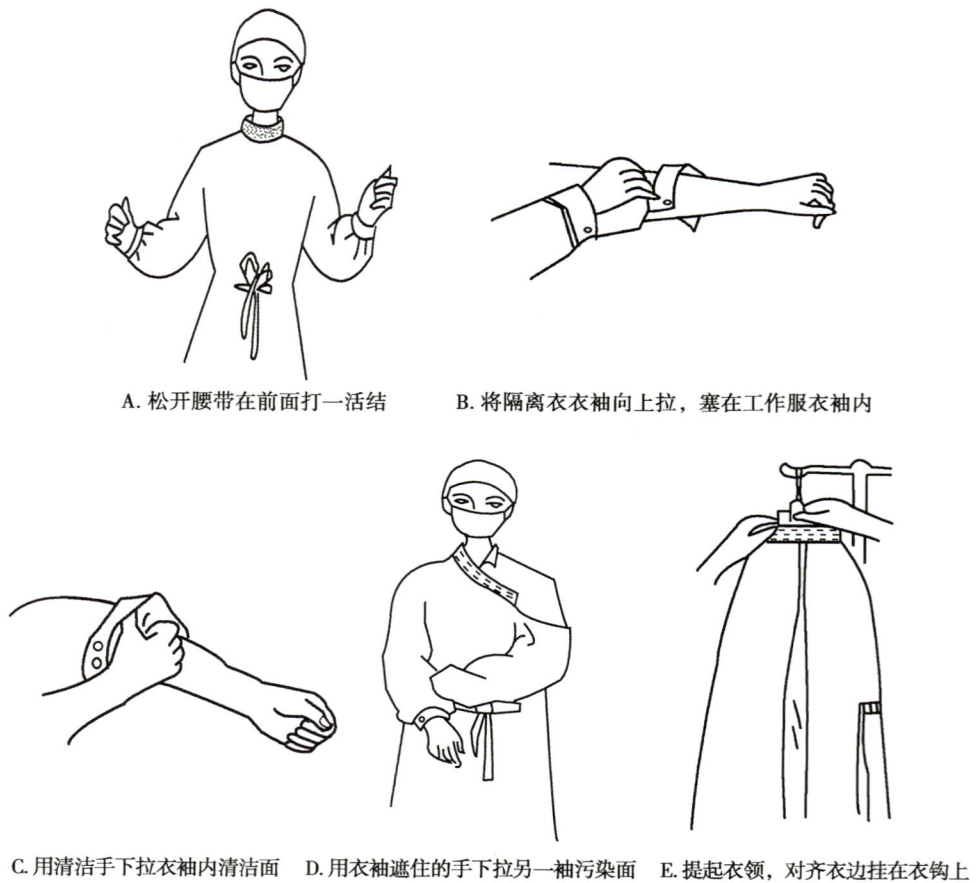

A. 松开腰带在前面打一活结

B. 将隔离衣衣袖向上拉,塞在工作服衣袖内

C. 用清洁手下拉衣袖内清洁面

D. 用衣袖遮住的手下拉另一袖污染面

E. 提起衣领,对齐衣边挂在衣钩上

图 8-19 脱隔离衣法

4．评价

（1）穿、脱隔离衣方法是否正确，是否有污染。

（2）手消毒方法是否正确，消毒后手是否再次污染。

（3）隔离衣长短是否合适，是否遮盖全部工作服，是否保障隔离有效性。

【注意事项】

1．隔离衣长短要合适，应遮盖全部工作服，隔离衣有破损等不可使用。

2．穿隔离衣前，应备齐所需用物，保障各项操作集中进行，避免反复穿脱隔离衣的情况发生。

3．穿隔离衣时应注意保持衣领清洁，避免污染衣领、帽子、面部及其他清洁面。

4．穿好隔离衣，双臂应保持在肩部以下、腰部以上的视线范围内，不得进入清洁区域、接触清洁物品等。

5．安全风险因素

（1）烫伤：刷手或手消毒过程中水温过高，可导致烫伤。

（2）冻伤：刷手或手消毒过程中水温过低，可导致冻伤。

（3）疼痛：当手上有皮肤破溃或伤口时，刷手或手消毒时接触到消毒剂会产生疼痛感。

（4）过敏：有对碘或乙醇过敏者，刷手或手消毒禁用含碘或乙醇的消毒剂。

【健康指导】

1．指导照护人员及老年患者掌握正确的穿、脱隔离衣的方法，保障有效隔离，防止交叉感染，避免疾病的发生。

2．重复使用的隔离衣，衣领为清洁区域，挂在半污染区，清洁面朝外；挂在污染区，则污染面朝外，隔离衣每日更换，如有潮湿或污染，应立即更换。

（三）护目镜、防护面罩的使用

护目镜能防止血液、体液等具有感染性物质溅入人体眼部；防护面罩能避免血液、体液等感染性物质溅到人体面部。护目镜及防护面罩的使用包括：进行诊疗、照护操作时，老年患者的血液、体液、分泌物可能发生喷溅时；近距离接触经飞沫传播的传染病老年患者时；近距离照护有气管切开、气管插管等呼吸道传染病老年患者时。

戴护目镜前应检查有无破损，佩戴装置有无松脱；佩戴后应调节舒适度；摘下护目镜、防护面罩时应捏住靠头或耳朵的一边，放入医疗垃圾袋内，如重复使用，放入回收容器内，集中清洁、消毒。

（四）避污纸的使用

避污纸为清洁纸片，在进行简单的隔离操作时，避污纸的使用可以保持双手或物品不被污染，从而省略消毒双手的程序。当取用避污纸时，应从页面中部直接抓取，不可掀页撕取，以保持避污纸的一面为清洁面，防止交叉感染（图8-20）。避污纸用后弃入污物桶，集中焚烧处理。

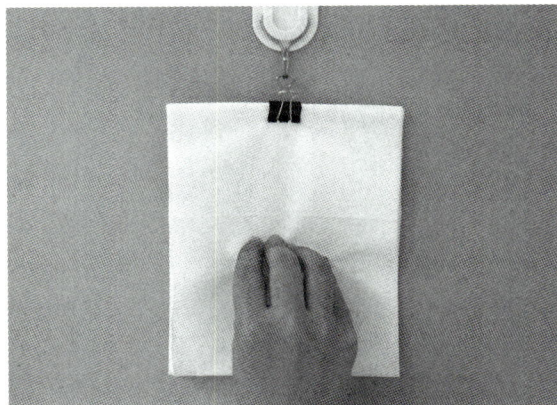

图 8-20　避污纸的使用

（五）鞋套、防水围裙的使用

鞋套应具有防水性能，一次性使用，一般从潜在污染区进入污染区或者从缓冲间进入负压病房时应穿鞋套。离开需穿鞋套的规定区域时应及时脱掉鞋套并放入医疗垃圾袋中，如鞋套有破损应及时更换。

防水围裙主要用于某些可能受到血液、体液、分泌物以及可能被其他污染物喷溅等情况时，一般可以分为一次性使用围裙及可以反复使用的围裙。一次性使用的围裙，应一次性使用，污染后应及时更换。重复使用的围裙，使用后应及时清洗及消毒，有破损等应及时更换。

📖 知识拓展

医用防护服

医用防护服是指照护人员及进入特定医药卫生区域的人群所使用的防护性服装。医用防护服的作用是隔离病菌、有害超细粉尘、酸碱性溶液、电磁辐射等，保证人员的安全和保持环境清洁。

医用防护服可以按照用途和使用场合分为日常工作服、外科手术服、隔离衣和防护服；按照使用寿命分为一次性防护服和重复使用性防护服；按照材料的加工工艺不同分为机织类防护服和非织造布类防护服。除了材料本身的规格和安全性要求外，医用防护服还应保证其防护性、舒适性、物理机械性能等。

在下列情况下，应注意穿好防护服：①在接触甲类传染病或按甲类传染病管理的传染病老年患者；②接触空气传播或飞沫传播的传染病老年患者，可能受到老年人血液、体液、分泌物及排泄物喷溅等情况。

（胡高俊 孙 宁）

✎ 思考题

1. 刘奶奶，78岁，5年前入住养老照护中心。近日因急性右下腹疼痛入院，入院后确诊为急性阑尾炎，行阑尾切除术，术后第6天出院返回养老照护中心。照护人员为刘奶奶更换衣物时，发现手术部位敷料潮湿带黄色，揭开敷料，伤口有黄色脓液流出，无恶臭。刘奶奶无咳嗽咳痰，大小便正常。根据以上资料，请回答：

（1）造成伤口感染的原因。

（2）预防和控制发生感染的措施。

2. 李爷爷，77岁，1年前因脑出血进行手术治疗。现意识清醒，语言和运动功能未恢复，无法表达出自己的意愿，长期卧床，生活完全不能自理，需要照护人员帮助进水和进食。根据以上资料，请回答：

（1）给李爷爷进食前后洗手的步骤。

（2）照护人员洗手的注意事项。

第九章

生命体征评估与照护

1. 能正确说出体温、脉搏、呼吸、血压的正常值;阐述体温、脉搏、呼吸、血压的生理变化; 描述体温、脉搏、呼吸、血压异常的护理。
2. 能正确理解并解释下列概念:体温、脉搏、呼吸、血压、体温过高、体温过低、稽留热、弛张热、间歇热、不规则热、心动过速、心动过缓、间歇脉、脉搏短绌、洪脉、细脉、交替脉、水冲脉、奇脉、高血压、低血压、呼吸增快、呼吸减慢、深度呼吸、潮式呼吸、间断呼吸。
3. 能正确识别异常体温、脉搏、呼吸、血压。
4. 能正确测量和记录体温、脉搏、呼吸、血压。
5. 能运用所学知识,为体温过高老年人制订护理措施。
6. 具备严谨认真的工作态度,客观准确地测量生命体征;具有耐心、责任心,充分评估老年人的生命体征。

生命体征是体温、脉搏、呼吸和血压的总称。生命体征受大脑皮质控制,是机体内在活动的一种客观反映,也是衡量机体身心状况的可靠指标。正常情况下,人体的生命体征在一定范围内相对稳定,变化较小且相互之间存在内在联系。而在病理情况下,生命体征的变化极其敏感。通过监测生命体征,可以获得老年人生理状态的基本资料,了解老年人脏器的功能,疾病的发生、发展、转归及心理状况的变化,为预防、诊断、治疗、康复和照护提供依据。因此,老年健康照护人员掌握生命体征的观察、测量及生命体征异常时的照护技能,是为老年人提供有效照护的重要保障。

第一节 体温照护

案例9-1

王爷爷,70岁,初冬季节外出未及时增添衣物,出现鼻塞、咳嗽症状,3天前症状加重,自感全身发冷、寒战,体温39.2~39.5℃,伴有咳嗽、咳痰,咳较多黄色黏痰,连续监测体温,体温保持在39.0℃以上,持续发热至今。

根据以上资料,请回答:

1. 王爷爷的热型种类和发热程度。
2. 照护人员应采取的照护措施。

体温(temperature,T)分为体核温度和体表温度。体核温度是指机体胸腔、腹腔和中枢神经组织的温度,相对稳定且高于体表温度。体表温度也称皮肤温度,指皮肤、皮下组织以及脂肪的温度,可受环境温度和衣着情况的影响且低于体核温度。基础体温(basal body temperature,BBT)指人体在

（持续）较长时间（6～8h）的睡眠后醒来，尚未进行任何活动之前所测量到的体温。通常所说的体温是指体核温度。人的体温在某个范围内保持恒定，恒定的体温是维持机体新陈代谢和正常生命活动的必要条件。

一、正常体温及生理变化

（一）体温的形成

人体的热量由三大营养物质糖、脂肪、蛋白质氧化分解而产生。三大营养物质在体内氧化时释放能量，其总能量的一半以上迅速转化为热能，以维持体温，并不断地散发到体外；其余的能量储存于三磷酸腺苷（ATP）内，供机体利用，最终仍转化为能量散发到体外。体温是人体产热和散热变化的动态反映。

（二）产热与散热

生理情况下，机体在体温调节机制的调控下，使产热过程和散热过程趋于平衡，维持正常的体温。如果机体的产热量大于散热量，体温就会升高；如果机体的散热量大于产热量，体温则会下降；当体温升高或者降低时，机体会通过增加散热、减少产热或者增加产热、减少散热等方式进行调节，直到产热量与散热量重新取得平衡时才会使体温稳定在新的水平。

1. 产热过程　机体的产热过程是细胞新陈代谢的过程。人体以化学方式产热。主要的产热部位是肝脏和骨骼肌。产热方式为非战栗产热和战栗产热。非战栗产热也称代谢产热，是维持各种生命活动所产生的热量。这种产热与基础代谢成正比，产热量不因身体内部体温调节的需求而改变。战栗产热是通过增加肾上腺素和甲状腺素分泌提高机体细胞代谢率以及骨骼肌发生不随意的节律性收缩而产热。机体处于寒冷环境中，主要依靠寒战来增加产热量。当机体发生寒战时，代谢量增加从而达到机体御寒的目的。

2. 散热过程　人体最主要的散热部位是皮肤，呼吸、排尿、排便也能散发部分热量。人体以物理方式散热，包括辐射、传导、对流和蒸发四种。

（1）辐射：是热由一个物体表面通过红外线的形式传至另一个与它不接触物体表面的一种方式，它是人体安静状态下处于气温较低环境中主要的散热形式。辐射散热量同皮肤与外界环境的温差及机体有效辐射面积等有关。皮肤温度高于外界环境温度时，向外界环境散热，皮肤温度低于外界环境温度时会吸收环境中的热量。辐射面积越大，散热量越多。

（2）传导：指机体的热量直接传给同它接触的温度较低的物体的一种散热方式。传导散热量与物体接触面积、温差大小及导热性有关。因水的导热性能较好，临床上利用传导散热的原理，常采用冰袋、冰帽、冰水或凉水湿敷为高热老年人进行物理降温。

（3）对流：对流是传导散热的一种特殊形式，是指通过气体或液体的流动来交换热量的一种散热方式。对流散热受气体或液体流动速度、温差、有效散热面积的影响，它们之间成正比关系。机体通过传导散热使周围少量空气温度升高，而后较低温度的空气通过对流方式与较温热空气交换从而带走热量。因此，机体总是通过对流散走小部分热量。

（4）蒸发：指水由液态转变为气态，同时带走大量热量（1g 水蒸发可带走 2.42kJ 的热量）的一种散热方式。人体会持续从呼吸道、口腔黏膜以及皮肤通过蒸发散热。根据皮肤内的汗腺活动情况可分为不感蒸发（不显汗）和发汗两种形式。皮肤水分蒸发与汗腺活动无关称为不感蒸发。通过汗腺分泌汗液散热称为发汗。发汗的蒸发散热量受环境温度和湿度的影响。环境温度高，发汗散热快，但湿度过高时汗液反而不易蒸发。临床上对高热老年人采用温水或乙醇擦浴的方法，通过温水或乙醇蒸发，起到降温作用。

当外界环境温度低于人体皮肤温度时，机体大部分热量可通过辐射、传导、对流等方式散热，当外界环境温度等于或高于人体皮肤温度时，蒸发就成为人体唯一的散热形式。

（三）体温的调节

人体的体温是相对恒定的，维持体温相对恒定依赖于自主性（生理性）体温调节和行为性体温调节两种方式。前者是在下丘脑体温调节中枢控制下，机体受内、外环境温度刺激，通过一系列生理反应，调节机体的产热和散热，使体温保持相对恒定的体温调节方式。后者是人类有意识的行为活动，通过机体在不同环境中的姿势和行为改变而达到调节体温的目的。因此，行为性体温调节是以自主性体温调节为基础的，是对自主性体温调节的补充。通常意义上的体温调节是指自主性体温调节。

1. 温度感受器

（1）外周温度感受器：为游离神经末梢，分布于皮肤、黏膜、内脏中，包括冷感受器和热感受器，它们分别可将冷或热的信息传向中枢。

（2）中枢温度感受器：指存在于中枢神经系统内的对温度变化敏感的神经元，分布于下丘脑、脑干网状结构、脊髓等部位，包括热敏神经元和冷敏神经元，可将热或冷的刺激传入中枢。

2. 体温调节中枢　体温调节的基本中枢位于下丘脑。视前区 - 下丘脑前部是体温调节中枢整合的关键部位。来自各方面的温度变化信息在下丘脑得到整合后，分别通过交感神经系统控制皮肤血管舒缩反应或汗腺的分泌，影响散热过程；通过躯体运动神经改变骨骼肌的活动（如战栗、肌紧张）及通过甲状腺和肾上腺髓质分泌活动的改变影响产热过程，从而维持体温的相对恒定。

（四）体温的生理变化

1. 正常体温　正常体温并不是固定不变的数值，而是在一定范围内波动。由于体核温度不易测量，临床上通过测量口腔、腋窝、直肠等部位的温度代表体温。在三种测量方式中，直肠温度最接近于人体深部温度，而口腔、腋窝的温度方便测量，故临床常用。不同部位测量的正常体温的范围也不同（表 9-1）。

表 9-1　成人体温平均值及正常范围

部位	平均值	正常范围
口腔（口温）	37.0℃（98.6℉）	36.3～37.2℃（97.3～99.0℉）
腋窝（腋温）	36.5℃（97.7℉）	36.0～37.0℃（96.8～98.6℉）
直肠（肛温）	37.5℃（99.5℉）	36.5～37.7℃（97.7～99.9℉）

体温可以用摄氏度（℃）和华氏度（℉）来表示。摄氏度和华氏度的换算公式为：

$$℉ = ℃ × 9/5+32; ℃ = (℉ - 32) × 5/9$$

2. 生理变化　体温受多种因素影响而出现生理性变化，但波动范围很小，一般不超过 $0.5～1.0℃$。昼夜节律、年龄、性别、肌肉活动、压力和情绪、饮食、药物和环境等都可以影响老年人的体温。

（1）昼夜：正常人体温在 24h 内呈周期性波动，清晨 2～6 时最低，午后 2～6 时最高。体温的这种昼夜周期性波动称为昼夜节律。老年人体温的昼夜节律可因衰老过程中自主神经功能的改变而变小。

（2）年龄：由于基础代谢水平的不同，各年龄段的体温也不同。老年人的体温低于青壮年，儿童、青少年的体温高于成年人。老年人体温调节功能下降，产热减少，对外界寒冷刺激的适应能力差，75岁以上的老年人发生低体温的风险增高。

（3）性别：成年女性的体温平均比成年男性高 0.3℃，可能与女性皮下脂肪层较厚、散热减少有关。

（4）肌肉活动：剧烈肌肉活动（劳动或运动）可使骨骼肌强烈收缩，产热增加，导致体温升高。因此，测量体温应在老年人安静状态下测量。

（5）压力和情绪：情绪激动或压力增加，体内的肾上腺素和去甲肾上腺素释放增加，导致新陈代谢增加，产热增多。

（6）饮食：进食后体温会升高，而饥饿、禁食时体温会下降。

（7）药物：麻醉药物可抑制体温调节中枢或影响传入路径的活动并能扩张血管，增加散热，降低机体对寒冷环境的适应能力。因此接受手术的老年人在术中、术后应注意保暖。

（8）环境：环境温度高低会影响体温，在环境温度较高的夏季，老年人体温高于冬季。

（五）老年人体温及体温调节特点

老年人基础代谢下降，因此总能量消耗减少，能量利用率下降。老年人总能量消耗比中年人减少20%～30%。老年人体温及体温调节有如下特点：

1. 老年人体温特点 一般来说，因老年人代谢功能减弱，体内产热相对减少，所以老年人的体温比青年人低0.5～0.7℃。据临床统计，多数老年人的体温在36.0～36.5℃，若老年人的体温达37.5℃，则相当于年轻人发热38℃以上。

2. 老年人体温调节特点 老年人体温调节中枢的功能明显减退，体温调节能力降低。在正常生理条件下，老年人的耐寒与耐热能力低于年轻人。因此老年人应根据环境温度变化及时增减衣物。气温低时需适当提高室内温度，气温高时需注意通风、降低室温及空气湿度，避免中暑。

二、异常体温的评估及照护

（一）体温过高

1. 定义 体温过高（hyperthermia）是指机体的体温升高超过正常范围。

病理性体温过高包括发热和过热。发热指机体在致热原作用下，体温调节中枢的调定点上移而引起的调节性体温升高。发热可分为感染性发热和非感染性发热两大类。感染性发热由病原体引起，临床较多见；非感染性发热由病原体以外的各种原因引起，例如，恶性肿瘤引起的发热。过热，也称超热，是指调定点未发生移动，而是机体出现体温调节障碍、散热障碍、产热器官功能异常等原因，造成体温调节中枢不能将体温控制在与调定点相适应的水平上，是被动性的体温升高。例如，大面积烧伤后瘢痕形成造成皮肤散热障碍引起的体温过高，外界环境温度过高引起的中暑。

一般而言，当腋下温度超过37℃或口腔温度超过37.3℃，一昼夜体温波动在1℃以上可称为发热。

2. 临床分级 以口腔温度为标准，发热程度可划分为低热、中等热、高热和超高热四种程度（表9-2）。

表9-2 临床分级

发热程度	体温值
低热	37.3～38.0℃（99.1～100.4℉）
中等热	38.1～39.0℃（100.6～102.2℉）
高热	39.1～41.0℃（102.4～105.8℉）
超高热	41℃以上（105.8℉以上）

人体能耐受的最高温度为40.6～41.4℃，体温达43℃则很少人能够存活。直肠温度持续超过41℃，可引起不可逆脑损伤，高热持续42℃以上2～4h可导致休克及严重并发症。

3. 发热的过程及表现 将发热的过程分为三个时期。

（1）体温上升期：此期特点为产热大于散热。主要表现是疲乏无力，皮肤苍白、干燥无汗，畏寒，严重者可出现寒战。体温上升有骤升和渐升两种方式，骤升是指体温突然升高，数小时内即升至高峰，常见于肺炎球菌性肺炎、疟疾等；渐升是指体温逐渐上升，数日内达到高峰，多无明显寒战，常见于伤寒等。

（2）高热持续期：此期特点为产热和散热在高于正常水平上保持相对平衡。主要表现是皮肤灼热、面色潮红、呼吸和脉搏加快、口唇干燥、头痛、头晕、食欲缺乏、全身不适、软弱无力，严重者可出现谵妄、昏迷。

（3）退热期：此期特点为散热增加而产热趋于正常，直至体温恢复正常水平。主要表现为大量出汗、皮肤潮湿和皮肤温度降低。退热方式有骤退和渐退两种。骤退是指体温突然下降，在数小时内降至正常，多见于肺炎球菌性肺炎、疟疾等。体温骤退老年人由于大量出汗，体液丢失过多，易出现血压下降、脉搏细速、四肢冰冷等虚脱或休克现象，照护过程中应加强观察；渐退是指体温逐渐下降，在2～3d内降至正常，多见于伤寒、风湿热等。

4. 常见热型 各种体温曲线的形态称为热型。某些发热性疾病具有独特的热型，加强观察有助于疾病的诊断。但须注意，由于目前抗生素的广泛使用或由于应用解热药、肾上腺皮质激素等，使热型变得不典型。常见热型如下（图9-1）：

（1）稽留热：体温维持在39～40℃，持续数天或数周，24h内波动范围不超过1℃，多见于肺炎球菌性肺炎、伤寒等。

（2）弛张热：体温在39℃以上，波动幅度大，24h内温度差可以达到2℃以上，体温最低时仍高于正常水平，多见于败血病、风湿热、严重化脓性疾病等。

（3）间歇热：体温骤升至39℃以上，持续数小时或更久，然后迅速下降至正常或正常以下，经过一个间歇，体温又升高，并反复发作，即高热期和无热期交替出现，多见于疟疾、急性肾盂肾炎等。

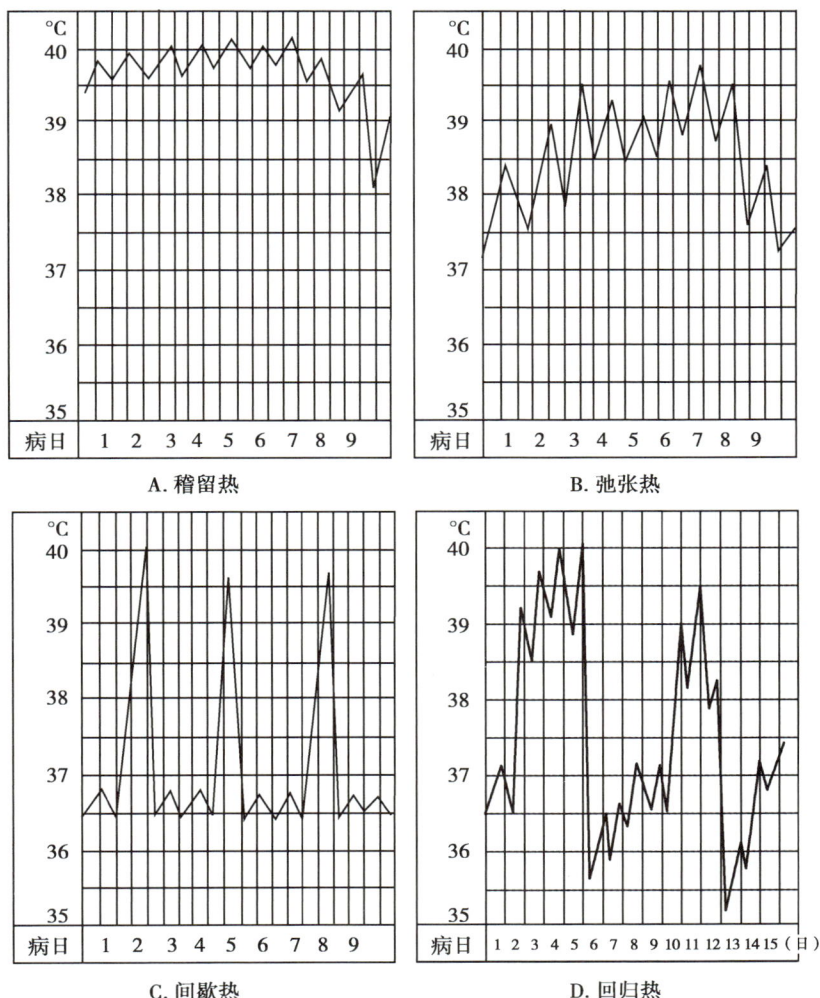

图 9-1 常见热型

（4）回归热：体温升至正常范围以上数天后再降至正常 1～2d 后再升高，如此交替出现，常见于回归热、霍奇金病等。

（5）不规则热：发热无规律，持续时间不等，多见于流行性感冒、癌性发热和各种发热使用退热药后。

5. 发热老年人的照护　体温过高，代谢增强，耗氧量增加，心率加快，中枢神经系统抑制过程减弱，老年人可出现头痛、头晕、烦躁不安等。由于脑细胞缺氧及毒素对脑细胞的刺激，体弱的老年人会出现幻觉、谵妄。因此，老年人高热时，应积极采取各种措施帮助其降低体温。照护人员应密切观察病情，做好基础照护和生活照护，尽量促进老年人舒适。

（1）降低体温：可选用物理降温或药物降温。物理降温有局部冷疗和全身冷疗两种方法。体温超过 39℃ 时，可采用局部冷疗方法，如冷湿敷、冰袋等通过传导方式散热；体温超过 39.5℃ 时，可采用全身冷疗方法，如温水擦浴、乙醇擦浴等方法加速蒸发达到降温目的。药物降温是通过降低体温调节中枢的兴奋性及血管扩张、出汗等方式促进散热而达到降温目的。使用药物降温时应注意药物的剂量，尤其是体弱和患有心血管疾病的老年人退热时大量出汗导致虚脱或休克现象，应注意观察。实施降温措施 30min 后应复测体温，并做好记录和交班。

（2）密切观察病情：①观察生命体征，定时测体温。体温过高老年人一般每日测量体温 4 次，高热时应每 4h 测量一次，待体温恢复正常 3d 后，改为每日 1～2 次。同时注意发热类型、程度及过程，观察呼吸、脉搏和血压的变化。②观察发热的原因及诱因是否消除，发热的诱因可有受寒、饮食不洁、过度疲劳、服用某些药物（如抗肿瘤药物、免疫抑制剂、抗生素等）。③观察是否出现寒战，淋巴结肿大，出血，肝、脾大，结膜充血，关节肿痛及意识障碍等伴随症状。④观察治疗效果，比较治疗前后全身症状及实验室检查结果的变化。⑤观察老年人的饮水量、饮食摄取量、尿量及体重变化。⑥观察四肢末梢循环情况，高热而四肢末梢厥冷、发绀等提示病情加重。⑦观察是否出现抽搐，并给予对症处理。

（3）促进舒适：①休息：由于老年人体质比较弱，体温升高时能量消耗大，休息可减少能量的消耗。高热时需卧床休息，有利于机体康复。低热时可酌情减少活动，适当休息。②为高热老年人提供温湿度适宜、环境安静、空气流通的休息环境。③口腔照护：发热时由于唾液分泌减少，口腔黏膜干燥，且抵抗力下降，有利于病原体生长繁殖，易出现口腔感染。应鼓励和协助老年人在晨起、餐后、睡前清洁口腔，必要时遵医嘱给予特殊口腔护理。④皮肤照护：体温过高的老年人在退热期会大量出汗，应及时擦干汗液，更换衣服和床单，防止受凉，保持皮肤的清洁、干燥。对持续高热者，应协助其改变体位，防止压力性损伤、肺炎等并发症出现。

（4）安全照护：高热老年人可能会出现躁动不安、谵妄、惊厥等临床表现，应注意防止坠床、舌咬伤等意外，必要时可使用床挡或约束带。

（5）补充营养和水分：给予高热量、高蛋白、高维生素、易消化的流质或半流质食物。注意食物的色、香、味，鼓励老年人少食多餐，以补充高热引起的消耗，增强机体抵抗力。鼓励老年人多饮水，以每日 3 000ml 为宜，以补充高热消耗的大量水分，并促进毒素和代谢产物的排出。

（6）心理照护：向老年人耐心解释发热过程中出现的各种症状，详细解答并协助处理老年人的问题，消除其紧张、焦虑、不安、恐惧等不良情绪。高热时会有诸多身体上的不适感，应尽量满足老年人的合理要求，促进舒适，缓解病痛。

（二）体温过低

1. 定义　体温过低（hypothermia）是指各种原因引起产热减少或散热增加导致体温低于正常范围。

体温低于 35℃ 称为体温不升。体温过低常见于全身衰竭的危重老年人，因其体温调节中枢功能障碍所致，常是临终前的表现；某些休克、极度衰弱、重度营养不良老年人可出现体温过低。体温过低常常提示疾病的严重程度和不良预后。

2. 原因

（1）散热过多：长时间暴露在低温环境中，使机体散热过多、过快；在寒冷环境中大量饮酒，使血管过度扩张热量散失。

（2）产热减少：重度营养不良导致机体产热不足；或由于疾病影响使机体代谢率降低，产热减少。

（3）体温调节中枢受损：中枢神经系统损伤，如颅脑外伤、脊髓受损或药物中毒，如麻醉剂、镇静剂过量，导致体温调节中枢功能障碍。

3. 临床分级体温过低一般分为四级，见表9-3。

表9-3　体温过低分级

分度	体温值
轻度	32.1～35.0℃（89.8～95.0℉）
中度	30.0～32.0℃（86.0～89.6℉）
重度	<30.0℃（86.0℉）
致死低温	23.0～25.0℃（73.4～77.0℉）

4. 临床表现　体温过低时，老年人可出现脉搏细弱、呼吸减慢、血压下降、心律不齐、皮温下降、皮肤苍白冰冷、尿量减少，严重者肢端可出现冻伤、感觉和反应迟钝、意识障碍、嗜睡甚至出现昏迷。

5. 体温过低老年人的照护

（1）环境温度：提供合适的环境温度，维持室温在22～24℃。

（2）保暖措施：给予毛毯、棉被、电热毯、热水袋，添加衣服，防止体热散失；还可给予热饮，提高机体温度。

（3）加强监测：观察生命体征，持续监测体温的变化，至少每小时测量一次，直至体温恢复至正常且稳定。同时注意呼吸、脉搏、血压的变化。

（4）病因治疗：去除引起体温过低的原因，使体温恢复正常。

（5）健康指导：使老年人掌握导致体温过低的因素有哪些且如何避免，如营养不良、衣服穿着过少、供暖设施不足等。

三、体温的测量技术

（一）体温计的种类和构造

1. 水银体温计　水银体温计又称玻璃体温计。

（1）测温原理：当水银体温计水银端受热后，水银膨胀沿毛细管上行，其上行的高度与受热程度呈正相关。

（2）种类和构造：水银体温计分口表、肛表、腋表三种（图9-2）。它是一根真空毛细管外带有刻度的玻璃管，毛细管与水银槽的连接处有一凹陷，使水银遇冷不会自行下降，保证数值准确并便于检视。口表和肛表的玻璃管似三棱镜状，腋表的玻璃管呈扁平状。玻璃管末端的球部装有水银，口表和腋表的球部较细长，有助于测温时扩大接触面；肛表的球部较粗短，可防止插入肛门时折断或损伤黏膜。玻璃棒外标有摄氏度温度值，为35～42℃，每一度用短线标出10个小格，在0.5℃和1℃的地方用较粗且长的线标记，在37℃处标醒目红色，便于查看。

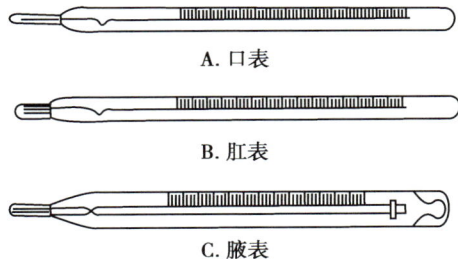

A. 口表

B. 肛表

C. 腋表

图9-2　水银体温计

2. 红外线体温仪

（1）测温原理：通过红外传感器吸收人体辐射的红外线进行体温测量。人体的红外热辐射聚焦到检测器上,检测器将辐射功率转换为电信号,该电信号在被补偿环境温度之后可以以摄氏度(或华氏度)为单位显示。

(2)种类和构造:分为接触式红外线体温仪(如耳温枪)和非接触式红外线体温仪(如额温枪)(图9-3)。耳温枪主要由外壳、感温探头、温度传感器、PCB板线路(印刷板线路)、液晶显示器、蜂鸣器和电池组成;额温枪主要由红外探头组件、主线路板组件、LCD显示组件(液晶屏显示组件)、外壳组件、蜂鸣器和电池组成。

红外线体温计具有快速、安全、减少传染概率的特点,目前临床较为常用,可以测量额头、耳、手腕、脸等部位的温度,由于耳道深部温度接近人体深部温度且受影响因素少,所以接触式耳温枪准确率高,但非接触式额温枪更为常用。

3. 电子体温计　利用热敏电阻的特性进行体温测量。电子体温计一般由感温头、量温棒、显示屏、开关按键等结构组成。电子体温计测温迅速、读数直观、灵敏度高。市场上的电子体温计有棒式及奶嘴式等多个类型(图9-4)。棒式电子体温计可测量口温、腋温及肛温。奶嘴式电子体温计适合婴幼儿使用。

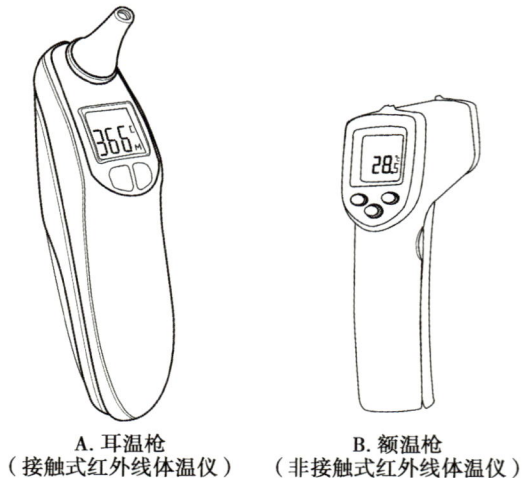

A. 耳温枪
(接触式红外线体温仪)　　　B. 额温枪
(非接触式红外线体温仪)

图9-3　红外线体温仪

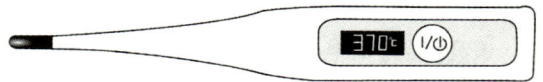

A. 棒式电子体温计

B. 奶嘴式电子体温计

图9-4　电子体温计

(二)体温计的消毒与检查

1. 体温计的消毒　体温计应一人一用,用后消毒,防止交叉感染。

(1)水银体温计的消毒:常用的消毒液有75%乙醇、1%过氧乙酸、0.5%碘伏等。消毒方法:准备两个盛放消毒液的容器,测温后将体温计首先放入第一个容器中浸泡,5min后取出用清水冲洗,擦干,用离心机或腕部力量将水银柱甩至35℃以下,再放入另一个容器中进行第二次浸泡,30min后取出,清水冲净,擦干,放入清洁干燥容器中备用。消毒液应定时更换,盛放消毒液和体温计的容器应定期消毒。注意口表、肛表、腋表应分别消毒和存放。

(2)电子体温计及红外线体温仪的消毒:可参考相关产品的说明书,根据材质不同选择适当的消毒方法,其中感温头部分是消毒的重点。红外线耳温枪多配有探头保护套,探头保护套使用后按一次性用物处理。

2. 体温计的检查　为保证测量的准确性,新体温计在使用前应进行检查,已使用的体温计也应定期检查。

(1)水银体温计的检查:将消毒后的体温计水银柱甩至35℃以下,之后将所有体温计同一时间放入已测好的40℃以下的水中,3min后取出检查。若误差在0.2℃以上、玻璃管有裂痕或水银柱自行下降,则不能使用。合格体温计擦干,放入清洁容器内备用。

（2）电子体温计及红外线体温仪的检查方法：参考相关产品说明书。

（三）体温测量技术

【操作目的】

1. 判断老年人体温有无异常。

2. 监测体温变化，分析热型、伴随症状，以了解老年人疾病发生、发展及转归。

3. 协助诊断，为预防、治疗、康复及照护提供依据。

【操作程序】

1. 评估

（1）辨识老年人，与老年人沟通。

（2）评估老年人的性别、年龄、意识状态、合作程度、对疾病的态度和认知程度、确定采用何种体温测量方法。

（3）评估老年人在 30min 内有无运动、进食、进冷热饮及进行冷热敷、洗澡、坐浴、灌肠等影响测量体温准确性的因素，若有应休息 30min 后再测量。

2. 计划

（1）环境准备：环境安静整洁，温湿度适宜，光线充足。

（2）老年人准备：了解测量体温的目的、方法、注意事项及配合要点，愿意配合测量，体位舒适，情绪稳定。

（3）照护人员准备：着装整洁，洗手，戴口罩。

（4）用物准备：治疗车上备容器 2 个（一个存放已消毒的体温计，另一个盛放消毒液）、消毒纱布、弯盘、秒表、记录本、笔。若测肛温，另备润滑油、棉签、卫生纸。

3. 实施

操作流程	操作步骤	要点说明
1. 核对检查	（1）测量体温物品是否齐全 （2）检查体温计有无破损，水银柱在 35℃ 以下。 （3）核对老年人的信息 （4）核对检查无误后携物至老年人床旁	
2. 安置体位	（1）查对与沟通：再次核对老年人的信息，与老年人沟通，向老年人解释测量体温的目的和配合方法等 （2）调整体位：协助老年人取舒适体位，直肠测温采取侧卧、俯卧或者屈膝仰卧位	• 评估解释，确认老年人，取得老年人的配合 • 暴露肛门，便于测量
3. 测量体温	**口腔测温法** （1）嘱老年人张口，将体温计水银端斜放于舌下热窝（图 9-5）处 （2）嘱老年人不要说话，勿咬体温计，口唇紧闭，用鼻呼吸 （3）测量时长为 3min **腋下测温法** （1）擦干腋下汗液，将体温计放于腋窝处，紧贴皮肤（图 9-6），嘱老年人屈臂过胸夹紧体温计 （2）嘱老年人手臂不要随意活动，若体温计滑落，应立即告知 （3）测量时长为 10min **直肠测温法** （1）润滑肛表水银端，插入肛门 3～4cm （2）测量时长为 3min	• 舌下热窝位于舌系带的两侧，是口腔中温度最高的部位 • 形成人工体腔，保证测量的准确性 • 可用肥皂液或油剂润滑
4. 读取数值	取出体温计用纱布擦拭，横拿体温计上端，使其与视线平行，轻轻转动体温计，就可清晰看到水银柱上升的读数	• 擦拭时，从手端擦向水银端

续表

操作流程	操作步骤	要点说明
5. 安置老年人	整理床单位,协助老年人取舒适卧位	• 肛表取出后,用卫生纸擦拭肛门处的润滑剂和污物
6. 消毒用物	将用过的体温计水银柱甩至35℃以下,放置于体温计消毒容器中,浸泡消毒	• 防止交叉感染,测量部位不同时应分开消毒
7. 洗手记录	(1)按六步洗手法洗手 (2)将测量数值准确记录在记录单上	• 预防交叉感染

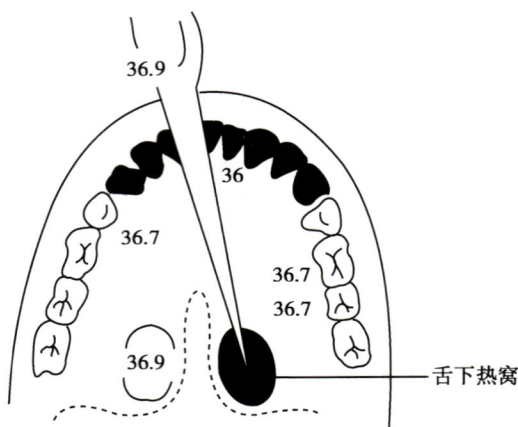

图 9-5　舌下热窝

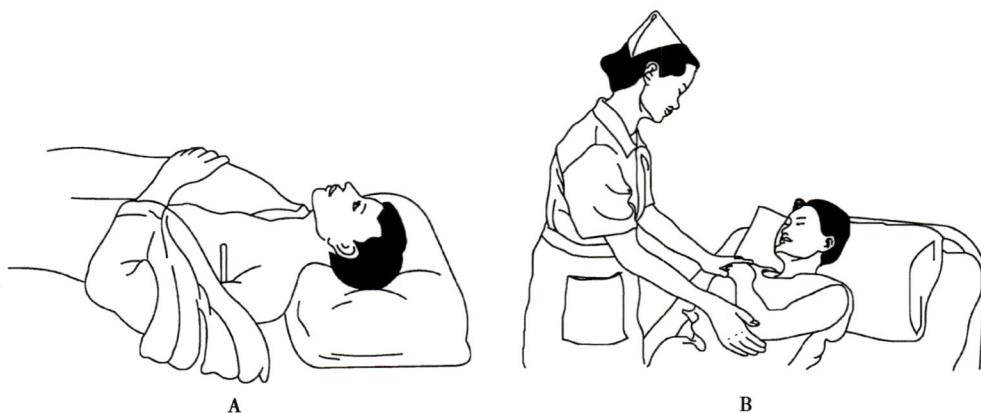

图 9-6　腋温测量法

4. 评价

(1)老年人安全、无损伤、无不适。

(2)照护人员测量体温方法正确,测量结果准确。

(3)照护人员与老年人的沟通顺畅,老年人主动配合。

【注意事项】

1. 测量体温前应清点体温计数量,并检查有无破损。定期检测体温计的准确性。

2. 精神异常、昏迷、口腔疾患、口鼻手术、张口呼吸者禁忌测量口温;腋下有创伤、手术、炎症和腋下出汗较多者,肩关节受伤或消瘦夹不紧体温计者禁忌测量腋温;直肠或肛门手术、腹泻者禁忌测量肛温，心肌梗死老年人不宜测量肛温，以免刺激肛门引起迷走神经兴奋，导致心律不齐。

3. 危重老年人、躁动老年人测体温时，应设专人守护，防止意外。

4. 测量口温时，若老年人不慎咬破体温计，首先应及时清除玻璃碎屑，以免损伤唇、舌、口腔、食管、胃肠道黏膜，再口服蛋清或牛奶，以延缓汞的吸收。若病情允许，可食用粗纤维食物，加速汞的排出。

5. 避免影响体温测量的各种因素，如运动、进食、进冷热饮、冷热敷、洗澡、坐浴、灌肠等。若发现体温与病情不符时，要查找原因，予以复测。

6. 安全风险因素

（1）皮肤破损：水银体温计破损划伤老年人皮肤。

（2）汞中毒：水银体温计破损导致水银泄漏挥发，引起汞中毒。

【健康指导】

1. 向老年人及家属解释体温监测的重要性，使老年人及家属学会正确测量体温的方法，以保证测量结果的准确性。

2. 介绍体温的正常值及测量过程中的注意事项。

3. 教会老年人对体温进行动态观察，提供体温过高、体温过低的照护指导，增强老年人的自我照护能力。

4. 鼓励穿着宽松、棉质、通风的衣物，以利于排汗。

5. 告知高热老年人遵医嘱服用退热药，切勿自行滥用退热药及抗生素。

知识拓展

红外线体温仪的使用

额温枪测温时将红外线探测器部分距离额头 3～5cm，指向前额头正中央并保持垂直，按下测量钮，几秒钟可得到测量数据。使用时应注意：当被测人来自环境温度差异较大的地方，应在测量环境内停留 5min 以上再测量；不能在风扇、空调的出风口等气流较大的地方测量；测量时建议测 3 次左右，间隔时间为 3～5s，以显示最高的一组数据为准。

耳温枪测温迅速便捷。耳道内的温度存在差异，靠近外耳郭的耳道内温度较低，而鼓膜处的温度较高。不准确的测量可导致测得的温度比实际温度低近 2℃。因此，测量耳温时必须拉直耳道。此外，耳温枪探头保护套反复使用也会影响读数的准确性，因此，探头保护套不能反复使用。

第二节　脉　搏　照　护

案例 9-2

聂爷爷，78 岁，外出下楼梯时不慎摔伤，2h 后出现剧烈腹痛、呕吐症状，伤后 5h 体温 38.0℃、血压 60/40mmHg。X 线检查发现"膈下游离气体"，腹部肌肉紧张，呈板状腹，全腹有压痛、反跳痛。腹腔穿刺出淡褐色浑浊液体，临床诊断为内脏出血。

根据以上资料，请回答：

1. 聂爷爷的脉搏特点。

2. 正确测量和记录脉搏的方法。

在每个心动周期中,随着心脏的收缩与舒张,动脉内压力和容积发生周期性变化,导致动脉管壁发生有节律的搏动,称为动脉脉搏,简称脉搏(pulse,P)。脉搏搏动沿着动脉管壁向小动脉传导,可用手指在体表触及。

一、正常脉搏及生理变化

(一)脉搏的产生

心脏节律性的收缩与舒张是脉搏产生的原因。当心脏收缩时,左心室将血液射入动脉,由于弹性贮器血管及外周阻力作用,动脉管壁随之扩张。当心脏舒张时,动脉管壁弹性回缩。动脉管壁随着心脏的舒缩产生的周期性的起伏搏动即形成了动脉脉搏。

(二)脉搏的生理变化

1. 脉率指每分钟脉搏搏动的次数(频率)。正常成年人在安静状态下脉率为60~100次/min。正常情况下,脉率和心率是一致的。脉率的生理性波动受诸多因素影响而引起变化。

(1)年龄:脉率随年龄增长而逐渐降低,老年阶段又轻度增加。

(2)性别:女性脉率比男性稍快,老年男女脉率差别不大。

(3)体型:体表面积越大,脉搏越慢,身材细高的老年人比身材矮壮的老年人脉搏稍慢。

(4)活动、情绪:运动、兴奋、恐惧、愤怒、焦虑时脉率增快;休息、睡眠时脉率减慢。

(5)饮食:进食、饮用浓茶或咖啡能使脉率增快;禁食能使脉率减慢。

(6)体位:站位或坐位时的脉率比卧位时的脉率略快。

(7)药物:使用兴奋剂、肾上腺素等能使脉率增快;使用镇静剂、洋地黄类药物能使脉率减慢。

(8)病理情况:血液流失或脱水造成的低血容量会使脉率增快。某些疾病也会导致脉率改变。

2. 脉律指脉搏的节律性。它反映了左心室的收缩情况,正常脉律跳动均匀规则,间隔时间相等。

3. 脉搏的强弱 指血流冲击血管壁强度的大小,可通过触诊感受到。正常情况下每搏强弱相同。脉搏的强弱与心搏输出量、脉压、周围血管阻力有关,也与动脉壁的弹性有关。

4. 动脉壁的情况 指触诊时主观感觉到的动脉壁情况。正常动脉壁柔软、光滑、有弹性。老年人动脉管壁增厚,弹性有所下降。

二、异常脉搏的评估及照护

(一)异常脉搏的评估

1. 脉率异常

(1)心动过速:成人在安静状态下脉率超过100次/min,称为心动过速或速脉,常见于发热、疼痛、甲状腺功能亢进、心力衰竭、血容量不足等。一般体温每升高1℃,脉率增加约10次/min。

(2)心动过缓:成人在安静状态下脉率低于60次/min,称为心动过缓或缓脉,常见于颅内压增高、房室传导阻滞、甲状腺功能减退、低温、血钾过高等。

2. 节律异常

(1)间歇脉:在一系列正常均匀的脉搏中,出现一次提前而较弱的脉搏,其后有一较正常延长的间歇(代偿间歇),称间歇脉。每隔一个正常脉搏出现一次期前收缩,称为二联律;如每隔两个正常脉搏出现一次期前收缩,称为三联律。发生机制是心脏异位起搏点过早发出冲动而引起的。间歇脉常见于各种器质性心脏病,如心肌病、心肌梗死等,也可见于洋地黄中毒的老年人。正常人在过度疲劳、精神兴奋、体位改变时也会偶尔出现间歇脉。

(2)脉搏短绌:在同一单位时间内脉率少于心率,称为脉搏短绌,简称绌脉。触诊时可感知脉搏细速,极不规则;听诊时心率快慢不一,心律完全不规则,心音强弱不等。发生机制是由于心肌收缩力强弱不等,有些心输出量少的搏动可发生心音,但不能引起周围血管的搏动,造成脉率少于心率。脉搏短绌常见于心房纤颤的老年人。绌脉越多,心律失常越严重。病情好转,绌脉可消失。

3. 强弱异常

（1）洪脉:当心输出量增加,周围动脉阻力较小,动脉充盈度高,脉压较大时,脉搏变得强大有力,称为洪脉,常见于高热、甲状腺功能亢进、主动脉瓣关闭不全等。

（2）细脉:当心输出量减少,周围动脉阻力较大,动脉充盈度降低,脉压较小时,脉搏细弱无力,触之如细丝,称细脉,也可称丝脉,常见于心功能不全、大出血、休克、主动脉瓣狭窄等。

（3）水冲脉:指脉搏骤起骤落,犹如潮水涨落,急促而有力。水冲脉主要由于心输出量大,收缩压偏高,舒张压偏低,使脉压增大所致。触诊时,将老年人手臂抬高过头,检查者用手紧握其手腕掌面,可明显感到急促有力的冲击。水冲脉常见于主动脉瓣关闭不全、甲状腺功能亢进等。

（4）交替脉:指节律正常而强弱交替出现的脉搏,主要由于心室收缩强弱交替出现所引起,是心肌损伤的一种表现,为左心室衰竭的重要体征之一。交替脉常见于高血压性心脏病、急性心肌梗死、主动脉瓣关闭不全等。

（5）奇脉:指吸气时脉搏明显减弱或消失,常见于心包积液和缩窄性心包炎,是心脏压塞的重要体征之一。奇脉的产生主要与左心室搏出量减少有关。正常人吸气时肺循环血容量增加,使循环血液向右心的灌注量亦相应地增加,因此肺循环向左心回流的血液量无明显改变。在病理情况下,由于心脏受束缚,体循环向右心回流的血量不能随肺循环血量的增加而相应地增加,结果使肺静脉血液流入左心室的量较正常时减少,左心室搏出量减少,所以脉搏变弱甚至不能触及。明显的奇脉在测量脉搏时可感知到,不明显的奇脉可在血压听诊时发现吸气时的收缩压比呼气时的收缩压低10mmHg以上。

4. 动脉壁异常　正常脉搏用手指按压时,远端动脉管不能触及搏动,若仍能触及,则提示动脉硬化。早期动脉硬化时可触及动脉壁弹性消失,呈条索状;晚期时动脉迂曲呈结节状。其原因为动脉壁的弹性纤维减少,胶原纤维增多,使动脉管壁变硬,呈条索、迂曲状。

（二）脉搏异常老年人的照护

1. 加强监测　监测老年人脉搏的脉率、节律、强弱及其他生命体征,指导老年人按时服药,并观察药物疗效和不良反应。装有起搏器的老年人应做好相应的护理。

2. 休息与活动　指导脉搏异常老年人增加卧床休息的时间,减少心肌的耗氧量。根据病情,可适当给予氧气吸入。

3. 准备急救物品和急救仪器　准备抗心律失常药物,并保证除颤器处于完好状态。

4. 心理疏导　脉搏异常的老年人常伴有心脏病变,内心比较焦虑和恐惧,照护人员要关注老年人的诉求和心理变化,及时做好疏导。

5. 健康教育　指导老年人进清淡、易消化的饮食;注意劳逸结合,规律生活;保持情绪稳定;戒烟限酒;勿用力排便;学会自我监测脉搏及观察药物的不良反应,掌握简单的自救技巧。指导老年人服用抗心律失常药物期间不可自行随意调整药物剂量。

三、脉搏的测量技术

（一）脉搏测量的部位

浅表、靠近骨骼的大动脉均可作为测量脉搏的部位。常见测量脉搏的部位见图9-7,临床上最多选择的测量脉搏的部位是桡动脉。

颞动脉

颈动脉

股动脉

肱动脉

腘动脉

桡动脉

胫骨后动脉

足背动脉

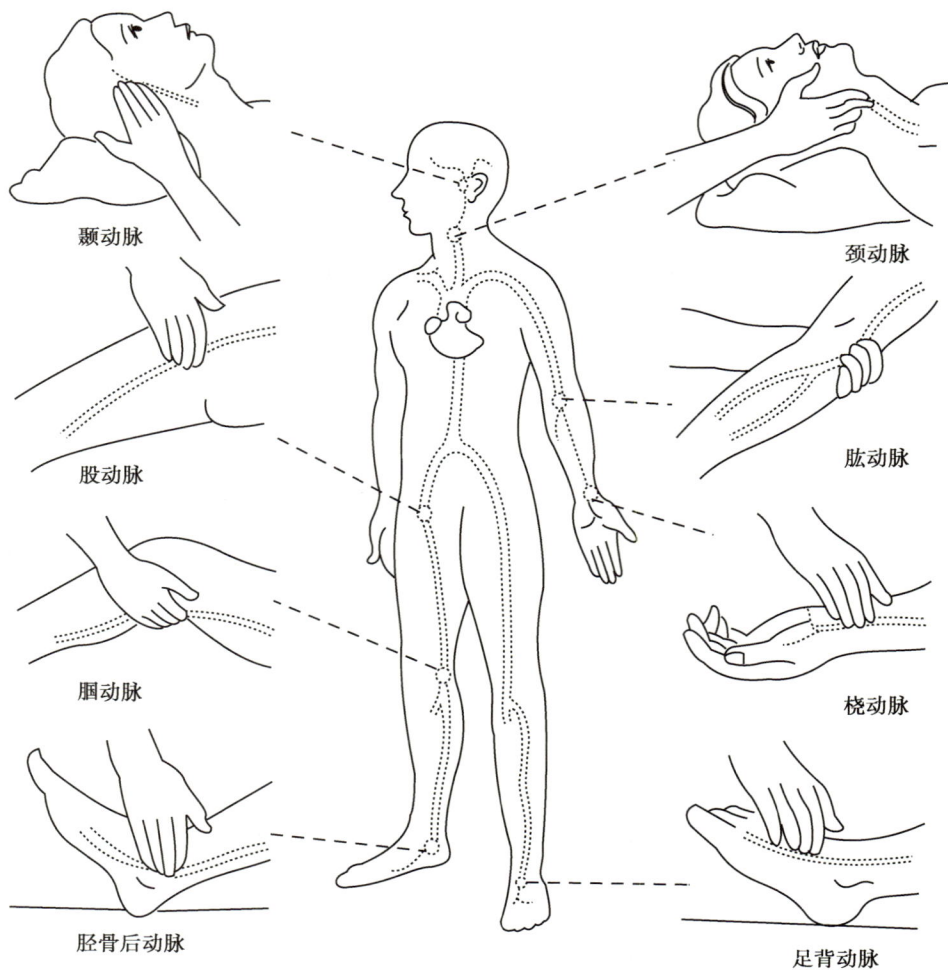

图 9-7 常用测量脉搏的部位

（二）脉搏测量技术（以桡动脉为例）

【操作目的】

1. 判断脉搏有无异常。

2. 观察脉搏的变化，间接了解心脏状况。

3. 协助诊断，为预防、治疗、康复和照护提供依据。

【操作程序】

1. 评估

（1）辨识老年人，与老年人沟通。

（2）评估老年人的意识状态、合作程度、身体情况、有无偏瘫及功能障碍。

（3）评估老年人在 30min 内有无激烈运动等影响脉搏测量准确性的因素存在。

2. 计划

（1）环境准备：环境安静整洁、温湿度适宜、光线充足。

（2）老年人准备：体位舒适，情绪稳定。了解脉搏测量的目的、方法、注意事项及配合要点；测量前 30min 内无剧烈运动、紧张、恐惧、吸烟、饮酒等。

（3）照护人员准备：着装整洁，洗手，剪指甲，戴口罩。

（4）用物准备：治疗盘内备秒表、笔、记录单、手消毒液；必要时备听诊器。

3. 实施

操作流程	操作步骤	要点说明
1. 核对检查	（1）测量脉搏物品是否齐全 （2）检查物品质量及功能 （3）核对老年人的信息 （4）核对检查无误后携用物至老年人床旁	
2. 安置体位	（1）查对与沟通：再次核对老年人的信息，与老年人沟通，向老年人解释测量脉搏的目的和配合方法等 （2）调整体位：安置老年人取卧位或坐位，手心朝上，手腕伸展、放松	• 确认老年人，确定测量部位，选择健侧手臂 • 老年人舒适，便于操作
3. 测量脉搏	（1）照护人员以示指、中指、无名指指腹按压桡动脉处（图9-8） （2）一般情况下测量30s，测得数值乘以2；危重老年人或脉搏异常老年人应测1min （3）出现脉搏短绌时由两名照护人员同时测量，一人听心率，一人测脉率，由听心率者发出"开始"和"停止"口令，计时1min（图9-9）	• 力量适中，以清楚触及脉搏为度 • 同时注意脉律、脉搏强弱、动脉管壁弹性等情况 • 将听诊器放于左锁骨中线内侧第5肋间处
4. 安置老年人	整理床单位，协助老年人取舒适卧位	• 卧床老年人拉上床挡
5. 整理用物	整理用物	
6. 洗手记录	（1）按六步洗手法洗手 （2）将数值准确记录在记录单上	• 记录方法：次/min • 脉搏短绌以分数形式记录，记录方式为心率/脉率（次/min）

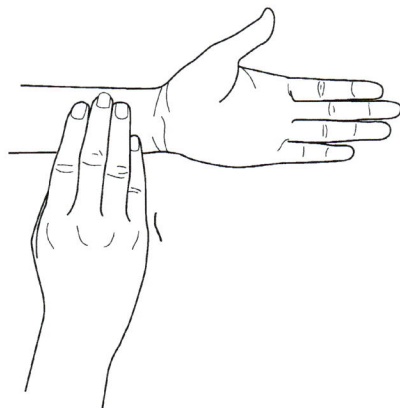

图9-8　桡动脉脉搏测量法

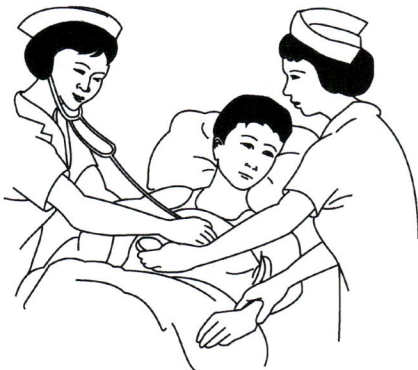

图9-9　脉搏短绌测量法

4. 评价

（1）老年人安全、无损伤，无其他不适。

（2）照护人员测量方法正确，测量结果准确。

（3）照护人员能与老年人或家属有效沟通，取得老年人或家属的理解和配合。

【注意事项】

1. 若测量前老年人有剧烈活动、情绪激动、紧张恐惧等情况，等安静休息30min后再测。

2. 为偏瘫老年人测量脉搏，应选择健侧肢体测量。

3. 不可用拇指诊脉，因拇指小动脉搏动明显，易与老年人动脉搏动相混淆。

4. 当脉搏细弱无法测量清楚时，可用听诊器听心率1min。

【健康指导】

1. 养成良好规律的生活习惯,避免过悲和过喜。

2. 合理膳食,进食高纤维、低盐、低脂、低胆固醇、易消化的食物。

3. 适量运动,避免过度劳累。

第三节　呼　吸　照　护

案例9-3

　　李爷爷,75 岁,有反复咳嗽病史 20 余年,呼吸困难病史 5 年。3d 前受凉后咳嗽、咳痰加重,痰液为黄色黏痰,气短。查体:体温 37.6℃、血压 140/90mmHg、呼吸 30 次/min、脉搏 110 次/min,神志清楚,轻度发绀,桶状胸,双肺叩诊呈过清音,呼吸音低,两侧肺底可闻及湿啰音。

　　根据以上资料,请回答:

　　1. 李爷爷呼吸困难的特点。

　　2. 对李爷爷可采取的照护技术及操作步骤。

　　机体在新陈代谢过程中,需要不断地从外界环境中摄取氧气,并把自身产生的二氧化碳排出体外,机体与环境之间所进行的气体交换过程,称为呼吸。呼吸是维持机体新陈代谢和生命活动所必需的基本生理过程之一,一旦呼吸停止,生命也将终结。

　　呼吸系统由呼吸道(鼻腔、咽、喉、气管、支气管)和肺两部分组成。

一、正常呼吸及生理变化

(一)呼吸过程

呼吸的全过程由三个互相关联的环节组成(图 9-10)。

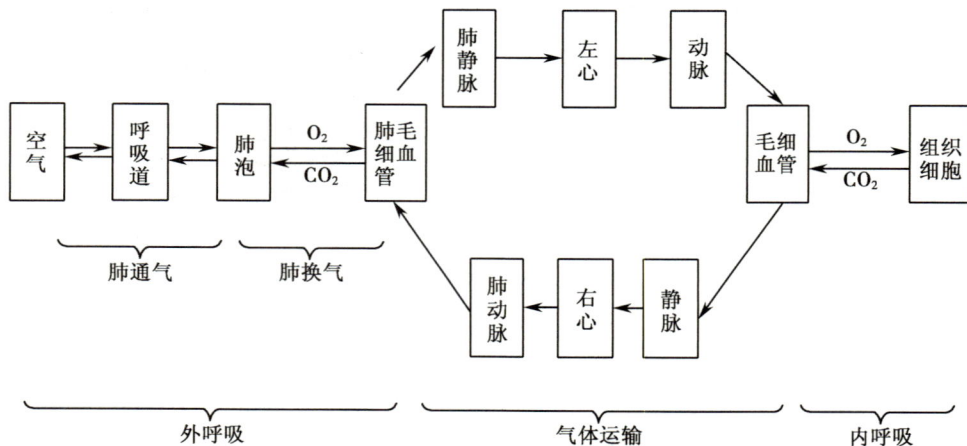

图 9-10　呼吸过程三环节

　　1. 外呼吸　即肺呼吸,指外界环境与血液之间在肺部进行的气体交换,包括肺通气和肺换气两个过程。

　　(1)肺通气:指通过呼吸运动使肺与外界环境之间进行的气体交换。实现肺通气的相关结构包括呼吸道、肺泡和胸廓等。呼吸道是气体进出的通道,肺泡是气体交换的场所,胸廓的节律性运动则是实现肺通气的原动力。

（2）肺换气：指肺泡与肺毛细血管之间的气体交换。其交换方式通过分压差扩散进行，即气体从高分压处向低分压处扩散。如肺泡内氧分压高于静脉血氧分压，而二氧化碳分压则低于静脉血的二氧化碳分压。交换的结果使静脉血变成动脉血，肺循环毛细血管的血液不断地从肺泡中获得氧，释放出二氧化碳。

2. 气体运输 通过血液循环将氧由肺运送到组织细胞，同时将二氧化碳由组织细胞运送至肺。

3. 内呼吸 即组织换气，指血液与组织、细胞之间的气体交换。交换方式同肺换气，交换的结果使动脉血变成静脉血，体循环毛细血管的血液不断地从组织中获得二氧化碳，释放出氧气。

（二）呼吸的运动调节

呼吸运动是一种节律性活动，受呼吸中枢调节，由呼吸器官和辅助呼吸肌协同完成，具有随意性和自主性。

1. 呼吸中枢 是指中枢神经系统内产生呼吸节律和调节呼吸运动的神经细胞群，它们分布于脊髓、延髓、脑桥、间脑、大脑皮质等部位。在呼吸运动调节过程中，各级中枢发挥各自不同的作用，联系密切，并相互协调和制约。延髓和脑桥是产生基本呼吸节律性的部位，大脑皮质可随意控制呼吸运动。

2. 呼吸的化学性调节 动脉血氧分压（PaO_2）、二氧化碳分压（$PaCO_2$）和氢离子浓度（H^+）的改变对呼吸运动的影响，称化学性调节。$PaCO_2$是调节呼吸中最重要的生理性化学因素。$PaCO_2$对呼吸的调节是通过中枢及外周化学感受器两条途径实现的。$PaCO_2$下降，出现呼吸运动减弱或暂停；$PaCO_2$升高，使呼吸加深加快，肺通气增加；若$PaCO_2$超过一定水平，则抑制中枢神经系统活动，包括呼吸中枢，患者出现呼吸困难、头痛、头晕，甚至昏迷，即二氧化碳麻醉。H^+对呼吸的调节也是通过中枢及外周化学感受器两条途径实现的。H^+升高，导致呼吸加深加快，肺通气增加；H^+降低，呼吸受到抑制。PaO_2是通过外周化学感受器对呼吸运动进行调节，PaO_2降低引起呼吸加深加快，肺通气增加。

3. 呼吸的反射性调节

（1）肺牵张反射：由肺的扩张或缩小所引起的吸气抑制或兴奋的反射称为肺牵张反射，又称黑-伯反射，即当肺扩张时可引起吸气动作的抑制而产生呼气，当肺缩小时可引起呼气动作的终止而产生吸气。这是一种负反馈调节机制。其生理意义是使吸气不至于过长、过深，促使吸气转为呼气，以维持正常的呼吸节律。

（2）呼吸肌本体感受性反射：呼吸肌属于骨骼肌，骨骼肌中存在着本体感受器肌梭，因此在受到牵张刺激时，可反射性引起受牵拉的同一肌肉收缩，此为本体感受性反射。呼吸肌本体感受性反射参与正常呼吸运动的调节，尤其在呼吸肌负荷增加时发挥更大的作用，即呼吸肌负荷增加，呼吸运动也相应地增强。如慢性阻塞性肺疾病患者，气道阻力增加，通过呼吸肌本体感受性反射，呼吸肌收缩力增强，克服增加的气道阻力，以维持肺通气。

（3）防御性呼吸反射：包括咳嗽反射和喷嚏反射。喉、气管和支气管黏膜上皮的感受器受到机械或化学刺激时，可引起咳嗽反射。鼻黏膜受到刺激时，可引起喷嚏反射。喷嚏可以排出呼吸道刺激物和异物，对机体有保护作用。

（三）正常呼吸及生理性变化

1. 正常呼吸 正常成人在安静状态下呼吸为16～20次/min，节律规则，频率与深度均匀平稳，呼吸运动无声且不费力。正常情况下呼吸与脉搏的比例为1:4。男性以腹式呼吸为主，女性以胸式呼吸为主。

2. 生理性变化

（1）性别：女性呼吸频率比男性略快。

（2）年龄：年龄越大，呼吸频率越慢，老年人呼吸比青壮年慢。

（3）情绪：强烈的情绪波动如恐惧、愤怒、悲伤等可以刺激呼吸中枢，引起呼吸加快或屏气。

（4）血压：血压大幅度变动时，可以反射性地影响呼吸。血压升高，呼吸减慢减弱；血压降低，呼吸加快加强

（5）活动：剧烈活动可以使呼吸运动加快加深；休息、睡眠时呼吸运动减慢。

（6）其他：高温环境或海拔增高等，可以使呼吸加快加深。剧烈疼痛也会引起呼吸改变。

（四）老年人呼吸系统的衰老特点

1. 老年人鼻黏膜变薄，腺体萎缩，鼻道变宽，导致嗅觉、分泌功能减退，鼻黏膜的加温、加湿能力下降；咽黏膜和淋巴组织萎缩，特别是腭扁桃体明显萎缩，导致防御功能下降。因此老年人易患呼吸道感染。由于咽喉黏膜、肌肉发生退行性变或神经通路障碍，防御反射变得迟钝，因而出现吞咽功能失调，易发生呛咳、误吸甚至窒息。

2. 老年人气管软骨钙化，弹性降低；气管和支气管黏膜上皮萎缩，部分纤毛倒伏和功能减退；小气道杯状细胞数量增多，分泌亢进，黏液 - 纤毛转运功能减退；有效咳嗽反射功能减退等原因，易导致黏液潴留，小气道管腔变窄，气流阻力增加。鉴于以上原因，老年人易发生呼吸道感染及呼气性呼吸困难。

3. 老年人肺泡萎缩、弹性回缩能力下降，容易导致肺不能有效扩张，肺通气不足；肺动脉壁随年龄增加出现肥厚、纤维化等，使肺动脉压力增高；肺毛细血管黏膜表面积减少，肺灌注流量减少等。鉴于以上原因，老年人肺活量逐渐降低。

4. 老年人由于普遍发生骨质疏松，造成椎体下陷、胸骨前突，易出现桶状胸。肋软骨钙化使胸廓顺应性变小，从而导致呼吸费力。肋间肌和膈肌弹性降低，老年人易胸闷、气短、咳嗽、排痰动作减弱，致使痰液不易咳出，造成呼吸道阻塞。

二、异常呼吸的评估及照护

（一）异常呼吸的评估

1. 频率异常

（1）呼吸过速：也称气促，指老年人在安静状态下呼吸频率超过 24 次 /min。一般体温每升高 1℃，呼吸频率增加 3～4 次 /min。呼吸过速多见于发热、疼痛、甲状腺功能亢进的老年人。

（2）呼吸过缓：呼吸频率低于 12 次 /min，称为呼吸过缓，多见于颅内压增高、麻醉剂或镇静剂过量的老年人。

2. 节律异常

（1）潮式呼吸：又称陈 - 施呼吸。呼吸由浅慢逐渐变为深快，然后再由深快逐渐变为浅慢，经过一段时间的呼吸暂停（5～20s）后，又开始重复如上过程，呈周期性变化，其形态就如潮水涨落般，称为潮式呼吸。潮式呼吸的周期可达 30s～2min。产生机制是由于呼吸中枢的兴奋性降低，只有当缺氧严重、二氧化碳积累到一定程度，才能刺激呼吸中枢，使呼吸恢复或加强，当累积的二氧化碳呼出后，呼吸中枢又失去了有效的刺激，呼吸又再一次减弱继而暂停，从而形成周期性变化。潮式呼吸多见于中枢神经系统疾病，如颅内压增高、脑炎、脑膜炎及巴比妥类药物中毒。

（2）间断呼吸：又称比奥呼吸。其特点是有规律地呼吸几次后，突然停止呼吸，间隔一个短时期后又开始呼吸，如此反复交替出现。发生机制同潮式呼吸，但比潮式呼吸更为严重，预后更差，常在临终前发生。

（3）叹气样呼吸：其特点是在一段浅快的呼吸节律中插入一次深大的呼吸，并伴有叹息声。偶尔一次叹息属于正常情况，可扩张小肺泡，多见于精神紧张，神经衰弱的老年人，若反复发作则是临终前的表现。

3. 深度异常

（1）深度呼吸：又称库斯莫尔呼吸，表现为呼吸深大而规则。通过深大呼吸以排出体内过多的二氧化碳来调节酸碱平衡。深度呼吸多见于糖尿病、尿毒症等引起的代谢性酸中毒的老年人。

（2）浅快呼吸：表现为呼吸浅表而不规则，有时呈叹息样，多见于呼吸肌麻痹和某些肺与胸膜疾

病,如肺炎、胸膜炎、肋骨骨折等,也可见于濒死的老年人。

4. 声音异常

(1)蝉鸣样呼吸:吸气时产生一种高音调的似蝉鸣样的声响。产生机制是由于声带附近阻塞,使空气吸入发生困难,常见于喉头水肿、喉头异物等。

(2)鼾声呼吸:呼气时发出一种粗大的鼾声,由于气管或支气管内有较多的分泌物积蓄,引起呼气时发出粗大的鼾声,多见于昏迷老年人。

5. 形态异常

(1)胸式呼吸减弱,腹式呼吸增强:正常女性老年人以胸式呼吸为主。当发生肺、胸膜或胸壁的疾病时,如肺炎、胸膜炎、胸壁外伤等产生剧烈的疼痛,可使胸式呼吸减弱,腹式呼吸增强。

(2)腹式呼吸减弱,胸式呼吸增强:正常男性老年人以腹式呼吸为主。当腹腔内压力增高,如腹膜炎、大量腹水、肝脾极度肿大、腹腔内巨大肿瘤等,使膈肌下降受限,会造成腹式呼吸减弱,胸式呼吸增强。

6. 呼吸困难 老年人主观上感觉空气不足、胸闷,客观上表现为呼吸费力,烦躁不安,可出现发绀、鼻翼扇动、端坐呼吸、辅助呼吸肌参与呼吸活动,导致呼吸频率、节律、深浅度均出现异常,是一个常见的症状及体征,临床上可分为以下三种:

(1)吸气性呼吸困难:其特点是明显的吸气困难,吸气时间延长,有显著的三凹征(吸气时胸骨上窝、锁骨上窝、肋间隙出现凹陷)。主要原因是上呼吸道部分梗阻,气流不能顺利进入肺,吸气时呼吸肌收缩,肺内负压极度增高所致。吸气性呼吸困难常见于气管阻塞、气管异物、喉头水肿等。

(2)呼气性呼吸困难:其特点是呼气费力,呼气时间延长。主要原因是下呼吸道部分梗阻,气流呼出不畅所致。呼气性呼吸困难常见于支气管哮喘、阻塞性肺气肿等。

(3)混合性呼吸困难:其特点是吸气、呼气均感费力,呼吸表浅,呼吸频率增加。主要原因是广泛性的肺部病变使呼吸面积减少,影响换气功能所致。混合性呼吸困难常见于肺部感染、广泛性肺纤维化、大面积肺不张、大量胸腔积液、气胸等。

(二)异常呼吸老年人的照护

1. 舒适的环境 调节室内温湿度,保持环境整洁、安静、舒适,室内空气流通、清新,增加舒适感,有利于老年人放松。

2. 加强观察 观察呼吸的频率、深度、节律、声音、形态有无异常;有无咳嗽、咳痰、咯血、发绀、呼吸困难及胸痛表现。对痰液较多者要观察痰液的性状、黏稠度和量。观察药物的治疗效果和不良反应,及时发现异常情况。

3. 充分休息 病情严重的老年人卧床休息,以减少耗氧量,可根据病情取半坐卧位或端坐位,以利于呼吸。

4. 气道通畅 及时清除呼吸道内分泌物,保持呼吸道通畅。根据病情给予氧气吸入、雾化、体位引流、叩背排痰或吸痰。

5. 饮食照护 提供足够的营养和水分,饮食清淡,选择易于咀嚼和吞咽的食物,少食多餐,避免过饱以及食用产气食物,防止膈肌上升影响呼吸。

6. 心理照护 关心安慰老年人,耐心倾听其主诉,细致解释老年人提出的问题,尽可能帮助和指导老年人有效咳嗽,做好生活照护,使其以积极的心态配合工作。

7. 健康教育 教育督促老年人戒烟限酒,教会老年人正确呼吸及有效咳嗽的方法。

三、呼吸的测量技术

【操作目的】

1. 判断呼吸有无异常。
2. 动态监测呼吸变化,以了解老年人的呼吸状况。

3. 协助诊断,为预防、治疗、康复和照护提供依据。

【操作程序】

1. 评估

(1)辨识老年人,与老年人沟通。

(2)评估老年人的性别、年龄、疾病史等情况。

(3)评估老年人意识状态、合作程度。

(4)询问老年人在 30min 内有无影响测量呼吸准确性的因素存在。

2. 计划

(1)环境准备:环境安静整洁、温湿度适宜、舒适安全。

(2)老年人准备:体位舒适,呼吸状态保持自然;了解呼吸测量的目的、方法及注意事项。若有影响测量呼吸准确性的因素存在,休息 30min 后再测量。

(3)照护人员准备:着装整洁,洗手,戴口罩。

(4)用物准备:治疗盘内备有秒表、记录本、笔,必要时备棉花。

3. 实施

操作流程	操作步骤	要点说明
1. 核对检查	(1)测量呼吸物品是否齐全 (2)检查物品质量及功能 (3)核对老年人的信息 (4)核对检查无误后携用物至老年人床旁	
2. 安置体位	(1)查对:再次核对老年人的信息 (2)调整体位:安置老年人取卧位或坐位,手心朝上,手腕伸展、放松	• 因呼吸受自主意识控制,测量前不告知老年人 • 老年人体位舒适,便于操作
3. 测量呼吸	(1)照护人员测脉搏后仍然保持诊脉姿势 (2)观察胸部或腹部起伏(一起一伏为一次呼吸) (3)一般情况测量 30s,测得数值乘以 2;异常呼吸者应测 1min	• 注意呼吸节律、深度、声音、形态,以及有无呼吸困难
4. 安置老年人	整理床单位,协助老年人取舒适卧位	
5. 洗手记录	(1)按六步洗手法洗手 (2)将呼吸值准确记录在记录单上	• 记录方法:次/min

4. 评价 照护人员测量呼吸的方法正确,测量结果准确。

【注意事项】

1. 测量前老年人有剧烈活动、情绪波动等情况,待安静休息 30min 后再测。

2. 由于呼吸受意识控制,在测量过程中要分散老年人的注意力,不让其察觉,以免老年人紧张,影响测量的准确性。

3. 危重老年人呼吸微弱,可将少许棉花放于鼻孔前,观察棉花纤维被吹动的次数,并计时 1min(图 9-11)。

【健康指导】

1. 向老年人及家属解释呼吸监测的重要性,使老年人及家属学会正确测量呼吸的方法。

2. 指导老年人精神放松,并使老年人及家属具有识别异常呼吸的能力。

3. 教会老年人对异常呼吸进行自我照护。

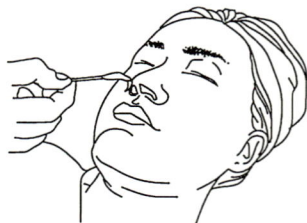

图 9-11 危重老年人呼吸测量

第四节　血 压 照 护

张爷爷,67岁,饮食喜咸,吸烟30年,饮白酒10余年,间断头痛5年,未诊治,1周前双眼出现视力下降,近2d出现头痛、恶心、呕吐症状,血压达190/110mmHg。

根据以上资料,请回答:

1. 张爷爷的血压级别。

2. 测量血压时的注意事项。

3. 对血压异常老年人实施的照护措施。

血压(blood pressure,BP)是血管内流动着的血液对单位面积血管壁的侧压力(压强)。在不同血管内,血压被分别称为动脉血压、毛细血管压和静脉血压,而一般所说的血压是指动脉血压。

在一个心动周期中,动脉血压随着心室的收缩和舒张而发生规律性的波动。在心室收缩时,动脉血压上升达到的最高值称为收缩压。在心室舒张末期,动脉血压下降达到的最低值称为舒张压。收缩压与舒张压的差值称为脉搏压,简称脉压。在一个心动周期中,动脉血压的平均值称为平均动脉压,约等于舒张压加1/3脉压。

一、正常血压及生理变化

(一)血压的形成

心血管系统是一个封闭的管道系统,在这个系统中足够量的血液充盈是形成血压的前提,心脏射血与外周阻力是形成血压的基本因素,同时大动脉的弹性储器作用对血压的形成也有重要的作用。

产生动脉血压的前提条件是心血管内有足够量的血液充盈,血液的充盈度可用循环系统平均充盈压表示,在成人约为0.93kPa(7mmHg)。心脏射血是形成动脉血压的能量来源。心室肌收缩所释放的能量可分为两部分:一部分是动能,用于推动血液在血管中流动;另一部分是势能,形成对血管壁的侧压,并使血管壁扩张,暂储血液。心室舒张时,被扩张的大血管弹性回缩,将部分势能又转化为推动血流的动能,使血液继续向前流动。如果只有心室肌收缩而无外周阻力,心室收缩释放的能量将全部表现为动能,迅速向外周流失,动脉血压不能形成,只有在存在外周阻力的情况下,左心室射出的血量(60~80ml/次)仅1/3流向外周,其余2/3暂时储存于主动脉和大动脉内,形成较高的收缩压。心室舒张,主动脉和大动脉管壁弹性回缩,将储存的势能转化为动能,推动血液继续流动,维持一定的舒张压高度。大动脉的弹性对动脉血压的变化有缓冲作用,同时使心室的间断射血变为动脉内持续的血流。因此动脉血压的形成是多种因素相互作用的结果。

(二)影响血压的因素

凡与动脉血压形成有关的因素发生改变,都可影响动脉血压。

1. 每搏输出量　每搏输出量增大,心缩期射入主动脉的血量增多,收缩压明显升高。如果外周阻力和心率变化不大,由于动脉血压升高,血流速度加快,则大动脉内增多的血量仍可在心舒张期内流向外周,到舒张末期滞留在动脉内的血量增加并不多,舒张压虽有所升高,但程度不大,因而脉压增大。因此,收缩压的高低主要反映每搏输出量的多少。

2. 心率　心率增快,而每搏输出量和外周阻力相对不变时,由于心舒期缩短,心舒期内流向外周的血量减少,则心舒张末期主动脉内存留的血量增多,舒张压明显升高。由于动脉血压升高可使血流速度加快,因此心收缩期内仍有较多的血液从主动脉流向外周,但收缩压升高不如舒张压明显,因而脉压减小。因此,心率主要影响舒张压。

3. 外周阻力 在心输出量不变而外周阻力增大时，心舒张期中血液向外周流动的速度减慢，心舒张末期存留在主动脉中的血量增多，舒张压明显升高。在心收缩期，由于动脉血压升高使血流速度加快，收缩压的升高不如舒张压明显，脉压减小。因此，舒张压的高低主要反映外周阻力的大小。外周阻力的大小受阻力血管（小动脉和微动脉）口径和血液黏稠度的影响，阻力血管口径变小，血液黏稠度增高，外周阻力则增大。

4. 主动脉和大动脉管壁的弹性 大动脉管壁的弹性对血压起缓冲作用。随着年龄的增长，血管中的胶原纤维增生，逐渐取代平滑肌与弹性纤维，以致血管的顺应性降低。收缩压升高，舒张压降低，脉压增大。

5. 循环血量与血管容量 循环血量和血管容量相适应，才能使血管系统足够充盈，产生循环系统平均充盈压。正常情况下，循环血量与血管容量是相适应的。如果循环血量减少或血管容量扩大，血压便会下降。

保持动脉血压相对稳定具有重要的生理意义。动脉血压是推动血液流动的驱动力，它必须达到一定的高度，并且保持相对稳定，才能保证全身各器官有足够的血液供应，各器官的代谢和功能活动才能正常进行。若动脉血压过低，则不能满足机体组织代谢的需要，导致组织缺血、缺氧，造成严重后果。若动脉血压过高，则心室射血所遇阻力过大，心肌后负荷加重，长期持续的高血压可致组织器官一系列病理生理改变，是脑卒中、冠心病的主要危险因素之一。

（三）正常血压及其生理性变化

1. 正常血压 正常成人在安静状态下血压范围比较稳定，一般以肱动脉血压为标准，其正常范围为收缩压 90～139mmHg，舒张压 60～89mmHg，脉压 30～40mmHg。

按照国际标准计量单位规定，压强的单位是帕（Pa），但帕的单位较小，故血压的单位通常用千帕（kPa），由于人们长期以来使用水银血压计测量血压，因此习惯上用水银柱的高度即毫米汞柱（mmHg）来表示血压数值。换算公式：1mmHg=0.133kPa；1kPa=7.5mmHg。

2. 生理性变化 在生理情况下，正常人的血压保持相对恒定，可以在一定范围内出现波动。很多因素都可以影响血压的变化。

（1）年龄：血压会随着年龄的增长而增高，其中收缩压的升高比舒张压的升高更为显著，由此导致脉压增大。脉压随着年龄增长而增加，是反映动脉损害程度的重要标志，比收缩压或舒张压更能预测心血管事件的发生。老年人的平均血压为 140～160/80～90mmHg。

（2）性别：女性在更年期前，血压通常低于男性；更年期后，血压升高，与男性差别不大。

（3）昼夜和睡眠：血压呈现明显的昼夜波动，通常表现为夜间血压降低，清晨起床活动后血压迅速升高。大多数人的血压凌晨 2～3 时最低，上午 6～10 时和下午 4～8 时各有一个高峰，晚上 8 时后血压就逐渐下降，表现为"双峰双谷"，这一现象称动脉血压的日节律。老年人这种血压的日夜高低现象更为显著，有明显的低谷与高峰。睡眠不佳、过度劳累时血压略有升高。

（4）体型：通常高大、肥胖的老年人血压偏高。

（5）体位：通常情况下，卧位血压小于坐位血压，坐位血压小于立位血压，此与重力代偿机制有关。对于长期卧床或使用某些降压药物的老年人，若突然由卧位改为立位，可出现眩晕、血压下降等直立性低血压的表现。

（6）身体不同部位：一般右上肢高于左上肢，原因是右侧肱动脉来自主动脉弓的第一大分支无名动脉，而左侧肱动脉来自主动脉的第三大分支左锁骨下动脉，由于能量消耗，右侧血压比左侧高10～20mmHg。下肢血压高于上肢血压 20～40mmHg，其原因与股动脉的管径较肱动脉粗、血流量大有关。

（7）运动：运动时血压的变化与肌肉运动的方式有关，以等长收缩为主的运动，如持续握拳时，血压升高；以等张收缩为主的运动，如步行、骑自行车，在运动开始时血压有所升高，继而由于血流量重新分配和有效循环血量的改变，血压可逐渐恢复正常。

（8）环境：寒冷环境，由于末梢血管收缩，血压可略有升高；高温环境，由于皮肤血管扩张，血压可略下降。

（9）其他：情绪激动、吸烟、饮酒、排泄、摄盐过多、疼痛、药物等对血压均有影响。

二、异常血压的评估及照护

（一）异常血压的评估

1. 高血压　在未使用降压药物的情况下，非同日 3 次测量结果中，成人收缩压 ≥ 140mmHg 和 / 或舒张压 ≥ 90mmHg 为高血压。根据引起高血压的原因不同，将高血压分为原发性高血压与继发性高血压两大类。95% 老年人的高血压病因不明，称为原发性高血压，约 5% 老年人血压升高是某种疾病的一种临床表现，称为继发性高血压。具体准参考《中国高血压防治指南（2023 版）》（表 9-4）。

表 9-4　中国高血压分类标准（2023 版）

分级	收缩压 /mmHg		舒张压 /mmHg
正常血压	<120	和	<80
正常高值	120～139	和 / 或	80～89
高血压	≥140	和 / 或	≥90
1 级高血压（轻度）	140～159	和 / 或	90～99
2 级高血压（中度）	160～179	和 / 或	100～109
3 级高血压（重度）	≥180	和 / 或	≥110
单纯收缩期高血压	≥140	和	<90

注：当收缩压和舒张压分属于不同级别时，以较高的分级为准。单纯收缩期高血压也可依据收缩压水平分为 1、2、3 级。

2. 低血压　指血压低于 90/60mmHg，常见于大量失血、休克、急性心力衰竭等疾病。

3. 脉压异常

（1）脉压增大：脉压超过 40mmHg 称为脉压增大，常见于主动脉硬化、主动脉瓣关闭不全、甲状腺功能亢进等疾病。

（2）脉压减小：脉压低于 30mmHg 称为脉压减小，常见于心包积液、缩窄性心包炎、末梢循环衰竭等疾病。

（二）血压异常老年人的照护

1. 加强观察　老年人血压波动较大，所以应每日定时、多次测量血压。注重检测老年人的血压变化，指导老年人按时服药，并观察药物疗效和不良反应。如发现老年人意识发生改变，应绝对卧床休息，床头抬高 15°～30°。

2. 合理饮食　高血压老年人应进低盐、低脂、低胆固醇、高维生素、高纤维素的食物。避免辛辣刺激性食物，减少钠盐摄入，成人每天食盐摄入量建议不超过 5g。

3. 控制情绪　精神紧张、情绪激动、烦躁、焦虑、忧愁等，都是诱发高血压的精神因素，因此，患高血压的老年人应注意控制情绪，保持心情舒畅。

4. 生活规律　良好的生活习惯是保持健康和维持正常血压的重要条件，如按时作息、保证足够的睡眠、注意保暖、养成定时排便的习惯、避免冷热环境刺激等。

5. 坚持运动　鼓励老年人积极参加力所能及的体力劳动和进行适当的运动锻炼，以改善血液循环，增强心血管功能，如快走、步行、慢跑、游泳、打太极拳等，老年人运动时应注意量力而为，循序渐进。

6. 环境舒适　流行病学调查表明高血压发病受环境因素影响，不良环境刺激可加重老年人高血压病情。应保持良好的生活环境,如干净整洁、温湿度适宜、光线柔和等,以利于老年人充分休息。照护人员操作应相对集中,动作轻巧,尽量避免影响老年人休息。

7. 健康教育 指导老年人学会自我监测血压,遵医嘱按时服药并学会观察药物的不良反应;保持情绪稳定,戒烟戒酒,饮食清淡,保持大便通畅,注意保暖,避免冷热刺激,养成规律的生活习惯;肥胖者控制体重,适当运动。

三、血压的测量技术

血压测量可分为直接测量和间接测量两种方法。直接测量法是将溶有抗凝剂的长导管经皮插入动脉内,导管与压力传感器连接,显示实时的血压数据,可连续监测动脉血压的动态变化。直接测量法得到的血压值数值精确、可靠,但它属于一种创伤性检查,临床仅限于急危重老年人、特大手术及严重休克老年人的血压监测。间接测量法是应用血压计间接测量血压,它是根据血液通过狭窄的血管形成涡流时发出响声而设计,是目前临床上广泛应用的方法。

(一)血压计的种类与构造

1. 血压计的种类主要有水银血压计(立式和台式两种,立式血压计可随意调节高度,见图9-12)、无液血压计(图9-13)、电子血压计(图9-14)三种。

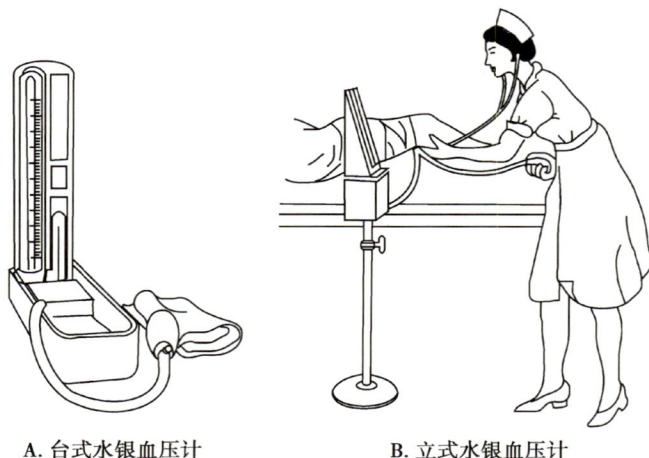

A. 台式水银血压计   B. 立式水银血压计

图9-12　水银血压计

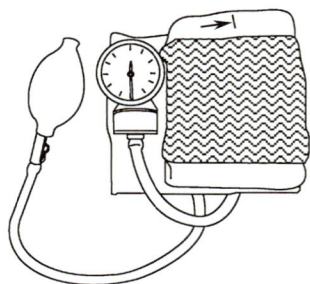

图9-13　无液血压计　　　　　**图9-14　电子血压计**

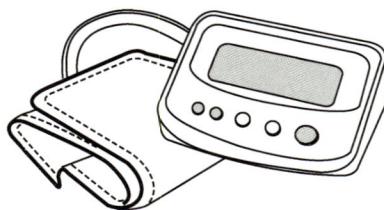

(1)水银血压计:又称汞柱血压计,由玻璃管、标尺、水银槽三部分组成。在血压计盒盖内面固定一根玻璃管,管面上标有双刻度(标尺)0~300mmHg(0~40kPa),最小分度值分别为2mmHg或0.5kPa,玻璃管上端盖以金属帽与大气相通,玻璃管下端和水银槽(储有水银60g)相连。水银血压计的优点是测得数值准确可靠,但较笨重且玻璃管部分易破裂。

（2）无液血压计：又称弹簧式血压计、压力表式血压计。外形呈圆盘状，正面盘上标有刻度，盘中央有一指针提示血压数值。其优点是携带方便，但可信度差。

（3）电子血压计：包括手动式数字电子血压计和全自动数字电子血压计。手动式数字电子血压计是指要自己往气袋中打气，测量过程则是自动的。全自动数字电子血压计只需要按动开关键，一切就都可以自动完成。在电子血压计的袖带内有一换能器，有自动采样、电脑控制数字运算及自动放气程序，数秒内可得到收缩压、舒张压、脉搏数值。

2. 血压计的构造由三部分组成。

（1）加压气球和压力活门：加压气球可向袖带气囊充气；压力活门可调节压力大小。全自动电子血压计没有加压气球和压力活门，由一个按钮来启动，通过空气管充气加压，完成测量血压全过程。

（2）袖带：由内层长方形扁平的橡胶气囊和外层布套组成。选用大小合适的气囊袖带，气囊至少应包裹80%上臂。大多数成年人的臂围为25～35cm，可使用气囊长22～26cm、宽12cm的标准规格袖带（目前国内水银柱血压计的气囊的规格：长22cm，宽12cm）。袖带太窄，因须加大力量才能阻断动脉血流，因而测得的数值偏高；袖带太宽，因大段血管受阻，测得的数值则偏低。袖带上有两根橡胶管，一根与加压气球相连，另一根与压力表相通。

（二）血压计的工作原理

1. 收缩压的判断 血压计的工作原理是将袖带缠缚于测量部位后充气加压，使动脉完全闭塞，然后缓慢放气，当袖带内的压力与心脏收缩压相等时，血液将通过袖带，便能听到血液流过的声响，此时对应的血压值称为收缩压。

2. 舒张压的判断 测量得出收缩压数值后，袖带继续放气，当袖带内压力低于心脏收缩压但高于心脏舒张压这一段时间内，心脏每收缩一次，均可听到一次声音；当袖带压力降低到等于或稍低于舒张压时，血流恢复通畅，伴随心跳所发出的声音便突然变弱或消失，此时血压计所指的刻度即为舒张压。

（三）血压测量技术

【操作目的】

1. 判断血压有无异常。

2. 监测血压变化，间接了解循环系统的功能状况，以了解疾病情况。

3. 协助诊断，为预防、治疗、康复和照护提供依据。

【操作程序】

1. 评估

（1）辨识老年人，与老年人沟通。

（2）评估老年人的意识状态、合作程度、身体情况、既往血压状况、服药情况、有无偏瘫及功能障碍。

（3）评估老年人在30min内有无影响测量血压准确性的因素。

2. 计划

（1）环境准备：环境安静、光线充足、温湿度适宜、舒适安全。

（2）老年人准备：体位舒适，情绪稳定；了解血压测量的目的、方法、注意事项及配合要点；测量前30min内无吸烟、运动、情绪变化等影响血压的情况。

（3）照护人员准备：着装整洁，洗手，戴口罩。

（4）用物准备：治疗盘内备血压计、听诊器（检查血压计的袖带宽窄是否合适，水银是否充足，玻璃管有无裂缝，玻璃管上端是否和大气相通，橡胶管和输气球有无漏气；听诊器是否完好）、记录本、笔。

3. 实施
（1）水银血压计

操作流程	操作步骤	要点说明
1. 核对检查	（1）测量血压物品是否齐全 （2）检查血压计功能、质量 （3）核对老年人的信息 （4）核对检查无误后携用物至老年人床旁	
2. 安置体位	（1）查对与沟通：再次核对老年人的信息，与老年人沟通，向老年人解释测量血压的目的和配合方法等 （2）调整体位：老年人取坐位或卧位。坐位时手臂平第四肋，卧位时手臂平腋中线	• 测血压前，嘱老年人至少安静休息5min • 使被测肢体的肱动脉与心脏位于同一水平
3. 安置手臂	卷袖（必要时脱袖），露出上臂，肘部伸直，掌心向上，自然放置	• 袖口不宜过紧，以免阻断血流，影响测得的血压值
4. 开血压计	放置好血压计，开启水银槽开关	• 血压计"0"点应与肱动脉、心脏位于同一水平
5. 缠好袖带	驱尽袖带内空气，平整地缠于上臂中部，袖带下缘距肘窝2～3cm，松紧以能伸入一指为宜	• 袖带过松、过紧会影响测得的血压值
6. 置听诊器	将听诊器胸件放于肱动脉搏动最明显处（图9-15），一手稍加固定，一手握输气球，关闭压力活门	• 不可将胸件放于袖带内；听诊器胸件的整个膜部要与皮肤紧密接触，但不可压得太重
7. 输气加压	充气至动脉搏动音消失后再升高20～30mmHg（2.6～4.0kPa）	• 动脉搏动音消失说明袖带内压力大于心脏收缩压，血流阻断；充气不可过快过猛
8. 仔细视听	（1）缓慢放气，以4mmHg/s（0.5kPa）的速度为宜，双眼平视汞柱所指刻度并注意动脉搏动音的变化 （2）当听到第一声搏动音，此时水银柱所对应刻度即为收缩压，随后搏动逐渐减弱，当搏动音消失或突然明显减弱，此时水银柱所对应刻度即为舒张压	• 视线与血压计汞柱所指刻度保持水平 • 第一声搏动音出现表示袖带内压力已降至与心脏收缩压相等，血流能通过受阻的肱动脉；WHO规定舒张压以动脉搏动音的消失作为判断标准
9. 驱气整理	测量结束，驱尽袖带内空气，整理袖带并放入盒内，将血压计右倾45°，关闭水银槽开关，盖盒，妥善放置	• 防止玻璃管碎裂；使水银全部流回槽内
10. 安置老年人	整理床单位，协助老年人穿衣，取舒适体位	
11. 洗手记录	（1）按六步洗手法洗手 （2）正确记录血压值，记录格式为收缩压/舒张压 mmHg（kPa）	• 当变音与消失音两者之间有差异时，两个读数都应记录：收缩压/变音/消失音 mmHg（kPa）

（2）电子血压计

操作流程	操作步骤	要点说明
1. 核对检查	（1）测量血压物品是否齐全 （2）检查血压计的功能、质量 （3）核对老年人的信息 （4）核对检查无误后携用物至老年人床旁	• 遵医嘱
2. 安置体位	（1）查对与沟通：再次核对老年人的信息，与老年人沟通，向老年人解释测量血压的目的和配合方法等 （2）调整体位：老年人取坐位或卧位。坐位时手臂平第四肋，仰卧位时手臂平腋中线	• 测血压前，嘱老年人至少安静休息5min • 使被测肢体的肱动脉与心脏位于同一水平

续表

操作流程	操作步骤	要点说明
3. 安置手臂	卷袖（必要时脱袖），露出上臂，肘部伸直，掌心向上，自然放置	• 袖口不宜过紧，以免阻断血流，影响测得的血压值
4. 缠好袖带	袖带平整地缠于上臂中部，袖带下缘距肘窝2~3cm，松紧以能伸入一指为宜，空气管处于动脉搏动最强处	• 袖带过松、过紧会影响测得的血压值
5. 开血压计	放置好血压计，打开电子血压计开关，开始测量	
6. 读取数值	测量时可看到电子血压计屏幕数字变换，待数字停止变换后读取数值。上面的数字代表收缩压，下面的数字代表舒张压	
7. 整理	测量结束，待袖带内空气排尽，整理袖带并放入盒内，妥善放置	
8. 安置老年人	整理床单位，协助老年人穿衣，取舒适体位	
9. 洗手记录	（1）按六步洗手法洗手 （2）正确记录血压值，记录格式为收缩压/舒张压mmHg（kPa）	

4. 评价

（1）老年人安全、无损伤、无其他不适。

（2）照护人员测量血压方法正确，测量结果准确。

（3）照护人员能与老年人或家属有效沟通，取得老年人或家属的理解和配合。

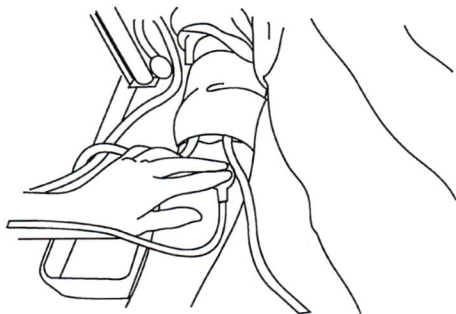

图9-15 听诊器放置部位（肱动脉搏动最明显处）

【注意事项】

1. 定期检测、校对血压计。测量前，检查血压计：玻璃管无裂损，刻度清晰，加压气球和橡胶管无老化、不漏气，袖带宽窄合适，水银充足、无断裂；检查听诊器：橡胶管无老化、衔接紧密，听诊器传导正常。

2. 对需持续观察血压者，应做到"四定"，即定时间、定部位、定体位、定血压计，有助于测定的准确性和对照的可比性。

3. 发现血压听不清或异常，应重测。重测时，听诊器放置部位正确（肱动脉搏动最明显处），待水银柱降至"0"点，稍等片刻后再测量。必要时，进行双侧对照。

4. 注意测压装置（血压计、听诊器）、测量者、受检者、测量环境等因素引起血压测量的误差，以保证测量血压的准确性。

5. 对血压测量的要求

（1）推荐使用经过验证的上臂式医用电子血压计。

（2）使用标准规格的袖带（气囊长22~26cm，宽12cm），肥胖者或臂围大者（大于32cm）应使用大规格气囊袖带。

(3) 首诊时应测量两上臂血压,以血压读数较高的一侧作为测量的上臂。

(4) 测量血压时,应相隔 1~2min 重复测量,取 2 次读数的平均值记录。如果收缩压或舒张压的 2 次读数相差 5mmHg 以上,应再次测量,取 3 次读数的平均值记录。

6. 安全风险因素

(1) 汞中毒:水银泄露挥发,引起汞中毒。

(2) 压力性创伤:长期进行血压监测的老年人,袖带处皮肤潮湿,反复加压,增加发生压力性损伤的风险。

【健康指导】

1. 向老年人及家属宣教血压的正常值及测量过程中的注意事项。

2. 教导老年人正确使用血压计测量血压,帮助老年人创造在家中自测血压的条件,以便其能够及时掌握自己血压的动态变化。

3. 教会老年人正确判断降压效果,及时咨询医生调整用药。

4. 指导老年人养成良好的生活习惯,合理膳食,注意保暖,适量运动,提高自我保健能力。

📖 知识拓展

家庭血压监测

家庭血压测量(home blood pressure measurement,HBPM)由被测量者自我测量,也可由家庭成员协助完成,又称自测血压或家庭血压测量。HBPM 需要选择合适的血压测量仪器,并对老年人进行血压自我测量知识、技能和方案的指导。

(1) 使用经过国际标准方案认证的上臂式家用自动电子血压计。电子血压计使用期间应定期校准,每年至少 1 次。

(2) 测量方案:对初诊高血压老年人或血压不稳定的高血压老年人,建议每天早晨和晚上测量血压,每次测 2~3 遍,取平均值;建议连续测量家庭血压 7d,取后 6d 血压平均值。血压控制平稳且达标者,可每周自测 1~2d 血压,早晚各 1 次;最好在早上起床后、服降压药和早餐前、排尿后等固定时间自测坐位血压。

(3) 详细记录每次测量血压的日期、时间以及所有血压读数,尽可能向医生提供完整的血压记录。

(4) 精神高度焦虑的老年人,不建议在家中自测血压。

（黄　莹）

✒️ 思考题

1. 李奶奶,65 岁,体温在 39~40℃波动,持续 1 周,日差不超过 1℃。P 110 次 /min,R 26 次 /min。老年人神志清,面色潮红,口唇干裂,精神不振,食欲差。

根据以上资料,请回答:

(1) 李奶奶的热型。

(2) 李奶奶的发热程度。

(3) 对李奶奶应采取的照护措施。

2. 王爷爷,68 岁,突发心房纤颤。心率 180 次 /min,脉搏 100 次 /min,且心律完全不规则、心率快慢不一、心音强弱不等。

根据以上资料,请回答:

（1）王爷爷的异常脉搏类型。

（2）为王爷爷测量脉搏的正确方法。

（3）为王爷爷测量脉搏后的记录方法。

3. 赵奶奶，70 岁，因颅内压增高入院。呼吸由浅慢逐渐变为深快，然后再由深快逐渐变为浅慢，经过一段时间的呼吸暂停后，又开始重复如上过程。

根据以上资料，请回答：

（1）赵奶奶异常呼吸的类型。

（2）该异常呼吸的产生机制。

4. 李爷爷，65 岁，自感胸闷不适，嘴唇发绀，呼吸困难，有明显的"三凹征"。

根据以上资料，请回答：

（1）李爷爷呼吸困难的类型。

（2）"三凹征"的特点。

5. 张爷爷，男，76 岁，与老伴居住在养老院。张爷爷患高血压病 15 年，每日口服降压药，血压控制平稳。今晨张爷爷忘记服药，与老伴散步时自诉头晕，返回房间后平卧休息。

［任务要求］

作为照护人员，请根据上述情境描述完成以下操作任务：

请为张爷爷测量血压。

［任务说明］

（1）阅读试题及准备用物 6min。

（2）依据场景及案例情境为张爷爷测量血压。

（3）技能操作竞赛时间为 9min。

要求参赛选手用语言和非语言方式疏导老年人的不良情绪或鼓励、表扬老年人，增强老年人提高生活能力的信心，将沟通交流、安全照护、心理支持、健康教育、人文关怀、职业安全与防护等贯穿于照护服务全过程中。

第四篇

老年人治疗照护知识与技能

第十章
冷热疗照护

1. 说出老年人冷热疗的目的、禁忌。
2. 概括冷热疗的效应；影响冷热疗效果的因素。
3. 运用冰袋、冷湿敷、温水擦浴、热水袋、湿热敷、温水坐浴、温水浸泡等为老年人提供照护服务。
4. 具有细心、耐心、认真的品质，操作中确保老年人安全，杜绝冻伤、烫伤等发生。

随着年龄的增长，老年人各器官、组织和生理功能逐步衰退，应激反应能力降低，机体产热和散热过程迟缓，体温调节能力下降，发生高热持续不退或低体温的概率增加，与冷热相关的物理治疗成为辅助调节体温的重要手段。冷热疗照护技术是老年人健康管理与照护服务工作中的重要内容。因此，全面评估、规范操作对充分发挥冷热疗效果、降低安全风险尤为重要。

第一节　冷热疗概述

冷热疗是利用低于或高于人体温度的物质作用于体表皮肤，通过神经传导引起皮肤和内脏器官血管的收缩或舒张，从而改变机体各系统体液循环和新陈代谢，达到治疗目的的方法。

一、冷热疗的效应

当实施冷热疗时，冷热刺激虽然作用于体表皮肤，却会诱发机体产生局部或全身的一系列反应，包括生理效应和继发效应。

（一）生理效应

1. 用冷产生的生理效应

（1）血管收缩，管壁通透性降低。

（2）血液流速减慢，血液黏稠度增加。

（3）细胞代谢率降低，需氧量减少。

（4）神经传导速度减慢。

（5）结缔组织伸展性减弱。

（6）体温下降。

2. 用热产生的生理效应

（1）血管扩张，管壁通透性增加。

（2）血液流速增快，血液黏稠度降低。

（3）细胞代谢率增加，需氧量增加。

（4）神经传导速度增快。

（5）结缔组织伸展性增加。

（6）体温上升。

（二）继发效应

实施冷热疗时，当冷热刺激持续作用超过一定时间，产生与生理效应相反的作用，这种现象称为继发效应。持续用冷超过 30～60min 会继发小动脉扩张，持续用热超过 30～45min 扩张的小动脉会发生收缩。因此，实施冷热疗要把握最适作用时长，一般以 20～30min 为宜，如需反复使用，待组织恢复后方可实施，两次操作间隔不低于 1h，防止产生继发效应抵消冷热疗的生理效应。

二、冷热疗的目的、适应证和禁忌证

（一）冷疗的目的、适应证和禁忌证

1. 目的

（1）降温：冷作用于体表，通过传导、蒸发等方式，从而达到降低体温的目的。

（2）减轻局部充血、促进止血：冷刺激作用下局部血管收缩，毛细血管通透性降低，流入局部组织的血量减少，血液与组织液交换减少，局部充血水肿减轻；同时冷刺激还可使血流速度减慢，血液黏稠度增加，有利于血管收缩，达到凝血、止血的目的。

（3）缓解疼痛：冷刺激可抑制细胞活力，减慢神经冲动传导，降低神经末梢敏感性而减轻疼痛感觉；冷刺激使局部血管收缩，毛细血管的通透性降低，损伤组织周围渗出减少，减轻由于组织肿胀所引起的疼痛。

（4）控制炎症扩散：在冷刺激作用下，损伤组织局部血管收缩，毛细血管通透性降低，血液黏稠度增加，血流量减少，新陈代谢降低，使炎症部位微生物活力降低，渗出减少，从而限制了炎症的进一步扩散。

2. 适应证 高热、中暑、急性软组织损伤或扭伤早期（48h 内）、扁桃体摘除术后出血、鼻出血、牙痛、神经痛等。

3. 禁忌证

（1）血液循环障碍：对于大面积组织受损、休克、周围血管病变、糖尿病等老年人，冷疗使血管收缩，进一步加重局部组织血液循环不良，导致局部组织缺血缺氧甚至变性坏死。

（2）慢性炎症或深部化脓性病灶：冷疗使局部血管收缩，毛细血管通透性降低，不利于血管内外物质交换，妨碍坏死组织吸收，使病情迁延。

（3）组织损伤或有开放性伤口处：冷刺激使局部血流灌注减少，营养供应不足，延缓伤口愈合。

（4）对冷过敏者：实施冷疗时会出现红斑、荨麻疹、关节疼痛、肌肉痉挛等过敏症状。

（5）禁忌部位：①枕后、耳郭、阴囊处，在这些部位用冷极易造成冻伤。②心前区用冷会出现反射性心率减慢，甚至诱发心律失常。③腹部用冷易出现腹痛、腹泻等。④足底有许多重要穴位且末梢神经丰富，足底用冷可引起末梢血管收缩而影响散热或产生一过性冠状动脉收缩诱发心绞痛。

（6）其他情况：给老年人实施冷疗时要格外谨慎，使用前必须对老年人精神、感知觉、认知功能、生命体征等情况进行综合评估。对昏迷、糖尿病伴神经病变、皮肤黏膜感觉异常、极度衰弱、严重心脏病、高血压、闭塞性脉管炎、雷诺病、系统性红斑狼疮等老年患者应慎用冷疗。

（二）热疗的目的、适应证和禁忌证

1. 目的

（1）促进炎症的局限或消散：热疗可使局部血管扩张，血流速度加快，血管通透性增加，有利于血管内外物质交换，促进组织炎症反应产物排出和炎性渗出物吸收；血流量增加，白细胞增多，释放蛋白溶解酶等抗炎活性因子，机体抵抗力和修复力增强，炎症局限好转。

（2）缓解疼痛：热疗可以降低痛觉神经兴奋性，使痛阈升高，达到镇痛目的；热疗使局部组织血

管扩张,血流速度加快,血管通透性增加、炎性渗出物吸收和致痛物质被快速清除,渗出物对神经末梢的刺激和压迫减轻,从而缓解疼痛感;热疗可以使肌肉松弛,增加结缔组织伸展性,关节活动范围增加,减轻因肌肉痉挛、僵硬、关节强直所致的疼痛。

(3)减轻深部组织充血:热可使皮肤血管扩张,平时大量呈闭锁状态的动静脉吻合支开放,皮肤血流量增多。由于全身循环血量重新分布,可减轻深部组织的充血。

(4)保暖:热可使局部血管扩张,促进血液循环,使体温升高,并使老年人感觉舒适。

2. 适应证

(1)肌肉疲劳或痉挛、低体温等。

(2)亚急性、慢性炎症后期及多种疼痛,如慢性颈肩腰腿痛、慢性退行性骨关节炎、胃肠痉挛、睑板腺囊肿、乳腺炎等。

(3)亚急性、慢性损伤,如肌肉劳损、急性扭挫伤48h后等。

3. 禁忌证

(1)软组织扭伤、损伤早期:发生扭伤、挫伤后24~48h内,局部充血肿胀,此时实施热疗会促进血液循环,增加局部血流量,皮下出血、肿胀、疼痛加剧。

(2)未经确诊的急性腹痛:腹腔内脏器众多,急性腹痛的原因多种多样,实施热疗虽能缓解部分疼痛感,但也容易掩盖病情真相,发生漏诊、误诊。

(3)面部危险三角区急性感染:面部血管丰富且无静脉瓣,当鼻根和两口角构成的三角区域发生急性感染性时,热疗使血管扩张,血流量增多,导致细菌和毒素进入血液循环,炎症扩散至颅内造成颅内感染或败血症,引发严重后果。

(4)各种脏器出血:热疗使血管扩张,会加重出血倾向。当老年人存在凝血功能障碍时,热疗会加重内出血导致失血性贫血,甚至发生低血容量性休克危及生命。

(5)恶性肿瘤病变部位:当治疗部位有恶性肿瘤时,不可单独实施热疗,因为中低热会加速细胞分裂增殖,诱导恶性肿瘤细胞生长,使病情恶化。

(6)有金属移植物的部位:金属是热的良导体,对热量的传导速度快,易对深部热敏组织造成烫伤。如人工金属关节置换术后关节处、外周血管安装金属支架后局部禁用热疗。

(7)其他情况:给老年人实施热疗时要格外谨慎,对昏迷、感觉异常等老年人用热可能会造成烫伤,应慎用热疗。

三、影响冷热疗效果的因素

1. 载热体的理化性质　冷热疗通过不同温度的载热体与机体之间的热交换发挥冷热效应。当传导介质为液体时,热交换效果更佳。老年人冷热疗中最常使用水作为热的载体,水是一种热的良性导体,渗透性远较空气强,对老年人干燥的皮肤还可以起到补水作用。

2. 作用部位和距离　不同部位的皮肤各层组织厚度不同,对热传导性有差别,且不同部位血管神经分布不同,对冷热反应的效果存在差异。皮肤角质层较厚的区域,如脚和手对冷热的耐受性强,冷热疗效果比较差;皮肤较薄的区域,如前臂内侧、颈部、腋窝、腹股沟,对冷热的敏感性强,冷热疗效果就比较好。由于热量会在传递过程被耗损,因此在确保安全的前提下,载热体距离作用部位越近疗效越好。

3. 作用面积　作用面积越大,冷热效应就越迅速,反之则越弱。对老年人使用面积越大,老年人冷热的耐受性越差,越容易引起全身反应。比如实施大面积热疗,短时间内会导致周围血管扩张,血压急剧下降,老年人容易发生晕厥;实施大面积冷疗,短时间内会导致广泛性血管收缩,血压升高。

4. 作用时间　在作用部位实施冷热疗的时间长短对治疗效果有直接影响。在一定时间内其治疗效应随着时间的增加而增强,从而达到最大治疗效果。如果时间过长,机体将产生继发效应抵消治疗效应。

5. 温度差　载热体与作用部位的温度差越大,热交换的速度越快,人体反应越强。其次,环境温度也可以影响冷热疗效果,在环境温度高于或等于身体温度时用热,热效应会增强;而在干燥寒冷环境中用冷,冷效应会增强。

6. 个体差异 冷热疗的效应具有普遍性,但不同年龄、性别、身体状况、生活环境等又使其效应呈现出特殊差异。老年人由于生理功能衰退,各器官系统功能减退,对冷热刺激的敏感性降低,一方面起效缓慢,另一方面容易发生冻伤或烫伤;通常女性对冷热刺激更为敏感,男性则更为耐受;长期居住在热带地区的人对热的耐受性比较高,而长期居住在寒冷地区的人对冷的耐受性比较高。

第二节 热疗照护技术

案例 10-1

张爷爷,75 岁,既往有高血压、2 型糖尿病、骨关节炎病史。平时服用降压、降糖药物,血压、血糖控制平稳。近日气温骤降,张爷爷主诉双膝关节寒凉疼痛,活动后疼痛加剧,局部关节无红肿,夜间睡眠时感觉足冷,影响睡眠质量,请给予热疗照护。

根据以上资料,请回答:

1. 实施热疗的主要步骤。

2. 热疗时的注意事项。

热疗是用高于人体温度的物质,作用于机体局部或全身,以达到消炎、解痉、促进血液循环、缓解疲劳的治疗技术。

一、热水袋的使用

在老年人照护过程中,热水袋的使用率很高。热水袋主要包括橡胶热水袋(图 10-1)和电暖宝(图 10-2)。

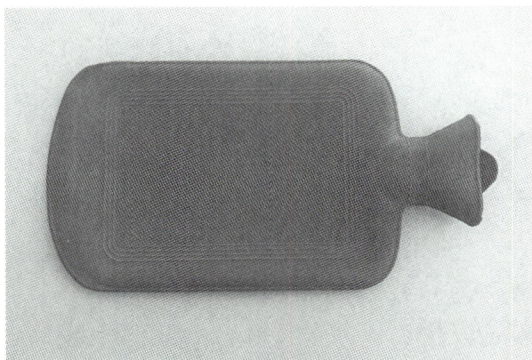

图 10-1 橡胶热水袋

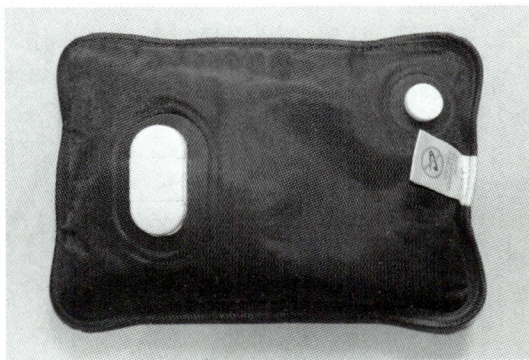

图 10-2 电暖宝

【操作目的】

保暖、解除肌肉痉挛、缓解疼痛、促进舒适。

【操作程序】

1. 评估

(1)辨识老年人,与老年人沟通。

(2)评估老年人的性别、年龄、既往病史、手术史、用药史、过敏史、康复史。

(3)评估老年人的意识状态、认知功能、活动能力、合作程度、心理状态。

(4)评估老年人全身皮肤状况,如完整性、色泽、水肿、硬结等,测试皮肤有无感觉障碍及皮肤对热的耐受程度。

2. 计划

（1）环境准备：整洁安全，室温适宜，如有需要关闭门窗，拉布帘或使用屏风遮挡。

（2）老年人准备：了解使用热水袋的目的、方法、注意事项及配合要点等。根据病情和热疗需要，排尿后着宽松衣物，取舒适体位。

（3）照护人员准备：着装整洁，不留长指甲，不戴指环，使用六步洗手法洗手，戴口罩。

（4）用物准备：热水袋及布套、水壶（内盛50℃热水）、温度计、手消毒液等。酌情备毛巾。

灌装橡胶热水袋：测量水壶中水的温度（50℃左右），将水注入已经准备好的橡胶热水袋内，1/2～2/3满，置于平台上排尽袋内空气，拧紧塞子，检查无漏水后擦干热水袋外水渍并放入布套中。

3. 实施

操作流程	操作步骤	要点说明
1. 核对检查	（1）热疗物品是否齐全 （2）检查热水袋质量、功能及有无漏水 （3）核对老年人信息 核对检查无误后携用物至老年人床旁	• 保证老年人安全
2. 使用热水袋	（1）查对与沟通：再次核对老年人的信息，与老年人沟通，向老年人解释使用热水袋的目的、部位、预期效果、注意事项等 （2）调整体位：协助老年人取舒适体位，充分暴露热水袋作用部位 （3）再评估：再次评估老年人局部皮肤情况 （4）放置热水袋：用布套或毛巾包裹热水袋置于待热疗部位 （5）观察与询问：询问老年人感受并观察其表情及肢体活动情况 （6）巡视与调整：每隔10min观察局部皮肤颜色并询问老年人的感受 （7）取下热水袋：热水袋使用30min后取下	• 根据老年人身体状况及意愿采取合适的体位，动作要轻柔 • 如遇不宜热疗者，应及时报告医生并遵医嘱调整治疗方案 • 严禁热水袋直接接触皮肤。袋口朝向身体外侧 • 沟通障碍者应更加细致观察
3. 整理用物	（1）治疗结束，安置好老年人，整理床单位 （2）倒空热水袋中的水并倒挂晾干，吹入空气，拧紧袋口塞子，置于通风阴凉处。袋套清洗消毒备用	• 以防两层橡胶粘连
4. 洗手记录	（1）按六步洗手法洗手 （2）记录热水袋放置部位、使用起止时间、老年人治疗后全身及局部情况变化，做好记录，操作者签名	• 预防交叉感染 • 文书记录归档

4. 评价

（1）老年人了解使用热水袋的相关知识，达到预期疗效。

（2）照护人员做到安全正确操作，无差错，无不良反应发生。

（3）意识和认知功能良好的老年人主动配合，与老年人的沟通顺畅。

【注意事项】

1. 使用过程中避免锐器刺破热水袋，造成内容物泄漏。

2. 操作过程中注意保护老年人的隐私，避免暴露过多。

3. 安全风险因素

（1）继发效应：控制用热时间不超过30min，防止产生继发效应。

（2）烫伤：使用热水袋时控制水温在50℃以内；用布套或毛巾包裹热水袋；及时询问老年人的感受并观察用热部位皮肤，防止烫伤老年人。

【健康指导】

1. 炎症部位使用热水袋热敷时，热水袋灌水1/3满，以免压力过大，引起疼痛。

2. 老年人使用热水袋时，可在布套外再包一块大毛巾，以防烫伤。

二、烤灯的使用

烤灯是利用红外光波照射局部组织，通过温热效应改善局部微循环和新陈代谢，起到消炎、镇痛、促进创面干燥结痂和愈合的作用（图10-3）。

【操作目的】

局部解痉、镇痛，促进创面干燥结痂，使伤口尽早愈合。

【操作程序】

1. 评估

（1）辨识老年人，与老年人沟通。

（2）评估老年人的性别、年龄、既往病史、手术史、用药史、过敏史、康复史。

（3）评估老年人的意识状态、认知功能、活动能力、合作程度、心理状态。

（4）评估老年人热疗局部皮肤状况，如完整性、色泽、水肿、硬结、淤血等，测试皮肤有无感觉障碍及皮肤对热的耐受程度。

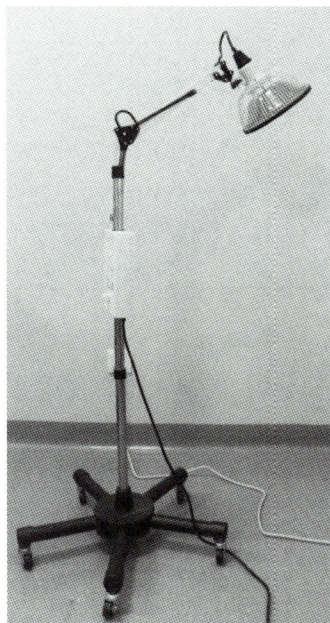

图 10-3 烤灯

2. 计划

（1）环境准备：整洁、安全，室温适宜，如有需要关闭门窗，拉布帘或使用屏风遮挡。

（2）老年人准备：了解使用烤灯的目的、方法、注意事项及配合要点等。根据病情和热疗需要，排尿后着宽松衣物，取舒适体位。

（3）照护人员准备：着装整洁，不留长指甲，不戴指环，按六步洗手法洗手，戴口罩。

（4）用物准备：烤灯、手消毒液等。

3. 实施

操作流程	操作步骤	要点说明
1. 核对检查	（1）热疗物品是否齐全 （2）检查烤灯和电源线安全、无破损 （3）核对老年人信息 核对检查无误后携用物至老年人床旁	• 遵医嘱，认真检查烤灯状况
2. 使用烤灯	（1）查对与沟通：再次核对老年人的信息，与老年人沟通，向老年人解释使用烤灯的目的、部位、预期效果、注意事项等 （2）调整体位：协助老年人取适宜体位，充分暴露烤灯照射部位 （3）再评估：再次评估老年人局部皮肤情况 （4）开启烤灯：移动烤灯灯头至治疗部位上方或侧方，调节灯距为30～50cm，根据烤灯功率大小与治疗部位组织结构特点等具体情况进行适当调整。接通电源，打开开关，照护人员将手掌置于照射部位，以手感温热不烫为宜 （5）观察与询问：询问老年人感受并观察其表情及肢体活动情况 （6）巡视与调整：每10min观察局部皮肤颜色1次，询问老年人感觉并再次用手试温，必要时调节灯距 （7）移除烤灯：使用20min后移除烤灯	• 根据老年人身体状况及意愿采取合适的体位，动作轻柔 • 如遇特殊变化，不宜用烤灯照射应报告医生，调整治疗方案 • 调整照射距离，严防烫伤皮肤 • 沟通障碍的老年人更应细致观察 • 若老年人出现心慌、头昏，皮肤呈紫红色、出现水疱，立即移除烤灯，停止照射

续表

操作流程	操作步骤	要点说明
3. 整理用物	（1）治疗结束，安置好老年人，整理床单位 （2）将烤灯收回，待变凉后擦拭干净，放固定位置备用	
4. 洗手记录	（1）按六步洗手法洗手 （2）记录烤灯作用部位、使用起止时间、老年人治疗后全身及局部变化，其他要记录的内容，操作者签名	• 预防交叉感染 • 文书记录归档

4. 评价

（1）老年人了解使用烤灯的相关知识，达到预期疗效。

（2）照护人员做到正确操作，安全无差错，无不良反应发生。

（3）意识和认知功能良好的老年人主动配合，与老年人的沟通顺畅。

【注意事项】

1. 防范不良反应发生，密切巡查，观察局部皮肤颜色，询问老年人的感觉，如遇异常情况，立即移除烤灯，停止照射，对症处置。

2. 治疗结束，协助老年人穿好衣服，嘱老年人在室内休息15min后方可外出，防止感冒。

3. 操作过程中注意保护老年人的隐私，避免暴露过多。

4. 照射前胸、面、颈时，为避免强光对眼睛的损害，应使用纱布为老年人遮盖双眼或为老年人戴上墨镜保护眼睛。

5. 安全风险因素

（1）烫伤：近距离长时间照射治疗部位，易造成烫伤。

（2）触电：烤灯线路老化，丧失绝缘性或金属丝裸露，造成触电。

（3）火灾：烤灯周围存在易燃物，长时间热照射产生自燃。

【健康指导】

1. 告知老年人照射过程中皮肤出现红斑为治疗的正常反应，一般不需要特殊处理，停止治疗后会自然消退。

2. 使用时避免触摸灯泡或用布遮盖烤灯，以免发生烫伤、火灾。

三、湿热敷的使用

湿热敷多用于局部热疗，有热水（药液）湿热敷、外加电源离子导入湿热敷等。这里仅介绍最为常用的热水（药液）湿热敷。

【操作目的】

解痉、消炎、消肿、止痛。

【操作程序】

1. 评估

（1）辨识老年人，与老年人沟通。

（2）评估老年人的性别、年龄、既往病史、手术史、用药史、过敏史、康复史。

（3）评估老年人的意识状态、认知功能、活动能力、合作程度、心理状态。

（4）评估老年人湿热敷局部皮肤状况，如完整性、有无血肿等，测试皮肤有无感觉障碍及对热的耐受程度。

2. 计划

（1）环境准备：整洁、安全，室温适宜，如有需要关闭门窗，拉布帘或使用屏风遮挡。

（2）老年人准备：了解湿热敷的目的、方法、注意事项及配合要点等。根据病情和热疗需要，排尿后采取舒适坐位或卧位。

（3）照护人员准备：着装整洁，不留长指甲，不戴指环，用六步洗手法洗手，戴口罩。

（4）用物准备：水盆（内盛 50～60℃ 热水）、温度计、热水瓶（内盛热水）、棉质长方布巾 2 块（大小视热敷的面积而定）、防水垫 1 块、凡士林、消毒纱布、干毛巾、手消毒液等。有伤口者需备换药包。

3. 实施

操作流程	操作步骤	要点说明
1. 核对检查	（1）检查湿热敷物品是否齐全 （2）核对老年人信息 核对检查无误后携用物至老年人床旁	• 认真核对
2. 湿热敷	（1）查对与沟通：再次核对老年人的信息，与老年人沟通，解释湿热敷的目的、部位、预期效果、注意事项等 （2）调整体位：协助老年人取适宜体位，充分暴露待湿热敷部位，下铺防水垫 （3）再评估：再次评估老年人局部皮肤情况，湿热敷部位涂抹凡士林，上覆消毒纱布以保护皮肤 （4）敷湿巾：棉质长方布巾一块，手持两端，中间 1/2 部分完全进入水盆中浸透，两手反方向用力拧干，以不滴水为宜，抖开，折叠成适宜大小，用手腕掌侧皮肤试温无烫感，湿面在下干面在上于热敷部位 （5）观察与询问：询问老年人感受并观察老年人的表情及肢体活动情况 （6）巡视与调整：每隔 3～5min 观察局部皮肤颜色 1 次，询问老年人的感受，同时调整盆中水温，更换另一块敷布巾 （7）撤除擦拭：湿热敷 15～20min 后移除敷布巾，用干毛巾拭干局部皮肤	• 根据老年人身体状况及意愿采取合适的体位，动作轻柔 • 如遇特殊情况，不宜湿热敷，应报告医生并调整治疗方案 • 折叠后布巾大小以覆盖热敷部位为宜 • 沟通障碍的老年人更应细致观察 • 如皮肤呈紫色、出现水疱或有其他不适，应立即停止湿热敷并报告医生
3. 整理用物	（1）治疗结束，安置好老年人，整理床单位 （2）倒掉水盆中的水，棉质方巾和毛巾等清洗消毒备用	
4. 洗手记录	（1）按六步洗手法洗手 （2）记录湿热敷作用部位、使用起止时间、老年人治疗后全身及局部情况变化、其他要记录的内容，操作者签名	• 预防交叉感染 • 文书记录归档

4. 评价

（1）老年人了解湿热敷的相关知识，达到预期疗效。

（2）照护人员操作安全正确，无差错，无不良事件发生。

（3）意识和认知功能良好的老年人主动配合，与老年人的沟通顺畅。

【注意事项】

1. 防范不良反应发生，仔细观察湿热敷部位皮肤状况和老年人一般状况，若有不适须立即停止湿热敷，做好应急处置。

2. 操作过程中注意保护老年人的隐私，避免暴露过多。

3. 如湿热敷局部有创面，须按照无菌技术原则处理伤口。

4. 安全风险因素

（1）烫伤：严格控制水温，避免造成老年人烫伤。

（2）感染：湿热敷部位有创面，严格无菌操作，避免造成创面感染。

【健康指导】

1. 面部热敷者，应间隔 30min 后方可外出，以防感冒。

2. 若热敷部位无压力禁忌，可用热水袋放置于敷布上再盖以大毛巾，以维持温度。

四、温水坐浴

温水坐浴是指将臀部完全浸泡在温度适宜的水或药液中,通过温热效应舒缓盆底肌,改善局部组织新陈代谢,促进创面愈合。

【操作目的】

消炎、消肿、止痛,促进引流,用于会阴部、肛门疾病及手术后。

【操作程序】

1. 评估

(1)辨识老年人,与老年人沟通。

(2)评估老年人的性别、年龄、既往病史、手术史、用药史、过敏史、康复史。

(3)评估老年人的意识状态、认知功能、活动能力、合作程度、心理状态。

(4)评估老年人坐浴局部皮肤状况,如伤口状况等,测试皮肤有无感觉障碍及皮肤对热的耐受程度。

2. 计划

(1)环境准备:整洁、安全,室温适宜,关闭门窗,拉布帘或使用屏风遮挡。

(2)老年人准备:了解温水坐浴的目的、方法、注意事项及配合要点。根据需要排尿、排便,并用温水清洗局部皮肤。

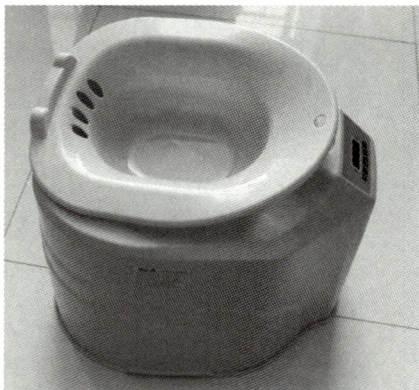

图 10-4 插电式恒温坐浴器

(3)照护人员准备:着装整洁,不留长指甲,不戴指环,用六步洗手法洗手,戴口罩。

(4)用物准备:插电式恒温坐浴器(图 10-4)或坐浴椅、无菌坐浴盆(盆内盛 1/2 满 40~45℃温水或根据医嘱加药)、无菌纱布、温度计、毛巾、手消毒液等。

3. 实施

操作流程	操作步骤	要点说明
1. 核对检查	(1)检查温水坐浴物品是否齐全 (2)检查恒温坐浴器的性能及是否安全 (3)核对老年人的信息 核对检查无误后携用物至老年人床旁	• 保障老年人安全
2. 实施坐浴	(1)查对与沟通:再次核对老年人的信息,与老年人沟通,解释温水坐浴的目的、部位、预期效果、注意事项等 (2)调整体位:协助老年人卷起上衣,褪下裤子,充分暴露臀部 (3)再评估:再次评估老年人局部皮肤情况 (4)温水坐浴:先协助老年人试水温,适应后方可坐入浴盆,保证全部臀部浸入水中 (5)观察与询问:询问老年人的感受并观察老年人表情及肢体活动情况 (6)巡视与调整:随时调整水温至老年人感觉舒适,观察皮肤的变化 (7)结束坐浴:坐浴 15~20min 后用毛巾或无菌纱布拭干局部	• 动作轻柔 • 如遇特殊情况,不宜坐浴,应报告医生并调整治疗方案 • 如有伤口,应备无菌浴盆及药液 • 沟通障碍的老年人更应细致观察 • 如出现不适,应立即停止坐浴并报告医生
3. 整理用物	(1)治疗结束后协助老年人穿好衣裤,安置好老年人,使老年人保持体位舒适 (2)倒掉盆中的水,毛巾、浴盆等清洗消毒备用	

操作流程	操作步骤	要点说明
4. 洗手记录	（1）按六步洗手法洗手 （2）记录温水坐浴起止时间、老年人治疗后全身及局部情况变化、其他要记录的内容,操作者签名	• 预防交叉感染 • 文书记录归档

4. 评价

（1）老年人了解温水坐浴的相关知识,达到预期疗效。

（2）照护人员操作安全正确,无差错,无不良事件发生。

（3）意识和认知功能良好的老年人主动配合,与老年人的沟通顺畅。

【注意事项】

1. 防范不良反应发生,仔细观察坐浴部位皮肤状况和老年人一般状况,若有不适须立即停止温水坐浴,做好应急处置。

2. 操作过程中注意保护老年人的隐私。

3. 温水坐浴时局部皮肤如有创面,须按照无菌技术原则处理伤口。

4. 因温水坐浴有镇静、催眠作用,老年人坐浴时间不宜过长,需有人陪伴。

5. 冬季坐浴注意保暖,夏季坐浴注意避风。

6. 安全风险因素

（1）烫伤:严格控制水温,避免造成老年人烫伤。

（2）感染:坐浴部位有创面,应严格无菌操作,避免造成创面感染。

（3）触电:插电式恒温坐浴器线路老化,易造成触电。

（4）跌倒:老年人长时间坐浴,避免起立时过猛而发生直立性低血压,引起头晕甚至跌倒。

【健康指导】

1. 向老年人及家属解释如有阴道出血和盆腔急性炎症不宜坐浴,以免引起感染。

2. 控制坐浴时间,一般为15~20min,若老年人出现面色苍白、眩晕、软弱无力,应立即停止坐浴。

五、温水浸泡

老年人的全身或身体一部分浸入温水中进行治疗的方法称为温水浸泡。

【操作目的】

清洁、消炎、镇静、镇痛,多用于手、足、小腿感染的治疗等。

【操作程序】

1. 评估

（1）辨识老年人,与老年人沟通。

（2）评估老年人的性别、年龄、既往病史、手术史、用药史、过敏史、康复史。

（3）评估老年人的意识状态、认知功能、活动能力、合作程度、心理状态。

（4）评估老年人全身或局部皮肤状况,如完整性、硬结、皮疹等,测试皮肤有无感觉障碍及皮肤对热的耐受程度。

2. 计划

（1）环境准备:整洁、安全,室温适宜,关闭门窗,拉布帘或使用屏风遮挡。

（2）老年人准备:了解温水浸泡的目的、方法、注意事项及配合要点等。根据需要排尿、排便,并用温水清洗局部皮肤。

（3）照护人员准备:着装整洁,不留长指甲,不戴指环,按六步洗手法洗手,戴口罩。

（4）用物准备:插电式恒温浴盆或无菌浴盆(浴盆内盛 1/2 满的 43~46℃温水或根据医嘱加药)、

无菌纱布、防水垫、温度计、毛巾、手消毒液。

3. 实施

操作流程	操作步骤	要点说明
1. 核对检查	（1）检查温水浸泡物品是否齐全 （2）检查恒温浴盆安全性及性能 （3）核对老年人信息 核对检查无误后携用物至老年人床旁	• 保障老年人安全
2. 温水浸泡	（1）查对与沟通：再次核对老年人的信息，与老年人沟通，解释温水浸泡的目的、部位、预期效果、注意事项等 （2）调整体位：协助老年人充分暴露待温水浸泡部位 （3）再评估：再次评估老年人局部皮肤情况 （4）浸泡：先协助老年人试水温，适应后缓慢将肢体浸入水中 （5）观察与询问：询问老年人感受并观察老年人的表情及肢体活动情况 （6）巡视与调整：随时调整水温至老年人感觉舒适，注意观察皮肤的变化 （7）结束浸泡：浸泡20min，结束浸泡后用毛巾或无菌纱布拭干局部	• 动作轻柔，避免衣物浸湿 • 如遇特殊情况，不宜浸泡，应报告医生并调整治疗方案 • 如有伤口，应使用无菌浴盆及药液 • 沟通障碍的老年人更应细致观察 • 如出现不适，应立即停止浸泡并报告医生
3. 整理用物	（1）治疗结束，协助老年人穿好衣裤，安置好老年人，使老年人保持体位舒适 （2）倒掉盆中的水，毛巾、浴盆等清洗消毒备用	
4. 洗手记录	（1）按六步洗手法洗手 （2）记录温水浸泡起止时间、老年人治疗后全身及局部情况变化、其他要记录的内容，操作者签名	• 预防交叉感染 • 文书记录归档

4. 评价

（1）老年人了解温水浸泡的相关知识，达到预期疗效。

（2）照护人员操作安全正确，无差错，无不良事件发生。

（3）意识和认知功能良好的老年人主动配合，与老年人的沟通顺畅。

【注意事项】

1. 防范不良反应发生，仔细观察坐浴部位的皮肤状况、老年人的一般状况，若有不适须立即停止浸泡，做好应急处置。

2. 操作过程中注意保护老年人的隐私。

3. 浸泡部位如有创面，须按照无菌技术原则处理伤口。

4. 因温水浸泡有镇静、催眠作用，老年人浸泡时间不宜过长，有人陪伴。

5. 冬季浸泡注意保暖，夏季浸泡注意避风。

6. 安全风险因素

（1）烫伤：严格控制水温，避免造成老年人烫伤。

（2）感染：热疗部位有创面，应严格无菌操作，避免造成创面感染。

（3）触电：插电式恒温坐浴器线路老化或有质量问题，易造成触电。

（4）跌倒：老年人长时间坐浴，避免起立时过猛而发生直立性低血压，引起头晕甚至跌倒。

【健康指导】

1. 向老年人及家属解释温水浸泡的方法、目的。

2. 解释温水浸泡的注意事项和效果。

知识拓展

石 蜡 疗 法

　　用加热后的石蜡治疗疾病的方法称为石蜡疗法。石蜡是一种良好的热传导介质，其主要治疗作用包括较长时间的温热作用；良好的可塑性、柔韧性、黏滞性；石蜡的油性有利于护理、软化皮肤。石蜡疗法适应证有软组织挫伤恢复期、肌纤维组织炎、慢性关节炎、肩关节周围炎、术后粘连、增生、坐骨神经痛、皮肤护理等。石蜡疗法禁忌证有恶性肿瘤、高热、急性炎症、急性损伤、皮肤感染、结核、出血倾向、开放性伤口等。

第三节　冷疗照护技术

　　冷疗是利用低于人体温度的物质，作用于机体的局部或全身，以达到消炎、止痛、止血、退热的治疗技术。老年人局部冷疗使用的载热体有冰袋（图10-5）、冰囊（图10-6）、冰帽（图10-7）等，常用的全身冷疗方法有温水（乙醇）擦浴。

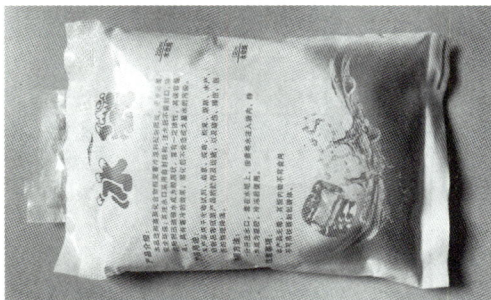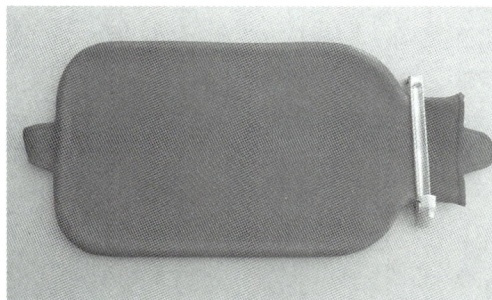

图 10-5　冰袋

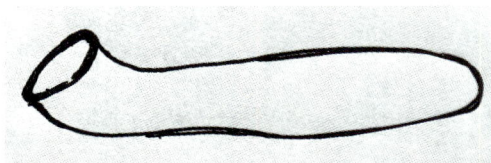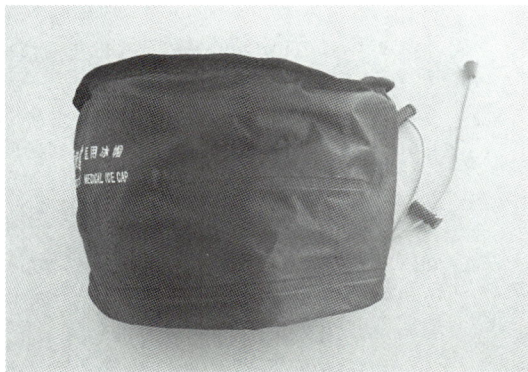

图 10-6　冰囊　　　　　　　　　　　图 10-7　冰帽

一、冰袋（囊）的使用

常用的冰袋（囊）有橡胶冰袋（囊）和化学冰袋。

　　1. 橡胶冰袋（囊）　取冰块，装入布袋，砸成小块，倒入盛有凉水的量杯中制成冰水混合物，再将冰水混合物倒入已经准备好的橡胶冰袋（囊）内，大约1/2～2/3满，排尽袋内空气，拧紧塞子，查无漏水,用毛巾拭干冰袋(囊)外表水渍。

2. 化学冰袋　是由无毒、无味的高聚化合物作为原料的冷疗用品,冷容量大,使用方便,目前被广泛采用。

【操作目的】

降低体温、缓解疼痛、辅助止血、局限早期炎症。

【操作程序】

1. 评估

(1)辨识老年人,与老年人沟通。

(2)评估老年人的性别、年龄、既往病史、手术史、用药史、过敏史、康复史。

(3)评估老年人的意识状态、认知功能、活动能力、合作程度、心理状态。

(4)评估局部皮肤状况,如完整性、颜色、温度,有无硬结、淤血,有无感觉障碍及对冷过敏等现象。

2. 计划

(1)环境准备:整洁、安全,室温适宜,如有需要关闭门窗,拉布帘或使用屏风遮挡。

(2)老年人准备:了解冰袋使用的目的、方法、部位、注意事项及配合要点。根据病情和冷疗需要,排尿后取舒适体位。

(3)照护人员准备:着装整洁,不留长指甲,不戴指环,用六步洗手法洗手,戴口罩。

(4)用物准备:橡胶冰袋(囊)或化学冰袋、布套、毛巾、体温计、手消毒液等。

3. 实施

操作流程	操作步骤	要点说明
1. 核对检查	(1)检查冷疗物品是否齐全 (2)检查冰袋(囊)是否漏液 (3)核对老年人信息 核对检查无误后携用物至老年人床旁	• 认真检查冰袋(囊)
2. 使用冰袋	(1)查对与沟通:再次核对老年人的信息,与老年人沟通,向老年人解释冰袋(囊)使用的目的、部位、预期效果、注意事项等 (2)摆体位:协助老年人取适宜体位,充分暴露冰袋(囊)作用的部位 (3)再评估:再次评估老年人局部皮肤情况 (4)放置冰袋:用毛巾包裹冰袋(囊)置于作用部位 (5)观察与询问:询问老年人感受并观察老年人的表情及肢体活动情况 (6)巡视与调整:每隔10min观察局部皮肤颜色1次,触摸皮肤,询问老年人的感觉 (7)取下冰袋:使用冰袋(囊)20~30min后取下冰袋;物理降温后30min复测腋温或肛温	• 根据老年人身体状况及意愿采取合适的体位,动作轻柔 • 如遇特殊变化,不宜使用冷疗,应报告医生调整治疗方案 • 严禁冰袋直接接触皮肤 • 沟通障碍的老年人更应细致观察 • 如遇皮肤出现发绀、苍白,应立即移除冰袋并报告医生 • 须选择没有使用冰袋(囊)一侧复测腋温或肛温
3. 整理用物	(1)治疗结束,整理床单位,安置老年人,使其保持体位舒适 (2)倒空冰袋(囊)内冰水,倒挂晾干后吹入空气,拧紧袋口塞子,置于通风阴凉处。袋套清洗消毒备用	• 以防两层橡胶粘连
4. 洗手记录	(1)按六步洗手法洗手 (2)记录使用冰袋(囊)的部位、起止时间、老年人治疗后全身及局部情况变化、其他要记录的内容,操作者签名	• 预防交叉感染 • 文书记录归档

4. 评价

(1)老年人了解使用冰袋(囊)的相关知识,达到预期疗效。

（2）照护人员做到安全正确操作，无差错，无不良反应发生。

（3）意识和认知功能良好的老年人主动配合，与老年人的沟通顺畅。

【注意事项】

1. 认真做好巡查，防范不良反应发生，应每10min观察冰袋（囊）部位皮肤状况1次，若有异常须立即停止使用。

2. 操作过程中注意保护老年人的隐私，避免暴露过多。

3. 严格控制用冷时间，不可超过30min，如需继续使用冰袋（囊）应间隔1h。

4. 物理降温时体温不宜低于36℃，当体温低于39℃即可取下冰袋（囊）。

5. 安全风险因素

（1）冻伤：避免直接将冰袋（囊）长时间置于治疗部位，以防造成冻伤。

（2）交叉感染：冰袋（囊）布套严格有效消毒，避免交叉感染。

【健康指导】

1. 高热降温时可置冰袋于前额、头顶部和体表大血管流经处，如颈部两侧、腋窝、腹股沟等。

2. 冰袋使用时间不宜超过30min，以防继发性效应产生。

二、冰帽的使用

冰帽常用于头部降温。

【操作目的】

头部降温，降低脑细胞的代谢率，减少耗氧量，预防和减轻脑水肿。

【操作程序】

1. 评估

（1）辨识老年人，与老年人沟通。

（2）评估老年人的性别、年龄、既往病史、手术史、用药史、过敏史、康复史。

（3）评估老年人的意识状态、认知功能、活动能力、合作程度、心理状态。

（4）评估老年人头颈部皮肤状况，如完整性、有无血肿等，测试皮肤有无感觉障碍及对冷过敏等现象。

2. 计划

（1）环境准备：整洁、安全，室温适宜，如有需要关闭门窗，拉布帘或使用屏风遮挡。

（2）老年人准备：意识清醒的老年人了解使用冰帽的目的、方法、注意事项等，积极配合。根据病情和冷疗需要，排尿后采取侧卧位或仰卧位。

（3）照护人员准备：着装整洁，不留长指甲，不戴指环，按六步洗手法洗手，戴口罩。

（4）用物准备：普通医用冰帽、棉质方巾、脱脂棉球、海绵垫、体温计、手消毒液等。

3. 实施

操作流程	操作步骤	要点说明
1. 核对检查	（1）检查冷疗物品是否齐全 （2）从冰箱取出冰帽，静置2～3min，检查冰帽有无渗漏 （3）核对老年人信息 核对检查无误后携用物至老年人床旁	• 认真检查冰帽
2. 使用冰帽	（1）查对与沟通：再次核对老年人的信息，与意识清醒的老年人沟通，解释冰帽使用的目的、部位、预期效果、注意事项等 （2）调整体位：协助老年人取适宜体位，充分暴露头部 （3）再评估：再次评估老年人的局部皮肤情况	• 根据老年人身体状况及意愿采取合适的体位，动作轻柔 • 如遇特殊变化，不宜使用冰帽，应报告医生调整治疗方案

续表

操作流程	操作步骤	要点说明
2. 使用冰帽	（4）戴冰帽：老年人耳内填塞脱脂棉，双耳郭及后颈部垫上干燥的海绵垫，以免发生冻伤。用大方巾从后枕部向前额包裹整个头部，戴上冰帽	• 宜在清醒老年人足部放置热水袋，增加舒适感
	（5）观察与询问：询问老年人感受并观察老年人的表情及肢体活动情况	• 沟通障碍的老年人更应细致观察
	（6）巡视与调整：每隔 10min 观察局部皮肤颜色 1 次，触摸皮肤并询问老年人皮肤感觉	• 如遇皮肤出现发绀、苍白应立即移除冰帽并报告医生
	（7）时长与处置：使用冰帽 20～30min 后，取下冰帽	• 维持肛温在 33℃，不可低于 30℃，以防引起心室纤颤等并发症
3. 整理用物	（1）治疗结束，整理床单位，安置老年人，使其保持体位舒适 （2）海绵和脱脂棉球丢入医疗垃圾桶。普通冰帽的冰袋取出放回冰箱备用，棉质方巾清洗消毒备用	
4. 洗手记录	（1）按六步洗手法洗手 （2）记录使用冰帽起止时间、老年人治疗后全身及局部情况变化、其他需要记录的内容，操作者签名	• 预防交叉感染 • 文书记录归档

4. 评价

（1）老年人了解使用冰帽的相关知识，达到预期疗效。

（2）照护人员操作安全正确，无差错，无不良事件发生。

（3）意识和认知功能良好的老年人主动配合，与老年人的沟通顺畅。

【注意事项】

1. 认真做好巡查，防范不良反应发生，应每隔 10min 观察冰帽下皮肤状况 1 次，若有异常须立即停止使用冰帽并及时处置。

2. 使用过程中避免锐器刺破冰帽，造成内容物泄漏。

3. 安全风险因素

（1）冻伤：避免直接将冰帽长时间置于治疗部位，以防造成冻伤。

（2）交叉感染：棉质方巾等物品应严格有效消毒，避免交叉感染。

【健康指导】

1. 使用冰帽时注意保护耳郭和枕部，防止出现冻伤。

2. 维持肛温在 33℃，不可低于 30℃，以防心室纤颤等并发症出现。

三、冷湿敷的使用

冷湿敷是临床常用的局部冷疗方法之一。

【操作目的】

降低体温、局部消肿、缓解疼痛、辅助止血、控制早期炎症。

【操作程序】

1. 评估

（1）辨识老年人，与老年人沟通。

（2）评估老年人的性别、年龄、既往病史、手术史、用药史、过敏史、康复史。

（3）评估老年人的意识状态、认知功能、活动能力、合作程度、心理状态。

（4）评估老年人冷湿敷局部皮肤状况，如完整性、有无血肿等，测试皮肤有无感觉障碍及对冷过敏等现象。

2. 计划

（1）环境准备：整洁、安全，室温适宜，如有需要关闭门窗，拉布帘或使用屏风遮挡。

（2）老年人准备：了解冷湿敷的目的、方法、注意事项等，积极配合。根据病情和冷疗需要，排尿后采取舒适坐位或卧位。

（3）照护人员准备：着装整洁，不留长指甲，不戴指环，按六步洗手法洗手，戴口罩。

（4）用物准备：水盆（内盛冰水混合物）、棉质布巾 2 块、防水垫 1 块、体温计、干毛巾、凡士林、消毒纱布、手消毒液等。有伤口者配备换药包。

3. 实施

操作流程	操作步骤	要点说明
1. 核对检查	（1）检查冷疗物品是否齐全 （2）检查冰帽是否漏液 （3）核对老年人的信息 核对检查无误后携用物至老年人床旁	• 确保安全
2. 冷湿敷	（1）查对与沟通：再次核对老年人的信息，与老年人沟通，解释冷湿敷的目的、部位、预期效果、注意事项等 （2）调整体位：协助老年人取适宜体位，充分暴露冷疗部位，下铺防水垫 （3）再评估：再次评估老年人局部皮肤情况，冷敷部位涂抹凡士林，上覆消毒纱布以保护皮肤 （4）敷湿巾：棉质布巾一块放入冷水盆中浸透，取出拧干，以不滴水为宜，叠成适宜的大小，置于冷敷部位 （5）观察与询问：询问老年人感受并观察老年人面部表情及肢体动作 （6）巡视与调整：每隔 3~5min 更换湿敷布巾 1 次，观察局部皮肤颜色，触摸皮肤，询问老年人皮肤感觉 （7）结束湿敷：冷湿敷 15~20min 后去除湿布巾，用干毛巾拭干湿敷皮肤	• 根据老年人身体状况及意愿采取合适的体位，动作轻柔 • 如遇特殊变化，不宜冷湿敷，应报告医生调整治疗方案 • 沟通障碍的老年人更应细致观察 • 皮肤出现发绀、苍白、麻木感时，应立即停止冷湿敷并报告医生
3. 整理用物	（1）治疗结束，整理床单位，安置老年人，使其保持体位舒适 （2）倒掉盆中水，棉质布巾清洗消毒备用	
4. 洗手记录	（1）按六步洗手法洗手 （2）记录冷湿敷起止时间、老年人治疗后全身及局部情况变化、其他需要记录的内容，操作者签名	• 预防交叉感染 • 文书记录归档

4. 评价

（1）老年人了解冷湿敷的相关知识，达到预期疗效。

（2）照护人员操作安全正确，无差错，无不良事件发生。

（3）意识和认知功能良好的老年人主动配合，与老年人的沟通顺畅。

【注意事项】

1. 防范不良反应，仔细观察冷湿敷部位皮肤状况和老年人一般状况，若有异常须立即停止冷湿敷，做好应急处置。

2. 操作过程中注意保护老年人的隐私，避免暴露过多。

3. 安全风险因素

（1）冻伤：避免作用部位长时间用冷，以防造成冻伤。

（2）感染：冷湿敷部位有创面，应严格无菌操作，避免造成创面感染。

【健康指导】

1. 向老年人及家属解释冷湿敷的方法、目的、作用。

2. 若目的为降温,则使用冷湿敷30min后测量体温,并将体温记录于体温单上。

四、温水(乙醇)擦浴

温水(乙醇)擦浴是一种全身性冷疗。当老年人体温高于39.5℃时,使用温水或乙醇擦拭老年人的躯干、四肢,通过蒸发作用带走热量,从而降低体温。

【操作目的】

为高热老年人降温。

【操作程序】

1. 评估

(1)辨识老年人,与老年人沟通。

(2)评估老年人的性别、年龄、既往病史、手术史、用药史、过敏史、康复史。

(3)评估老年人的意识状态、认知功能、活动能力、合作程度、心理状态。

(4)评估老年人全身皮肤状况,如完整性、色泽等,测试皮肤有无感觉障碍及对冷过敏等现象。

2. 计划

(1)环境准备:整洁、安全,室温适宜,关闭门窗,拉布帘或使用屏风遮挡。

(2)老年人准备:意识清醒的老年人了解温水(乙醇)擦浴的目的、方法、注意事项等,积极配合。根据病情和冷疗需要,排尿后穿着宽松衣物,取舒适卧位。

(3)照护人员准备:着装整洁,不留长指甲,不戴指环,按六步洗手法洗手,戴口罩。

(4)用物准备:水盆(内盛32～34℃温水约2/3满)或治疗碗内盛放30℃,25%～35%的乙醇200～300ml;暖瓶、棉质布巾2块、大浴巾1条,防水垫1块、温度计、体温计、热水袋(内装50℃热水约2/3满,装入布套中)、冰袋(装入布套中)、手消毒液等。酌情备清洁的衣裤。

3. 实施

操作流程	操作步骤	要点说明
1. 核对检查	(1)检查冷疗物品是否齐全 (2)核对老年人的信息 核对检查无误后携用物至老年人床旁	
2. 温水(乙醇)擦浴	(1)查对与沟通:再次核对老年人的信息,与老年人沟通,解释温水(乙醇)擦浴的目的、部位、预期效果、注意事项等 (2)再评估:再次评估老年人的一般情况 (3)脱衣:松开床尾盖被,协助老年人脱去衣裤,置冰袋于老年人头部,热水袋置于老年人足底 (4)按顺序擦浴 1)协助老年人暴露擦拭部位,将防水垫和大浴巾垫于擦拭部位下,将棉质布巾浸湿拧至半干(不滴水),右手拇指外展布巾缠绕其余四指,末端反折,叠入掌心成澡巾形状。先以离心方向擦拭,每个部位擦拭完毕后用大浴巾拭干皮肤。 2)擦浴顺序:双上肢—腰背部及臀部—双下肢。 ①上肢:颈外侧—肩峰—上肢外侧臂—手背;颈前—侧胸部—腋窝—上肢内侧—手心。②肩背—腰部—骶尾部—臀部;③下肢:髋部—下肢外侧—足背;腹股沟—下肢内侧—踝部;臀下—下肢后部—腘窝—足跟	• 如遇特殊变化,不宜进行温水(乙醇)擦浴,应报告医生并调整治疗方案 • 根据老年人身体状况采取合适的体位,脱衣遵循"先健后患"的原则,动作轻柔 • 密切观察老年人的反应,出现面色苍白、颤抖、脉搏或呼吸异常时,应立即停止操作并报告医生;擦浴过程中要调整盆中水温

续表

操作流程	操作步骤	要点说明
2．温水（乙醇）擦浴	3）穿衣：拭干后穿好衣裤，除去足部热水袋，盖好盖被 4）复测体温：擦浴20min，擦浴完成后30 min复测体温，如低于39℃，取下头部冰袋	
3．整理用物	(1) 治疗结束，整理床单位，安置老年人，使其保持体位舒适 (2) 倒掉盆中水，棉质方巾、浴巾清洗消毒，晾干备用，冰袋和热水袋处置见前述	
4．洗手记录	(1) 按六步洗手法洗手 (2) 记录操作起止时间、老年人治疗后情况变化、其他需要记录的内容，操作者签名	• 预防交叉感染 • 文书记录归档

4. 评价

（1）老年人了解温水（乙醇）擦浴的相关知识，达到预期疗效。

（2）照护人员操作安全正确，无差错，无不良事件发生。

（3）意识和认知功能良好的老年人主动配合，与老年人的沟通顺畅。

【注意事项】

1. 防范不良反应，擦浴前仔细观察擦浴部位皮肤状况和老年人的一般状况，擦浴过程中应细致观察老年人的反应，如遇异常情况，应立即停止操作并报告医生。

2. 操作过程中要保护老年人的隐私，注意保暖，避免暴露过多。

3. 头部放置冰袋用于协助降温，并防止擦浴时表皮血管收缩，血液集中到头部，引起头部充血。足底放置热水袋用于促进下肢血管扩张，加速全身血液循环，有利于散热。

4. 擦拭腋窝、掌心、腹股沟、肘窝等部位时，宜稍做停留，以更好地达到降温的目的。

5. 安全风险因素 擦浴过程中避免身体暴露过多，保暖措施到位，防止老年人受凉。

【健康指导】

1. 患血液病的老年人使用乙醇擦浴易导致或加重出血，故血液病高热老年人禁用乙醇擦浴。

2. 因心前区用冷可导致反射性心率减慢、心房纤颤、心室纤颤、房室传导阻滞等，腹部用冷易引起腹泻，足底用冷可导致反射性末梢血管收缩影响散热或引起一过性冠状动脉收缩，故心前区、腹部、足底为温水（乙醇）擦浴的禁忌部位。

知识拓展

冰毯机

医用冰毯全身降温仪简称冰毯机，分为单纯降温和亚低温治疗两种。前者用于高热患者降温，后者用于重型颅脑损伤患者。冰毯机利用半导体制冷原理，将水箱内蒸馏水冷却，然后通过主机工作与冰毯内的水进行循环交换，促使毯面接触患者皮肤进行散热达到降温目的。使用冰毯机时将患者身上过多衣物脱去，穿上单衣，并给予皮肤清洁，然后将冰毯平铺于患者床上，上端齐肩，并铺上床单。连接主机、冰毯、冰帽，连接管自然弯曲下垂，防止扭曲，否则影响水在毯面与机器间的循环，调节机器支架高度，保持机器下沿与床面同高度。

（卢思英）

思考题

1. 李爷爷，75 岁，患有严重骨关节炎 10 余年，帕金森病 20 余年，长期卧床，进食、如厕、穿衣等均需要协助，在养老院已住 2 年。李爷爷今日诉右侧膝关节疼痛，照护人员遵医嘱为其进行膝关节湿热敷以缓解疼痛。

根据以上资料，请回答：

（1）实施湿热敷时热水的温度。

（2）实施湿热敷的操作流程。

2. 陈奶奶，62 岁，有高血压病史 5 年，最高血压 170/100mmHg，日常口服降压药控制血压。今日，因下楼梯时头晕摔倒，不慎致左脚踝扭伤 4h，老伴带其来社区服务中心寻求帮助。查体：T 36.3℃，P 84 次 /min，R 20 次 /min，BP 150/90mmHg，左脚踝肿胀疼痛。照护人员遵医嘱用冰袋为陈奶奶冷敷患处。

［任务要求］

作为照护人员，请根据上述情境描述完成以下操作任务：

请为陈奶奶实施冰袋冷敷。

［任务说明］

（1）阅读试题及准备用物 6min。

（2）依据场景及案例情境为陈奶奶实施冰袋冷敷。

（3）技能操作竞赛时间为 9min。

要求参赛选手用语言和非语言方式疏导不良情绪或鼓励、表扬老年人，增强老年人提高生活能力的信心，将沟通交流、安全照护、心理支持、健康教育、人文关怀、职业安全与防护等贯穿于照护服务全过程中。

第十一章

给 药 照 护

药物通过不同的途径进入人体,可以达到预防疾病、协助诊断、减轻不适、维持生理功能和治疗疾病的目的。给药是最常用的一种治疗方法。为了做到准确、安全地给药,照护人员必须了解相关的药理学知识,做好药品的管理工作,掌握正确的给药技术和方法,正确评估老年人用药后的反应和疗效,并指导老年人合理用药,使药物治疗达到最佳的效果。

第一节 给药的基本知识

案例 11-1

张爷爷,75 岁,因患支气管肺炎入院。查体:T 38.2℃,P 92 次 /min,R 40 次 /min,BP 138/90mmHg,咳嗽,呼吸稍显急促,听诊肺部有中细湿啰音。医嘱:青霉素 40 万 U im.bid.,维生素 C 2mg po.tid.,止咳糖浆 5ml po.tid.。

根据以上资料,请回答:

1. 张爷爷医嘱中外文缩写的中文译意是什么?
2. 张爷爷口服给药的时间安排是怎样的?

为保证对老年人实施安全合理的给药,照护人员不仅要知晓一定的药理学知识,还必须掌握药物的保管方法、给药途径和时间等。根据老年人的具体情况,严格遵守给药原则,对老年人进行全面、安全的给药照护。

一、药物的种类和保管

（一）药物的种类

根据给药途径的不同，可将药物分为胃肠道给药剂型和非胃肠道给药剂型。

1. 胃肠道给药剂型

（1）固体剂型：胶囊剂、片剂、丸剂、散剂、颗粒剂等。

（2）液体剂型：溶液剂、混悬剂、乳剂、酊剂、合剂等。

2. 非胃肠道给药剂型

（1）呼吸道给药剂型：喷雾剂、气雾剂、粉雾剂等。

（2）注射给药剂型：水溶液、油溶液、混悬液、粉末针剂等。

（3）皮肤给药剂型：软膏剂、洗剂、搽剂、贴剂等。

（4）黏膜给药剂型：舌下片剂、滴眼剂、滴鼻剂等。

（5）腔道给药剂型：栓剂、气雾剂、泡腾片剂等。

3. 老年人服用后危险性增高的药物　由于器官组织结构和生理功能出现退行性改变，老年人服用某些药物后中毒的危险性会增加。常见老年人服用后危险性增高的药物见表11-1。

表 11-1　老年人服用后危险性增高的药物

药物类别	药物	高危险因素
抗精神失常药	阿米替林	由于抗胆碱作用和镇静作用强，在老年抑郁患者中较少使用
	甲丙氨酯	长期使用可成瘾，须逐渐减量停药
镇静催眠药	苯二氮䓬类	敏感性增加，小剂量才是有效和安全的。氯氮䓬、地西泮、氟西泮和硝西泮在老年人使用时半衰期长，造成镇静作用延长，增加跌倒和骨折的危险
	巴比妥类	比其他大多数镇静催眠药易引起更多的不良反应，且极易成瘾，除非控制惊厥，否则慎用
镇痛药	吲哚美辛	引起的中枢神经系统不良反应是目前所有非甾体抗炎药中最为严重的，如头痛、眩晕等
	保泰松	可抑制骨髓引起粒细胞减少，甚至再生障碍性贫血
	哌替啶	不是有效的口服止痛药，镇痛强度仅为吗啡的 1/10～1/8，作用持续时间为 2～4h，治疗剂量具有镇静和抑制呼吸中枢的作用
	喷他佐辛	易引起许多中枢神经系统不良反应，如神志模糊、幻觉等
心血管药	地高辛	经肾脏排泄减少，易引起药物蓄积
	双嘧达莫	常引起直立性低血压
	丙吡胺	具有较强的负性收缩力作用，可导致心力衰竭
	甲基多巴	可引起心动过缓，并促发抑郁症
	利血平	可引起老年人抑郁症、镇静作用和直立性低血压
降血糖药	氯磺丙脲	半衰期延长，能够引起持久、严重的低血糖
胃肠解痉药	颠茄生物碱 莨菪碱	具有高度抗胆碱能作用，易引起中毒，老年人不一定能够耐受其有效剂量
抗组胺药	溴苯那敏 氯苯那敏 曲吡那敏 苯海拉明 噻庚啶 溴马秦 羟嗪 异丙嗪	具有很强的抗胆碱能作用，老年人要选用相对安全的替代药品

（二）药物的保管

1. 药品放置 药品应放置在干燥、阴凉、清洁处，避免阳光直射，保持整洁；药品应固定放置在照护人员和老年人都知道且容易拿取的地方；药品应按内服、外用、注射等进行分类放置，并按失效期的先后顺序排列，先过期的先用，以防浪费。

2. 高危药品放置 高危药品包括麻醉药、剧毒药等，其放置要求有：①标识醒目，单独存放于专用药柜，不与其他药品混放；②根据药物性质、毒副作用和适用疾病等实施分级管理；③调配和发放要实行双人复核；④专人负责，加锁保管；⑤使用专本登记，并执行严格交班制度。

3. 标签明显 药瓶上应贴有明显标签，标签上要清楚标明药名（中英文对照）、浓度、剂量及有效日期等，要求字迹清楚。出现标签脱落缺失、标签难以辨认等情况，则不可使用。

4. 定期检查 药物要定期检查，如出现浑浊、沉淀、变色、异味、潮解、霉变或者过期等，应立即停止使用。

5. 妥善保存 根据药物的性质采取妥善的保管方法。

（1）易挥发、潮解或风化的药物：如乙醇、过氧乙酸、碘酊、糖衣片、酵母片等，须装瓶并盖紧瓶盖。

（2）易被热破坏的某些生物制品和药物：如抗毒血清、疫苗、胎盘球蛋白、益生菌、胰岛素、干扰素等，应置于2～10℃低温处冷藏保存。

（3）易燃易爆的药物：如乙醇、环氧乙烷等，应单独存放，密闭瓶盖置于阴凉处，并远离明火。

（4）易氧化和遇光易变质的药物：如维生素C、氨茶碱、盐酸肾上腺素、硝酸甘油等，应装在棕色瓶内、黑纸遮光的纸盒内或者其他避光容器内，放置于阴暗处保存。如肾上腺素类、硝普钠、环丙沙星注射液等，在使用时也应遮光或避光。

（5）易过期的药物：如各种抗生素、胰岛素等用量比较大的药物，应定期检查，并按有效期的先后有计划地使用，避免药物过期造成浪费。

（6）各类中药：应置于阴凉干燥处，芳香性药品须密闭保存。

（7）个人专用的贵重或特殊药物：应单独存放，并注明床号、姓名、药物开封日期和时间，并执行交班制度。

二、给药原则和给药途径

（一）给药原则

给药原则是一切用药的总则，在进行老年人给药照护时必须严格遵守。

1. 根据医嘱准确给药 给药属于非独立性的操作，必须严格根据医嘱给药。照护人员应具有一定的药理学知识，了解老年人的健康状况，熟悉老年人常用药物的剂量、用法、作用、副作用及毒性反应等。遇到有疑问的用药医嘱，应及时提出问题，切不可盲目执行，也不得擅自更改医嘱。

2. 严格执行查对制度 在进行给药照护时，应首先认真检查药物的质量和有效期，对疑有变质或已经超过有效期的药物，应立即停止使用。认真做到"三查八对"，达到"五个准确"。

（1）三查八对。

三查：指操作前、操作中、操作后查。

八对：对床号、姓名、药名、浓度、剂量、方法、时间、药品有效期（图11-1）。

（2）五个准确：即将准确的药物（right drug），按准确的剂量（right dose），用准确的途径（right route），在准确的时间（right time），给予准确的患者（right client）。

3. 安全正确给药

（1）给药前应向老年人做好解释工作，以取得合作，提高老年人的用药依从性。

（2）给药前应充分评估老年人的病情、治疗方案及所用药物，对易发生过敏反应的药物，使用前应了解老年人的过敏史及药物过敏试验的结果，结果为阴性方可使用，并在用药过程中严密观察，以确保用药安全。

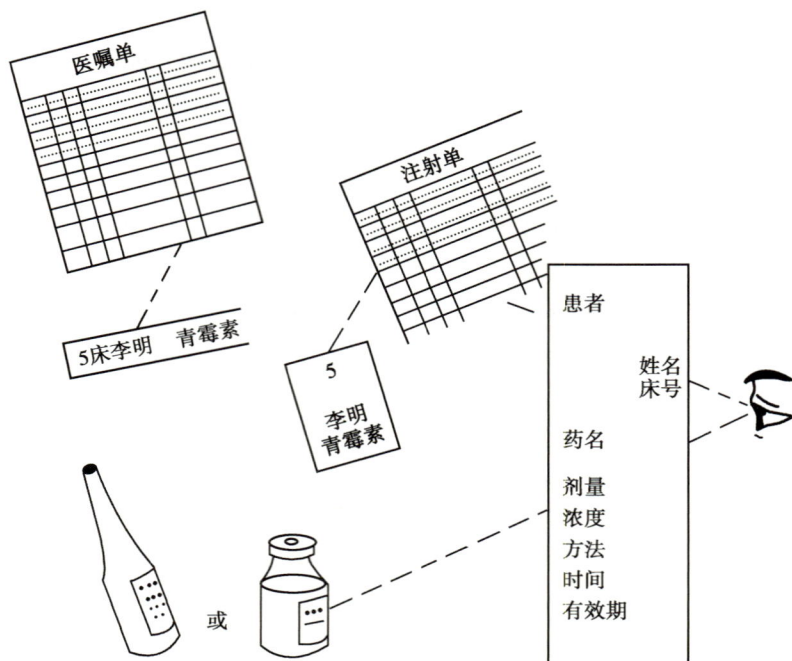

图 11-1 八对示意图

（3）备好的药物应及时分发或使用，避免久置后引起药物污染或药效降低。

（4）准确掌握给药次数和时间，应以维持有效血药浓度和发挥最大药效为最佳选择，同时考虑药物的特性及人体的生理节奏。

（5）正确掌握一定的给药方法与技术是实施给药照护的必备条件。不同的给药方法有其相应的操作规程，照护人员应运用正确的给药方法，按照相应的操作规程，使药物进入人体内并能准确及时地发挥疗效。

4. 密切观察用药后反应 给药后，照护人员应密切观察老年人的病情变化，动态评估药物的疗效，及时发现药物的不良反应，并做好记录，为调整治疗计划提供依据。药物不良反应（adverse drug reaction，ADR）是指在常规剂量情况下，由于药物或药物相互作用而发生与防治目的无关的、不利或有害的反应，包括药物的副作用、毒性反应、变态反应、后遗效应、停药反应、变态反应、特异性反应和依赖性等。如用硝酸甘油治疗心绞痛时，应观察心绞痛发作的次数、强度、心电图等情况。

（二）老年人的用药原则

随着年龄增长，各器官储备功能和身体内环境的稳定性出现衰退，因此，老年人对药物的耐受程度及安全幅度均明显下降。塞在金教授推荐老年人用药有六大原则。

1. 受益原则 受益原则要求用药要有明确的适应证，而且要求用药的受益/风险比值>1。只有当药物治疗的好处大于风险的情况下才可以用药；有适应证但用药的受益/风险比值<1时，不用药，同时还要求选择疗效确切而毒副作用小的药物。例如，对于既无器质性心脏病，又无血流动力学障碍的老年人的心律失常，长期用抗心律失常药物可使死亡率增加，因此，应尽可能不用或少用抗心律失常药。

2. 五种药物原则 许多老年人因多种急、慢性疾病共存，常同时使用多种药物。多药合用不仅增加经济负担，降低用药依从性，而且还增加药物的相互作用。联合用药的种类越多，药物不良反应发生的可能性越高。对患有多种疾病的老年人，不宜盲目使用多种药物，可单用时绝不联用，用药种类应尽量简单，最好5种以下，治疗时分轻重缓急，注意药物间潜在的相互作用。

执行五种药物原则时要注意以下几点：①许多老年性疾病无相应有效的药物治疗，若用药过多，药物不良反应的危害反而大于疾病本身；②选用具有兼顾治疗作用的药物，如高血压合并前列腺增生者,可用 α 受体阻滞药,高血压合并心绞痛者,可选用 β 受体阻滞药及钙拮抗剂;③重视非药物治疗,并非所有的自觉症状、慢性疾病都需要药物治疗,如轻度消化不良、睡眠欠佳等,只要注意饮食卫生、避免情绪波动则可以避免用药;④一般健康老年人不需要服用滋补药物,体弱多病的老年人要在医师的指导下适当服用滋补药物。

3. 小剂量原则　老年人用药要遵循从小剂量开始逐渐达到适宜于个体的最佳剂量。老年人用药剂量的确定主要根据年龄、健康状况、体重、治疗指数、蛋白结合率及肝肾功能等进行综合考虑。老年人用药量通常为成人用药量的 3/4,一般开始用成人量的 1/4～1/3,然后根据临床反应进行调整,直至出现满意疗效而无不良反应为止。

4. 择时原则　择时原则即根据时间生物学和时间药理学的原理,选择最合适的用药时间进行治疗,以提高疗效和减少毒副作用。因为许多疾病的发作、加重与缓解都具有昼夜节律的变化,例如,夜间容易发生变异型心绞痛、脑血栓和哮喘,类风湿关节炎常在清晨出现关节僵硬等,药物代谢动力学也有昼夜节律的变化。因此,进行择时治疗时,主要根据疾病的发作、药物代谢动力学和药效学的昼夜节律变化来确定最佳用药时间。老年人常用药物的最佳用药时间见表 11-2。

5. 暂停用药原则　暂停用药是现代老年病学中最简单、有效的干预措施之一。老年人药物不良反应发生率高、危害大,因此,在用药期间,要随时警惕药物不良反应的发生。当老年人在用药期间出现不适时要考虑发生药物不良反应的可能,如果确定发生了药物不良反应,暂停用药是最简单、最有效的处理措施。如果出现不适是因为病情进展,则应加药。

6. 及时停药原则　用药时间的长短要根据病种、病情来确定。老年人常因慢性疾病需要长期用药控制,而随着年龄的增长、生理的变化及疾病的发展,原有药物可能不再适合当前的状态。当长期用药出现药物不良反应、停药受益超过加药受益、治疗无效时都应及时停药。此外,凡是疗效不确切、耐受性差、未按医嘱使用的药物也应及时停药。

表 11-2　老年人的常用药物最佳用药时间

药物名称	用药时间
降糖药	二甲双胍:饭后 阿卡波糖:与第一口饭同服 格列本脲、格列喹酮:饭前半小时
降压药	杓型高血压病:在早晨服用长效降压药 非杓型高血压病:在早、晚分别服用长效降压药
抗心绞痛药	变异型心绞痛:主张睡前用长效钙拮抗剂 劳力性心绞痛:早晨用长效硝酸盐、β 受体阻滞药及钙拮抗剂

（三）老年人常见药物不良反应

老年人由于各系统、器官功能及代偿能力逐渐衰退,导致药物代谢动力学改变、机体耐受性降低、对药物的敏感性发生变化。因此,老年人更容易出现药物不良反应。

1. 老年人药物不良反应发生率高的原因

（1）药物代谢动力学改变:由于药物代谢动力学改变,药物在老年人组织和血液内的浓度发生改变,导致药物作用减弱或增强。在药效欠佳时,临床医师常会加大剂量,导致药物不良反应的发生率增高。此外,老年人机体内环境稳定性减退,中枢神经系统对某些药物特别敏感,如镇静药易引起中枢过度抑制;老年人免疫功能下降导致药物变态反应的发生率增加。

（2）同时接受多种药物治疗:老年人常患多种疾病,同时接受多种药物治疗,易产生药物的相互作用,加强或减弱药物的效果,增加药物的不良反应。老年人药物不良反应的发生率与用药种类多少成正相关。

（3）滥用非处方药：有些老年人缺乏医药知识，擅自服用、滥用滋补药、保健药、抗衰老药和维生素，用药的次数和剂量不当，易产生药物不良反应。

2. 老年人常见药物不良反应

（1）药物中毒：绝大多数药物都有一定的毒性，当用药剂量过大或时间过长时，药物在体内蓄积过多而发生中毒。有时用药剂量不大，但由于机体对药物过于敏感也可出现中毒。老年人各个重要器官的生理功能减退，如因肝脏血流量下降，其解毒功能也相应降低；因肾小球滤过率和肾小管分泌功能降低，导致药物经肾脏排泄速率降低；因心功能减退，心输出量减少，窦房结内起搏细胞数量减少，心脏传导系统出现障碍。因此，老年人用药容易产生肝毒性反应、肾毒性反应及心脏毒性反应。

（2）耳毒性：老年人由于内耳毛细胞数量减少，听力有所下降，易受药物影响产生听力下降和前庭症状。耳蜗损害的症状有耳鸣、耳聋；前庭损害的主要症状有头痛、恶心、眩晕和共济失调。由于内耳毛细胞损害后难以再生，因此可导致永久性耳聋。老年人用氨基糖苷类抗生素和多黏菌素可致听神经损害。因此，老年人用氨基糖苷类抗生素时应减量，最好避免使用此类抗生素和其他影响内耳功能的药物，必须使用时应减量。

（3）直立性低血压：老年人血管运动中枢的调节功能没有年轻人灵敏，压力感受器发生功能障碍，即使没有药物的影响，也会因为体位的突然改变而产生头晕。在用三环类抗抑郁药、降压药、利尿药、血管扩张药时，尤其容易发生直立性低血压。因此，在使用这些药物时应特别注意。

（4）尿潴留：抗帕金森病药和三环类抗抑郁药有副交感神经阻滞作用，老年人用这类药物时可引起尿潴留，尤其是伴有前列腺增生及膀胱颈纤维病变的老年人。因此在用三环类抗抑郁药时，应以小剂量分次服用开始，然后逐渐加量。患有前列腺增生的老年人，使用呋塞米、依他尼酸等强效利尿药也可引起尿潴留，在使用时应加以注意。

（5）精神症状：中枢神经系统，尤其是大脑最易受药物作用的影响。老年人中枢神经系统对某些药物的敏感性增高，可导致神经系统的毒性反应。如洋地黄、吩噻嗪类药物、降压药和吲哚美辛等可引起老年抑郁症；中枢抗胆碱药苯海索可致精神错乱；老年认知障碍患者使用中枢抗胆碱药、左旋多巴或金刚烷胺，可加重症状；长期使用咖啡因、氨茶碱等可导致精神不安、焦虑或失眠；长期服用巴比妥类镇静催眠药可致惊厥，产生身体及精神依赖性，停药会出现戒断症状。

（四）合理用药

合理用药是指根据疾病种类、患者状况和药理学理论选择最佳的药物及其制剂，制订或调整给药方案，以期有效、安全、经济地防治和治愈疾病。在给药照护时应给予相应的用药指导，增加老年人用药知识，提高老年人自我合理用药的能力。

合理用药可使药物治疗符合安全性、有效性、经济性和适当性的标准。①安全性是选择药物的首要前提，在获得最大治疗效果的同时，让老年人承担最小的治疗风险；②有效性是用药的首要目标，即药物的治疗效果必须明确。③经济性是合理用药的基本要素，经济性并不意味着用药越便宜、越少越好，而是指消耗最小的成本追求最大的效果；④适当性是实现合理用药的基本保证，它表现在用药的各个方面，一般指在用药时必须做到药物选择正确、剂量适当、给药途径适宜、合并用药合理，目的是充分发挥药物的作用，尽量减少药物的毒副作用。

因此，照护人员有责任在指导老年人合理用药前明确老年人的病因及诊断，了解其他并存的疾病、过敏史及药物之间联合用药时的相互作用；向老年人说明所用药物的作用、用法及药物可能引起的不良反应；告知老年人不可随意加大剂量或过早停药。同时，注意老年人对药物的信赖程度与情绪反应，有无药物依赖、滥用药物或不遵医嘱等行为，并予以相应的指导。

（五）给药途径

根据药物的性质、剂型、机体组织对药物的吸收情况和治疗需要等，选择不同的给药途径。常用的给药途径有口服给药、舌下给药、吸入给药、注射给药（皮内注射、皮下注射、肌内注射、静脉注射）、直肠给药、皮肤给药等。

1. 口服给药   是最安全、最方便、最常用的给药途径，药物主要在小肠吸收。影响药物吸收的因素有药物溶解速度、胃肠 pH、胃排空速度、食物、首关消除等。首关消除是指某些药物口服后，在进入体循环前经过胃肠、肝时发生转化，使进入体循环的药量减少，也称为首过消除或首过效应。口服给药不适用于对胃肠刺激大、首关消除多的药物（如硝酸甘油、利多卡因等），也不适用于昏迷的老年人。

2. 舌下给药   舌下给药方便且无首关消除，舌黏膜下血管丰富，吸收迅速，起效快，但吸收面积小，只用于脂溶性高、给药量小的药物，如硝酸甘油等。

3. 吸入给药   药物经肺泡吸收，因人体肺泡表面积大，肺血流量丰富，具有一定溶解度的气态药物能经肺迅速吸收。

4. 注射给药   注射给药吸收速度取决于注射部位血液循环情况及药物的剂型。水溶液吸收迅速，油剂、混悬液吸收慢，作用时间长。肌肉组织的血流量较皮下组织丰富，因此，肌内注射较皮下注射吸收快。老年人由于皮肤弹性组织减少，常造成注射部位皮肤出血，拔针后应延长按压时间。

5. 直肠给药   栓剂或溶液剂经肛门塞入或灌肠，药物经直肠黏膜吸收，起效快，可避免首关消除，但给药不方便，主要用于不能口服用药的患者。由于体温下降，血液循环减慢，老年人使用栓剂药物需要更长的融化时间。

6. 皮肤给药   因皮肤有角质层，大多数药物不易穿透，只有少数脂溶性大分子药物可以缓慢穿透，新型贴膜制剂可经皮吸收。

除动脉注射和静脉注射时药物是直接进入血液循环外，其他给药途径的药物都有一个吸收过程，按吸收速度的快慢排序，从快到慢依次为：吸入给药 > 舌下给药 > 直肠给药 > 肌内注射 > 皮下注射 > 口服给药 > 皮肤给药。

三、给药次数和给药时间

给药次数和给药时间主要取决于药物的半衰期，以能维持药物在血液中的有效浓度为最佳选择，同时考虑药物的特性及人体的生理节奏。工作中常用外文缩写来描述给药时间、给药部位、给药次数、给药方法及给药剂型等。常用的外文缩写见书后附表 1。

四、影响药物作用的因素

药物的治疗效果不仅与药物本身的理化性质及药理作用有关，还与用药者的年龄等生理因素、病理因素、心理因素及遗传因素等有关，同时还受给药剂量、剂型、给药途径、给药时间、联合用药等药物因素和饮食因素的影响。照护人员应该掌握这些影响药物作用的因素，以便准确、安全、有效地实施给药照护。

（一）机体因素

1. 生理因素

（1）年龄：不同年龄的人，不仅在体重上存在差异，还因为处在机体生长发育、衰老的不同阶段，各项生理功能、对药物敏感性及对药物处置能力都有所不同，因而对药物作用的反应也有较大差异。

对于老年人，年龄对药物作用的影响主要表现在以下方面：①老年人体内药物代谢和肾脏排泄功能不全，使药物代谢和排泄速率相应减慢，对药物的耐受性降低，大部分药物会产生更强烈、更持久的作用；②药物效应靶点的敏感性发生改变；③老年人的特殊生理因素和病理因素，如各脏器的组织结构和生理功能逐渐出现退行性改变，在药效学和药物代谢动力学方面出现改变，影响机体对药物的吸收、分布、代谢和排泄；④老年人机体组成发生变化，脂肪在机体中所占比例增大，导致药物分布容积发生相应的改变；⑤老年人常同时患有多种老年性疾病，常同时服用多种药物，药物之间产生相互作用，发生药物不良反应的概率相应增高；⑥老年人用药的依从性较差。

（2）性别：男性与女性对多数药物的反应一般无明显差异，但对某些药物的反应却有明显不同。

如激素对不同性别患者的效应有明显差异，雄激素类药物可使女性出现男性化特征。另外，女性患者在月经期、妊娠期、分娩期和哺乳期时用药要特别注意。如月经期慎用或禁用抗凝药、泻药和刺激性药物，以免引起盆腔充血、月经过多；妊娠期应特别注意有些药物可以通过胎盘进入胎儿体内，引起胎儿中毒或造成胎儿畸形；分娩期使用镇静类药物应注意用药时机，避免吗啡等镇静药对新生儿的呼吸产生抑制作用；哺乳期用药应考虑有些药物可以通过乳汁分泌进入乳儿体内影响其发育或引起中毒。

（3）营养状况：机体的营养状况会影响药物的作用。营养不良时体重轻，脂肪组织减少，脂肪组织储存药物减少，血浆蛋白结合量下降，血液中游离药物的浓度增高；严重营养不良者肝药酶含量较少，肝代谢药物的功能不全，药物灭活速度慢，因而药物可能显现出更强的作用。此外，严重营养不良者全身状况不佳，免疫功能、应激功能、代偿调节功能均降低。因此，用药时要注意患者的营养状况，营养不良的患者，要适当补充营养和调整药物剂量，以充分发挥药物的疗效，避免不良反应。

2. 病理因素　疾病可影响机体对药物的敏感性，还可以改变药物在机体内吸收、代谢、排泄等过程，从而影响药物的效应，导致药效的增强或减弱。例如，正常人对常用的解热镇痛药无降温反应，而发热者则可出现明显的退热作用；治疗量的强心苷类药物不引起正常人的心输出量增加，而心力衰竭者心输出量则会明显增加。在病理因素中，应特别注意肝肾功能受损程度。

（1）肝功能受损：肝功能不良时，药物的吸收、分布、代谢和排泄等环节均受到不同程度的影响。肝实质细胞受损可导致肝药酶减少，肺部疾病致低氧血症能减弱肝药酶的氧化代谢功能；肝硬化会造成低白蛋白血症，血中游离药物增多；休克和心力衰竭时肝血流量减少，也能减弱肝对药物的灭活。以上因素均导致经肝脏代谢的药物消除变慢，药物与血浆蛋白结合减少及经胆汁排泄的药物转运减慢，半衰期延长，可使药物的药理效应和不良反应增强，甚至蓄积中毒。如地西泮的正常半衰期为 46.6h，肝硬化时可使该药半衰期延长达 105.6h。因此，对于肝硬化患者应用主要经肝灭活或损害肝脏的药物时需酌情减量、慎用或禁用。否则，一方面可加重肝脏功能的损害，另一方面可引起其他的药源性疾病。

（2）肾功能受损：当肾功能不全时，可使主要经肾脏排泄的药物消除减慢，药物半衰期延长，药物蓄积于体内，致使药物作用增强，甚至产生毒性反应；肾功能不全伴有低蛋白血症时，弱酸性药物与血浆蛋白结合率降低，游离药物浓度增加，血药浓度增加，药物不良反应也增加。因此，对于这类患者应用某些主要经肾脏代谢的药物，应减少剂量或适当延长给药间隔时间，避免引起蓄积中毒，同时，还应避免使用对肾脏有损害的药物。

（3）其他病理因素：胃肠道疾病使胃肠功能改变，从而改变口服药物的吸收速率和吸收量；血浆或体液 pH 的改变可能影响药物的解离程度，从而影响药物的分布；哮喘患者支气管平滑肌上的 β 受体数目减少，而且与腺苷酸环化酶的偶联有缺陷，因而导致支气管收缩，β 受体激动药的平喘效果往往不佳。

3. 心理因素　人的心理因素与药物疗效密切相关，心理因素在一定程度上可影响药物的效应，尤其是人的情绪、对药物的信赖程度、医护人员的语言等。

（1）情绪：人的情绪可影响药物的效应。愉快乐观的情绪能提高机体的功能，如增加消化道分泌、加强胃肠道蠕动和吸收、提高脑功能，使呼吸、循环、内分泌、体温调节、代谢等功能趋于稳定，在此基础上进行药物治疗能使药物更好地发挥疗效；而悲观、忧郁、恐惧、焦虑、愤怒等不良情绪可使人产生应激反应，如交感神经活动增强等，不仅影响药物疗效，甚至还可能诱发或加重疾病。

（2）对药物的信赖程度：患者对药物的信赖程度可影响药物的疗效。患者如果认为某药物不起作用，不但自觉疗效不高，甚至会采取不配合的态度；相反，患者如果对某药物信赖，则可提高疗效。

（3）照护人员的语言：在老年人接受药物治疗时，照护人员的语言可影响老年人的情绪及老年人对药物的信赖程度。因此，照护人员应从社会和心理角度了解老年人的心理需求，分析老年人的求医行为，重视语言沟通在药物治疗中的作用，在药物治疗的同时给予老年人情感上的满足。

4. 遗传因素 遗传因素可影响药物代谢动力学和药物效应动力学。如异烟肼在肝脏中乙酰化率存在明显的个体和人种差异，分为快代谢型和慢代谢型，疗效和不良反应都不同。遗传因素可使某些生化反应异常，受体数目减少、受体功能缺陷、受体和效应器偶联反应异常等，从而使机体对某些药物特别敏感或产生耐受，从质或量上改变药物的反应。如机体内谷胱甘肽还原酶缺陷导致还原型谷胱甘肽缺乏时，具有氧化作用的药物可引起溶血，此缺陷属于常染色体显性遗传；机体内高铁血红蛋白还原酶缺陷时，高铁血红蛋白不能被有效地还原成血红蛋白，造成高铁血红蛋白在组织中堆积，此缺陷属于常染色体隐性遗传。药物所致的不良反应，如皮质激素引起的青光眼、吸入麻醉药乙醚引起的恶性高热、氯霉素引起的再生障碍性贫血等，均可能与遗传因素有关。

📖 **知识拓展**

安 慰 剂

安慰剂是不具有药理活性的剂型（如含乳糖或淀粉的片剂、含盐水的注射剂），安慰剂产生的效应称为安慰剂效应，广义上讲，安慰剂效应还包括那些本身没有特殊作用的医疗措施，如假手术等。安慰剂效应主要由患者的心理因素引起，它来自患者对药物和医生的信赖。因此，医护人员应重视与患者沟通的艺术，赢得患者的信任，帮助患者保持乐观情绪，树立战胜疾病的信心，可对药物疗效产生良好的正面影响。

（二）药物因素

1. 药物的化学结构 药物的化学结构决定药物的理化性质，进而决定药物在体内过程的特点，药物与机体生物大分子间的化学反应的特异性，产生特定的药理效应。通常化学结构相似的药物可通过同一机制产生相似或相反的作用，如苯二氮䓬类药物具有相似的基本结构，都能与激动中枢神经系统的苯二氮䓬受体结合，增强 γ- 氨基丁酸的作用，产生中枢抑制；异丙肾上腺素和普萘洛尔均具有 β- 苯乙胺结构，都能够特异性地与 β 受体结合，但因侧链不同导致活性不同，前者为 β 受体激动药，后者为 β 受体阻断药。化学结构完全相同的旋光异构体，作用可能有很大的差异，甚至作用完全不同，如东莨菪碱左旋体作用较右旋体强很多倍，如奎宁为左旋体，具有抗疟疾作用，而右旋体奎尼丁则具有抗心律失常作用。

2. 药物的质量 药物的原辅料和制备工艺能显著影响药物的吸收。不同药物生产厂家的同一药物生物利用度不同，相同的给药剂量，血浆药物浓度可相差几倍。生物利用度是评价药品质量的标准之一。我国实行国家基本药物制度，国家基本药物是指疗效确切、不良反应清楚、价格合理、适合国情、临床必不可少的药品。我国已经对处方药与非处方药进行分类管理，将一些质量稳定、应用安全、疗效确切的药品作为非处方药。

3. 药物剂量 剂量指用药量，药物必须达到一定的剂量才能产生治疗效应。给药剂量不同会改变药物血浆浓度，影响药理效应。给药剂量大小与效应强弱之间呈现一定的关系，一般而言，在一定范围内，给药剂量增加，其药效相应增强；给药剂量减少，其药效相应减弱。但当给药剂量超过一定限度时则会产生中毒反应。如吗啡在一定剂量时可产生明显的镇痛作用，但超量使用则可产生与镇痛作用完全不同的作用，即呼吸中枢抑制，甚至导致死亡。临床上规定的药物的治疗量或有效量，是指能对机体产生明显效应而不引起毒性反应的剂量，也是适用于大多数人使用的常用量。

《中华人民共和国药典》规定，用药剂量 14 岁以下为儿童用药剂量，14～60 岁为成人剂量，60 岁以上为老年人剂量。老年人剂量应以成人剂量为参考剂量酌情减量，用量一般为成人剂量的 3/4。这与老年人的生理功能与成人比较存在较大差异，导致对药物的反应与成人不同。在使用安全范围较小的药物时，如洋地黄类药物，照护人员应特别注意监测其中毒反应。有些药物，如氯化钾溶液，静脉用药时要严格控制静脉输液速度，速度过快会导致单位时间内进入体内的药量过大，从而引起毒性反应，甚至导致心搏骤停。

4. 药物剂型 药物可制成多种剂型，同一种药物由于剂型不同，药物作用的速度和强弱不同，甚至药理效应也不同。如注射剂、气雾剂、舌下含服片等起效快，常用于急救；丸剂、控释及缓释制剂等起效慢。在注射剂中，水溶液制剂比混悬剂和油溶液起效快；在口服制剂中，溶液剂比固体制剂（如片剂、胶囊等）容易吸收。多数情况下，剂型改变时，药物作用的性质不变，但有些药物不同剂型可产生不同药效。此外，不同剂型可改变药物的毒副作用。如静脉滴注氨茶碱治疗哮喘，可引起心跳加快等不良反应，若改成栓剂，则可消除该不良反应。

5. 给药途径 常用的给药途径有消化道给药（口服给药、舌下给药、直肠给药）、注射给药（肌内注射、皮下注射、静脉注射、动脉注射）、呼吸道吸入给药、皮肤黏膜给药。不同的给药途径可以影响药物的吸收和分布，改变药物的作用速度，通常同一药物、同一剂量，注射比口服吸收快、起效快，作用显著。给药途径不同不仅影响药理效应的快慢、强弱，甚至可以产生不同的作用，如硫酸镁，口服具有导泻与利胆作用，注射给药时产生中枢抑制，具有镇静、降压和骨骼肌松弛作用，局部湿敷则具有消炎去肿作用。

6. 给药时间 给药的间隔时间应以药物的半衰期作为参考依据，以维持药物在血液中的有效浓度，尤其是抗生素类药物更应注意维持有效的血药浓度。给药时间还应综合考虑病情、药物性质、吸收情况、对消化道的刺激性、需要药物发挥作用的时间等因素，如肝、肾功能不良者可适当调整给药间隔时间。给药间隔时间过长则血药浓度波动增大，给药间隔时间过短易导致药物蓄积中毒，药物蓄积是指在前次给的药物尚未完全消除时即进行第二次给药，所产生的体内药物累积增加的作用。蓄积过多可产生蓄积中毒。临床上最容易发生蓄积中毒的药物是口服抗凝药和洋地黄类药，需特别注意。常用给药时间与安排见表 11-3。

表 11-3 常用给药时间与安排（外文缩写）

给药时间	安排	给药时间	安排
q.m.	6a.m.	q.2h.	6a.m.，8a.m.，10a.m.，12n.，2p.m.……
q.d.	8a.m.	q.3h.	6a.m.，9a.m.，12n.，3p.m.，6p.m.……
b.i.d.	8a.m.，4p.m.	q.4h.	8a.m.，12n.，4p.m.，8p.m.，12m.n.……
t.i.d.	8a.m.，12n.，4p.m.	q.6h.	8a.m.，2p.m.，8p.m.，2a.m.
q.i.d.	8a.m.，12n.，4p.m.，8p.m.	q.n.	8p.m.

7. 联合用药 临床上经常联合用药，联合用药是指同时或在一定时间内使用两种或两种以上的药物。由于不同的物理、化学性质及药理作用，在联合用药时，药物常相互影响，可发生体内或体外药物之间的相互作用，导致药物在吸收、分布、生物转化、排泄及作用效应等方面的相互干扰，从而改变药物的效应和毒性。

联合用药的意义是发挥药物的协同作用，增强药物的疗效，避免和减轻药物不良反应，延缓机体耐受性或者病原体产生耐药性，预防和治疗并发症，提高治疗效果。如临床上常把多巴胺脱羧酶抑制剂（卡比多巴或苄丝肼）与多巴胺合用治疗帕金森病，两者合用可提高疗效，并减少不良反应；复方枸橼酸铋与雷尼替丁联用，可提高消化道溃疡的治愈率；头孢哌酮钠和舒巴坦钠联用，可增强抗菌效果；异烟肼和乙胺丁醇联用能增强抗结核作用，乙胺丁醇还可以延缓异烟肼耐药性的产生；长期使用糖皮质激素，联用维生素 D 及钙剂，可以预防骨质疏松。

但是，无目的的联合用药不仅不能提高疗效，还可能由于药物的相互作用，增加药物不良反应的发生率，这种不良反应是单用一种药物时所没有的，不良反应的发生率会随着用药的种数增加而增多。如维生素 C 与磺胺类药物合用，会使药效降低；静脉滴注青霉素时不能同时口服琥乙红霉素片，琥乙红霉素可干扰青霉素的杀菌效能；庆大霉素与依他尼酸和呋塞米合用可导致永久性耳聋，与阿米卡星和链霉素合用时可导致肾损害、神经性耳聋等。因此，要尽量避免不合理的联合用药。老年人常用药物的相互作用见表 11-4。

表 11-4　老年人常用药物的相互作用

常用药	抗酸药	抗焦虑药	抗凝药	降糖药	抗抑郁药	降压药	消炎药	抗精神病药	洋地黄制剂	通便剂	水杨酸类药	镇静剂	噻嗪类利尿剂	三环类抗抑郁药
抗酸药			↓					↓	↓					
抗焦虑药			↑			↑								
抗凝药					↑									
降糖药														
抗抑郁药		↑	↑			↓						↑		
降压药												↑		↑
消炎药			↑		↑									
抗精神病药												↑		
洋地黄制剂														
通便剂									↓					
镇静剂			↑											
噻嗪类利尿剂					↓	↑						↓		
三环类抗抑郁药		↑	↑			↓						↑		

注：↓表示药效减弱；↑表示药效增强。

药物的配伍禁忌是指在患者用药之前（药物尚未进入机体以前），两种或两种以上药物在体外相互混合时，所起的物理或者化学性的相互作用使药性发生变化，影响药物的治疗效应和安全性。物理性相互作用有颜色变化、产生沉淀、pH 变化、渗透压变化等；化学性相互作用有药物浓度变化、新化合物产生等。特别是静脉给药时，数种药品混合在一起，注射剂的配伍量、配伍时间、杂质、温度等因素均对注射剂的配伍变化有一定的影响。有些药物因混合顺序不同，也可发生理化性配伍变化，如果改变药物加入顺序，则可避免上述情况的发生。

因此，用药时，药剂师和医护人员应根据不同药物的物理、化学性质及药理作用，或通过"配伍变化表""配伍禁忌表"来判断联合用药是否合理，以达到正确实施联合用药、保证用药安全的目的。

（三）饮食因素

饮食与药物相互作用，可以影响药物在体内的过程，如药物的吸收、分布、代谢和排泄等环节，从而对药物的作用产生影响。多数情况下，饮食可以延缓药物的吸收速度，但吸收总量不一定会减少。少数情况下，饮食可以促进药物的吸收。饮食对药物作用的影响主要体现在以下三个方面：

1. 干扰药物吸收的饮食会降低疗效　服用铁剂时不能与茶水、高脂饮食同时服用，因为茶叶中的鞣酸与铁结合形成铁盐，妨碍铁的吸收；脂肪抑制胃酸分泌，也影响铁的吸收。在补钙时不宜同时食用菠菜，因为菠菜中含有大量草酸，草酸与钙结合形成草酸钙，影响钙的吸收，使疗效降低。

2. 促进药物吸收的饮食会增强疗效　酸性食物可增加铁剂的溶解度，促进铁吸收；高脂饮食可促进脂溶性维生素 A、维生素 D、维生素 E 的吸收，因而维生素 A、维生素 D、维生素 E 宜餐后服用，以增强疗效；粗纤维类食物可促进肠道蠕动，增强驱虫剂的疗效。

3. 改变尿液 pH 的饮食会影响疗效　鱼、肉、蛋等食物在体内代谢产生酸性物质，牛奶、蔬菜、豆制品等食物在体内代谢产生碱性物质碳酸氢盐，它们排出时会影响尿液的 pH，进而影响药物疗效。如氨苄西林、呋喃妥因在酸性尿液中杀菌力强，因此用其治疗泌尿系统感染时宜多吃荤食，使尿液呈酸性，增强药物的抗菌作用；而氨基糖苷类、头孢菌素、磺胺类药物在碱性尿液中杀菌力增强，因此用其治疗泌尿系统感染时宜多吃素食，以碱化尿液，增强抗菌作用。

（四）老年人药物代谢和药效学特点

老年人由于各器官功能的衰退，机体对药物的代谢和反应发生改变，应注意评估老年人药物代谢和药效学的特点，为指导合理用药及给药照护提供重要信息。

1. 老年人药物代谢特点 药物代谢动力学简称药动学，是研究机体对药物处置的科学，即研究药物在体内的吸收、分布、代谢和排泄过程及药物浓度随时间变化规律的科学。老年药物代谢动力学的特点为药物代谢动力学过程减慢，绝大多数药物的被动转运吸收不变而主动转运吸收减少，药物代谢能力减弱，药物排泄功能降低，血药浓度增高。

（1）药物的吸收：药物的吸收是指药物从给药部位转运至血液的过程。口服给药时，药物经胃肠道吸收后进入血液循环，到达靶器官而发挥效应。因此，胃肠道环境或功能的改变可能对药物的吸收产生影响。

影响老年人胃肠道药物吸收的因素有以下几点：①老年人胃肌萎缩，胃动力减弱，胃排空速度减慢，延迟药物到达小肠的时间。因此，药物的吸收延缓、速率降低，有效血药浓度到达的时间推迟，特别对在小肠远端吸收的药物或肠溶片有较大的影响；②老年人肠蠕动减慢，肠内容物在肠道内停留时间延长，药物与肠道表面接触时间延长，使药物吸收增加。但胃排空延迟、胆汁和消化酶分泌减少等因素都可影响药物的吸收；③老年人胃黏膜萎缩，胃壁细胞功能下降，胃酸分泌减少，胃液 pH 升高，可影响药物离子化程度。如弱酸性药物阿司匹林在正常胃酸情况下，在胃内不易解离，吸收良好，当胃酸缺乏时，其离子化程度增大，使药物在胃中吸收减少，影响药效。④胃肠道和肝血流量随年龄增长而减少。胃肠道血流量减少可影响药物吸收速率，故老年人对奎尼丁、氢氯噻嗪的吸收可能减少。肝血流量减少，使药物首过效应减弱，对有些主要经肝脏氧化灭活的药物如普萘洛尔等的消除减慢，血药浓度升高。

（2）药物的分布：药物的分布是指药物吸收进入体循环后向各组织器官及体液转运的过程。药物的分布不仅与药物的储存、蓄积及清除有关，而且影响药物的效应。

影响药物在体内分布的主要因素包括：①机体组成成分的改变。老年人细胞内液减少，使机体总水量减少，故水溶性药物如乙醇、吗啡等分布容积减小，血药浓度增加；老年人脂肪组织增加，非脂肪组织逐渐减少，所以脂溶性药物如地西泮、苯巴比妥、利多卡因等在老年人组织中分布容积增大，药物作用持续较久，半衰期延长；老年人血浆白蛋白含量减少，使与血浆白蛋白结合率高的游离型药物成分增加，分布容积加大，药效增强，易引起不良反应，如抗凝药华法林与血浆白蛋白结合减少，游离型药物浓度增高而抗凝作用增强，毒性增大，因此，老年人使用华法林应减少剂量。②药物与血浆蛋白的结合能力改变。老年人由于脏器功能衰退，同时患有多种疾病，常需用 2 种及 2 种以上的药物。由于不同药物对血浆蛋白结合具有竞争性置换作用，从而改变其他游离型药物的作用强度和持续时间。如保泰松和水杨酸可取代甲苯磺丁脲与蛋白结合，使甲苯磺丁脲在常用剂量下可因游离型药物浓度增高而导致低血糖。

（3）药物的代谢：药物的代谢是指药物在体内发生化学变化，又称生物转化。肝脏是药物代谢的主要器官。老年人肝血流量和细胞量比成年人降低 40%~65%。肝脏微粒体酶系统的活性也随之下降，肝脏代谢速度只有年轻人的 65%，因此，药物代谢减慢，半衰期延长，易造成某些主要经肝脏代谢的药物蓄积。

老年人肝脏代谢药物的能力改变不能采用一般的肝功能检查来预测，因为肝功能正常不一定说明肝脏代谢药物的能力正常。一般认为，血药浓度可反映药物作用强度，血浆半衰期可作为预测药物作用和用药剂量的指征。但是还应注意血浆半衰期并不能完全反映出药物代谢、消除过程和药物作用时间。如米诺地尔作为长效降压药，其血浆半衰期为 4.2h，但降压效果可持续 3~4d。这是因为药物与血管平滑肌结合，使其作用持续时间远远超过根据血浆半衰期所预测的时间。

（4）药物的排泄：药物的排泄是指药物在老年人体内经吸收、分布、代谢后，最后以药物原形或其代谢物的形式通过排泄器官或分泌器官排出体外的过程。肾脏是大多数药物排泄的重要器官。

老年人肾功能减退,包括肾小球滤过率降低、肾血流量减少、肾小管的主动分泌功能和重吸收功能降低。这些因素均可导致主要由肾以原形排出体外的药物蓄积,表现为药物排泄时间延长,清除率降低。

老年人常见代谢或排泄减少的药物见表11-5。延长给药间隔,特别是以原形排泄、治疗指数窄的药物,如地高辛、氨基糖苷类抗生素尤其需要引起注意。老年人如有失水、低血压、心力衰竭或其他病变时,可进一步损害肾功能,故用药应更加小心,最好能监测血药浓度。

表 11-5 老年人代谢或排泄减少的药物

药物类别	在肝内代谢*减少	经肾脏排泄减少
抗精神失常药	丙咪嗪 地昔帕明[+] 去甲替林 曲唑酮	利培酮[++]
镇静催眠药	阿普唑仑[+] 三唑仑[+] 氯氮䓬 地西泮 苯二氮䓬类 巴比妥类	
镇痛药和抗炎药	右丙氧芬 布洛芬 哌替啶 吗啡 萘普生	
抗生素		阿米卡星 庆大霉素 妥布霉素 环丙沙星 呋喃妥因 链霉素
心血管药	氨氯地平 硝苯地平 地尔硫䓬 维拉帕米 奎尼宁 普萘洛尔	卡托普利 依那普利 赖诺普利 喹那普利 地高辛 普鲁卡因胺
利尿药		呋塞米 氢氯噻嗪 氨苯蝶啶 阿米洛利
其他	左旋多巴	金刚烷胺 氯磺丙脲 西咪替丁 雷尼替丁 甲氨蝶呤

注:*根据大多数研究的结果;+只在男性老年人中;++9-羟利司培酮是其活性代谢产物。

2. 老年人药效学特点 药物效应动力学简称药效学,是研究药物对机体的作用及作用机制的科学。老年药效学改变是指机体效应器官对药物的反应随老化而发生的改变。老年药效学改变的特点包括对大多数药物的敏感性增高、作用增强,对少数药物的敏感性降低;药物耐受性下降,药物不良反应发生率增加;用药依从性降低。老化对药物效应的影响见表11-6。

表 11-6 老化对药物效应的影响

药物类别	药物	作用	老化的影响
抗精神失常药	氟哌啶醇	镇静作用	↓
镇静催眠药	地西泮	镇静作用	↑↑
	替马西泮	镇静作用	↑
	三唑仑	短效镇静作用	—
	苯海拉明	精神动力功能	—
镇痛药	阿司匹林	急性胃十二指肠黏膜损伤	—
	吗啡	急性止痛作用	↑
	喷他佐辛	止痛作用	↑
利尿药	布美他尼	尿流和钠排泄	↓
	多巴胺	肌酐清除	↓
	呋塞米	高峰利尿效应的延缓和强弱	↓
口服降糖药	格列本脲	慢性降血糖作用	—
	甲苯磺丁脲	急性降血糖作用	↓
心血管药	腺苷	心率效应	—
		血管扩张	—
	血管紧张素 II	血压增加	↑
	地尔硫䓬	急性抗高血压作用	↑
	非洛地平	抗高血压作用	↑
	维拉帕米	急性抗高血压作用	↑
	依那普利	急性抗高血压作用	↑
	哌唑嗪	急性抗高血压作用	—
	多巴胺	增加肌酐清除	↓
	异丙肾上腺素	变速作用	↓
		喷射分数	↓
		血管扩张	↓
	硝酸甘油	血管扩张	—
	去甲肾上腺素	急性血管收缩	—
	去氧肾上腺素	急性高血压作用	—
		急性血管收缩	—
	普洛萘尔	变速作用	↓
	噻吗洛尔	变速作用	—
支气管扩张剂	沙丁胺醇	支气管扩张	↑
	异丙托溴铵	支气管扩张	↓
抗凝血药	肝素	激活部分凝血活酶时间	—
	法华林	凝血酶原时间	↑
其他	阿托品	胃排空减少	—
	左旋多巴	由于不良反应,剂量限制	↑
	甲氧氯普胺	镇静作用	—

注:—表示无变化;↑表示增加;↓表示减少。

老年人对药物的耐受性降低,具体表现如下:

(1)对排泄慢或易引起电解质失调的药物耐受性下降:老年人由于肾调节功能和酸碱代偿能力

较差，导致机体对排泄慢或易引起电解质失调药物的耐受性下降，故使用的剂量宜小，间隔时间宜长，还应注意检查药物的肌酐清除率。

（2）对肝脏有损害的药物耐受性下降：老年人肝功能下降，对损害肝脏的药物如利血平、异烟肼等耐受力下降。

（3）对易引起缺氧的药物耐受性差：因为老年人呼吸系统、循环系统功能降低，应尽量避免使用这类药物。如哌替啶对呼吸有抑制作用，禁用于患有慢性阻塞性肺气肿、支气管哮喘、肺源性心脏病等患者，慎用于老年人。

（4）对胰岛素和葡萄糖耐受力降低：老年人由于大脑耐受低血糖的能力较差，易发生低血糖昏迷。在使用胰岛素过程中，应注意识别低血糖的症状。

（5）多药合用耐受性明显下降：老年人单一用药或少数药物合用的耐受性较多药合用要好，如利尿药、镇静药、催眠药各一种并分别服用，耐受性较好，能各自发挥预期疗效。但若同时合用，则不能耐受，易出现直立性低血压。

第二节　口服给药法

案例 11-2

李奶奶，69岁，5年前被诊断为高血压，平时一直在医生指导下服用降压药控制血压，血压控制正常。近日，李奶奶经常发脾气，情绪不稳定，夜间入睡困难，并且拒绝服用降压药，家人多次劝说，都无济于事，目前血压 180/100mmHg。

根据以上资料，请回答：
1. 李奶奶拒绝服药的原因。
2. 为李奶奶进行正确的服药指导。

口服给药法是常用的给药方法之一，药物经口服后被胃肠道黏膜吸收进入血液循环，从而发挥局部或全身的治疗作用，以达到防治和诊断疾病目的的一种给药方法。口服给药法为最常用、最方便而且较安全的给药法。但是，口服给药吸收较慢，药物产生疗效的时间较长，且药效易受胃肠功能及胃内容物的影响，因而不适于急救，对意识不清、呕吐频繁、禁食等患者也不适用。

一、安全有效的用药指导

随着年龄的增长，老年人记忆力减退，学习新事物的能力下降，对药物的治疗目的、用药时间、用药方法常不能正确理解，影响用药安全和药物治疗的效果。慢性疾病老年人和出院后需要继续服药的老年人，如何规范合理用药、确保安全和有效的用药，是照护人员非常重要的职责之一。

（一）定期全面评估老年人用药情况

1. 各系统老化程度　仔细评估老年人各脏器的功能情况，如肝、肾功能。

2. 用药史　详细评估老年人的用药史，建立完整的用药记录，包括既往和现在的用药记录、药物过敏史、引起副作用的药物及老年人对药物的了解情况。

3. 用药能力和作息时间　包括视力、听力、阅读能力、理解能力、记忆力、吞咽能力、获取药物的能力、发现不良反应的能力和作息时间。

4. 心理 - 社会状况　了解老年人的文化程度、饮食习惯、家庭经济状况、对当前治疗方案和计划的认识程度和满意度、家庭的支持情况，以及对药物有无依赖、期望及恐惧等心理。

（二）口服给药方法指导

1. 口服片剂　指自口腔服下，经胃肠道吸收而作用于全身，或滞留于胃肠道内作用于胃肠局部的片剂。一般用温开水送服,热水能影响药物的化学活性,降低药效,增加药物的不良反应。

2. 口服溶液 多见于糖浆类药物,如急支糖浆、复方甘草合剂、蜜炼川贝枇杷膏等。不宜用温开水送服,因服药后药物要在病变咽喉部黏膜表面形成保护膜。

3. 口服胶囊 指将药物填装在空心硬质胶囊中或密封于弹性软质胶囊中制成的药剂,以掩盖药物不良味道及提高药物稳定性。服用时,不能将胶囊破坏,应整粒吞服。

4. 口含片 多用于口腔及咽喉疾病,有局部消炎、杀菌、收敛、止痛作用,如西瓜霜润喉片、草珊瑚含片、西地碘含片等。使用时应在口腔内含化,不可咀嚼、吞咽,含服中、含服后不可饮用液体,以延长疗效。

5. 舌下含服 通过舌下口腔黏膜丰富的毛细血管吸收,可避免刺激胃肠、吸收不全和首过消除,生效快。使用时放在舌下,让其自然溶解吸收,不可嚼碎或吞服。

(三)密切观察和预防药物不良反应

老年人药物不良反应发生率高,照护人员要密切观察和预防药物的不良反应,提高老年人的用药安全。

1. 密切观察药物副作用 要注意观察老年人用药后可能出现的不良反应并及时处理,如对使用降压药的老年人,要注意提醒其在站立、起床时动作要缓慢,避免发生直立性低血压。

2. 注意观察药物矛盾反应 老年人在用药后容易出现药物矛盾反应,即用药后出现与用治疗效果相反的特殊不良反应。如用硝苯地平治疗心绞痛反而加重心绞痛,甚至诱发心律失常。所以用药后要仔细观察,一旦出现不良反应要及时停药、就诊,根据医嘱改服其他药物,并保留剩余药。

3. 用药从小剂量开始 用药一般从成年人剂量的 1/4 开始逐渐增大,依次为成年人剂量的 1/3、1/2、2/3、3/4。同时要注意个体差异,治疗过程中要求连续性观察,一旦发现不良反应,及时协助医师处理。

4. 选用便于老年人服用的药物剂型 有吞咽困难的老年人不宜选用片剂、胶囊制剂,宜选用液体剂型,如冲剂、口服液等;胃肠功能不稳定的老年人不宜服用缓释剂,因为胃肠功能的改变会影响缓释药物的吸收;口腔黏膜干燥的老年人,服用片剂、胶囊制剂时要给予充足的温水送服。

5. 规定适当的用药时间和用药间隔 根据老年人的用药能力、生活习惯,给药方式应尽可能简单,当口服药物与注射药物疗效相似时,宜采用口服给药。由于许多食物和药物同时服用会导致相互作用而干扰药物的吸收,如含钠或碳酸钙的制酸剂不可与牛奶或其他富含维生素 D 的食物一起服用,以免刺激胃液过度分泌或造成血钙、血磷过高。此外,如果给药间隔过长则达不到治疗效果,而频繁地给药又容易引起药物中毒。因此,在安排用药时间和用药间隔时,既要考虑老年人的作息时间,又应保证有效的血药浓度。

6. 其他预防药物不良反应的措施 因各种原因,老年人易出现用药依从性差,因此当药物未达到预期疗效时,要仔细询问是否严格遵医嘱用药。对长期服用某一种药物的老年人,要注意监测血药浓度。对老年人所用的药物剂量要进行认真记录并注意保存。

(四)提高老年人用药依从性

老年慢性疾病治疗效果不满意,除发病机制和病因不明确、缺乏有效的治疗药物外,还有一个不容忽视的问题,就是用药依从性差。老年人用药依从性差的原因可能在于:记忆力减退,服药种类多,容易忘记用药或错用药;担心药物花费过多;害怕出现药物副作用等。提高老年人用药依从性的措施如下:

1. 加强给药照护

(1)住院老年人:照护人员应严格执行给药操作规程,按时将早晨空腹服、饭前服、饭时服、饭后服、睡前服的药物分别送到老年人床前,并照护其服下。

(2)出院带药老年人:通过口头和书面的形式,向老年人解释药物名称、剂量、用药时间、作用和副作用。用较大字体的标签注明用药剂量和时间,以便老年人识别。

(3)独居老年人:可将老年人每天需要服用的药物放置在专用的塑料盒内,在盒子的每个小格上标明用药时间,并将盒子放置在醒目的位置,促使老年人养成按时服药的习惯。此外,照护人员要定期到老年人家中清点剩余药片数目,也有助于提高老年人的用药依从性。

(4)精神异常或不配合治疗的老年人:照护人员需协助和督促老年人用药,并确定其是否将药物服下。老年人若在家中,应要求家属配合做好协助督促工作,可通过电话追踪,掌握老年人的用药情况。

(5)吞咽障碍与神志不清的老年人:一般通过鼻饲管给药,对神志清楚但有吞咽障碍的老年人,可将药物加工制作成糊状物后再给予老年人服用。

(6)外用药物:应向老年人交代外用药物切不可口服,并详细说明外用药物的名称、用法及用药时间,在盒子外贴上红色标签,并告知家属。

2. 开展健康教育 通过家庭健康教育、社区健康教育计划的实施,采取专题讲座、小组讨论、发放宣传资料、个别指导等综合性教育方法,反复强化使老年人循序渐进地学习疾病与药物治疗的相关知识,掌握自我护理技能,提高自我管理能力,并提高其用药依从性。

3. 建立合作性照护关系 照护人员要鼓励老年人参与治疗方案与计划的制订,邀请老年人谈论对病情的感受和看法,倾听老年人的治疗意愿,注意老年人对治疗费用的关注。与老年人建立合作性照护关系,使老年人对治疗充满信心,形成良好的治疗意向,从而提高其用药依从性。

4. 行为方面的治疗措施 ①行为监测:建议老年人记用药日记,对病情进行自我观察和记录等;②刺激与控制:将老年人的用药行为与日常生活习惯联系起来,如设置闹钟提醒用药时间;③强化行为:当老年人用药依从性好时及时给予肯定,依从性差时当即给予批评。

5. 指导老年人正确保管药品,定期整理药柜,保留常用药和正在服用的药物,丢弃过期变质的药物。

(五)加强用药的健康指导

1. 加强老年人用药解释工作 照护人员要以老年人能够接受的方式,向其解释所用药物的名称、种类、用药方式、用药剂量、不良反应等。必要时,在药袋上用醒目的颜色标明用药的注意事项。此外,还要反复强调正确用药的方法和意义。

2. 鼓励老年人首选非药物性措施 指导老年人如果能以其他方式缓解症状的,暂时不要用药,如失眠、便秘和疼痛等,应先采用非药物性措施解决,将药物中毒的危险性降至最低。

3. 指导老年人不随意购买及服用药物 一般健康老年人不需要服用滋补药、保健药、抗衰老药和维生素,只要注意调节好日常饮食,注意营养,科学安排生活,保持平衡的心态,就可达到健康长寿的目的。对体弱多病的老年人,要在医师的指导下,辨证施治,适当服用滋补药物。

4. 加强家属的安全用药教育 对老年人进行用药健康指导的同时,还要重视对其家属进行有关安全用药知识的教育,使他们学会正确协助和督促老年人用药,防止发生用药不当造成的意外。

二、口服给药

【操作目的】
协助老年人遵照医嘱安全、正确地服下药物,以达到减轻症状、治疗疾病、维持正常生理功能、协助诊断和预防疾病的目的。

【操作程序】

1. 评估并解释

(1)评估老年人的年龄、性别、体重及意识状态。

(2)评估老年人的吞咽能力,有无恶心、呕吐状况,有无口腔、食管疾患等。

(3)评估老年人的病情、治疗情况、用药史和过敏史、肝肾功能情况、有无药物依赖。

(4)评估老年人对治疗的态度、对所用药物的认识程度、是否配合服药及遵医行为。

(5)向老年人及家属解释给药的目的和服药的注意事项。

2. 计划

(1)环境准备:整洁、安静、舒适、安全、光线充足。

（2）老年人准备：了解服药目的、方法，以及所用药物的性状、作用及副作用、注意事项和配合要点，能配合口服用药，取舒适体位服药。

（3）照护人员准备：着装整洁，修剪指甲，洗手，戴口罩。

（4）用物准备：药车、药盘、药杯、量杯、药匙、滴管、包药纸、研钵、纱布、治疗巾、服药本、小药卡、饮水管、水壶（内盛温开水）等，必要时备注射器。

3. 实施

（1）准备药物：见表 11-7。

表 11-7　准备药物

操作流程	操作步骤	要点说明
1. 核对检查	（1）根据服药本查看药柜的药物是否齐全	• 及时添加药柜内的药物
	（2）洗手、戴口罩，取出药盘等物品放于适宜的位置	• 便于操作
	（3）根据床号、姓名填写小药卡，按顺序插入药盘内，放好药杯	• 遵医嘱给药，严格执行查对制度
	（4）核对服药本、小药卡，无误后配药	• 严格执行查对制度，避免差错事故
2. 规范配药	依据药物剂型的不同，采取不同的取药方法	• 一位老年人的药物全部摆好后，再摆另一位老年人的药物
		• 先备固体药，再配液体药（水剂或油剂）
	（1）配固体药：一只手持药瓶，瓶签朝向自己（核对），另一只手用药匙取出所需药量，放入药杯（核对），将药瓶放回药柜（核对）	• 用药匙取药
		• 粉剂、含化片及特殊要求的药物需用纸包好放入药杯
		• 单一剂量包装药品，则在发药给老年人时才拆开包装
		• 不同固体药倒入同一药杯内
		• 需碾碎的药物，可将药物在研钵内碾碎，以药匙盛入药杯内
	（2）配液体药：	• 用量杯量取
	1）检查药物性质	• 若有变质，应立即更换
	2）将药液摇匀	• 避免药液内溶质沉淀而影响给药浓度
	3）打开瓶盖（核对），将瓶盖内面朝上放置	• 保持瓶盖内面清洁
	4）取量杯，一只手持量杯，拇指置于所需刻度，举起量杯，使所需刻度与视线平齐；另一手持药瓶，有标签的一面朝上，倒药液至所需刻度处（图 11-2）	• 量杯刻度与药液水平面同高，保证药量准确
	5）将药液倒入药杯（核对）	• 瓶签向上，防止倒药液时污染标签
	6）用湿纱布擦净瓶口，盖好瓶盖，将药瓶放回药柜原处（核对）	• 以便取用
	7）倒取不同药液时需清洗量杯	• 以免更换药液时发生化学变化
		• 不同的药液应分别倒入不同的药杯内
	8）药液不足 1ml 或油剂，先在药杯内倒入少许温开水，用滴管吸取所需药液量，滴管尖与药液水平面成 45° 角，将药液滴入药杯内	• 以免药液黏附于杯壁，影响服用剂量
		• 1ml 按 15 滴计算
	9）不宜稀释的药物，可将药液滴于饼干或面包上，嘱老年人及时服下或者用滴管直接滴入老年人口中	
3. 再次核对	摆完全部药物后，将药物、服药卡、医嘱本重新核对一遍，盖上治疗巾备用	• 确保正确无误
4. 整理用物	整理、清洁药柜及用物，洗手	

（2）协助服药：见表 11-8。

表 11-8　协助服药

操作流程	操作步骤	要点说明
1. 核对检查	（1）发药前须经另一人核对,方可发给老年人 （2）洗手,携带服药本、发药盘,备好温开水等,送药至老年人床前	• 确保备药准确无误 • 按规定时间发药,确保药物有效浓度 • 若遇特殊检查或禁食者,暂不发药;若老年人发生呕吐,应查明情况后再行处理
2. 再次核对	（1）礼貌称呼老年人,向老年人或家属解释服药的目的、药物、方法及注意事项 （2）再次核对并检查药物（图 11-3）	• 取得老年人或家属的合作 • 为确保发药无误,应让老年人自己说出姓名,核对并呼唤老年人名字,得到准确应答后才发药 • 增加或停用药物,应及时告诉老年人 • 当老年人提出疑问时,应重新核对
3. 协助服药	（1）协助老年人取舒适卧位	• 坐位:坐正直,上身稍前倾,头略低,下颏微向前 • 半卧位:抬高床头 30°～50° 角,将老年人的头转向一侧或将后背垫起呈半坐位姿势
	（2）按顺序将药发送给老年人	• 同一位老年人的药物应一次取离药车,不同老年人的药物,不可同时取离药车,以免发生差错 • 若老年人不在病室或因故暂不能服药,应将药物取回,适时再发或交班
	（3）将温开水递到老年人手中,让老年人先喝一口水	• 不能自行服药的老年人应给予喂服
	（4）再将药杯递给老年人,协助老年人将药放入口中后喝水约 100ml	• 若老年人拒绝服药,应了解原因并及时向主管医师反映
	（5）待老年人完全将药物咽下,放下水杯协助老年人擦净口周围	• 病情危重老年人应喂服,鼻饲者应将药粉用水溶解后,从胃管灌入,再以少量温开水冲洗胃管
	（6）再次查对所服的药物是否正确	• 确保药物准确无误
	（7）整理物品,将物品放回原处,药杯浸泡消毒后清洁,再消毒备用,一次性药杯集中销毁	• 按规定处理,防止交叉感染
	（8）协助老年人取舒适的体位,洗净双手	• 使老年人舒适,便于休息
	（9）洗手、脱口罩	
	（10）观察老年人用药后的反应,必要时做记录	• 观察药物疗效及不良反应 • 若有异常,及时与医生联系

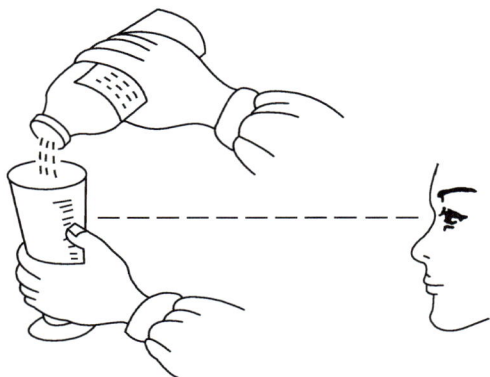

图 11-2　倒药液法

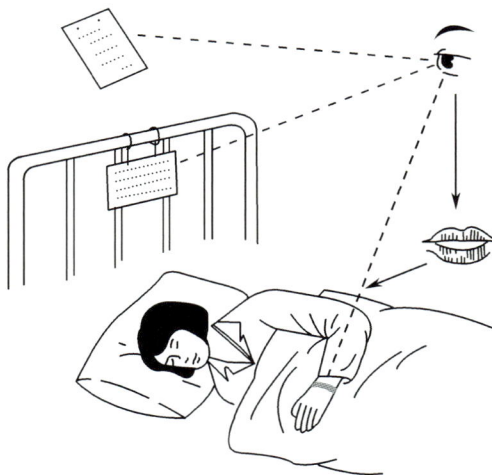

图 11-3　操作中查对示意图

4. 评价

（1）老年人了解安全用药的知识，服药后达到预期疗效。

（2）意识和认知功能良好的老年人主动配合。

（3）照护人员安全正确给药，无差错，无不良反应发生。

（4）照护人员与老年人沟通顺畅。

【注意事项】

1. 发药前收集老年人资料　发药前应收集老年人有关资料，凡因特殊检查或手术须禁食者，暂不发药，并做好交班；发药时如老年人不在，应将药物带回保管，并进行交班；如老年人出现呕吐，应查明原因再进行相应处理，并暂停口服给药；鼻饲、上消化道出血或口服固体药困难的老年人应将药物研碎用水溶解后再服用。

2. 发药时注意倾听老年人的意见　发药时如老年人提出疑问，应虚心听取，重新核对，确认无误后再给老年人发药。

3. 发药后观察药效和反应　发药后随时观察药物的治疗效果及不良反应，若发现异常，应及时和医生联系，酌情处理。

4. 严格执行查对制度　备药、发药时严格执行查对制度，防止差错事故发生，确保老年人用药安全。

【健康指导】

1. 一般用药指导

（1）需吞服的药物宜用 40～60℃温开水送服，不用茶水、牛奶、果汁代替温开水。

（2）缓释片、肠溶片、胶囊，整个吞服，不可嚼碎。

（3）舌下含片应放在舌下或两颊黏膜与牙齿之间待其溶化。

（4）对于慢性疾病老年人和出院后需继续服药的老年人，应使其了解用药的相关知识和服药中的注意事项，主动配合用药，减少不良反应。

2. 特殊药物用药指导

（1）抗生素及磺胺类药物应准时服药，以保持有效的血药浓度。

（2）健胃及刺激食欲的药物宜饭前服用，因其刺激味觉感受器，使胃液大量分泌，可以增进食欲。助消化药及对胃黏膜有刺激性的药物宜饭后服用，以便使药物和食物混合，有助于消化或减少对胃黏膜的刺激。

（3）强心苷类药物服用前应先测脉率（心率）及脉律（心律），如脉率低于 60 次 /min 或有心律异常，应停止服用并报告医生。

（4）对牙齿有腐蚀作用或使牙齿染色的药物，如酸剂、铁剂，服用时可采用吸管吸取，避免药物与牙齿直接接触，服药后立即漱口。

（5）止咳糖浆对呼吸道黏膜有安抚作用，服后不宜立即饮水，以免冲淡药液，降低疗效；同时服用多种药物时，止咳糖浆应最后服用。

（6）磺胺类药和退热药服用后宜多饮水。前者由肾脏排出，尿少时易析出结晶，阻塞肾小管；后者起发汗降温作用，多饮水有利于增加疗效。

第三节　雾化吸入法

案例 11-3

张爷爷，75 岁，既往有支气管哮喘病史 10 年。入冬以后气温变低，张爷爷 1 周前外出运动时有受凉的情况，之后几天出现喘息，夜间有呼吸困难憋醒的情况。医生诊断为支气管哮喘发作，医嘱：布地奈德混悬液 2mg，雾化吸入，b.i.d.。

根据以上资料,请回答:

1. 适合张爷爷的雾化吸入方式。

2. 雾化吸入时的注意事项。

雾化吸入法是一种以呼吸道和肺为靶器官,应用雾化吸入装置将药液分散成细小的雾滴,经鼻或口吸入呼吸道,达到预防和治疗疾病目的的直接给药方法。雾化吸入装置能使药液形成直径 0.01～10μm 的气溶胶微粒,被吸入并沉积于气道和肺部,从而发挥治疗作用。雾化颗粒直径对药物沉积位置有直接影响,有效雾化颗粒直径应在 0.5～10μm,其中直径 5～10μm 的雾粒主要沉积于口咽部,直径 3～5μm 的雾粒主要沉积于肺部,直径 <3μm 的雾粒 50%～60% 沉积于肺泡。呼吸道疾病是老年常见疾病类型,作为呼吸系统相关疾病的重要治疗手段,应用雾化吸入进行呼吸道局部给药,具有起效快、局部药物浓度高、用药量少、应用方便及全身不良反应少等优点。常用雾化吸入装置有超声雾化器、氧气雾化吸入器、振动筛孔雾化器、定量吸入器、干粉吸入器等。本节重点介绍超声雾化吸入法、氧气雾化吸入法及手压式雾化器雾化吸入法。

一、超声波雾化吸入法

超声波雾化吸入法是应用超声波将药液转化为细微的气雾,由呼吸道吸入,以达到预防和治疗呼吸道疾病的方法(图 11-4)。超声波雾化吸入法具有雾量大小可以调节、释雾量大等特点,雾化器电子部分产热,对雾化液起轻度加温的作用,老年人感觉温暖舒适,还可以起到给气道加湿的作用。激素类药物以及混悬液不适合用超声波雾化吸入法,因为对效果有一定的影响。

【操作目的】

1. 解除支气管痉挛,使呼吸道通畅,改善通气功能。

2. 解除呼吸道炎症反应,稀释痰液,减轻黏膜水肿。

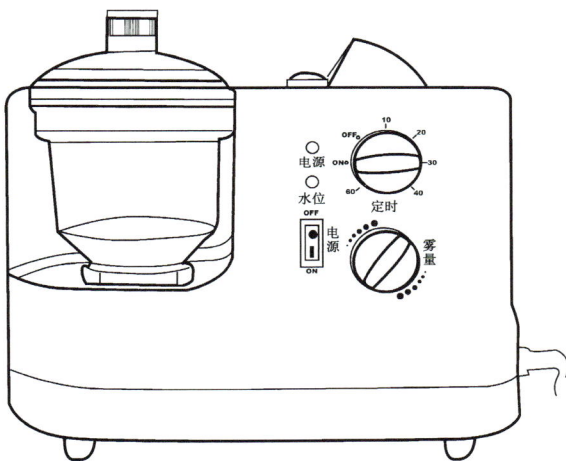

图 11-4　超声雾化器

【操作程序】

1. 评估

(1)辨识老年人,与老年人沟通。

(2)评估老年人的性别、年龄、病情、用药史、过敏史、治疗史、呼吸状态(即呼吸次数、深度、有无呼吸困难、痰液的状况、呼吸音),以及有无药物依赖史。

(3)评估老年人的意识状态、心理状态、合作程度、肢体活动能力、对疾病的态度及对所用药物的认知程度。

(4)评估老年人面部、口腔及鼻腔有无异常。

2. 计划

(1)环境准备:整洁、安全、安静,温湿度适宜。

(2)老年人准备:取舒适体位,了解超声波雾化吸入的目的、方法、注意事项等,积极配合。

(3)照护人员准备:着装整洁,修剪指甲,用六步洗手法洗手,戴口罩。

(4)用物准备:超声雾化器一套、水温计、弯盘、冷蒸馏水。

3. 实施

操作流程	操作步骤	要点说明
1. 核对检查	（1）核对超声雾化计划，核对老年人信息 （2）检查雾化器各部件是否完好，有无松动脱落等异常情况 （3）组装：连接雾化器组件与附件，加冷蒸馏水于水槽内，水量浸没雾化罐底部的透声膜。 （4）加药：按医嘱将药液稀释至 30～50ml 后倒入雾化罐中，将雾化罐放入水槽，盖紧水槽盖 （5）检查核对无误后携用物至老年人床旁	• 遵医嘱 • 检查雾化器各部件是否完好，有无松动脱落现象 • 水槽内不可加温水或热水，水槽无水时不可开机以免损伤机器
2. 雾化吸入	（1）查对与沟通：再次核对老年人信息，与老年人沟通，向老年人解释进行雾化吸入的目的、方法、预期效果、注意事项等 （2）调整体位：协助老年人取适宜体位 （3）再评估：再次评估老年人面部、口腔及鼻腔有无异常 （4）清洁口腔：协助老年人漱口，清除口腔内的分泌物及食物残渣 （5）调节雾量：接通电源，打开电源开关，预热 3～5min，再打开雾化调节开关，调至合适雾量 （6）雾化吸入：当雾量稳定喷出时，将口含嘴放入老年人口中（也可用面罩），闭口唇深呼吸，直到药液用完，没有雾喷出为止 （7）巡视观察：观察老年人雾化情况以及装置运行状况	• 严格执行查对制度，避免差错事故 • 根据老年人身体状况及意愿采取合适的体位，更换体位时动作忌粗暴，以半坐卧位、半坐位为宜 • 避免雾化过程中将口腔中的细菌带入呼吸道，诱发感染 • 根据老年人病情、需要调节雾量 • 观察老年人有无呛咳，一般每次使用时间为 15～20min • 如果老年人因活动受限或其他原因不能独立完成雾化，应协助其进行 • 发现水温超过 50℃ 或水量不足时应关机，更换或加入冷蒸馏水
3. 整理用物	（1）雾化结束后取下口含嘴，关闭雾化开关，关闭电源 （2）协助老年人漱口，清洁面部，安置好老年人，使其体位舒适，整理床单位 （3）倒掉水槽内的水，擦干水槽，将口含嘴、面罩、螺纹管、雾化罐浸泡于消毒液内 1h 再清洗晾干备用	• 连续使用机器要间隔 30min • 如药液中有激素类药物应及时漱口，使用面罩者应注意洗脸，防止药物残留 • 清洁底部晶体换能器，动作应轻柔
4. 洗手记录	（1）洗手 （2）记录老年人雾化药物名称和剂量、雾化方式、雾化时间、老年人的反应及效果	• 预防交叉感染 • 记录及时、准确、完整、清晰。文书记录归档

4. 评价

（1）老年人了解使用超声波雾化吸入的相关知识，治疗后达到预期疗效。

（2）照护人员做到安全正确操作，无差错，无不良反应发生。

（3）意识和认知功能良好的老年人能主动配合，照护人员与老年人沟通顺畅。

（4）老年人呼吸道炎症消除或减轻，痰液逐步减少，痰液能顺利咳出，呼吸困难缓解或消除。

【注意事项】

1. 遵医嘱施治，严格执行查对制度及消毒隔离制度。

2. 操作和清洗时，注意保护水槽底部的晶体换能器和雾化罐底部的透声膜，动作要轻稳，以免损坏上述部件。

3. 水槽和雾化罐内切忌加温水或热水，连续使用时应间歇 30min，使用中注意水槽内水温，超过 50℃ 时应换冷蒸馏水。

4. 治疗过程需加药液时不必关机，直接从盖上小孔向内添加药液即可；若需向水槽内加水或更换冷蒸馏水时，应关机后再进行操作。

5. 雾化治疗时，密切观察老年人面色及呼吸情况，防止不良反应的发生。

6. 安全风险因素

（1）呛咳：老年人漱口时，有发生反流的可能，甚至造成呛咳窒息，应采用合适的体位，防止老年人发生呛咳。

（2）感染：照护人员操作前应认真洗手，雾化罐、口含嘴或面罩、螺纹管在使用后要彻底消毒，防止造成老年人呼吸道感染。

【健康指导】

1. 由于雾化药液会导致恶心或味觉变化，气雾刺激可能出现恶心、呕吐等症状或导致误吸，指导老年人雾化吸入治疗前、后 1h 尽量避免进食，以免引起不适。

2. 雾化前嘱老年人用温开水漱口，用面罩雾化者不要涂抹油性面霜，告知老年人超声波雾化吸入治疗的目的和方法，缓解老年人紧张的情绪，以取得老年人的配合。

3. 使用时要根据病情适量调整雾量大小，对于心肾功能不全的老年人雾化量不宜过大，避免造成肺水肿。

4. 雾化吸入后应嘱老年人充分漱口，行动不便者可以用湿棉球协助其清洁口腔后适量喂水，避免引起口腔真菌感染。

5. 雾化吸入时，指导老年人用口吸气，用鼻呼气，使胸廓活动度增大，肺活量增多，更有利于药物的吸入。

6. 雾化吸入后应给予叩背，叩背不仅可以使肺部和支气管的痰液松动，向大气管引流排出，而且可以促进心脏和肺部的血液循环，有利于支气管炎症的吸收，促进康复。

7. 雾化结束后，需要对雾化罐、口含嘴或面罩、螺纹管进行消毒处理，本着"一用一消、一人一套"原则，防止交叉感染。

二、氧气雾化吸入法

氧气雾化吸入法是利用高速氧气气流使药液形成雾状，经口、鼻吸入呼吸道和肺部，以达到治疗疾病的目的。氧气雾化吸入器（图 11-5）由吸嘴、储药瓶、T形接头、喷嘴、输气管等组成。

【操作目的】

1. 预防和治疗呼吸道感染，消除炎症，减轻水肿，尤其适用于下呼吸道感染。

2. 解除支气管痉挛，改善通气功能。

3. 稀释痰液，促进咳嗽，帮助祛痰。

【操作程序】

1. 评估

（1）辨识老年人，与老年人沟通交流。

（2）评估老年人的性别、年龄、病情、用药史、过敏史、治疗史、呼吸状态（即呼吸次数、呼吸深度、有无呼吸困难、痰液的状况、呼吸音），以及有无药物依赖史。

（3）评估老年人的意识状态、心理状态、合作程度、肢体活动能力、对疾病的态度及对所用药物的认知程度。

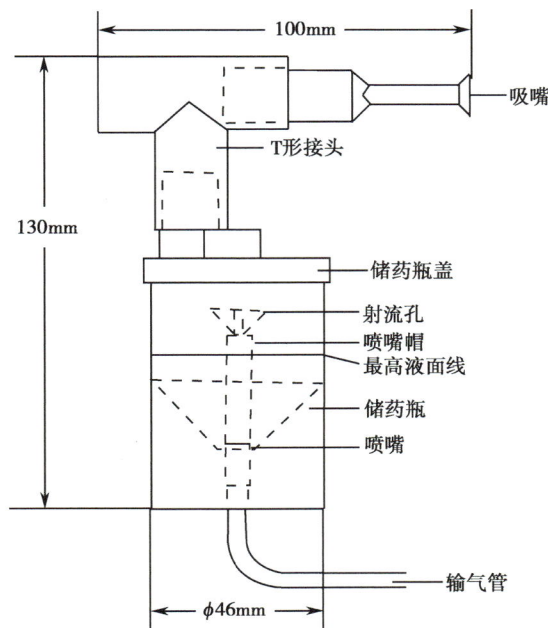

图 11-5　氧气雾化器

（4）评估老年人面部、口腔及鼻腔有无异常。

2. 计划

（1）环境准备：整洁、安全、安静，温湿度适宜。

（2）老年人准备：取舒适体位，了解氧气雾化吸入的目的、方法、注意事项等，积极配合。

（3）照护人员准备：着装整洁，修剪指甲，按六步洗手法洗手，戴口罩。

（4）用物准备：氧气雾化吸入器、氧气装置、注射器、用药单、药物、治疗巾、洗手液。

3. 实施

操作流程	操作步骤	要点说明
1. 核对检查	（1）核对医嘱，核对姓名、药名、剂量、给药时间、给药途径，检查药物质量和有效期 （2）检查氧气雾化吸入器是否良好 （3）备齐用物并携至老年人床旁	• 遵医嘱给药，严格执行查对制度
2. 雾化吸入	（1）查对与沟通：再次核对老年人的信息，与老年人沟通，向老年人解释进行雾化吸入的目的、方法、预期效果、注意事项等 （2）摆体位：协助老年人取适宜体位 （3）再评估：再次评估老年人面部、口腔及鼻腔有无异常 （4）清洁口腔：协助老年人漱口，清除口腔内的分泌物及食物残渣 （5）检查装置：检查氧气雾化吸入装置是否完好，有无松动、脱落、漏气等异常情况 （6）加入药液：遵医嘱将药液稀释，加入雾化器的药杯内 （7）连接装置：将雾化器连接管的接气口与中心供氧或氧气筒的氧气输出口相连接，打开氧气开关，调节氧流量为6～8L/min （8）雾化吸入：指导老年人手持雾化器，保持雾化器垂直，将口含嘴放入口中，用口唇完全包裹口含嘴，用口深吸气，用鼻缓缓呼气，直到药液吸完为止 （9）巡视观察：观察老年人雾化情况以及装置运行状况	• 严格执行查对制度，避免差错事故 • 根据老年人的身体状况及意愿采取合适的体位，更换体位时动作忌粗暴，坐位、半坐位更有利于吸入的药物沉积至肺 • 避免雾化过程中将口腔中的细菌带入呼吸道，诱发感染 • 氧气湿化瓶内不要放水，以免稀释药液 • 如果老年人因活动受限或其他原因不能独立完成雾化，应协助其进行雾化 • 吸入的药物在肺部血管迅速发挥作用，要注意药物副作用的出现 • 如果老年人体力不支，可以中间休息片刻再继续雾化。休息时应关闭氧气，妥善放置雾化装置，以免药液漏出
3. 整理用物	（1）雾化结束后，取下口含嘴，关闭氧气开关 （2）协助老年人漱口，清洁面部，安置好老年人，使其体位舒适，询问老年人的感受，整理床单位	• 所有物品按医疗废物处置原则处理
4. 洗手记录	（1）洗手 （2）记录老年人雾化药物名称和剂量、雾化方式、雾化时间、老年人的反应及效果	• 预防交叉感染 • 记录及时、准确、完整、清晰。文书记录归档

4. 评价

（1）老年人了解使用雾化吸入的相关知识，治疗后达到预期疗效。

（2）照护人员做到安全用氧，正确操作，无差错，无不良反应发生。

（3）意识和认知功能良好的老年人主动配合，与老年人沟通顺畅。

（4）老年人呼吸道炎症消除或减轻，痰液逐步减少，痰液能顺利咳出，呼吸困难缓解或消除。

【注意事项】

1. 遵医嘱施治,严格执行查对制度及消毒隔离制度。

2. 使用前应检查雾化器装置是否完好,氧气装置是否安全,如用氧气筒供氧,应检查氧气是否充足。

3. 氧气湿化瓶内不放水,以免液体进入雾化器内稀释药液,影响雾化时间及疗效。

4. 雾化过程中应注意观察老年人的反应,有无体力不支、潜在药物不良反应等情况。

5. 雾化治疗时,密切观察老年人的面色及呼吸情况,要防止不良反应的发生。

6. 安全用氧。

7. 安全风险因素

(1) 正确给药:雾化吸入前应认真核对药名、剂量、浓度、时间等,防止给药差错的发生。

(2) 用氧安全:使用氧气雾化时,应遵循用氧安全原则,防止意外发生。

(3) 呛咳:老年人漱口时,有发生反流的可能,甚至可能造成呛咳窒息,应采用合适的体位,防止老年人发生呛咳。

(4) 感染:照护人员操作前应认真洗手,雾化装置应妥善保存,防止装置污染造成老年人呼吸道感染。

【健康指导】

1. 使用氧气雾化时应交代老年人及家属安全用氧注意事项。

2. 其余同超声波雾化吸入法。

三、手压式雾化器雾化吸入法

手压式雾化器雾化吸入法是利用拇指按压雾化器顶部,使药液从喷嘴形成雾状物喷出,作用于口腔及咽部、气管、支气管黏膜而被吸收的治疗方法(图11-6)。

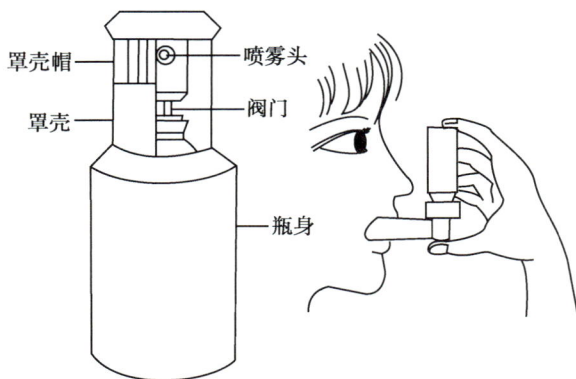

图 11-6　手压式雾化器

【操作目的】

通过吸入拟肾上腺素等药物解除支气管痉挛,改善通气功能,适用于支气管哮喘、喘息性支气管炎的对症治疗。

【操作程序】

1. 评估

(1) 辨识老年人,与老年人沟通交流。

(2) 评估老年人的性别、年龄、病情、用药史、过敏史、治疗史、呼吸状态(即呼吸次数、呼吸深度、有无呼吸困难、痰液的状况、呼吸音),以及有无药物依赖史。

(3) 评估老年人的意识状态、心理状态、合作程度、肢体活动能力、对疾病的态度及对所用药物的认知程度。

(4) 评估老年人的呼吸道是否通畅及口腔情况。

2. 计划

（1）环境准备：整洁、安全、安静，温湿度适宜。

（2）老年人准备：取舒适体位，了解手压式雾化吸入的目的、方法、注意事项等，积极配合。

（3）照护人员准备：着装整洁，修剪指甲，用六步洗手法洗手，戴口罩。

（4）用物准备：按医嘱准备手压式雾化吸入器（内含药物）。

3. 实施

操作流程	操作步骤	要点说明
1. 核对检查	（1）核对医嘱，核对姓名、药名、剂量、给药时间、给药途径 （2）检查手压式雾化器的质量和有效期 （3）备齐用物并携至老年人床旁	• 遵医嘱给药，严格执行查对制度
2. 雾化吸入	（1）查对与沟通：再次核对老年人的信息，与老年人沟通，向老年人解释进行雾化吸入的目的、方法、预期效果、注意事项等	• 严格执行查对制度，避免差错事故
	（2）摆体位：协助老年人取适宜体位 （3）再评估：再次评估老年人的口腔及鼻腔有无异常	• 根据老年人的身体状况及意愿采取合适的体位，更换体位时动作忌粗暴，坐位、半坐位更有利于吸入的药物沉积至肺
	（4）清洁口腔：协助老年人漱口，清除口腔内的分泌物及食物残渣	• 避免雾化过程中将口腔中的细菌带入呼吸道，诱发感染
	（5）摇匀药液：取下手压式雾化器的防尘帽，将药液充分摇匀	
	（6）雾化吸入：将喷嘴放入口中，用口唇完全包裹口含嘴，平静呼吸，将肺内气体呼出。吸气开始时，按压吸入器开关，使之喷药，同时深吸气，药物经口吸入，吸气末尽可能延长屏气时间，再呼气，反复1～2次	• 用药前将动作演示给老年人看，直到其理解并能正确配合
	（7）巡视观察：观察老年人呼吸状况改善情况	• 如果老年人因活动受限或其他原因不能独立完成雾化，应协助其进行雾化
3. 整理用物	（1）协助老年人漱口，安置好老年人，使其体位舒适，询问老年人的感受，整理床单位	• 防止药物在咽部聚集
	（2）清理用物，擦净手压式吸入器的喷嘴，盖好防尘帽	• 所有物品按医疗废物处置原则处理
4. 洗手记录	（1）洗手 （2）记录老年人雾化药物名称和剂量、雾化方式、雾化时间、老年人的反应及效果	• 预防交叉感染 • 记录及时、准确、完整、清晰。文书记录归档

4. 评价

（1）老年人了解使用雾化吸入的相关知识，治疗后达到预期疗效。

（2）意识和认知功能良好的老年人主动配合，与老年人沟通顺畅。

（3）老年人呼吸道通畅，喘息、炎症逐步缓解。

【注意事项】

1. 遵医嘱施治，严格执行查对制度及消毒隔离制度。

2. 使用前应检查手压式雾化器是否在有效期内，雾化器内药物是否充足，各部件是否完好，有无松动、脱落等情况。

3. 每次1～2喷，两次使用间隔时间不少于3～4h。

4. 雾化过程中，应注意观察老年人的反应，呼吸与喷药动作配合是否正确，是否达到雾化效果，有无潜在药物不良反应等情况。

5. 安全风险因素

（1）正确给药：雾化吸入前应认真核对药名、剂量、浓度、时间等，防止给药差错的发生。

（2）雾化无效：老年人呼吸节律与喷药节律未很好地配合，药物没有正确吸入。

（3）呛咳：老年人漱口时，有发生反流的可能，甚至可能造成呛咳窒息，应采用合适的体位，防止老年人发生呛咳。

（4）感染：照护人员操作前应认真洗手，药物不可交叉使用，防止造成老年人呼吸道感染。

【健康指导】

1. 教会老年人手压式雾化器正确使用的方法。

2. 教会老年人评价疗效，当疗效不满意时，不能随意增加或减少药物用量，不能随意缩短用药间隔时间，以免加重不良反应。

3. 帮助老年人分析并解释引起呼吸道痉挛的原因和诱因，指导其选择适宜的运动，防止不当运动诱发呼吸道痉挛，并注意预防呼吸道感染。

第四节　局部给药

案例 11-4

张爷爷，76岁，近3d有排便困难情况。张爷爷食欲下降，腹部触诊可触及粪块样肿块。

根据以上资料，请回答：

1. 实施甘油栓直肠纳入的主要步骤。

2. 实施甘油栓直肠纳入的注意事项。

根据病变部位的不同，各专科医生会选用局部给药。局部给药一般指通过外涂、擦洗药物等方式，作用于局部组织达到治疗疾病的效果，可以遵医嘱使用贴剂、粉剂、糊剂等药物。局部给药保证局部药物浓度正常即可，药物不需要到达全身。

一、滴入给药

（一）滴眼药

滴眼药是指供滴眼使用的药物制剂，包括眼液、眼膏和眼凝胶。常见影响老年人视力的主要原因之一是老视。随着年龄增长，眼球晶状体逐渐硬化、增厚，眼部肌肉的调节能力也随之减退，导致变焦能力降低。当看近物时，由于影像投射在视网膜时无法完全聚焦，看近距离的物件就会变得模糊不清，老视由此产生。老视的发生和发展与年龄直接相关，大多数人出现在45岁前后，对日常生活造成影响。除了老视外，造成老年人视力障碍的主要眼疾病还有白内障、老年黄斑变性、青光眼、糖尿病视网膜病变等。眼科治疗方法有手术、药物、功能训练等，但往往药物治疗被作为第一选择。眼药产生的生物效用由药物的水性、油性等固有性质以及角膜、巩膜的渗透性等来决定。眼部用药全身副作用少，药液可充分在眼睛局部发挥作用。滴眼给药可达到消炎杀菌、收敛、麻醉、缩瞳、散瞳等作用，也可用来协助诊断。

【操作目的】

协助老年人用药，用于诊断、预防、治疗或缓解眼部症状。

【操作程序】

1. 评估

（1）辨识老年人，与老年人沟通交流。

（2）评估老年人的性别、年龄、病情、用药史、过敏史、治疗史及有无药物依赖史。

（3）评估老年人的意识状态、心理状态、合作程度、肢体活动能力、对疾病的态度及对所用药物的认知程度。

（4）评估老年人有无其他眼部疾患。

2. 计划

（1）环境准备：整洁、安全、安静，温湿度适宜。

（2）老年人准备：能配合眼部用药，了解所用药物的作用及副作用。

（3）照护人员准备：着装整洁，修剪指甲，按六步洗手法洗手，戴口罩。

（4）用物准备：按医嘱准备药物、用药单、消毒棉签或棉球、污物桶、纸巾、洗手液。

3. 实施

操作流程	操作步骤	要点说明
1. 核对检查	（1）核对医嘱，核对姓名、药名、剂量、给药时间、给药途径 （2）检查药物质量和有效期 （3）备齐用物并携至老年人床旁	• 遵医嘱给药，严格执行查对制度
2. 准确给药	（1）查对与沟通：再次核对老年人的信息，与老年人沟通，向老年人解释进行给药的药物名称、时间、目的、方法、预期效果、注意事项等 （2）清洁眼部，用棉签或棉球擦净眼部分泌物 （3）摆体位：协助老年人取适宜体位，一般为坐位或仰卧位，头后仰，眼往上看 （4）再评估：评估老年人有无其他眼部疾患 （5）协助滴眼药水或涂眼药膏 1）滴眼药水：照护人员用左手（持棉签或棉球）轻轻拉下眼睑并固定，让老年人眼球向上转，右手持眼药水瓶摇匀，距眼睑1～2cm，将眼药水滴入下结膜囊内1～2滴（图11-7），轻提上眼睑，嘱老年人闭上眼睛，轻轻转动眼球，用棉签或棉球擦拭眼部外溢眼药，用棉球紧压泪囊部1～2min 2）涂眼药膏：照护人员一手用棉签向下拉开患者下眼睑，嘱患者向上注视，暴露下结膜囊，另一手持眼药膏软管直接将眼药膏挤入结膜内（图11-8），嘱患者轻轻闭眼1min，促使眼药膏在结膜囊内与泪液混合溶化均匀分布。用棉签擦净睑缘及睫毛的眼药膏 （6）巡视观察：观察老年人有无不适	• 严格执行查对制度，避免差错事故 • 解说要耐心，不同的老年人应采取不同的适合该老年人的方法和内容 • 从内眼角向外眼角擦拭 • 根据老年人的身体状况及意愿采取合适的体位，更换体位时动作忌粗暴 • 老年人皮肤松弛，拉眼睑时动作忌粗暴，暴露应充分 • 混悬液用前要摇匀 • 药水不可直接滴在眼角膜上 • 动作轻柔，用药剂量准确 • 角膜有溃疡或眼部有外伤时，滴药后不可压迫眼球，也不可拉高上眼睑 • 检查睫毛情况，避免睫毛连同眼药膏夹在结膜囊内 • 用软管涂眼药膏，软管口不可触及眼部 • 如使用多种药物，每种要间隔10min以上 • 发现异常立即报告
3. 整理用物	（1）安置好老年人，使其保持体位舒适，询问其感受，整理床单位 （2）清理用物，盖好眼药水或眼药膏瓶盖，妥善放置	• 所有物品按医疗废物处置原则处理
4. 洗手记录	（1）洗手 （2）记录老年人所用药物的名称、剂量、给药方式、给药时间、老年人的反应及治疗效果	• 预防交叉感染 • 记录及时、准确、完整、清晰。文书记录归档

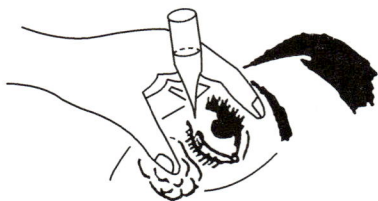

图 11-7　滴眼药水　　　　　　　图 11-8　涂眼药膏

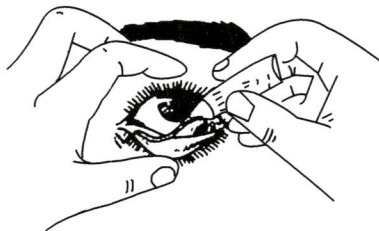

4. 评价

（1）老年人了解滴眼给药的相关知识，使用药物后达到预期疗效。

（2）照护人员做到安全正确给药，无差错，无不良反应发生。

（3）老年人主动配合，与老年人沟通顺畅，老年人对照护表示理解和满意。

【注意事项】

1. 严格执行遵医嘱给药和查对制度。

2. 多种药物同时使用时，原则上按医嘱执行。一般顺序为水性药物→黏性药物（悬浊性药物）→非水溶药物（油性药物）→软膏。每种药物间隔一般 10min 以上。滴眼剂宜白天使用，使用眼药水前应混匀药液，眼药膏宜临睡前使用。

3. 眼部有分泌物或眼睑周围皮肤不清洁，应先用生理盐水棉签轻轻清洁干净后再进行给药。

4. 注意观察老年人用药后的反应，如果有视力下降或病情变化应立即通知医生。

5. 由于眨眼会使眼药迅速排出到泪囊，因此用药后要按压一会儿泪囊（1～2min）或闭眼延长药液在结膜囊内的停留时间。

6. 防止交叉感染，双眼用药时，应先健侧眼、后患侧眼，先病情较轻侧、后病情较重侧。

7. 眼药容器的顶端部分不要与手或眼接触，防止污染。点眼药时，容器顶部离眼睛不可过近，防止泪液回流到容器内，造成污染。

8. 安全风险因素

（1）正确给药：雾化吸入前应认真核对药名、剂量、浓度、时间等，防止给药差错的发生。

（2）黏膜损伤：老年人黏膜较薄，照护人员上药时动作应轻柔，防止造成黏膜损伤。

（3）感染：照护人员操作前应认真洗手，防止造成老年人眼部感染。

（4）跌倒：涂眼药膏或滴散瞳药后易出现视物模糊，嘱老年人暂停行走等活动，防止老年人跌倒等意外发生。

【健康指导】

1. 上眼药前准备好纸巾并核对药物，查看有效期，确认患眼，眼药放在方便易取处。

2. 告知老年人治疗目的和方法，缓解老年人的紧张情绪，以取得老年人的积极配合。有能力的老年人可以指导其自己用药。

3. 滴眼药水时，右手持眼药水瓶、摇匀，将眼药水滴入下结膜囊内 1～2 滴，然后轻提上眼睑，有利于充分发挥药物的作用。

4. 使用眼药后嘱老年人轻闭双眼 2～3min，勿用力眨眼，用干净的纸巾拭去外溢的眼药。

5. 一般眼药储存于干燥、避光的环境，用后及时拧紧瓶盖，如需冷藏需要按说明书要求放冰箱。

6. 可以在药瓶上贴上不同颜色的标签，帮助老年人自己辨识药物，对于弱视的老年人，可以采用在药瓶上缠绕橡皮筋等方法帮助其辨识药瓶。

（二）滴耳药

滴耳药物是用于耳道内的液体药物制剂，主要用于治疗和缓解耳道感染或耳道局部疾患。

【操作目的】

协助老年人用药，用于治疗耳道疾病或缓解局部症状。

【操作程序】

1. 评估

（1）辨识老年人，与老年人沟通交流。

（2）评估老年人的性别、年龄、病情、用药史、过敏史、治疗史及有无药物依赖史。

（3）评估老年人的意识状态、心理状态、合作程度、肢体活动能力、对疾病的态度及对所用滴耳剂的认知程度。

（4）评估老年人有无其他耳部疾患。

2. 计划

（1）环境准备：整洁、安静、舒适、安全。

（2）老年人准备：能配合耳部用药，了解所用药物的作用及副作用。

（3）照护人员准备：着装整洁，修剪指甲，按六步洗手法洗手，戴口罩。

（4）用物准备：滴耳剂、用药单、消毒棉球或棉签、洗手液、污物桶。

3. 实施

操作流程	操作步骤	要点说明
1. 核对检查	（1）核对医嘱，核对姓名、药名、剂量、给药时间、给药途径 （2）检查药物质量和有效期 （3）备齐用物并携至老年人床旁	• 遵医嘱给药，严格执行查对制度
2. 准确给药	（1）查对与沟通：再次核对老年人信息，与老年人沟通，向老年人解释进行给药的药物名称、时间、目的、方法、预期效果、注意事项等 （2）摆体位：协助老年人取坐位、半坐卧位或卧位，头偏向健侧，患耳朝上 （3）再评估：再次评估老年人耳部的情况 （4）清洁耳道，用棉签将耳道分泌物反复清洗直至干净，再用棉球擦干 （5）滴入滴耳剂，一手将老年人耳郭向后上方轻轻牵拉，使耳道变直，另一只手持药瓶，掌跟轻靠耳旁，将药液滴入耳道3～5滴（图11-9） （6）轻提耳郭或轻轻压住耳屏将气体排出，使药液充分进入中耳，用棉球塞入外耳道 （7）嘱老年人保持原体位3～5min （8）巡视观察：观察老年人有无不适	• 严格执行查对制度，避免差错事故 • 解说要耐心，不同的老年人应采取不同的适合该老年人的方法和内容 • 确认左耳、右耳还是双侧耳用药 • 根据老年人身体状况及意愿采取合适的体位，更换体位时动作忌粗暴 • 耳道变直有利于药液流入耳内 • 避免药液流出，影响疗效 • 有利于药液吸收 • 发现异常立即报告
3. 整理用物	（1）安置好老年人，使其体位舒适，询问老年人的感受，整理床单位 （2）清理用物，盖好耳药瓶盖，妥善放置	• 所有物品按医疗废物处置原则处理
4. 洗手记录	（1）洗手 （2）记录老年人所用药物的名称、剂量、给药方式、给药时间、老年人的反应及治疗效果	• 预防交叉感染 • 记录及时、准确、完整、清晰。文书记录归档

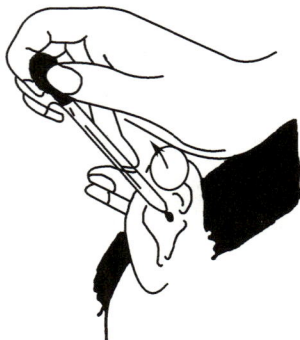

图 11-9 滴耳药

4. 评价

（1）老年人了解滴耳给药的相关知识，使用药物后达到预期疗效。

（2）照护人员做到安全正确给药，操作规范，无不良反应发生。

（3）老年人主动配合，与老年人沟通顺畅，老年人对照护表示理解和满意。

【注意事项】

1. 严格执行遵医嘱给药，严格执行查对制度。

2. 注意滴入药液时，瓶口不要触碰耳朵，尤其是病灶部位或渗出液体，避免污染药液。

3. 使用滴耳药前，如果外耳道有分泌物应及时清理，上药时患耳朝上。

4. 使用滴耳药时需将耳郭向后上方轻轻牵拉，使耳道变直，便于药液流入耳内，使药液充分吸收。

5. 使用滴耳药后注意观察老年人用药疗效和反应，如有不良反应的发生，应立即通知医生。

6. 安全风险因素

（1）正确给药：给药前应认真核对药名、剂量、浓度、时间等，防止给药差错的发生。

（2）感染：照护人员操作前应认真洗手，药物不可交叉使用，防止造成老年人感染。

（3）并发症：如果药液温度过低，滴入耳道时可能刺激内耳前庭器，导致出现眩晕、恶心、眼球震颤等的情况。

【健康指导】

1. 使用滴耳剂前应认真核对，查看药物有效期及确认老年人患耳。

2. 告知老年人治疗的目的和方法，缓解老年人紧张的情绪，以取得积极的配合。

3. 滴药前注意药物温度不宜太低，以免药液过凉滴入耳道后引起眩晕、恶心等不适症状，嘱老年人如有不适及时告知照护人员。

4. 嘱老年人严格遵医嘱用药，根据病情选择合适的滴耳剂，不可擅自盲目用药。

5. 使用滴耳剂后保持原体位 3～5min，以保证药液的充分吸收，同时也防止变换体位后药液流出。

（三）滴鼻药

滴鼻药物是指在鼻腔内使用的药物制剂，由于鼻黏膜的吸收能力非常强，可以作为给药部位。常见的滴鼻剂有滴剂和喷雾剂，经鼻黏膜吸收从而发挥局部和全身作用。70 岁以上的老年人嗅觉功能下降明显，滴鼻药的药物吸收途径作为一种有效药物治疗方法，既可以减少药物的有害反应，又可以得到预期药效。

【操作目的】

协助老年人用药，用于诊断、预防、治疗或缓解鼻部症状。

【操作程序】

1. 评估

（1）辨识老年人，与老年人沟通交流。

（2）评估老年人的性别、年龄、病情、用药史、过敏史、治疗史、有无药物依赖史。

（3）评估老年人意识状态、心理状态、合作程度、肢体活动能力、对疾病的态度及所用滴鼻剂的认知程度。

（4）评估老年人有无其他鼻部疾患。

2. 计划

（1）环境准备：整洁、安静、舒适、安全。

（2）老年人准备：能配合鼻部用药，了解所用药物的作用及副作用。

（3）照护人员准备：着装整洁，修剪指甲，按六步洗手法洗手，戴口罩。

（4）用物准备：滴鼻剂、用药单、消毒棉球或棉签、洗手液、污物桶。

3. 实施

操作流程	操作步骤	要点说明
1. 核对检查	（1）核对医嘱，核对姓名、药名、剂量、给药时间和途径 （2）检查药物质量和有效期 （3）备齐用物并携至老年人床旁	• 遵医嘱给药，严格执行查对制度
2. 准确给药	（1）查对与沟通：再次核对老年人信息，与老年人沟通，向老年人解释进行给药的名称、时间、目的、方法、预期效果、注意事项等 （2）协助老年人取合适体位，坐位或仰卧位，头向后仰，如治疗上颌窦、额窦炎时，则取头后仰并向患侧倾斜 （3）再次评估：评估老年人鼻部情况 （4）照护人员戴手套，清洁老年人鼻部。有能力自己清理鼻腔的老年人可以让其自己擤鼻子，协助老年人将鼻涕等分泌物排出，并擦拭干净 （5）协助使用滴鼻剂或喷雾剂 1）滴鼻剂：用一手轻轻推鼻尖以充分显露鼻腔，另一手持滴管距鼻孔约2cm处滴入药液，每侧2～3滴（图11-10）。轻轻按揉鼻翼两侧，使药液均匀分布于鼻黏膜 2）喷雾剂：摘下药物的盖子，嘱老年人低头，将喷嘴的顶端伸入鼻腔内，用手指堵住另一个鼻腔，按压喷雾。喷雾时轻呼吸，按药物要求屏气或呼吸。喷雾结束，使老年人头后仰，用鼻子轻轻呼吸数秒 （6）嘱老年人滴药后保持原体位3～5min （7）巡视观察：观察老年人有无不适	• 严格执行查对制度，避免差错事故 • 解说要耐心，不同的老年人应采取不同的、适合该老年人的方法和内容 • 确认左鼻、右鼻还是双侧鼻腔用药 • 根据老年人身体状况及意愿采取合适体位，更换体位时动作忌粗暴 • 防止照护人员直接接触老年人的体液 • 鼻腔内如有干痂，先用温盐水清洗浸泡，变软后取出再使用药物 • 瓶口不要触及鼻黏膜 • 为了使药液滴到整个鼻腔，滴药时鼻腔应向上，给药后也要保持鼻腔向上一段时间，防止药液流出影响吸收 • 喷嘴伸入鼻腔时不能太直也不能太斜，也不能伸入过深 • 初次使用时，要预喷雾，确认喷嘴通畅 • 有利于药液吸收 • 发现异常立即报告
3. 整理用物	（1）安置好老年人，使其体位舒适，询问其感受，整理床单位 （2）清理用物，盖好药剂瓶盖，妥善放置	• 所有物品按医疗废物处置原则处理
4. 洗手记录	（1）洗手 （2）记录老年人使用药物名称、剂量、给药方式、给药时间、老年人的反应及效果	• 预防交叉感染 • 记录及时、准确、完整、清晰。文书记录归档

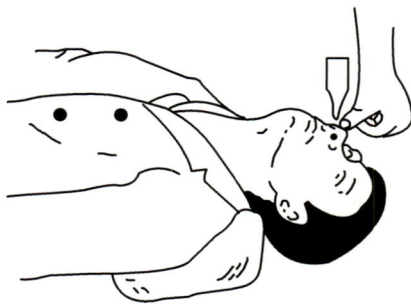

图 11-10　滴鼻药

4. 评价

（1）老年人了解滴鼻给药的相关知识，使用药物后达到预期疗效。

（2）照护人员做到安全正确给药,操作规范,无不良反应发生。

（3）老年人主动配合,与老年人沟通顺畅,对照护表示理解和满意。

【注意事项】

1. 严格执行遵医嘱给药和查对制度。

2. 如果鼻腔内有干痂,先用温盐水清洗浸泡,待干痂变软取出后再滴药。

3. 照护人员应戴手套,防止直接接触患者体液。上药动作应轻柔,避免损伤鼻腔黏膜。

4. 向鼻腔内滴药时,滴药时鼻腔应向上,使用喷雾剂时,先低头喷雾,喷雾结束后再将头后仰。注意瓶口不要碰触鼻部,防止药液污染。

5. 注意观察疗效和不良反应,避免出现反跳性黏膜充血加重。

6. 安全风险因素

（1）正确给药:操作前应认真核对药名、剂量、浓度、时间等,防止给药差错的发生。

（2）黏膜损伤:照护人员上药动作应轻柔,防止造成老年人鼻腔黏膜损伤。

（3）感染:照护人员操作前应认真洗手,药物不可交叉使用,防止造成老年人感染。

（4）出血:如鼻腔内有干痂,直接取出可能造成鼻腔疼痛、出血,应浸泡变软后再取出。

【健康指导】

1. 用药前告知老年人治疗的目的和方法,缓解老年人紧张的情绪,以取得积极的配合。

2. 使用滴鼻剂前嘱老年人清除鼻腔内的分泌物,必要时用棉签协助清洁鼻腔。

3. 嘱老年人严格遵医嘱用药,不可自行根据症状盲目加量或减量使用,也不可擅自长期盲目使用。如有不良反应应立即上报医生,以确保用药的安全性。

4. 注意观察老年人用药后的反应,如果有不良反应应立即上报医生,以确保用药的安全性。

5. 滴药后轻轻按揉鼻翼两侧,并保持原体位3～5min,有利于药液充分吸收。

6. 用药后避免药液顺鼻腔内进入口腔,如果药液进入口腔,照护人员可协助老年人将其吐出。

7. 老年高血压、心脏病、青光眼患者慎用鼻黏膜血管收缩剂,避免病情加重。

二、插入给药

插入给药常用药物为栓剂,包括直肠栓剂和阴道栓剂。栓剂是药物与适宜基质制成的供腔道给药的固体制剂。其熔点为37℃左右,插入体腔后缓慢融化而产生药效。常用栓剂有缓解便秘的甘油栓剂、治疗阴道炎的甲硝唑栓剂等。

伴随年龄增长,老年人舌部运动功能降低,唾液分泌量减少;加上牙的缺损,咀嚼功能降低;胃黏膜会发生萎缩,胃液分泌量减少,导致消化道产生消化不良。老年人的大肠肌肉萎缩,肠壁变脆弱,黏膜分泌腺功能低下,导致肠蠕动减少。这些都可能导致便秘的发生。对老年人来说,便秘会成为其身体、心理的负担。使用甘油栓剂可以帮助老年人软化粪便,从而帮助排便。

（一）直肠栓剂插入法

【操作目的】

1. 直肠插入甘油栓,软化粪便,以利于排出粪便。

2. 栓剂中有效成分被直肠黏膜吸收,从而达到全身治疗作用,如解热镇痛栓剂。

【操作程序】

1. 评估

（1）辨识老年人,与老年人沟通交流。

（2）评估老年人的性别、年龄、病情、用药史、过敏史、治疗史及有无药物依赖史。

（3）评估老年人的意识状态、心理状态、合作程度、肢体活动能力、对疾病的态度及对所用栓剂的认知程度。

（4）评估老年人有无颅内压升高、重度高血压、心脏疾患、肠内出血、腹腔内炎症或急性腹部症状,评估老年人是否处于下部消化道及生殖系统术后。

2. 计划

（1）环境准备：整洁、安静、舒适、安全。

（2）老年人准备：能配合插入用药,了解所用药物的作用及副作用。

（3）照护人员准备：着装整洁,修剪指甲,按六步洗手法洗手,戴口罩。

（4）用物准备：栓剂、用药单、指套或手套、洗手液、卫生纸、污物桶。

3. 实施

操作流程	操作步骤	要点说明
1. 核对检查	（1）核对医嘱,核对姓名、药名、剂量、给药时间、给药途径 （2）检查药物质量和有效期 （3）备齐用物并携至老年人床旁	• 遵医嘱给药,严格执行查对制度
2. 准确给药	（1）查对与沟通：再次核对老年人的信息,与老年人沟通,向老年人解释进行给药的药物名称、时间、目的、方法、预期效果、注意事项等 （2）排空膀胱：帮助老年人排空膀胱,减轻腹压 （3）摆体位：协助患者取侧卧位,膝部弯曲,暴露肛门 （4）再评估：对用药部位进行再次评估 （5）戴手套、指套 （6）放松肌肉：嘱患者张口深呼吸,尽量放松 （7）放置栓剂：将栓剂插入肛门,并用示指将栓剂沿直肠壁朝脐部方向送入6～7cm(图11-11) （8）保持侧卧：置入栓剂后,保持侧卧位15min,若栓剂滑脱出肛门外,应予重新插入 （9）巡视观察：观察老年人有无不适	• 严格执行查对制度,避免差错事故 • 解说要耐心,不同的老年人应采取不同的适合该老年人的方法和内容 • 根据老年人的身体状况及意愿采取合适的体位,更换体位时动作忌粗暴 • 拉好窗帘或窗帘,注意保护患者的隐私 • 避免污染照顾人员的手指,也防止损伤老年人的肠黏膜 • 使肛门括约肌松弛 • 必须插至肛门内括约肌以上,并确定栓剂附着在直肠黏膜上;若插入粪块中,则不起作用 • 防止栓剂滑脱或融化后渗出肛门外 • 确保用药效果 • 发现异常立即报告
3. 整理用物	（1）安置好老年人,协助其穿好裤子,使其体位舒适,询问老年人的感受,整理床单位 （2）清理用物,盖好药剂瓶盖,妥善放置	• 所有物品按医疗废物处置原则处理
4. 洗手记录	（1）洗手 （2）记录老年人所用药物的名称、剂量、给药方式、给药时间,以及老年人的反应及用药效果	• 预防交叉感染 • 记录及时、准确、完整、清晰。文书记录归档

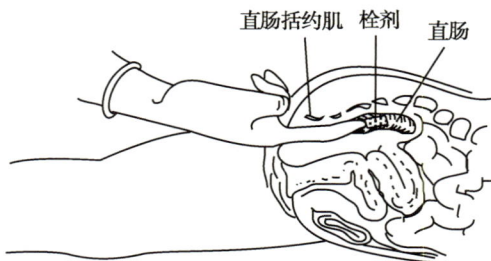

图 11-11 直肠栓剂插入法

4. 评价

（1）老年人了解直肠栓剂给药的相关知识,使用药物后达到预期疗效。

（2）照护人员做到安全正确给药,操作规范,无不良反应发生。

（3）老年人主动配合,与老年人沟通顺畅,对照护表示理解和满意。

（4）老年人的不适感得到改善。

【注意事项】

1. 严格遵医嘱给药,严格执行查对制度。

2. 注意保护患者的隐私,拉好窗帘或床帘,尽量减少不必要的暴露。

3. 如果老年人因身体原因不能采取侧卧位,可以采取其他能够暴露给药部位的体位。

4. 栓剂药物在温度升高时易融化,使用前应恰当保管,避免在手中长时间持握。

5. 塞药过程中,可以叮嘱患者张口呼吸,以放松腹肌,同时配合患者的呼吸节律将药物送入直肠内。

6. 塞入直肠的药物,有被直肠括约肌挤压,从直肠滑出的可能。在给药后,可以帮助老年人暂时按住肛门,确认药物融化,不会被挤出后再松开。

7. 直肠给药后,如果患者诉疼痛、不舒服或有出血时,应立即报告和处理。

8. 安全风险因素

（1）正确给药:直肠给药前应认真核对药名、剂量、浓度、时间等,防止给药差错的发生。

（2）黏膜损伤:照护人员上药动作应轻柔,并戴手套或指套,防止造成老年人直肠黏膜损伤。

（3）感染:照护人员操作前应认真洗手,防止造成老年人感染。

【健康指导】

1. 向老年人说明置入药物后至少侧卧 15min 的原因。

2. 置入栓剂过程中,如果老年人有便意,告诉其深呼吸,不要增加腹压,稍微忍耐便意即会消失。

（二）阴道栓剂插入法

【操作目的】

自阴道插入栓剂,以起到局部治疗的作用,如插入消炎、抗菌药物治疗阴道炎。

【操作程序】

1. 评估

（1）辨识老年人,与老年人沟通交流。

（2）评估老年人的性别、年龄、病情、用药史、过敏史、治疗史及有无药物依赖史。

（3）评估老年人的意识状态、心理状态、合作程度、肢体活动能力、对疾病的态度及对所用栓剂的认知程度。

（4）评估老年人有无外阴及阴道的其他问题。

2. 计划

（1）环境准备:整洁、安静、舒适、安全。

（2）老年人准备:能配合插入用药,了解所用药物的作用及副作用。

（3）照护人员准备:着装整洁,修剪指甲,按六步洗手法洗手,戴口罩。

（4）用物准备:阴道栓剂、用药单、指套或手套、护理垫、洗手液、卫生纸、污物桶。

3. 实施

操作流程	操作步骤	要点说明
1. 核对检查	（1）核对医嘱,核对姓名、药名、剂量、给药时间和途径 （2）检查药物质量和有效期 （3）备齐用物并携用物至老年人床旁	• 遵医嘱给药,严格执行查对制度
2. 准确给药	（1）查对与沟通:再次核对老年人的信息,与老年人沟通,向老年人解释进行给药的药物名称、时间、目的、方法、预期效果、注意事项等 （2）排空膀胱:帮助老年人排空膀胱,减轻腹压 （3）摆体位:协助患者取屈膝仰卧位,双腿分开,暴露会阴部 （4）再评估:对老年人用药部位再次评估	• 严格执行查对制度,避免差错事故 • 解说要耐心,不同的老年人应采取不同的适合该老年人的方法和内容 • 要充分暴露,便于操作。更换体位时动作忌粗暴 • 拉好窗帘或床帘,注意保护患者的隐私

续表

操作流程	操作步骤	要点说明
2. 准确给药	（5）铺巾：铺护理垫于会阴下 （6）戴手套：一手戴上指套或手套取出栓剂	• 避免污染老年人床铺 • 避免污染照顾人员的手指，也防止损伤老年人的阴道黏膜
	（7）放置栓剂：嘱患者张口深呼吸，尽量放松。用戴上手套的手将栓剂沿阴道下后方轻轻送入5cm，达阴道穹窿（图11-12）	• 确定阴道口后才能放入栓剂，避免误入尿道 • 成年女性阴道长约10cm，故必须置入5cm以上的深度，以防滑出
	（8）保持平卧：嘱患者至少平卧15min，以利于药物扩散至整个阴道组织，有利于药物吸收	• 确保用药效果
	（9）用药观察：观察老年人有无不适	• 发现异常立即报告
3. 整理用物	（1）安置好老年人，协助其穿好裤子，取出护理垫，为避免药物或阴道渗出物弄污内裤，可使用卫生棉垫。协助老年人摆好体位，使其体位舒适，询问老年人的感受，整理床单位	
	（2）清理用物，妥善放置剩余栓剂药物	• 所有物品按医疗废物处置原则处理
4. 洗手记录	（1）洗手 （2）记录老年人所用药物的名称、剂量、给药方式、给药时间、老年人的反应及用药效果	• 预防交叉感染 • 记录及时、准确、完整、清晰。文书记录归档

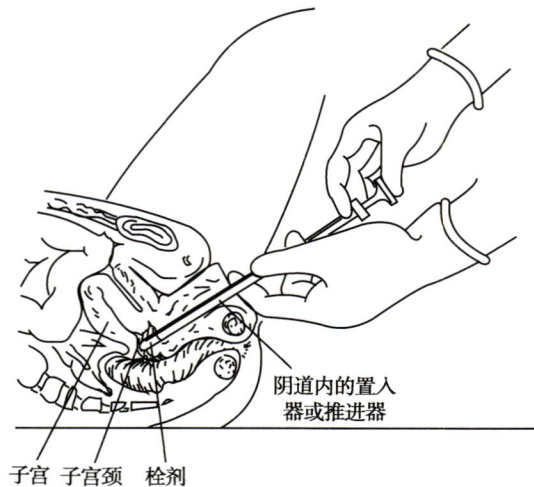

图 11-12　阴道栓剂插入法

4. 评价

（1）老年人了解阴道栓剂的相关知识，使用药物后达到预期疗效。

（2）照护人员做到安全正确给药，操作规范，无不良反应发生。

（3）老年人主动配合，与老年人沟通顺畅，老年人对照护表示理解和满意。

（4）老年人的不适感得到改善。

【注意事项】

1. 严格遵医嘱给药，严格执行查对制度。

2. 注意保护患者的隐私，拉好窗帘或床帘，尽量减少不必要的暴露。

3. 老年人会阴部皮肤松弛，暴露应充分，确认阴道后再给药。

4. 栓剂药物在温度升高时易融化,使用前应恰当保管,避免在手中长时间持握。

5. 塞药过程中,可以叮嘱患者张口呼吸,以放松腹肌,同时配合患者的呼吸节律将药物送入阴道内。

6. 成年女性阴道长约 10cm,故必须置入 5cm 以上的深度,保证药物放置于正确位置以发挥疗效。

7. 安全风险因素

(1)正确给药:操作前应认真核对药名、剂量、浓度、时间等,防止给药差错的发生。

(2)黏膜损伤:照护人员上药动作应轻柔,并戴手套或指套,防止造成老年人直肠黏膜损伤。

(3)感染:照护人员操作前应认真洗手,防止造成老年人感染。

【健康指导】

1. 叮嘱老年人在置入药物后至少平卧 15min,防止栓剂滑出阴道。

2. 行动能力正常且愿意自己操作的老年人,可以教会其自行操作的方法。

三、舌下给药

舌下给药是通过舌下口腔黏膜丰富的毛细血管将药物吸收的一种给药方式。舌下给药可避免胃肠刺激,同时吸收完全且起效快,老年患者心绞痛发作时可以采用此方法缓解或消除心前区压迫感、疼痛感,如舌下含化硝酸甘油 0.3～0.6mg,1～2min 即可起效,作用持续 30min 左右,或舌下含化硝酸异山梨酯 5～10mg,2～5min 起效,作用持续 2～3h。使用时告知老年人将药物放在舌下,让药物自然溶解吸收,不可咀嚼、不可直接吞下,否则会影响药物疗效。

四、皮肤给药

皮肤是身体最大的器官,皮肤给药是将药物直接涂于皮肤,皮肤有吸收功能,从而起到局部治疗的作用。常见的皮肤给药的剂型有溶液、油膏、粉剂、糊剂,贴敷药也属于皮肤给药。

(一)常见皮肤用药种类

1. 溶液剂 一般为非挥发性药物的水溶液,如高锰酸钾溶液、依沙吖啶溶液,有清洁、收敛、消炎等作用。

2. 糊剂 为含有多量粉末的半固体制剂,如复方硼酸糊、鱼石脂糊等,有保护受损皮肤、吸收渗液和消炎等作用。

3. 软膏 为药物与适宜基质制成有适当稠度的膏状制剂,如尿素软膏、氧化锌软膏等,具有保护、润滑和软化痂皮等作用。

4. 乳膏剂 药物与乳剂型基质制成的软膏,分霜剂(如樟脑霜)和脂剂(如尿素脂)两种,具有止痒、保护、消除轻度炎症的作用。

5. 酊剂和醑剂 不挥发性药物的乙醇溶液为酊剂,如碘酊;挥发性药物的乙醇溶液为醑剂,如樟脑醑。两者均具有杀菌、消毒、止痒等作用。

6. 粉剂 为一种或数种药物的极细粉均匀混合制成的干燥粉末样制剂,如滑石粉、痱子粉等,有干燥、保护皮肤的作用。

(二)皮肤给药法

【操作目的】

将药物涂于患病皮肤表面,以起到局部治疗的目的。

【操作程序】

1. 评估

(1)辨识老年人,与老年人沟通交流。

(2)评估老年人的性别、年龄、病情、用药史、过敏史、治疗史及有无药物依赖史。

（3）评估老年人的意识状态、心理状态、合作程度、肢体活动能力、对疾病的态度及对所用皮肤药的认知程度。

（4）评估老年人准备用药的皮肤局部状况，有无破损、过敏等情况。

2. 计划

（1）环境准备：整洁、安静、舒适、安全。

（2）老年人准备：能配合皮肤用药，了解所用药物的作用及副作用。

（3）照护人员准备：着装整洁，修剪指甲，按六步洗手法洗手，戴口罩。

（4）用物准备：皮肤用药、用药单、棉签或棉球、镊子、塑料布或护理垫、洗手液、污物桶，必要时备清洁皮肤的用品。

3. 实施

操作流程	操作步骤	要点说明
1. 核对检查	（1）核对医嘱，核对姓名、药名、剂量、给药时间、给药途径 （2）检查药物质量和有效期 （3）备齐用物，携用物至老年人床旁	• 遵医嘱给药，严格执行查对制度
2. 准确给药	（1）查对与沟通：再次核对老年人的信息，与老年人沟通，向老年人解释进行给药的药物名称、时间、目的、方法、预期效果、注意事项等	• 严格执行查对制度，避免差错事故 • 解说要耐心，不同的老年人应采取不同的适合该老年人的方法和内容
	（2）摆体位：根据给药的部位选择合适的体位，按需暴露给药部位皮肤，避免过度暴露 （3）再评估：对用药部位的皮肤再次进行评估 （4）清洁皮肤：按需清洁局部皮肤，如卫生状况良好，可以不用清洁	• 按需调节室温 • 更换体位时动作忌粗暴 • 拉好窗帘或窗帘，注意保护患者的隐私
	（5）铺巾：如果是溶液剂药物等流动性较大的药物，用塑料布或护理垫垫在给药部位下方，防止污染床铺	• 避免污染老年人的床铺
	（6）涂抹药物： 1）溶液剂：用塑料布或橡胶单垫于患处下面，用持物钳夹持蘸湿药液的棉球洗抹患处，至清洁后用干棉球抹干	• 亦可用湿敷法给药
	2）糊剂：用棉签将药糊直接涂于患处，亦可将糊剂涂在纱布上，然后贴于受损皮肤处，外加包扎	• 药糊不宜涂得太厚
	3）软膏：用搽药棒或棉签将软膏涂于患处，不必过厚，如为角化过度的皮损，应略加摩擦	• 除用于溃疡或大片糜烂受损皮肤外，一般不需要包扎
	4）乳膏剂：用棉签将乳膏剂涂于患处 5）酊剂和醑剂：用棉签蘸药涂于患处	• 禁用于渗出较多的急性皮炎
	6）粉剂：将药粉均匀地扑撒在受损皮肤处	• 因药物有刺激性，不宜用于有糜烂面的急性皮炎、黏膜以及眼、口的周围
	（7）用药观察：观察老年人有无不适	• 发现异常立即报告并协助处理
3. 整理用物	（1）安置好老年人，协助其穿好衣服，取出塑料布、护理垫，询问老年人的感受，整理床单位 （2）清理用物，妥善放置剩余药物	• 所有物品按医疗废物处置原则处理
4. 洗手记录	（1）洗手 （2）记录老年人所用药物的名称、剂量、给药方式、给药时间、老年人的反应及用药效果	• 预防交叉感染 • 记录及时、准确、完整、清晰。文书记录归档

4. 评价

（1）老年人了解皮肤给药的相关知识，使用药物后达到预期疗效。

（2）照护人员做到安全正确给药，操作规范，无不良反应发生。

（3）老年人主动配合，与老年人沟通顺畅，老年人对照护表示理解和满意。

（4）老年人的不适感得到改善。

【注意事项】

1. 严格遵医嘱给药，严格执行查对制度。

2. 注意保护患者的隐私，拉好窗帘或床帘，尽量减少不必要的暴露。

3. 观察老年人用药后局部皮肤的反应。

4. 了解老年人对局部用药处的主观感觉，有针对性地做好解释工作。

5. 动态地评价用药效果，采取提高用药效果的措施。

6. 安全风险因素

（1）正确给药：操作前应认真核对药名、剂量、浓度、时间等，防止给药差错的发生。

（2）皮肤损伤：老年人皮肤较薄且脆弱，涂药过程中动作应轻柔，不能拉扯皮肤，防止造成皮肤损伤。

【健康指导】

1. 说明用药的目的，在了解老年人用药顾虑的基础上进行有针对性的解释，强调相应剂型用药的注意点。

2. 行动能力正常且愿意自己操作的老年人，可以教会其自行操作的方法。

（三）贴敷给药法

老年人的皮肤易受侵害，而且受伤后恢复过程相当缓慢。由于老年人大多有多种疾病及相应的并发症，往往多药并用或重复用药，药物的相互作用会产生严重的副作用，采用外用药和贴敷药是一种有效的药物治疗方法，既能最小限度控制不良反应，又能得到预期药效。此外，老年人常有关节疼痛等问题，贴敷药也是常用并且老年人乐于接受的给药途径。

贴敷药按作用范围可分为局部作用的贴敷药和全身作用的贴敷药。局部作用的贴敷药一般用于皮肤表面的疾病或关节等部位的疾病，常用的有云南白药贴、骨关节贴等。全身作用的贴敷药可以透过皮肤、黏膜，进入血管、淋巴管后作用于全身，按基材可以分为湿布剂、膏药。湿布剂的基材以水溶性高分子为主，水分含量多，厚度大，制成泥状或成形在布上，含有局部刺激药、抗炎药、镇痛药、抗生素、角质溶解药。膏药以脂溶性高分子为主要基材，单位面积的涂药量少而薄，在半透明的聚乙烯薄膜上涂上含有药剂的丙烯树脂黏合剂，制成胶带，由于支撑体很薄，贴药时产生的闷蒸和刺激小，因此便于使用。

【操作目的】

将贴敷药物贴敷于皮肤表面，以起到局部或全身治疗的目的。

【操作程序】

1. 评估

（1）辨识老年人，与老年人沟通交流。

（2）评估老年人的性别、年龄、病情、用药史、过敏史、治疗史及有无药物依赖史。

（3）评估老年人的意识状态、心理状态、合作程度、肢体活动能力、对疾病的态度及对所用贴敷药的认知程度。

（4）评估老年人准备用药的皮肤局部状况，有无破损、过敏等情况。

2. 计划

（1）环境准备：整洁、安静、舒适、安全。

（2）老年人准备：能配合皮肤用药，了解所用药物的作用及副作用。

（3）照护人员准备：着装整洁，修剪指甲，按六步洗手法洗手，戴口罩。

（4）用物准备：贴敷剂、用药单、剪刀、洗手液、污物桶，必要时备清洁皮肤的用品。

3. 实施

操作流程	操作步骤	要点说明
1. 核对检查	（1）核对医嘱，核对姓名、药名、剂量、给药时间、给药途径 （2）检查药物质量和有效期 （3）备齐用物，携用物至老年人床旁	• 遵医嘱给药，严格执行查对制度
2. 准确给药	（1）查对与沟通：再次核对老年人的信息，与老年人沟通，向老年人解释进行给药的药物名称、时间、目的、方法、预期效果、注意事项等 （2）摆体位：根据给药的部位选择合适的体位，按需暴露给药部位皮肤，避免过度暴露 （3）再次评估：对给药部位再次评估，评估有无局部皮肤过敏、破损等情况 （4）清洁皮肤：按需清洁局部皮肤，如卫生状况良好，可以不用清洁，如果给药部位有上次残留的贴敷药，应小心移除，并观察局部皮肤情况 （5）贴敷药物：将贴敷药物贴在用药部位，并标注贴敷日期和时间 （6）用药观察：观察老年人有无不适	• 严格执行查对制度，避免差错事故 • 解说要耐心，不同的老年人应采取不同的适合该老年人的方法和内容 • 按需调节室温 • 更换体位时动作忌粗暴 • 拉好窗帘或窗帘，注意保护患者的隐私 • 有无红斑、斑疹、发红、刺激感、瘙痒感等过敏症状 • 避免污染老年人的床铺 • 评估是否有必要改变上次贴药的部位 • 事先写在贴药胶带上 • 发现异常立即报告并协助处理
3. 整理用物	（1）安置好老年人，协助其穿好衣服，询问老年人的感受，整理床单位 （2）清理用物，妥善放置剩余药物	 • 所有物品按医疗废物处置原则处理
4. 洗手记录	（1）洗手 （2）记录老年人所用药物的名称、剂量、给药方式、给药时间、老年人的反应及用药效果	• 预防交叉感染 • 记录及时、准确、完整、清晰。文书记录归档

4. 评价

（1）老年人了解皮肤给药的相关知识，使用药物后达到预期疗效。

（2）照护人员做到安全正确给药，操作规范，无不良反应发生。

（3）老年人主动配合，与老年人沟通顺畅，老年人对照护表示理解和满意。

（4）老年人的不适感得到改善，未发生局部皮肤过敏等损伤。

【注意事项】

1. 严格遵医嘱给药，严格执行查对制度。

2. 注意保护患者的隐私，拉好窗帘或床帘，尽量减少不必要的暴露。

3. 每次贴药前应观察老年人前一次用药局部皮肤的情况，若用药部位出现发红、皮疹等过敏情况，应考虑更换贴药的部位或暂停使用药物，并及时上报处理。

4. 贴敷药使用时应避开足底等角质层厚的部位，以免影响药物吸收。

5. 了解老年人对局部用药处的主观感觉，有针对性地做好解释工作。

6. 动态地评价用药效果，采取提高用药效果的措施。

7. 当麻醉药、镇痛药换药时，用过的药剂应按麻醉镇痛药物处理要求妥善处理。

8. 当需要标注用药时间时，应事先写在贴药胶带上。

9. 安全风险因素

（1）正确给药：操作前应认真核对药名、时间等，防止给药差错发生。

（2）皮肤损伤：老年人皮肤薄且脆弱，照护人员在移除旧的贴敷药时动作应轻柔，防止造成老年人皮肤损伤。

【健康指导】

1. 说明用药的目的，在了解老年人用药顾虑的基础上进行有针对性的解释，强调不同用药的注意点。

2. 行动能力正常且愿意自己操作的老年人，可以教会其自行操作的方法。

（詹文娴　高　文）

思考题

1. 王奶奶，76岁，患慢性充血性心力衰竭，服用地高辛治疗后出现食欲明显减退、恶心、呕吐、头晕，心率为46次/min，心律不齐。

［任务要求］

作为照护人员，请根据上述情境描述完成以下操作任务：

协助刘奶奶服药。

［任务说明］

（1）阅读试题及准备用物6min。

（2）依据场景及案例情境协助刘奶奶服药。

（3）技能操作竞赛时间为9min。

要求参赛选手用语言和非语言方式疏导不良情绪或鼓励、表扬老年人，增强老年人提高生活能力的信心，将沟通交流、安全照护、心理支持、健康教育、人文关怀、职业安全与防护等贯穿于照护服务全过程中。

2. 张爷爷，72岁，下楼活动时扭伤腰部，连续几日腰部疼痛，活动不便。照护师遵医嘱给予"关节止痛贴"贴敷。

［任务要求］

作为照护人员，请根据上述情境描述完成以下操作任务：

为张爷爷贴敷药贴。

［任务说明］

（1）阅读试题及准备用物6min。

（2）依据场景及案例情境为张爷爷贴敷药贴。

（3）技能操作竞赛时间为9min。

要求参赛选手用语言和非语言方式疏导不良情绪或鼓励、表扬老年人，增强老年人提高生活能力的信心，将沟通交流、安全照护、心理支持、健康教育、人文关怀、职业安全与防护等贯穿于照护服务全过程中。

第十二章
危急应对技术

当老年人发生紧急情况如心搏骤停、烫伤、跌倒时，作为直接照护者，通常是现场第一发现人，能否准确判断危急发生的情况并立即采取恰当的应对技术，直接影响老年人的预后甚至生命。因此，照护者必须掌握常用的危急应对技术，主要包括基础生命支持，使用简易呼吸器，应对异物卡喉、跌倒、烫伤，对伤口进行初步止血、换药，进行氧疗照护和排痰照护等，以便在紧急情况下及时救护，挽救老年人的生命。

第一节　心搏骤停的应对

心搏骤停（sudden cardiac arrest）是指由于心脏突然停止跳动，丧失有效的泵血功能，导致循环和呼吸停止的状态。心搏骤停持续 5～10s 时，可因脑组织缺血缺氧而导致晕厥；心搏骤停 4～6min 以上，可造成中枢神经系统损伤，导致脑死亡发生。因此，一旦发现心搏骤停，应尽早进行心肺复苏，若救治不及时可迅速导致死亡。

一、基础生命支持

心肺复苏（cardiopulmonary resuscitation，CPR）是指当心搏、呼吸骤然停止时，为尽快恢复自主呼吸和循环功能，保护脑、心、肾等人体重要脏器而实施的一系列急救措施。

基础生命支持技术（basic life support，BLS）又称现场急救，指在事发现场，对照护对象实施及时、有效的初步救护，包括胸外心脏按压（circulation，C）、开放气道（airway，A）、人工呼吸（breathing，B）。一旦发现老年人有意外发生，需要立即做出正确的判断与处理，为急救赢得时间，为进一步治疗奠定基础。

（一）心搏骤停的原因

1. 心源性心搏骤停　指由于心脏本身的病变引起的心搏骤停。如急性心肌梗死、病毒性心肌炎等均可导致室性心动过速或严重房室传导阻滞；主动脉瘤破裂、主动脉瓣狭窄等，均会引起室颤或心搏停止。

2. 非心源性心搏骤停　指由于心脏以外的其他疾病或因素引起的心搏骤停。

（1）意外事件：如电击、窒息、严重创伤等均可导致呼吸停止，继而因为组织器官严重缺氧而导致心搏骤停。

（2）药物或食物中毒：如洋地黄类药物中毒、安眠药中毒、食物中毒等。

（3）严重休克：如各种原因引起的失血性、过敏性、感染性休克等。

（4）神经系统病变：如脑炎、脑血管意外、脑部外伤等疾病致脑水肿、颅内压增高，严重者可因脑疝发生损害生命中枢致心搏骤停。

（5）水电解质及酸碱平衡紊乱：如各种原因引起严重的酸碱中毒、高钾血症、低钾血症等均可引起室颤和心搏骤停。

（6）手术和麻醉意外：如中心导管置入、麻醉药剂量过大、给药途径有误、温度过低、气管插管不当等均可引起心搏骤停，且年龄越大，发生率越高。

（二）心搏骤停的临床表现

1. 突然出现的意识丧失　可伴有全身性抽搐，面色由苍白转为发绀或死灰，轻摇、轻拍、大声呼喊，均无反应。

2. 大动脉搏动消失　触摸大动脉摸不到脉搏搏动。一般以颈动脉作为判断的首选部位，可用示指、中指指尖先触及气管正中（男性可先触及喉结），然后滑向颈外侧气管与肌群之间的沟内，触摸有无搏动；其次是股动脉，可于腹股沟处触摸有无股动脉搏动。触摸脉搏一般5～10s，确认摸不到颈动脉或股动脉搏动，即可确定心搏骤停，启动急救应急系统。注意不可对尚有心跳的老年人进行胸外心脏按压，否则会导致严重的并发症。

3. 呼吸停止　立即出现的呼吸停止，或开始叹息样呼吸，呼吸逐渐缓慢直至停止。应在保持气道开放的情况下进行判断，可通过听有无呼气声、用面颊部靠近老年人的口鼻部感觉有无气体逸出、脸转向老年人观察胸部有无起伏帮助判断。

4. 瞳孔散大　瞳孔直径大于5mm者称瞳孔散大。循环完全停止后超过1min才会出现瞳孔散大，但是需要注意有些人可始终无瞳孔散大现象。

5. 皮肤苍白或发绀　皮肤黏膜苍白或呈青紫色，一般以口唇和指甲等末梢处最明显。

6. 伤口不出血　一般情况下，仅凭意识突然丧失和大动脉搏动消失这两项最为重要的临床表现就可作出心搏骤停的判断，一旦明确是心搏骤停，需立即争分夺秒开始实施基础生命支持技术，不能因为等待判断结果而延误抢救时机。

（三）心肺复苏技术

【操作目的】

识别心搏骤停的临床表现；正确有效实施基础生命支持技术，建立循环、呼吸功能，促进心搏、呼吸的恢复。

【操作程序】

1. 评估

（1）辨识老年人，评估意识，呼之不应，应在5～10s内完成。

（2）评估老年人大动脉搏动，通常检查颈动脉搏动，搏动消失，应在5～10s内完成。

（3）评估老年人呼吸，观察胸廓无起伏，和检查动脉搏动同时进行。

（4）评估老年人的瞳孔，用手电筒观察老年人瞳孔的对光反射，对光反射消失。

2. 计划

（1）环境准备：环境安全。

（2）老年人准备：照护人员判断老年人发生了心搏骤停，立即启动急救反应系统，安置老年人于合适体位。

（3）照护人员准备：做好自身防护，确保自身安全，位于老年人一侧，靠近胸部部位。

（4）用物准备：心脏按压板、纱布、血压计、听诊器、手电筒、弯盘、秒表、记录纸、笔。

3. 实施

操作流程	操作步骤	要点说明
1. 评估环境	评估环境，确认现场安全	• 确保照护人员安全
2. 识别心搏骤停	（1）评估意识：双手轻拍老年人双肩，并在耳边大声呼唤，发现无呼吸或仅有喘息 （2）评估大动脉搏动和呼吸	• 喘息表明呼吸不正常 • 触摸脉搏的同时，观察有无呼吸，不少于5s，不超过10s • 确定意识和大动脉搏动消失，开始急救
3. 启动应急反应系统	呼救：呼叫他人帮忙，拨打急救电话"120"	• 一人在场，先呼救再施救；两人或多人在场，一人呼救，其他人急救 • 如在院内第一时间启动院内应急系统；自取或请他人取得自动体外除颤器（AED）及其他急救设备 • 呼救时应准确告知地点、老年人情况和联系电话
4. 摆放体位	（1）老年人仰卧于硬板床或地上 （2）去枕、头后仰，头、颈、躯干保持在同一轴线上，双上肢放置于身体两侧，解开衣领口、领带、围巾及腰带，暴露胸壁	• 如是软床，老年人肩背下需垫心脏按压板，该体位有助于胸外心脏按压的有效性 • 避免随意移动老年人 • 一人在场时摆放体位可以和呼救同步进行
5. 胸外心脏按压（单人法）	（1）抢救者站在或跪于老年人一侧近胸部部位 （2）按压部位：胸骨正中胸骨下半部分，按压点在两乳头中点或在剑突上两横指处 （3）按压方法：抢救者一手掌根部接触老年人胸部皮肤，另一手手掌搭在定位手手背上，双手重叠，十指交叉相扣，定位手的5个手指翘起，避免触及胸壁和肋骨（图12-1）；照护人员双肩在老年人胸骨正上方，身体稍微前倾，双肘关节伸直，使肩、肘、腕关节呈一条直线，按压时以髋关节为支点，依靠上半身的力量有节律地垂直向下用力快速按压；每次按压后迅速放松，放松时手掌根部不离开胸壁（图12-2） （4）按压深度：胸骨下陷5～6cm （5）按压频率：100～120次/min	• 间接压迫左右心室，以替代心脏的自主收缩 • 部位应准确，避免偏离胸骨而引起肋骨骨折 • 按压力量适度，姿势正确，两肘关节固定不动 • 按压和放松所需时间相等，要保证每次按压后迅速放松解除压力，使胸骨自然复位到正常位置 • 现场如AED，要尽快启用 • 如有多个按压者，每2min更换1次，换人应在5s内完成，尽量减少中断按压的时间
6. 开放气道	（1）检查并清除口腔、气道内分泌物或异物，取下活动性义齿 （2）开放气道方法 1）仰头抬颏法：一手小鱼际置于老年人前额，用力向后压使其头部后仰，另一手示指、中指置于老年人的下颌骨下方，将颏部向前上抬起（图12-3） 2）仰头抬颈法：一手以小鱼际部位置于老年人前额向下压，一手放在老年人颈后部向上用力使头后仰，颈部上托（图12-4） 3）双下颌上提法：照护人员在老年人头部，双肘置老年人头部两侧，持双手示、中、无名指放在老年人两侧下颌角后方，向上或向后抬起下颌（图12-5）	• 避免误吸，有利于呼吸道畅通，可在胸外心脏按压前快速进行 • 适用于没有头和颈部创伤的老年人 • 注意手指不要压向颏下软组织深处，以免阻塞气道 • 头、颈部损伤老年人禁用 • 适用于疑似头、颈部损伤的老年人 • 老年人头保持正中位，不可左右扭动

操作流程	操作步骤	要点说明
7. 人工呼吸	（1）人工呼吸方法 1）口对口人工呼吸： A. 在老年人口鼻盖一单层纱布 B. 用保持老年人头后仰的拇指和示指捏住老年人鼻孔，张开口，双唇包住老年人口部（不留空隙） C. 吹气，使胸廓隆起 D. 吹气毕，松开捏鼻孔的手，照护人员头稍抬起，侧转换气，同时注意观察老年人胸部复原情况 2）口对鼻人工呼吸： A. 用仰头抬颏法，用举颏的手将老年人口唇闭紧 B. 双唇包住老年人鼻部吹气，使胸部隆起，吹气毕，照护人员头稍抬起，侧转换气，同时注意观察老年人胸部复原情况 （2）每次吹气时间：大于 1s，小于 2s （3）每次潮气量：500～600ml （4）连续吹气 2 次 （5）人工呼吸频率：通常在 14～16 次/min	• 首选方法 • 防止交叉感染 • 防止吹气时气体从口鼻逸出 • 老年人借助肺和胸廓的自行回缩排出肺内二氧化碳 • 用于口腔严重损伤或牙关紧闭的老年人 • 防止吹气时气体由口唇逸出 • 给予足够的通气，每次使胸廓隆起
8. 判断复苏效果	按压与人工呼吸的比为 30∶2，连续 5 个循环再判断复苏效果 （1）复苏有效 1）意识：可见老年人眼球运动，昏迷变浅，出现反射、呻吟或挣扎 2）动脉搏动：能触及大动脉（股、颈动脉）搏动，血压维持在 8kPa（60mmHg）以上 3）肤色：口唇、面色、甲床等颜色由发绀转为红润 4）呼吸：逐渐恢复，出现较强的自主呼吸 5）瞳孔：由大变小，同时有对光反射 6）室颤波由细小变为粗大，甚至恢复窦性心律 （2）复苏无效，继续进行上述按压与人工呼吸（30∶2 的比例），连续 5 个循环，直至复苏有效或终止心肺复苏	• 判断时间为 5～10s • 判断内容同时进行 • 复苏有效则转医院继续治疗
9. 复苏后处理	（1）如复苏成功：转医院继续治疗 　如复苏未成功：做好尸体护理，安抚家属 （2）整理用物：按规定分类处理用物	• 由专业生命支持小组接续治疗 • 尊重生命；做好家属的心理护理
10. 洗手记录	（1）按六步洗手法洗手 （2）记录：老年人信息、抢救时间、抢救效果，操作者签名	• 预防交叉感染 • 文书记录归档

4. 评价

（1）老年人得到及时的救护，无不良反应发生。

（2）照护人员急救意识强，判断准确，争分夺秒地进行抢救。

【注意事项】

1. 发现无呼吸或不正常呼吸（喘息样呼吸）的心搏骤停老年人时，应立即启动应急反应系统，立即进行 CPR。

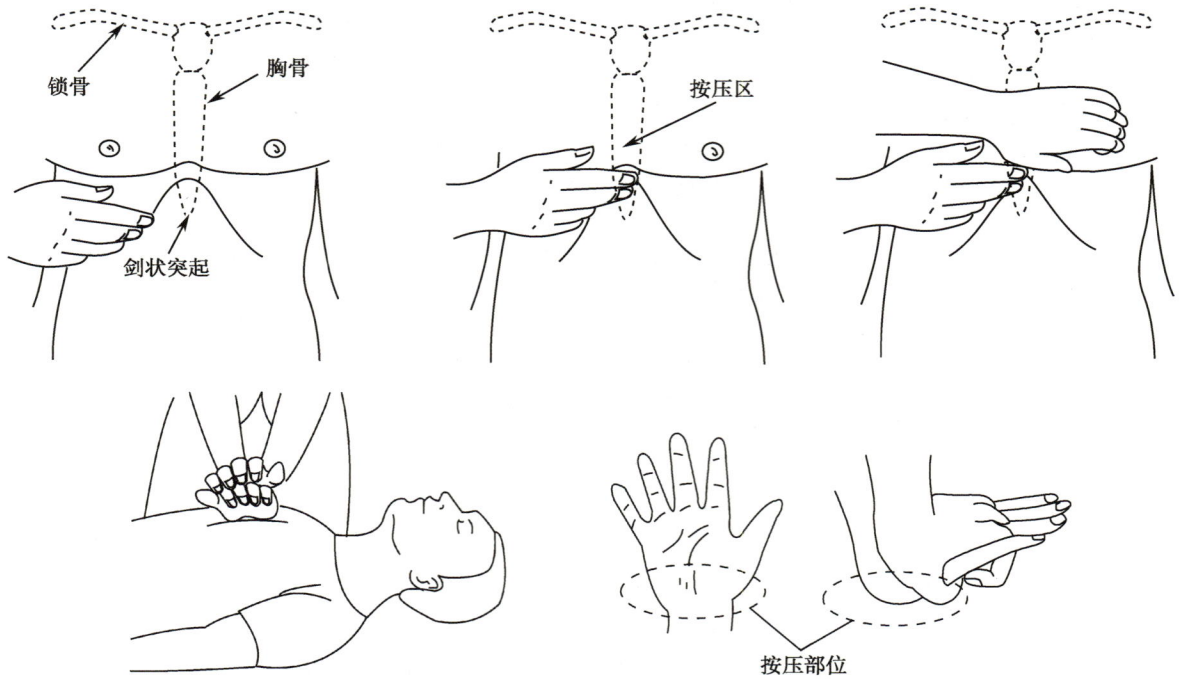

图 12-1　胸外心脏按压定位方法及手法

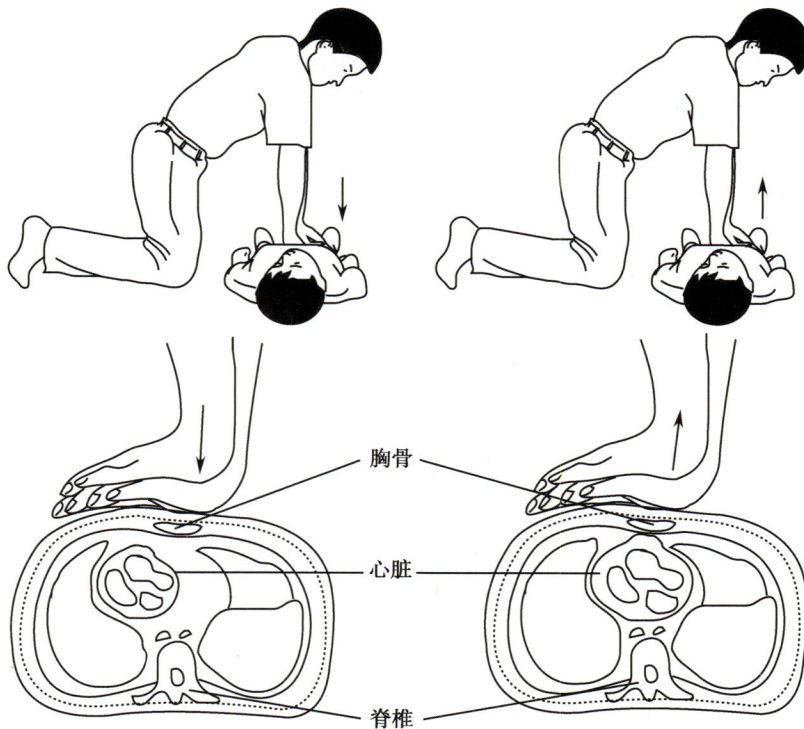

图 12-2　胸外心脏按压的姿势

2. 胸外心脏按压时部位要准确，严禁按压胸骨角、剑突下及左右胸部；按压力度要合适，按压深度为 5～6cm；按压姿势要正确，注意两臂伸直，两肘关节固定不动，双肩位于双手的正上方；按压频率为100～120次/min。

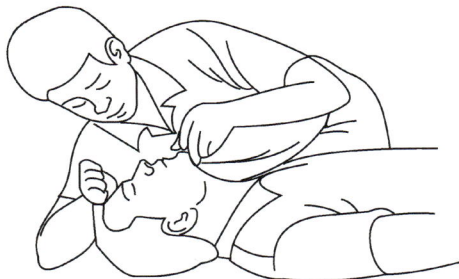

图 12-3　仰头抬颏法

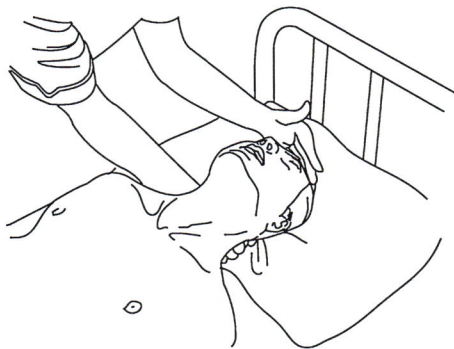

图 12-4　仰头抬颈法

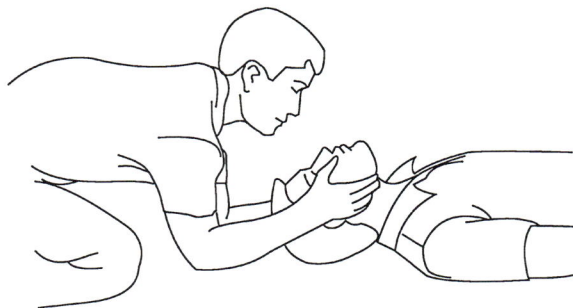

图 12-5　双下颌上提法

3. 开放气道的方法正确,呼吸道通畅是人工呼吸有效的前提。

4. 如没有正常呼吸,但有脉搏,给予人工呼吸的频率为每6s 1次或每分钟10次。

5. 心肺复苏的顺序是 C—A—B,单一施救者应先开始胸外心脏按压,然后再进行人工呼吸,即先进行30次的胸外心脏按压,后做2次人工呼吸;尽可能减少按压中的停顿,并避免过度通气。每2min检查一次脉搏,如果没有脉搏,继续进行心肺复苏。

6. 停止心肺复苏的指征

(1)恢复有效的自主循环和自主呼吸。

(2)心肺复苏持续30min以上,仍无脉搏及自主呼吸,现场如无进一步救治或送治条件,可考虑终止心肺复苏。

(3)脑死亡,如深度昏迷、瞳孔固定、角膜反射消失,现场可考虑停止复苏。

(4)医生确认老年人已经死亡,无救治指征时。

(5)继续心肺复苏对现场救护者自身安全产生危险(如地震等突发情况)。

7. 安全风险因素

(1)骨折:按压力量合适,动作规范以防止出现胸骨、肋骨压折及内软骨损伤等。

(2)肺损伤、血气胸、内脏损伤:按压动作规范,力量恰当,避免出现肺损伤出血、血气胸、肝脾破裂、肾脏或胰腺损伤。

(3)心血管系统损伤:按压部位必须准确,避免造成心律不齐、心室纤颤等。

(4)窒息:密切观察,防止呕吐物逆流至气管,胃内容物反流导致窒息。

(5)胃胀气:人工呼吸时吹气量不要过大,避免大部分气体进入胃内。

【健康指导】

1. 老年人积极治疗原发病。
2. 老年人学会判断心搏骤停的临床表现；学会胸外心脏按压的要点。

📖 知识拓展

院内心搏骤停与院外心搏骤停的成人生存链

生存链（chain of survival）于 1988 年首次被提及，随后迅速引起了专家和公众的注意。1992 年美国心脏协会（American Heart Association，AHA）在制订的"心肺复苏与心血管急救指南"（以下简称指南）中正式引入了"生存链"的概念，"生存链"的概念于 1997 年得到了国际复苏联络委员会的认可。

国际心肺复苏指南建议对生存链进行划分，把在院内和院外出现心搏骤停的老年人区分开来，确认老年人获得救治的不同途径。2020 版国际心肺复苏指南的生存链为六个环节。

院内心搏骤停生存链：及早识别与预防—启动应急反应系统—高质量 CPR—除颤—心搏骤停恢复自主循环后治疗—康复。

院外心搏骤停生存链：启动应急反应系统—高质量 CPR—除颤—高级心肺复苏—心搏骤停恢复自主循环后治疗—康复。

二、简易呼吸器的使用

简易呼吸器又称人工呼吸器、复苏气囊等，通过人工或机械装置产生通气，对无呼吸老年人进行强迫通气，对通气障碍的老年人进行辅助呼吸，达到增加通气量、改善换气功能，减轻呼吸肌做功的目的。

简易呼吸器使用方便、并发症少、便于携带、有无氧源均可立即通气，适用于各种原因所致的呼吸停止或呼吸衰竭的抢救及麻醉期间的呼吸管理，尤其适用于窒息、呼吸困难或需要提高供氧量的情况。

【操作目的】

维持和增加老年人通气量；纠正老年人低氧血症。

【操作程序】

1. 评估
（1）评估老年人的年龄、性别、病情、体重、体位、意识状态等。
（2）评估老年人的呼吸状况（频率、节律、深浅度），呼吸道是否通畅，有无活动义齿等。
（3）评估老年人的心理状况及配合程度。

2. 计划
（1）环境准备：整洁安全，室温适宜。
（2）老年人准备：取仰卧位，去枕、头后仰，如有活动义齿需取下；解开领扣、领带及腰带；清除上呼吸道分泌物或呕吐物，保持呼吸道通畅。
（3）照护人员准备：衣帽整洁，不留长指甲，不戴指环。
（4）用物准备：简易呼吸器（由呼吸囊、呼吸活瓣、面罩及衔接管组成）（图12-6），根据情况准备氧气装置。

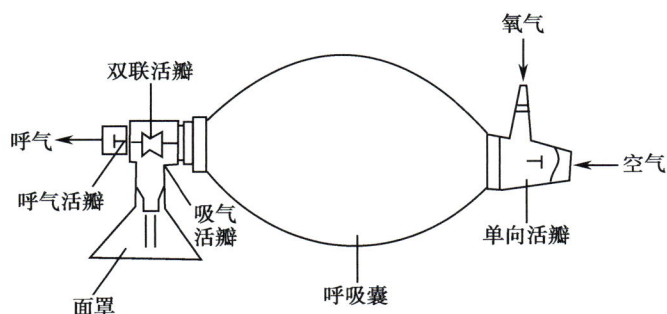

图 12-6　简易呼吸器

3. 实施

操作流程	操作步骤	要点说明
1. 核对检查	（1）急救物品是否齐全 （2）检查简易呼吸器的质量和功能 （3）核对老年人的信息 核对无误后携用物至老年人床旁	• 确认老年人
2. 用简易呼吸器	（1）协助老年人采用适当的体位：老年人仰卧、去枕、头后仰 （2）开放气道，清除口鼻分泌物 （3）抢救者位于老年人头部后方，托起下颌 （4）用 CE 手法固定面罩： C：拇指和示指将面罩紧扣于老年人口鼻部，固定面罩，保持面罩密闭无漏气 E：中指、无名指和小指放在老年人下颌角处，向前上托起下颌，保持气道通畅 （5）用另外一只手挤压简易呼吸器气囊，将气体送入肺中，有节律地挤压，挤压时间＞1s，按压和放松气囊的时间比为 1∶（1.5～2） （6）每次挤压可有 500ml 左右的空气进入肺内；频率保持在 10～12 次/min	• 在未行气管插管建立紧急人工气道的情况下及呼吸机突然出现故障时使用 • 保持呼吸道通畅 • 避免漏气 • 使空气或氧气通过吸气瓣进入老年人肺部，放松时，肺部气体随呼气活瓣排出
3. 整理用物	做好简易呼吸器的清洁保养	• 预防交叉感染
4. 洗手记录	（1）按六步洗手法洗手 （2）记录老年人的信息、抢救时间、抢救效果，照护者签名	• 预防交叉感染 • 文书记录归档

4. 评价

（1）老年人达到预期急救效果。

（2）照护人员急救意识强，操作安全正确，无差错，无不良反应发生。

【注意事项】

1. 使用简易呼吸器前做好解释沟通，解除老年人的恐惧、焦虑心理。

2. 面罩要紧扣住口鼻部，避免漏气。

3. 若老年人有自主呼吸，应注意与人工呼吸同步，在老年人吸气时顺势挤压呼吸囊。

4. 有气管插管或气管切开的老年人使用简易呼吸器时，应先吸痰，再通过连接管将呼吸器与气管导管连接。

5. 使用时如感受到气道阻力过大可能有呼吸道阻塞，应及时查看原因并予以解除。

6. 使用中注意观察老年人的面色、口唇及胸廓起伏情况，观察咽喉部有无异物涌出。

7. 安全风险因素

（1）胃胀气：通气速度不宜过快，通气量不宜过大，以减少气体进入胃内。

（2）胃内容物反流：安置老年人于合适体位，避免造成胃内容物向食管或咽喉反流。

（3）误吸、呛咳、窒息：咽喉部有异物涌出应及时清理，避免老年人吸入胃内容物发生呛咳、窒息。

（4）吸入性肺炎：避免胃内容物进入肺内，并防止发生吸入性肺炎。

【健康指导】

1. 积极治疗原发病。
2. 老年人学会使用简易呼吸器的要点。

第二节 日 常 救 护

日常生活中，老年人可能会出现各种紧急情况，如发生异物卡喉、跌倒、出血、烫伤等意外事件，其不良后果不仅对老年人的生活质量产生很大的负面影响，甚至带来生命威胁。照护者应备好常用急救药品、物品，面对老年人紧急情况时应保持镇定，准确判断，采取紧急救护措施，并及时拨打急救电话。

一、异物卡喉的应对

案例 12-1

刘爷爷，80 岁，退休工人，老伴 10 年前去世。刘爷爷有高血压病史 30 年，糖尿病病史 20 年，入住某护理院 5 年，性格开朗，生活能自理。今日中午刘爷爷和其他老年人正在一起津津有味地进餐，突然，他停下筷子，不能说话，用手指口腔，表情异常痛苦。

根据以上资料，请回答：

1. 刘爷爷出现了什么状况？
2. 紧急救护刘爷爷的措施有哪些？

异物卡喉也称为喉头或气管异物，常指进食时食物误入气管或卡在食管狭窄处压迫呼吸道或呛到咽喉部、气管，引起噎呛、呼吸困难，甚至窒息，是老年人猝死的常见原因之一。发生异物卡喉，必须及时识别判断，争分夺秒地就地进行紧急救护。

（一）异物卡喉的常见原因

1. 生理因素 随着老年人年龄的增长，咽喉管发生退行性变化，导致咽部和食管肌肉变硬萎缩，咽喉腔扩大而食管腔变硬，伸展性及弹性下降，对食物的刺激灵敏度下降，兴奋性减弱，感觉和传递信息速度减慢。

2. 体位因素 年老或行动不便的卧床老年人，躺卧于床上进食时，食管处于水平位，舌头控制食物的能力减弱，若进食干燥食物（如糕点、煮鸡蛋等）或黏性食物（如汤圆、糯米饭等），食物易黏附在喉部发生梗阻。

3. 食物因素 引起异物卡喉的食物主要因为水分少或黏性大，不易咀嚼，导致噎呛，常见的食物有馒头、煮鸡蛋、排骨、汤圆、粽子等。

4. 疾病因素 老年人由于脑萎缩等疾病原因而伴有不同程度的精神、行为紊乱，出现暴饮暴食、抢食或狼吞虎咽，食物尚未咀嚼充分即强行快速吞咽，导致大块食物堵塞呼吸道。

5. 药物因素 某些服用抗精神病药物的老年人，因为药物副作用引起老年人咽喉肌功能失调，抑制吞咽反射，还可能使老年人产生强烈的饥饿感，出现不知饥饱而抢食的症状，尤其在集体进食时，易发生急性食管梗阻。

6. 管理因素 饮食管理制度和健康教育欠缺；对老年人发生异物卡喉的意外评估不全面、判断不及时；集中就餐时监管不到位；家属和老年人对饮食注意事项的告知缺乏理解和配合。

7. 其他因素 老年人进食时受到干扰、注意力不集中等引起噎呛。

（二）异物卡喉的临床表现

大部分异物卡喉的老年人常被误认为是冠心病发作而延误最佳抢救时机，所以一定要正确判断异物卡喉的临床表现。因大量食物积存于口腔、咽喉前部，阻塞气管，老年人面部涨红，并有呛咳反射，由于异物吸入气管，老年人感到极度不适，常常出现以下典型临床表现：

1. 进食时突然不能说话，用手指口腔或双手呈"V"字状紧贴于颈前喉部，表情异常痛苦。
2. 手乱抓，两眼发直，呼吸困难，面色苍白或青紫。
3. 如为部分气道阻塞，可出现剧烈咳嗽，并伴有哮鸣音。
4. 进食时突然烦躁不安、满头大汗、面色苍白、口唇发绀、昏倒在地，提示食物已误入气管，重者可出现大小便失禁、抽搐、昏迷，甚至呼吸、心搏停止。

（三）异物卡喉的救护处理

发现老年人异物卡喉，必须争分夺秒，就地抢救。尽快畅通呼吸道，排出异物，避免发生窒息、意识障碍等危险。

【操作目的】

排出异物，恢复呼吸道通畅。

【操作程序】

1. 评估
（1）辨识老年人，观察老年人的面色。
（2）评估老年人进食时是否突然不能说话，烦躁不安、满头大汗、面色苍白、表情痛苦，用手指口腔或双手呈"V"字状紧贴于颈前喉部，有无呼吸困难、面色苍白或青紫。
（3）评估老年人意识状态、活动能力、合作程度和心理状态。

2. 计划
（1）环境准备：整洁安全，室温适宜。
（2）老年人准备：清醒的老年人了解配合要点。
（3）照护人员准备：着装整洁，不留长指甲，不戴指环。

3. 实施

操作流程	操作步骤	要点说明
1. 立即停止进食	（1）立即停止进食，协助老年人上身向前倾 （2）在老年人肩胛骨之间由下向上快速连续拍击，使阻塞食物咳出 （3）清除口腔剩余食物	
2. 评估并解释	（1）观察老年人神志、面色，评估老年人的意识 （2）向清醒老年人解释操作的目的与方法，并用简短的语言安慰，安抚其情绪	• 便于根据意识状况确定急救方式

续表

操作流程	操作步骤	要点说明
3. 根据老年人情况救护	（1）用汤匙柄或手指刺激咽喉部催吐 （2）采用海姆立克急救法 1）立位腹部冲击法：适用于意识清醒的老年人 照护人员协助老年人站立，并站在老年人背后，双手臂从腋下环抱老年人腰部；一手握拳，拳心（拳头的拇指方向）向内置于老年人的脐和剑突之间的腹部，用另一手握住拳头；双臂肘部张开，再用力收紧迅速向上向内推压冲击，反复有节奏、有力地进行，以形成的气流将阻塞食物冲出 2）卧位腹部冲击法：适用于昏迷倒地的老年人 老年人采取仰卧位，照护人员两腿分开骑跨在老年人大腿外侧地面上，双手叠放，将手掌根压在老年人腹部正中肚脐上部位，两臂伸直，进行冲击性地、快速向上、向后推压，冲击6～10次，然后查看口腔有无食物，如有食物用手抠出 3）直接胸部冲击法：适用于心搏骤停、身体肥胖的老年人 老年人采取去枕仰卧位，动作同心肺复苏，进行冲击性地快速胸外按压 （3）严重窒息的老年人救护：老年人取平卧位，肩胛下方垫高，颈部伸直，摸清甲状软骨下缘和环状软骨上缘间的环甲韧带（在喉结下），稳准地刺入一个粗针头（12～18号）于气管内，暂缓缺氧状态，以争取时间进行抢救，必要时配合医生行气管切开术，并做好气管切开后照护	• 鼓励老年人咳嗽或吐出食物 • 最常用的异物卡喉急救方法，通过冲击老年人腹部及膈肌下软组织，产生向上的压力，导致胸腔内压力上升，驱使肺部残留气体形成气流，直入气管，将堵塞气管、咽喉部的异物去除，从而恢复气道通畅 • 既可以对气道内阻塞物进行冲击，又可以对心脏按压起到心肺复苏的效果
4. 抢救后照护	（1）抢救成功后注意观察生命体征 （2）协助老年人清理残留食物及分泌物 （3）定时给老年人叩背、变换体位，指导老年人有效咳嗽、排痰 （4）给予情绪和心理的安慰 （5）按规定分类处理用物	• 关心老年人的情绪变化
5. 洗手记录	（1）按六步洗手法洗手 （2）记录老年人救治情况，照护者签名	• 预防交叉感染 • 文书记录归档

4. 评价

（1）老年人发生异物卡喉后能得到及时救护。

（2）海姆立克急救法使用正确、有效。

【注意事项】

1. 建立老年人进食的管理制度并遵照执行。

2. 老年人进食前照护人员要告知注意事项，进食时注意观察老年人的反应。

3. 老年人发生异物卡喉的意外时需及时评估、判断，分秒必争地进行急救。

4. 进食后30min内不进行吸痰等容易诱发恶心、呕吐的操作。

5. 安全风险因素

（1）异物堵塞气道：注意正确的急救方法，及时排出或清除卡喉异物，防止堵塞呼吸道。

（2）骨折：急救时动作规范，用力合适以防出现胸骨、肋骨的骨折。

（3）心搏骤停：发现异物卡喉要立即进行有效的救护，以防止病情发展出现心搏骤停。

【健康指导】

1. 老年人的饮食种类以细、碎、软为原则，且温度适宜，避免带刺的鱼肉、骨头、年糕、粽子等坚硬和黏性较强的食物，忌食馒头、饼及坚硬、长条、大块的食物。

2. 不催促进食慢的老年人；对抢食和不知饥饱的老年人，宜单独、分量、分次进食，或照护人员喂食；观察老年人的食量、食速等，对暴饮暴食者适当控制，逐步改正其不良的进食习惯；不将吃剩的食物带回房间。

3. 照护人员守护并指导老年人进食，老年人尽量取坐位，上身前倾15°；卧床老年人进餐后，不要过早放低床头；少食多餐、细嚼慢咽；对易于发生呛咳的老年人，可用汤匙将少量食物送至舌根处，确认完全咽下后再送入第二口食物。

4. 教会老年人及照护人员发生异物卡喉时要沉着冷静，采用海姆立克急救法实施救护。如果老年人独处，要学会自救的方法：稍弯腰靠在一固定的水平物体如桌子边缘、椅背、扶手栏杆等，以物体边缘压迫上腹部，快速向上冲击，重复这个动作，直至异物排出。

5. 加强老年人面部肌肉锻炼及吞咽功能的康复训练。

二、伤口初步止血、换药

案例12-2

王爷爷，85岁，退休教师，入住某护理院2年，平素生活自理。今天半夜王爷爷自行如厕时不慎滑倒，左肘部撞到水池边沿，王爷爷自行站立后发现左肘部疼痛有出血，随即打铃呼叫照护人员。照护人员赶到现场后，了解王爷爷刚刚发生滑倒的具体情况，发现老年人神情焦虑，左肘部伤口破溃出血，伤口大小约2cm×4cm。

根据以上资料，请回答：

1. 为王爷爷初步止血的方法。
2. 为王爷爷伤口换药的注意事项。

老年人在日常活动中，由于意外可能会遭受外界物体的打击、碰撞而出现皮肤损伤，同时会伴出血表现。及时正确的初步止血、换药属于最基本的急救照护技术，能有效控制出血，防止老年人因失血过多发生休克甚至危及生命，同时还能缓解老年人的紧张不安和恐惧情绪。

（一）出血的种类

1. 根据受损伤的血管分类

（1）动脉出血：动脉损伤导致，伤口呈喷射状搏动性向外涌出血液，血色鲜红，血流较急，一般出血量较大，常见于较深的刀割伤或刺伤。

（2）静脉出血：静脉损伤导致，伤口持续向外溢出血液，血色暗红，流速缓慢，出血量相对较小，常见于较浅的刀割伤或刺伤。

（3）毛细血管出血：轻微血管损伤导致，伤口向外渗出血液，创面可见许多小血滴，血色鲜红，出血量较小，无明显出血点，常可自行凝结，常见于皮肤擦伤。

2. 根据出血部位分类

（1）外出血：血液从体表伤口流出，多由外伤引起，容易被人们发现。

（2）内出血：体内深部组织、内脏损伤出血，血液流入组织或体腔内，不易为人们发现，只能通过老年人的生命体征、症状等进行识别，更为危险。

（二）出血的临床表现

1. 局部表现　有伤口者可见血液由伤口流出，如皮肤未破，亦可表现为皮下组织内出血，出现皮肤肿胀与青紫色瘀斑。如有内出血，可出现相应部位的疼痛。

2. 全身表现　成人血液约占其体重的7%～8%，为4 000～5 000ml，失血总量达到总血量的20%以上时，即失血约800ml，就可能引起休克，甚至出现生命危险。

（1）轻度休克：当失血800ml以下时，老年人可能出现口渴、精神紧张、皮肤颜色发白、皮温正常或发凉、收缩压升高或正常、舒张压增高、脉压缩小症状,但尿量正常。

（2）中度休克：失血 800～1 600ml,老年人可能出现表情淡漠、口渴、皮肤色泽苍白、皮肤发凉,收缩压为 70～90mmHg,脉压小;心率为 100～200 次/min,明显表现出尿量减少、浅表静脉塌陷、毛细血管充盈迟缓现象。

（3）重度休克：短期内失血超过 1 600ml,老年人可出现肢端青紫、厥冷,收缩压低于 70mmHg,甚至测量不到血压;可能无尿,意识状态常表现为昏睡甚至昏迷。

（三）初步止血方法

当血管内有出血时,人体外源性和内源性凝血机制就会被激活,使血液处于高凝状态,同时血液中的血小板会聚集到出血处形成血栓,从而达到止血的目的。对有内出血或可疑有内出血的老年人,应保持安静、镇定,迅速将其转移到距离最近的医院进行救治。对于外出血的老年人要迅速采取初步止血方法,再根据情况转运救治。常用的初步止血方法包括直接压迫止血法、指压止血法、包扎止血法、加垫屈肢止血法、止血带止血法和填塞止血法等。

1. 直接压迫止血法 发现老年人出血,立即用随手可及的清洁的毛巾、手绢、衣物等直接覆盖伤口,手指或手掌用力压迫出血部位,可达到暂时止血的目的。这种止血方法对毛细血管出血效果明显,而大血管出血还需采用更有效的止血方法。

2. 指压止血法 是一种简单有效的临时性止血方法,用手指或手掌在伤部上端用力将动脉压瘪于骨骼上,阻断血液通过,以达到临时止血的目的。指压止血法适用于头部、颈部、四肢动脉出血,不同出血部位按压的动脉不同,每次按压时间不超过 10min。

（1）头皮出血：头皮前部出血时,压迫耳前下颌关节上方的颞动脉;头皮后部出血则压迫耳后突起下方稍外侧的耳后动脉。

（2）头颈部出血：用拇指在老年人气管外侧与胸锁乳突肌前缘交界处,将伤侧的颈总动脉向后压迫。

（3）面部出血：用拇指压迫下颌角前约 2cm 处的面动脉。

（4）腋肩部出血：在锁骨上窝对准第一肋骨用拇指向下压迫锁骨下动脉。

（5）上臂出血：将患肢抬高,用一手拇指压迫上臂内侧的肱动脉。

（6）前臂出血：用拇指压迫伤侧肘窝肱二头肌肌腱内侧的肱动脉末端。

（7）手掌出血：用两手指分别压迫腕部的尺动脉、桡动脉。

（8）手指出血：用拇指与示指在出血手指根部两侧捏紧指动脉。

（9）下肢出血：用两手拇指重叠用力压迫腹股沟中点稍下方的股动脉。

（10）足部出血：用两手拇指分别压迫足部踇长肌腱足背外侧的足背动脉和内踝与跟腱之间的胫后动脉。

3. 包扎止血法 是最常用的急救止血方法之一,适用于伤口表浅,体表及四肢小动脉以及静脉或毛细血管的出血。

出血量大时可采用加压包扎止血法,在伤口覆盖无菌敷料后,用衬垫置于无菌敷料上面,再用绷带或三角巾等进行包扎,以停止出血为度。

[操作目的]

加压止血;保护伤口;减少感染。

[操作程序]

（1）评估

1）辨识老年人,与老年人沟通。

2）评估老年人的伤情,出血部位、出血的血管,应采取的止血方法。

3）评估老年人的生命体征、用药史。

4）评估老年人的意识状态、认知功能、活动能力、合作程度和心理状态。

（2）计划

1）环境准备：整洁安全，室温适宜。

2）老年人准备：了解止血的目的、方法和配合要点。

3）照护人员准备：着装整洁，不留长指甲，不戴指环，洗手，戴口罩，必要时戴无菌手套。

4）用物准备：一次性换药包，碘伏棉球（或者碘伏、无菌棉球），生理盐水，无菌凡士林纱布，无菌纱布垫，无菌手套，绷带或三角巾（可用身边的衣服、手绢、毛巾等条状衣物替代），标示卡（可用颜色鲜艳的纸片替代），笔，手表。

（3）实施

操作流程	操作步骤	要点说明
1. 核对检查	（1）止血包扎物品是否齐全 （2）核对老年人的信息 （3）明确出血部位与出血点 核对无误后携用物至老年人床旁	• 遵医嘱 • 确认老年人 • 评估出血部位和血管
2. 解释并安慰	（1）向老年人解释操作的目的与方法，并用简短的语言安慰老年人 （2）协助老年人取舒适坐位或卧位，扶托肢体，并保持肢体处于功能位	• 安抚老年人的情绪，取得老年人的积极配合
3. 消毒伤口	对伤口进行清创、消毒	• 预防伤口感染
4. 包扎固定	（1）创面用凡士林纱布覆盖 （2）创面加盖无菌纱布垫 （3）加压包扎 1）绷带包扎法（图12-7） a. 环形包扎：将绷带做环形重叠缠绕；后一周完全盖住前一周。第1周可以斜缠绕，第2、3周做环形缠绕，并将第1周斜出圈外的绷带角折回圈内，在绕第2周时将其压住，然后再重复缠绕，可防止绷带松动滑脱 b. 蛇形包扎：斜行环绕包扎，每圈留一空隙互不遮盖 c. 螺旋包扎：将绷带做一定间隔的向上或向下螺旋状环绕肢体，每旋绕一圈将上一圈绷带覆盖1/3或2/3 d. 螺旋反折包扎：与螺旋包扎法基本相同，只是每圈必须反扎绷带一次，反扎时用一手拇指按住反扎处，一手将绷带反折向下拉紧绕缠肢体，反扎处要注意避开伤口和骨突处 e. "8"字形包扎：按"8"字书写径路包扎，交叉缠绕 f. 回返形包扎：自头顶正中开始，来回向两侧回返，直至包没头顶或残肢末端 2）三角巾包扎 a. 头部帽式包扎（图12-8）：将三角巾的底边向内折叠约两指宽，手放在前额眉上，顶角向后拉盖头顶，将两底边沿两耳上方往后拉至枕部下方，左右交叉压住顶角绕至前额打结固定 b. 胸部包扎：将三角巾的顶角置于伤侧肩上，两底边在胸前横拉至背部打结固定，后再与顶角打结固定 c. 腹部包扎：将三角巾顶角朝下，底边横放于腹部，两底角在腰后打结固定，顶角于两腿间拉至腰后与底角打结固定 d. 肩部包扎：单肩包扎时，将三角巾折成约80°夹角的燕尾巾，夹角朝上，向后的一角压住向前的角，放于伤侧肩部，燕尾底边绕上臂在腋前方打结固定，将燕尾两角分别经胸、背部拉到对侧腋下打结固定；双肩包扎时，将三角巾折叠成两尾角等大的双燕尾巾，夹角朝上，对准颈后正中，左右双燕尾由前向后分别包绕肩部到腋下，在腋后打结固定	• 湿润伤口，减少局部粘连和疼痛感 • 包扎后可适当抬高伤肢 • 适用于包扎手腕、胸、腹部等粗细大致相等的部位，或者包扎刚开始和结束前 • 用于需由一处迅速伸至另一处时，或临时简单固定 • 适用于固定四肢夹板和敷料 • 适用于包扎粗细差别较大的前臂、小腿时，防止绷带滑脱 • 适用于包扎肘、膝关节，腹股沟，踝、肩关节等处 • 适用于包扎头顶和残肢端 • 包扎要牢固，松紧适宜，不遗漏伤口

续表

操作流程	操作步骤	要点说明
4. 包扎固定	e. 手、足部包扎：当包扎手足时，将三角巾底边横放在腕（踝）部，手掌（足底）向下放在三角巾中央，将顶角反折盖住手（足）背，两底角交叉压住顶角绕肢体一圈，反折顶角后打结固定 f. 臀部包扎：将三角巾顶角朝下放在伤侧腰部，一底角包绕大腿根部与顶角打结，另一底角提起，围腰与底边打结固定 （4）做好标识：标明包扎的部位和时间	• 标识一定要醒目
5. 加强观察	（1）观察老年人情况：一般情况、生命体征与肢体末端血运等 （2）及时换药 （3）及时转运就医 （4）多关心陪伴老年人	• 密切观察，及时处理异常情况 • 预防感染 • 给老年人心理安慰与支持
6. 整理用物	按规定分类处理用物	• 符合消毒隔离要求
7. 洗手记录	（1）按六步洗手法洗手 （2）记录加压止血固定的部位、时间、老年人情况，并和其他照护人员做好交接，照护者签名	• 预防交叉感染 • 文书记录归档

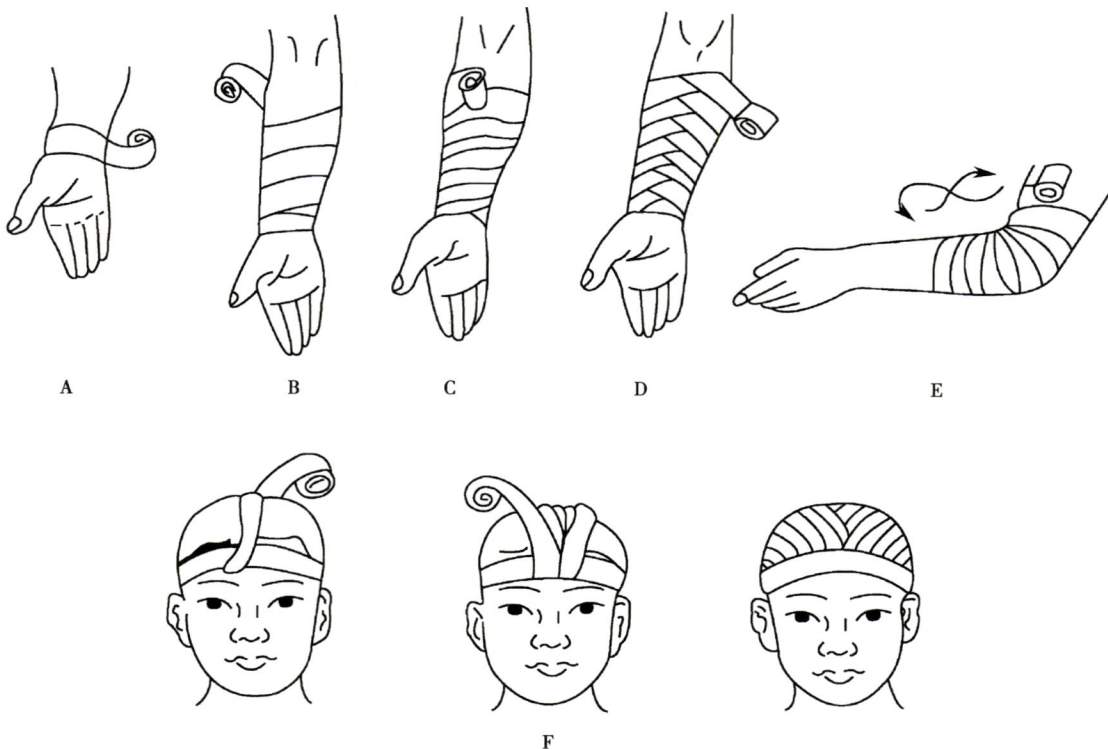

图 12-7 绷带包扎法

（4）评价

1）使用加压止血包扎的方法正确，止血效果明显。

2）伤口处理及时，未发生感染。

3）老年人情绪平稳，理解并能配合。

［注意事项］

（1）如有骨折、关节脱位或伤口内有碎骨片时，禁用加压包扎止血法，以免加重损伤。

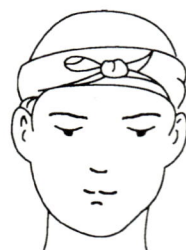

图 12-8 头部帽式包扎法

（2）明确包扎的目的，选择适当的包扎固定方法，动作要轻、快、准、牢，松紧要适度，过紧影响血液循环，过松则会移动脱落。

（3）包扎前清理并消毒伤口，避免伤口内有异物；包扎时要选择无菌敷料，以免伤口感染。

（4）如绷带或三角巾很快被血液浸透，应尽快转运就医。

（5）切忌在伤口、骨隆突处、易于受压部位打结；同时为骨折制动的包扎应露出伤肢末端，以便观察肢体血液循环。

（6）安全风险因素

1）伤口感染：伤口消毒、敷料选择应符合要求；在规定时间使用凡士林纱布。

2）肢体缺血、远端缺血坏死：止血、包扎时松紧适宜，密切观察肢端血液循环。

3）继续出血：止血、包扎的方法、力度合适，松紧适宜。

［健康指导］

（1）向清醒老年人解释使用包扎止血的方法及注意事项。

（2）和老年人及家属沟通，使老年人保持镇静，配合治疗，有任何不适要立即告知照护人员。

4. 加垫屈肢止血法　适用于四肢出血量较大、肢体无脱位或骨折的老年人。上臂、前臂、小腿和大腿出血，可分别在腋窝、肘窝、腘窝和大腿根部放置纱布垫或毛巾等加压，尽最大幅度屈曲肢体以达到止血目的，通常用绷带或三角巾固定（图12-9）。

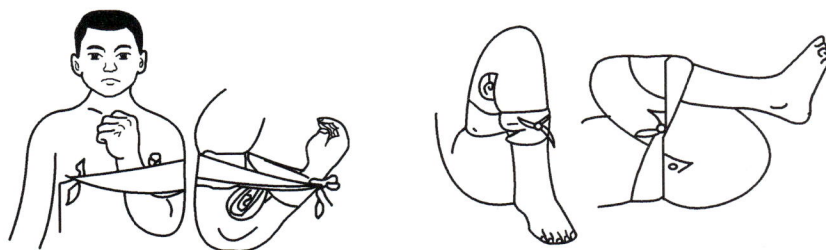

图 12-9　加垫屈肢止血法

5. 止血带止血法　止血带止血法是简单、快速、有效的止血方法，但只适用于加压止血等其他方法仍不能有效止血的四肢大动脉出血。常用的有橡皮止血带止血、气囊止血带止血和布条绞棒止血。

［操作目的］

压迫血管阻断血流以达到止血目的。

［操作程序］

（1）评估

1）辨识老年人，与老年人沟通。

2）评估老年人的伤情，出血部位、出血的血管，应采取的止血方法。

3）评估老年人的生命体征、用药史。

4）评估老年人的意识状态、认知功能、活动能力、合作程度和心理状态。

（2）计划

1）环境准备：整洁安全，室温适宜。

2）老年人准备：了解止血的目的、方法和配合要点。

3）照护人员准备：着装整洁，不留长指甲，不戴指环，洗手，戴口罩。

4）用物准备：橡皮止血带，气囊止血带，布条、绞棒，纱布衬垫（可用毛巾、衣物、三角巾替代），标示卡（可用颜色鲜艳的纸片替代），笔，手表。

（3）实施

操作流程	操作步骤	要点说明
1. 核对检查	（1）止血物品是否齐全 （2）核对老年人的信息 （3）明确出血部位 核对检查无误后携用物至老年人床旁	• 确认老年人 • 评估出血部位和出血血管；如果伤口上有异物，应先进行清创和消毒
2. 解释并安慰	（1）向老年人解释操作的目的与方法，并用简短的语言安慰老年人 （2）协助老年人取舒适体位	• 安抚老年人的情绪，取得老年人的积极配合
3. 使用止血带止血	（1）垫衬垫：在出血部位的近心端，距离伤口约 5～10cm 肌肉丰厚处垫上纱布垫 （2）使用止血带止血： 1）橡皮止血带（图 12-10）：照护人员以一手拇指、示指和中指夹持止血带一端（头端）约 10cm 处，另一手拉紧止血带另一端（尾端），并适度拉长，将其缠绕在垫了衬垫的肢体上，平行绕 2 圈，每圈都压在起头端之上，将止血带尾端放于示指和中指之间夹住，将尾端从 2 圈下拉出形成一个活结 2）气囊止血带：备有显示压力大小的装置，压力均匀可调，一般上肢压力调节为 250～300mmHg；下肢压力调节为 300～600mmHg 3）绞棒止血法：将布条绕伤肢一周，两端向前拉紧打活结，取绞棒（木棍、树枝、筷子或笔等）穿在布条的外圈内，提起绞棒拉紧，将绞棒拧紧，一端插入活结环内，拉紧活结并与另一头打结固定 （3）做好标识：在明显的部位标明扎止血带的部位和时间	• 止血带要扎在伤口上方 • 止血带松紧度以摸不到远端动脉的搏动、伤口刚好止血为宜 • 缠绕用力要均匀 • 放松止血带时，将尾端拉出即可 • 与血压计袖带同理 • 结束时松开气阀，压力降至"0" • 没有上述止血带时临时使用 • 标识一定要醒目
4. 加强观察	（1）观察老年人的情况：一般情况、生命体征与肢体末端血液循环等 （2）定时放松止血带：需长时间使用止血带时，应每隔 30～60min 放松止血带 2～3min （3）记录和交接：每次放松止血带要记录时间、老年人情况，并和其他照护人员做好交接	• 密切观察，及时处理异常情况 • 以防肢体末端缺血坏死
5. 操作后处理	（1）有效止血后，如条件许可对伤口进行包扎 （2）守护老年人至专业救援到来 （3）按规定分类处理用物	• 陪伴老年人 • 尽快转运就医 • 符合消毒隔离要求
6. 洗手记录	（1）按六步洗手法洗手 （2）记录：止血带使用的部位、开始时间、放松时间、老年人情况，照护者签名	• 预防交叉感染 • 文书记录归档

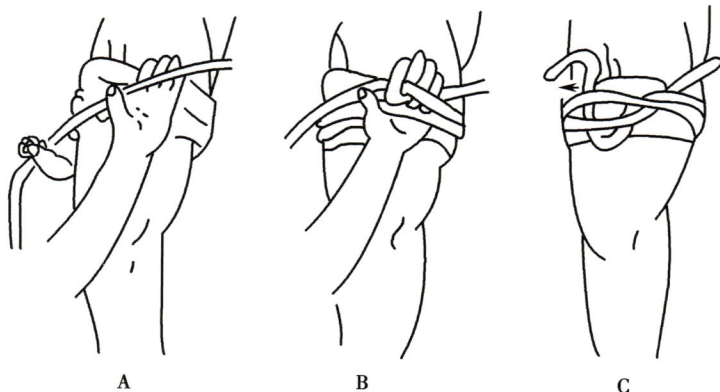

A　　　　　　　B　　　　　　　C

图 12-10　橡皮止血带止血法

（4）评价

1）使用止血带的方法正确、止血效果明显。

2）初步止血后及时转运救治。

3）老年人的情绪平稳，理解照护人员的操作并能配合。

［注意事项］

1. 照护人员切忌慌乱，动作一定要轻稳到位，减少肢体搬动；止血过程中保持与老年人简短交流，陪伴守护老年人，有利于减轻老年人的心理压力。

2. 如果老年人患肢远端已经有明显缺血或有严重挤压伤时，禁止使用止血带止血。

3. 止血带需扎在伤口近心端5～10cm处；不可直接扎在皮肤上；不可被衣物、器具遮盖。

4. 止血带松紧适宜，以不出血为宜；注意加强观察和记录，密切观察老年人的生命体征、患肢情况，如出现止血带脱落或受伤部位剧烈疼痛、发紫等症状，需要立即处理。

5. 止血带总的使用时间一般不超过4h，应每隔30～60min放松止血带2～3min；如在放松止血带期间出血量过大，可临时采用直接压迫法或指压止血法。

6. 停用止血带时，要注意慢慢松开，防止肢体出血突然增加。

7. 安全风险因素：肢体缺血、肢端缺血坏死：使用止血带松紧适宜，每隔30～60min放松止血带2～3min；密切观察肢端血液循环，避免出现肢体缺血、坏死。

［健康指导］

1. 向清醒的老年人解释使用止血带的方法及注意事项。

2. 告知清醒的老年人保持镇静，有任何不适要立即向照护人员说明，防止意外发生。

6. 填塞止血法 适用于四肢有较深、较大的伤口或穿透伤时，用消毒的纱布、敷料等填塞在伤口内，再用绷带进行适当的加压包扎。躯干部位出血禁用此法。

（四）伤口换药

换药即更换敷料，指对创伤和手术后的伤口及其他伤口进行敷料更换，并促使伤口愈合和防止并发症的方法。

【操作目的】

清除或引流伤口内分泌物，除去坏死组织，控制感染，促进肉芽生长，使伤口尽快愈合。

【操作程序】

1. 评估

（1）辨识老年人，与老年人沟通。

（2）评估老年人的生命体征、用药史、伤口情况。

（3）评估老年人的意识状态、认知功能、活动能力、合作程度和心理状态。

2. 计划

（1）环境准备：整洁、安全、明亮，室温适宜，在换药前半小时内不可铺床、扫地。

（2）老年人准备：了解伤口换药的目的和配合要点。

（3）照护人员准备：着装整洁，不留长指甲，不戴指环，洗手，戴口罩，必要时戴手套。

（4）用物准备：换药车上层放一次性换药包，碘伏，无菌棉球，生理盐水，无菌纱布或无菌敷料，根据需要备引流物或湿敷药物纱布，无菌手套，胶布或绷带；换药车下层放生活垃圾桶和医用垃圾桶。

3. 实施

操作流程	操作步骤	要点说明
1. 核对检查	（1）换药物品是否齐全 （2）检查无菌物品有效期、质量 （3）核对老年人的信息 核对检查无误后携用物至老年人床旁	• 遵医嘱 • 确认老年人
2. 安置体位	（1）向清醒老年人解释换药的目的与方法 （2）协助老年人取舒适体位并注意保暖 （3）拉上围帘	• 取得老年人的理解和配合 • 保护老年人的隐私
3. 揭除原敷料	（1）揭除胶布：由外向内、顺着毛发生长的方向揭除胶布，如有胶布痕迹可用汽油棉签浸湿后除去 （2）揭除外层敷料：用手揭去，将沾染敷料的内面向上放入弯盆或直接放入医用垃圾桶 （3）揭除内层敷料：用无菌镊除去最内层敷料，如敷料干燥，与创面粘贴紧密，用生理盐水浸湿软化使敷料与创面分离，轻轻顺伤口的长轴方向慢慢取下敷料，放入弯盆或直接放入医用垃圾桶	• 动作轻柔，切勿强硬撕扯以免损伤皮肤及引起疼痛 • 防止用力揭开，引起疼痛、渗血及损伤新生肉芽组织
4. 消毒皮肤，清理伤口	（1）观察伤口 （2）左手持镊从换药碗中夹取碘伏棉球 （3）传递给右手持的无齿镊 （4）消毒伤口周围皮肤：一般由内向外消毒，感染伤口由外向内消毒；范围不小于5cm （5）取生理盐水棉球清洗伤口分泌物	• 保持此镊无菌 • 两镊不可接触 • 防止感染
5. 覆盖无菌敷料并包扎固定	（1）用碘伏棉球再次消毒伤口周围皮肤 （2）以无菌纱布或敷料覆盖创面及伤口 （3）用胶布或绷带固定	• 根据创面、伤口情况，敷以药物纱布或选用引流物 • 敷料大小以不暴露伤口并达伤口外3cm左右为宜，数量视渗出情况而定
6. 换药后整理	（1）了解老年人的感受，协助老年人取舒适卧位 （2）整理床单位，拉开围帘 （3）按规定分类处置用物	• 给予安慰和鼓励 • 符合消毒隔离要求
7. 洗手记录	（1）按六步洗手法洗手 （2）记录换药的时间、老年人伤口及换药情况，照护者签名	• 预防交叉感染 • 文书记录归档

4. 评价

（1）遵循无菌原则和消毒隔离原则。

（2）操作轻柔，未引起老年人痛苦或不适。

（3）老年人理解换药的目的并能配合换药。

【注意事项】

1. 严格遵守无菌操作原则。换药动作轻柔，尤其应保护肉芽创面，减少老年人的痛苦，减少创面损伤。

2. 老年人在进餐、睡眠或有家属探视时勿换药。

3. 若有几个老年人需换药，应先处理清洁的和轻度感染的伤口，再处理感染较重者；先换分泌物少、创面小的伤口，后换创面大、分泌物多的创口；先换一般细菌感染创面，后换特异性感染创面。

4. 换药时注意区分伤口和周围皮肤，既不使伤口的感染扩散到周围皮肤，也不使周围皮肤上的细菌进入伤口。

5. 换药用的两把镊子不可混用，一把用于左手夹持无菌物品，另一把用于右手夹持接触伤口的物品。

6. 注意观察伤口组织的变化如肉芽组织生长情况，了解老年人的全身状况。

7. 如伤口内有引流物，则根据情况拔除，浅层的橡皮片、烟卷条等一般在术后 1~2d 无明显引流液时即可拔除；用于深层引流的烟卷条或乳胶管，在每次换药时须转动并外拔剪去少许。一般应待感染控制、脓腔明显缩小、基本无脓液渗出时，才停止引流。

8. 换药的次数根据伤口情况而定。如是缝合伤口，一般情况下每 2~3d 换药一次，观察伤口情况，如无异常到规定时间拆线，如有异常及时汇报医护人员。

9. 胶布粘贴前需擦净皮肤的汗液等，消毒皮肤后需待干燥后方可粘贴。

10. 安全风险因素　伤口感染：无菌物品确保在有效期内、质量完好，操作过程遵循无菌原则和消毒隔离制度，及时拔除引流物等。

【健康指导】

1. 老年人日常生活中要保护好伤口，有不适应及时和照护人员联系。

2. 照护人员做好伤口护理，定期换药，每日观察伤口情况，加强记录。

三、烫伤的初步处理

烫伤是由热力（高温液体、高温固体或高温蒸汽等）所引起的损伤，主要是指皮肤、黏膜的损伤，严重者伤及皮下组织。老年人由于衰老导致皮肤的触觉、痛觉和温度觉减弱，对热的耐受性降低，易导致不同程度的烫伤。

（一）烫伤的原因

1. 生理因素　老年人皮肤厚度变薄，毛细血管减少，皮肤的体温调节功能下降；皮肤神经末梢敏感性下降，对疼痛刺激的回避反射减弱，感觉相对迟钝。

2. 病理因素　患有糖尿病周围神经病变、脉管炎、脑血管疾病的老年人痛觉、温度觉减退，沐浴或泡脚时，水温过高容易导致烫伤。

3. 环境因素　老年人黑色素细胞不断减少，对有害射线的抵抗力降低，在阳光下暴晒，皮肤容易晒伤。

4. 治疗因素　热疗方法不当，如烤灯等热疗仪器的温度设置、距离调节不当，导致老年人治疗部位出现烫伤。

5. 照护因素　老年人生活自理能力下降，如果照护过程中取暖用品、暖水瓶、微波炉、热水、热汤等可能导致烫伤。

（二）烫伤的预防

1. 准确评估老年人容易发生烫伤的危险因素。

2. 对老年人及家属开展健康教育

（1）告知老年人及家属发生烫伤的危险因素和后果。

（2）定期进行预防烫伤的知识与技能培训。

（3）指导老年人及家属，尤其是患有糖尿病、脉管炎或卒中后遗症、长期卧床的老年人特别注意在日常生活活动中提高预防烫伤的意识，将可能造成烫伤的危险品移开或加上防护措施。正确使用取暖用品、暖水瓶、微波炉；暖气和火炉的周围一定要设围栏；尽量避免让老年人接触厨房灶台、电热器等；老年人洗澡前照护人员预先调好水温，一般不高于 40℃，如果老年人自己调节，指导其先开冷水开关再开热水开关，使用完毕，先关热水开关再关冷水开关；使用热水袋时水温不超过 50℃，外加布套，避免直接接触皮肤；食用热水、热汤时温度要适宜。

3. 照护人员定期检查，排除易导致老年人烫伤的危险因素；熟练掌握温疗仪、烤灯等医疗设备的正确使用方法，观察治疗部位的局部情况，告知老年人及家属不要随意调节仪器。

（三）烫伤的临床表现

1. Ⅰ度烫伤 烫伤只损伤皮肤表层，外观只呈现红斑、轻度红肿，无水疱，疼痛明显。3～5d 愈合，表皮脱落后基底显露红嫩、光滑的上皮，一般不引起全身反应。

2. 浅Ⅱ度烫伤 烫伤损伤真皮浅层，有水疱，基底红润，渗出多，疼痛明显。1～2 周愈合，不遗留瘢痕，只有程度不等的色素沉着，数周后可自行恢复。

3. 深Ⅱ度烫伤 烫伤损伤真皮深层，有水疱，基底微红或红白相间，有时可见粟粒状红色小点，渗出较少，疼痛剧烈。3～5 周愈合，遗留程度不等的瘢痕。

4. Ⅲ度烫伤 烫伤损伤全层皮肤，甚至深达皮下组织、脂肪、肌肉或骨骼。局部颜色可有苍白、灰黄或碳化。表面干燥，发凉，无水疱，硬如皮革，知觉丧失。焦痂干燥后可见粗大的血管网，无上皮生长能力，创面修复需靠周围健康上皮向中心长入，创面大者则需植皮。

（四）烫伤的处理

1. 立即脱离热源。

2. 用流动的冷水（5～20℃）冲洗患处约 20～30min，以快速降低皮肤温度；不能用流动水冲洗的，可用湿冷毛巾覆盖烫伤部位使其冷却。注意避免使用冰或冰水，因其可能加重损伤程度，导致凝血功能障碍等不良事件发生。

3. 安慰老年人，保持镇静，协助老年人脱去患处衣物。衣物不方便脱掉时，可直接用剪刀剪开衣服，但尽量避免将伤口水疱弄破，若有粘住部分先予以保留，勿用力撕扯，避免摩擦表皮引起破溃，加重皮肤损伤。

4. 根据烫伤情况及时处置并转运治疗：Ⅰ度烫伤可不必进行特殊治疗，可涂抹烫伤油膏；Ⅱ度烫伤有水疱者，如水疱未破，应予保护，避免破溃，在无菌条件下抽吸，待愈合后去除；深Ⅱ度烧伤的水疱，则不论感染与否，均应去除腐皮以避免感染；Ⅲ度烫伤提倡暴露疗法。

5. 对于颜面部、生殖器、会阴部烫伤，或者大面积烧伤、严重烫伤，以及烫伤合并其他疾病者，用干净的毛巾或纱布覆盖伤口，及时转运治疗。

6. 及时记录老年人烫伤的经过、部位、症状、体征及处理措施。

四、跌倒的应对

跌倒是指突发、不自主的、非故意的体位改变，倒在地面或比初始位置更低的平面上，包括从一个平面至另一个平面的跌落和同一平面的跌倒。跌倒已成为全球意外伤害死亡的第二大原因，老年人是其中的主要群体。跌倒对老年人身心健康造成严重影响，可能导致老年人残疾，严重者可导致死亡。

（一）跌倒的常见原因

跌倒的发生是多种因素相互作用的结果，引起老年人跌倒的原因通常包括以下方面：

1. 生理因素 主要包括年龄大、女性绝经、平衡功能退化、感觉功能退化、骨骼肌肉系统退化、神经传导和中枢整合能力明显降低。

2. 病理因素 某些慢性疾病的病理性改变会引起神经系统功能和骨骼肌肉失调。如关节炎、痴呆、直立性低血压和贫血；帕金森病、外周神经病、脑水肿等；癫痫、颈椎病和心源性晕厥等慢性疾病急性发作；慢性肺疾病、五官功能缺损、维生素 D 缺乏等。

3. 药物因素 镇静催眠药、抗高血压药、降血糖药、利尿药等，有些可使反应变慢，有些可致低血糖、低血压。老年人常同时服用多种药物，增加了跌倒的危险性。

4. 心理因素 老年人因社会交往减少，丧偶或子女不在身边而独居较多，易抑郁、沮丧、情绪不稳,从而导致注意力不集中,增加跌倒机会。另有一些老年人由于害怕跌倒,行为能力和活动能力受限,影响了身体平衡而发生跌倒。

5. 环境因素　昏暗的灯光,湿滑、不平坦的路面,在步行途中的障碍物,不合适的家具高度和摆放位置,楼梯台阶,卫生间没有扶栏、把手等,都可能增加跌倒的危险,不合适的鞋子和行走辅助工具也与跌倒有关。室外的危险因素包括台阶和人行道缺乏修缮,雨雪天气、拥挤等都可能引起老年人跌倒。

6. 社会因素　老年人的教育程度和收入水平、卫生保健水平、享受社会服务和卫生服务的途径、室外环境的安全设计,以及老年人是否独居、与社会的交往和联系程度,都影响跌倒的发生率。

(二)跌倒风险的评估

1. 既往病史

(1)跌倒史:老年人有无跌倒史、有无害怕跌倒的心理,跌倒发生的时间、地点和环境,跌倒发生时的症状、有无损伤及其他结果。

(2)疾病史:老年人任何导致步态不稳、影响运动与平衡、肌肉功能减退的急、慢性疾病情况,尤其应关注有无帕金森病、卒中、心脏病、痴呆、严重的骨关节病和视力障碍等疾病。

(3)用药史:老年人服用药物的情况,尤其关注有无服用与跌倒有关的药物。

2. 体格检查

(1)一般情况:评估老年人意识、生命体征、身高、体重等。

(2)全面体检:包括皮肤、头部、胸腹部、脊柱、四肢和神经系统检查等。

(3)跌倒前机体状况:评估老年人日常生活能力、步态、平衡能力、下肢肌肉力量、视觉、听觉。

(4)辅助检查:生化检查、心电图、影像学检查等。

3. 环境评估

(1)地面因素:是否过滑、不平、潮湿,以及障碍物情况。

(2)家具及设施:床、椅、坐便器的高度;有无扶手;室内光线;家具摆放、家具有无棱角等。

4. 精神心理　评估老年人精神心理状况,如是否存在抑郁或焦虑;评估老年人的认知功能。

5. 社会状况　评估老年人的社会功能,包括是否独居及其与社会的交往和联系程度;老年人的生活质量;家庭经济状况等。

📖 知识拓展

跌倒评估内容

跌倒评估主要是针对危险因素进行的,现已知的跌倒危险因素超过 400 个,按照能否干预分为可干预危险因素和不可干预危险因素;按照类别分为生理因素(内在因素)、环境因素(外在因素)、行为因素、社会因素及经济因素。

跌倒的危险因素涵盖性别、年龄、跌倒史、步态、平衡、肌力、疾病因素、跌倒恐惧心理、认知功能、药物使用、鞋子选择、居家环境等。另外,还应考虑生化指标的影响,如骨密度、促甲状腺激素、维生素 B_{12}、全血细胞计数,25-羟基维生素 D。而且跌倒风险存在累加效应,当一个危险因素存在时,跌倒风险为 19%,两个危险因素时为 32%,三个危险因素时,跌倒风险增加到 60%。跌倒的发生是各因素共同作用的结果,无论评估内容如何分类,目的均是强调跌倒发生的复杂性及不同因素之间的关联性。

(三)跌倒后的处理

老年人跌倒后的现场急救处理可以分为老年人自救和他人救护。

1. 老年人自救

(1)如老年人背部着地,可先弯曲双腿,挪动臀部到放有毯子或垫子的椅子或沙发旁,使自己较舒适地平躺,盖上毯子,保持体温,如有可能,尽快拨打电话求助。

(2)休息片刻等体力恢复后,尽力使自己向椅子或沙发方向翻转身体,变成俯卧位。

(3)双手支撑地面,抬起臀部,弯曲膝关节,尽力使自己面向椅子或沙发跪立,双手扶住椅面。

(4)以椅子为支撑,尽力站起来。

(5)休息片刻,部分恢复体力后,打电话寻求帮助,最重要的就是报告自己跌倒了。

2. 他人救护 发现老年人跌倒,不要急于扶起,要快速判断跌倒的原因,受伤情况,分情况进行处理。

(1)意识不清:①立即拨打急救电话。②首先处理窒息、心搏骤停等严重的并发症,立即进行胸外心脏按压、口对口人工呼吸等。③有外伤、出血者,立即止血、包扎;有呕吐者,将其头偏向一侧,并清理口、鼻呕吐物,保持呼吸道通畅。④有抽搐者,移至平整软地面或身体下垫软物,防止碰、擦伤,必要时垫牙垫以防止舌咬伤,不要硬掰抽搐肢体,防止肌肉、骨骼损伤。⑤如需搬动,将老年人平稳搬到安全位置,尽量平卧。⑥休克者应采取平卧位或中凹卧位。

(2)意识清楚:①询问老年人跌倒情况及对跌倒过程是否有记忆,如不能记起跌倒过程,可能为晕厥或脑血管意外,应立即报告医护人员并协助转运到医院诊治或拨打急救电话。②如有剧烈头痛或口角歪斜、言语不利、手脚无力等提示脑卒中的情况,不能急于扶起,因为立即扶起老年人可能加重脑出血或脑缺血,使病情加重,应立即拨打急救电话。③怀疑骨折或脊柱损伤时,不可随意翻动老年人,以免加重病情。④检查均无异常,老年人尚可自行站立者,可协助老年人缓慢坐起,充分休息恢复体力。

3. 跌倒后的照护

(1)加强巡视,做好老年人和家属的安抚工作,缓解紧张、恐惧心理。

(2)详细交接班,密切观察老年人的生命体征和病情变化。

(3)将发生跌倒的经过及时报告,进行原因分析。

(4)加强心理护理,耐心讲解预防跌倒的措施,鼓励老年人在陪护下早日进行活动,帮助其建立自信心;对于过高估计自身能力的老年人,要耐心指导其认识自己的实际情况,避免跌倒再次发生。

(5)老年人发生跌倒后应在家属陪同下到医院诊治,查找跌倒危险因素,评估跌倒风险,制订防止跌倒的措施及方案。

4. 注意事项

(1)跌倒后是否立即扶起老年人一定要视情况而定。

(2)不能因为存在跌倒风险而限制老年人活动。

(3)老年人跌倒骨折后要尽早进行功能锻炼,早期进行离床活动。

(4)对于跌倒高危老年人要加强平衡能力训练,加强防范跌倒的意识。

(5)安全风险因素

1)关节僵硬:指导或协助老年人进行关节锻炼以防止关节僵硬。

2)下肢深静脉血栓:长期卧床老年人活动减少,血流缓慢,易发生下肢深静脉血栓,要增加主动活动和/或被动活动,加强功能锻炼,密切观察下肢情况。

3)失用综合征:长期卧床老年人常会出现日常生活能力减退,需要照护者指导或协助老年人遵医嘱加强治疗和锻炼。

4)抑郁、绝望、社交隔离等:老年人跌倒后照护者要加强沟通交流和心理护理,以减少老年人由于长期卧床、社会功能弱化、需要被照护而出现的负性情绪及不良心理反应。

(四)跌倒的防范与健康指导

1. 增强防范跌倒的意识 加强防跌倒宣教,帮助老年人及家属认识老年人存在的跌倒危险因素,防止跌倒与再次跌倒。

2. 指导老年人适度运动及锻炼 采取适合老年人身体状况的运动形式,制订运动计划,增强肌肉力量、协调性和平衡能力。

3. 选择适当的辅助器具 根据老年人需求恰当使用拐杖、轮椅、助行器等,有视、听或其他感知障碍的老年人应佩戴视力补偿设施、助听器等。

4. 建立适老化的居住环境

(1)室内布局:尽量符合老年人的生活习惯,无障碍物,便于老年人行走,不使用有轮家具;光线充足不直射,设置地灯和夜灯,开关位置易触及;洗手池、坐便器高度适中,呼叫器位置合适,安装安全扶手;地面平坦、不滑、无水,门槛处标记醒目。

(2)室外环境:地面平坦、不滑;台阶不可过高、过窄,不可有障碍物;转角处有防跌倒警示标志;对行动不便的老年人设有专门通道。

5. 加强日常生活指导 衣裤合适,大小、松紧适宜,没有多余的带子;选择防滑鞋、防滑袜,不穿高跟鞋;穿脱衣服、鞋袜取安全坐位;变换体位需放慢速度,使用交通工具时,应等车辆停稳后再上下;尽量慢走,避免携带重物,避免去人多及湿滑的地方;一侧肢体不便的老年人,遵循“健腿先上,患腿先下”的原则;避免走过陡的楼梯或台阶,上下楼梯、如厕时尽可能使用扶手;少量多餐,避免睡前大量饮水,晚上床旁放置便盆;起床应做到 3 个 30s:睡醒后 30s 再起床、床沿坐 30s 再站立、站立后 30s 再行走;避免在他人看不到的地方独自活动。

6. 按医嘱正确合理服用药物,不要随意增减药量,并注意服药后的反应;防治骨质疏松症,按需补充钙和维生素 D。

7. 心理支持 关爱老年人,避免老年人出现大幅度的情绪波动,缓解担心跌倒或跌倒引起的焦虑、恐惧、社交隔离等心理。

五、氧疗照护技术

氧气是人类赖以生存的首要物质,当供氧不足或用氧发生障碍,机体的功能、代谢和形态结构将会发生异常变化,这种情况称为缺氧。氧气疗法简称氧疗,又称吸氧,是指通过供给老年人氧气,提高动脉血氧分压(PaO_2)和动脉血氧饱和度(SaO_2),增加动脉血氧含量(CaO_2),纠正各种原因造成的缺氧状态,促进组织的新陈代谢,维持机体生命活动的一种治疗方法。氧疗是急救时常采取的一种治疗措施,照护人员可在医务人员的指导下协助老年人吸氧。

(一)缺氧的分类和氧疗适应证

缺氧按发病原因不同可分为四种类型,氧疗的作用也不尽相同。

1. 低张性缺氧 由于吸入气体氧分压过低,外呼吸功能障碍,静脉血分流入动脉血所致的缺氧。主要特点为动脉血氧分压降低,使动脉血氧含量减少,组织供氧不足,常见于慢性阻塞性肺部疾病、先天性心脏病等。此型缺氧时氧疗疗效最好。

2. 血液性缺氧 由于血红蛋白数量减少或性质改变,造成血氧含量降低或血红蛋白结合的氧不易释放而引起的缺氧,常见于严重贫血、一氧化碳中毒、高铁血红蛋白症等。通过吸入高浓度的氧或纯氧可增加血浆中溶解的氧量,从而提高向组织的供氧。

3. 循环性缺氧 由于血流量减少,动脉血灌注不足、静脉回流障碍使组织供氧量减少引起的缺氧,常见于心力衰竭、休克、动脉痉挛和栓塞等。对此型缺氧给予高浓度的氧气吸入,可取得一定疗效。

4. 组织性缺氧 由于组织细胞不能充分利用氧而导致的用氧障碍性缺氧,常见于氰化物中毒、大量放射线照射等。氧疗对此型缺氧效果欠佳。

(二)缺氧程度的判断

根据动脉血氧分压(PaO_2)、动脉血氧饱和度(SaO_2)以及缺氧的临床表现及来确定。血气分析检查是监测用氧效果的客观指标,当老年人 PaO_2 低于 50mmHg(6.6kPa)时,应给予吸氧。

1. 轻度低氧血症 $PaO_2 > 6.67kPa$(50mmHg),$SaO_2 > 80\%$,无发绀,一般不需氧疗。如有呼吸困难,可给予低流量低浓度(氧流量 1~2L/min)氧气。

2. 中度低氧血症 PaO₂ 4～6.67kPa（30～50mmHg），SaO₂ 60%～80%，有发绀、呼吸困难，需氧疗。

3. 重度低氧血症 PaO₂＜4kPa（30mmHg），SaO₂＜60%，显著发绀、呼吸极度困难、出现"三凹征"，是氧疗的绝对适应证。

（三）供氧的装置

1. 氧气筒及氧气表装置（图 12-11）

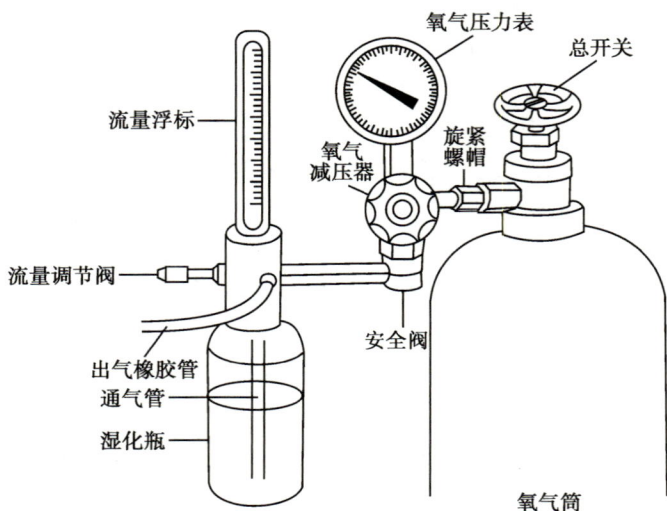

图 12-11 氧气筒及氧气表装置

（1）氧气筒：是一圆柱形无缝钢筒，筒内可耐高达 14.7MPa（150kg/cm²）的氧，容纳氧气 6 000L。氧气筒的顶部有一总开关，控制氧气的进出。氧气筒颈部的侧面，有一气门与氧气表相连，是氧气自筒中输出的途径。

（2）氧气表：由压力表、减压器、流量表、湿化瓶及安全阀组成。压力表可测知氧气筒内的压力，以 MPa 或 kg/cm² 表示，压力越大，表明氧气筒内氧气越多。减压器是一种弹簧自动减压装置，将来自氧气筒内的压力减至 0.2～0.3MPa（2～3kg/cm²），使氧流量平稳，保证安全。流量表用来测量每分钟氧气的流出量，流量表内有浮标，可得知每分钟氧气的流出量。湿化瓶具有湿化氧气及观察氧气流量的作用，可选用一次性或内装 1/3～1/2 灭菌蒸馏水的湿化瓶，通气管浸入水中，湿化瓶出口和鼻导管相连。安全阀的作用是当氧流量过大、压力过高时，安全阀内部活塞自行上推，过多的氧气由四周小孔流出，以确保安全。

（3）装表法：将氧气表装在氧气筒上，以备急用。

1）吹尘：将氧气筒置于氧气架上，打开总开关（逆时针转 1/4 周），使少量气体从气门处流出，随即迅速关上（顺时针），达到避免灰尘吹入氧气表、清洁气门的目的。

2）上表：将氧气表稍向后倾置于氧气筒气门上，用手初步旋紧。

3）拧紧：用扳手拧紧，使氧气表直立于氧气筒旁。

4）检查：连接湿化瓶；确认流量开关呈关闭状态，打开总开关，再打开流量开关，检查氧气装置无漏气、流出通畅，关紧流量开关，推至病室待用。

（4）氧气筒氧气供应时间、氧浓度计算公式：

1）氧气筒内的氧气供应时间计算公式：

$$供应时间(h)=\frac{[压力表压力-5(kg/cm^2)]\times 氧气筒容积}{1(kg/cm^2)\times 氧流量(L/min)\times 60min}$$

2）氧气浓度与氧流量的关系：

$$吸氧浓度（\%）=[21+4×氧流量（L/min）]\%$$

2. 氧气管道装置（中心供氧装置）（图 12-12） 医院或养老机构的氧气集中由供应站负责供给，设管道至病区、门诊、急诊。供应站有总开关控制，各用氧单位配氧气表，打开流量表即可使用。此法迅速、方便。

装表法：将流量表安装在中心供氧管道氧气流出口处，接上湿化瓶；打开流量开关，调节流量，检查指示浮标能达到既定流量（刻度），全套装置无漏气后备用。

3. 氧气枕 为一长方形的橡皮枕，枕的一端连接橡胶管，其上有调节器调节流量。在老年人短时间外出时，可用于临时短暂供氧。

（四）氧疗方法

鼻导管给氧法，将鼻导管前端插入鼻孔内约 1cm 处，导管固定稳妥即可（图 12-13）。此法比较简单，老年人感觉比较舒适，容易接受，因而是目前常用的给氧方法之一。

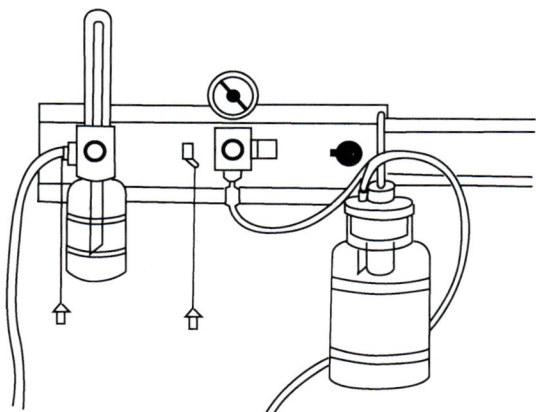

图 12-12　氧气管道化装置和中心负压吸引装置

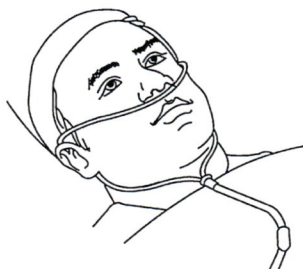

图 12-13　鼻导管给氧法

【操作目的】

1. 纠正各种原因造成的缺氧状态，提高动脉血氧分压（PaO_2）和动脉血氧饱和度（SaO_2），增加动脉血氧含量（CaO_2）。

2. 促进组织新陈代谢，维持机体生命活动。

【操作程序】

1. 评估

（1）辨识老年人，与老年人沟通。

（2）评估老年人的年龄、病情、意识、治疗情况。

（3）评估老年人的鼻腔情况。

（4）评估老年人的心理状态及合作程度。

2. 计划

（1）环境准备：整洁、安全、安静，室温适宜，远离火源。

（2）老年人准备：了解吸氧的目的、方法、注意事项及配合要点。体位舒适，情绪稳定，愿意配合。

（3）照护人员准备：着装整洁，不留长指甲，不戴指环，洗手，戴口罩。

（4）用物准备：治疗盘内备小药杯（内盛冷开水）、纱布、弯盘、鼻导管、棉签、扳手，氧气筒及氧气表装置（如果是管道氧气装置，不用扳手）、用氧记录单、笔、标识。

3. 实施

操作流程	操作步骤	要点说明
1. 核对检查	（1）氧疗物品是否齐全 （2）检查氧疗装置是否安全 （3）核对老年人的信息 核对检查无误后携用物至老年人床旁	• 遵医嘱 • 严格做到用氧安全 • 确认老年人
2. 装表检查	（1）安装氧气表 （2）检查氧气流出是否通畅	• 根据供氧装置进行安装 • 确保通畅
3. 安置体位	安置老年人，取卧位或坐位，放松	• 老年人感到舒适，便于操作
4. 检查清洁	（1）检查鼻腔是否通畅 （2）用湿棉签清洁双侧鼻腔	• 检查鼻腔有无分泌物堵塞及有无异常
5. 连接调节	（1）将鼻导管与湿化瓶的出口相连接 （2）调节氧流量	• 根据老年人缺氧情况调节氧流量
6. 湿润再查	（1）鼻导管前端放入小药杯中的冷开水中 （2）再次检查氧气流出是否通畅	• 湿润鼻导管 • 确保通畅
7. 插管固定	（1）将鼻导管插入老年人鼻腔 1cm 处 （2）将导管环绕老年人耳部向下放置并调节松紧度	• 动作轻柔，以免造成黏膜损伤 • 松紧适宜，防止因导管太紧引起皮肤受损
8. 洗手记录	（1）洗手 （2）记录给氧时间、氧流量、老年人反应	
9. 巡视观察	定期巡视老年人，观察缺氧症状是否改善、氧气装置有无漏气、有无氧疗不良反应	• 如有异常及时汇报医务人员
10. 停止用氧	（1）先取下鼻导管 （2）整理床单位，协助老年人取舒适卧位 （3）关闭总开关，放出余气后，关闭流量开关，再卸氧气表	• 防止操作不当引起组织损伤 • 卧床老年人拉上床挡 • 如使用的是中心供氧，关流量开关后取下流量表
11. 整理用物	（1）一次性用物消毒后集中处理 （2）氧气筒上悬挂空或满标志	• 标志明确，方便使用
12. 洗手记录	（1）按六步洗手法洗手 （2）记录：停止用氧时间及氧疗效果	• 预防交叉感染 • 文书记录归档

4. 评价

（1）老年人安全，无损伤，缺氧症状改善。

（2）照护人员给氧方法正确。

（3）照护人员能与老年人或家属有效沟通，取得老年人或家属的理解和配合。

【注意事项】

1. 用氧前，检查氧气装置有无漏气，是否通畅。

2. 严格遵守操作规程，注意用氧安全。

（1）做好"四防"，即防震、防火、防热、防油（如采用中心供氧，需防火、防热）。氧气瓶搬运时要避免倾倒撞击。氧气筒应放阴凉处，周围严禁烟火及易燃品，距明火至少 5m，距暖气至少 1m，以防引起燃烧。氧气表及螺旋口勿上油，也不用带油的手装卸。

（2）使用氧气时，应先调节流量后应用；停用氧气时，应先拔出导管，再关闭氧气开关；中途改变流量，先分离鼻氧管与湿化瓶连接处，调节好流量再接上。以免一旦开关出错，大量氧气进入呼吸道而损伤肺部组织。

（3）氧气筒内氧勿用尽，压力表至少要保留 0.5MPa（5kg/cm²），以免灰尘进入筒内，再充气时引起爆炸。

3. 常用湿化液为灭菌蒸馏水。

4. 对未用完或已用尽的氧气筒，应分别悬挂"满"或"空"的标志，既便于及时调换，也便于急用时搬运，提高抢救速度。

5. 用氧过程中应加强监测。

6. 安全风险因素　老年人氧疗的风险，主要是当氧浓度高于 60%、持续时间超过 24h，可出现氧疗副作用，产生风险。

（1）氧中毒：老年人出现胸骨下不适、疼痛、灼热感，并且呼吸增快、恶心、呕吐、烦躁、干咳。需要避免老年人长时间、高浓度氧疗，定期进行血气分析，动态观察氧疗的治疗效果。

（2）肺不张：吸入高浓度氧气后，氧气被肺循环血液迅速吸收，尤其发生支气管阻塞时易引起吸入性肺不张。老年人表现为烦躁，呼吸、心率增快，血压上升，还会出现呼吸困难、发绀、昏迷。要鼓励并指导老年人进行深呼吸、有效咳嗽，经常改变卧位、姿势，防止分泌物阻塞。

（3）呼吸道分泌物干燥：氧气吸入后可导致呼吸道黏膜干燥，分泌物黏稠，不易咳出，且有损纤毛运动。因此，氧气吸入前需要先湿化再吸入，以减轻刺激作用，并定期雾化吸入。

（4）呼吸抑制：常见于 Ⅱ 型呼吸衰竭者（PaO_2 降低、$PaCO_2$ 增高），由于 $PaCO_2$ 长期处于高水平，呼吸中枢失去了对二氧化碳的敏感性，呼吸的调节主要依靠缺氧对外周化学感受器的刺激来维持，吸入高浓度氧，解除缺氧对呼吸的刺激作用，使呼吸中枢抑制加重，甚至呼吸停止。因此，对 Ⅱ 型呼吸衰竭老年人应给予低浓度、低流量（1~2L/min）持续吸氧，维持 PaO_2 在 8kPa 即可。

【健康指导】

1. 向老年人及家属解释氧疗的重要性。

2. 指导老年人及家属正确使用氧疗的方法及注意事项。

3. 积极宣传呼吸道疾病的预防保健知识。

📖 知识拓展

家庭供氧方法

家庭氧疗通常在家庭采取轻巧、方便、快捷的制氧装置，对改善老年人的健康状况，提高他们的生活质量和运动耐力有显著疗效。

1. 便携式制氧器　制氧纯度高，供氧快，结构简单，易操作，但是维持时间短（一次制出的氧气仅维持 20min），因此老年人如需反复用氧，要不断更换制剂。

2. 小型氧气瓶　同医院用氧一样，具有安全、小巧、经济、实用、方便等特点。有各种不同容量的氧气瓶，尤其适用于冠心病、呼吸系统疾病等慢性疾病老年人的家庭氧疗。

3. 制氧机　把空气中的氮气与氧气进行分离，最终得到高浓度的氧气，产氧迅速，氧浓度高，适用于各种人群的氧疗。

六、吸痰及排痰照护技术

由于老年人的呼吸系统功能减退,肺活量及肺通气量明显下降,所以容易出现胸闷、气喘、咳嗽、咳痰的现象,有时候痰液阻塞还可能危及生命。为保持老年人呼吸道通畅,照护人员需要采取排痰照护技术,吸除老年人气管、支气管及肺内的分泌物,改善咳嗽症状,预防吸入性肺炎等。

(一)吸痰法

吸痰法指经口、鼻腔、人工气道将呼吸道的分泌物吸出,以保持呼吸道通畅,预防吸入性肺炎、肺不张、窒息等并发症的一种方法。临床上吸痰法主要用于年老体弱、危重、昏迷、麻醉未清醒前等各种原因引起的不能有效咳嗽、排痰的老年人。

吸痰装置有中心吸引器(中心负压装置)、电动吸引器两种,它们利用负压吸引原理,连接导管吸出痰液。如设有中心负压装置,吸引器管道连接到床旁,使用时只需连接吸痰导管,开启开关,即可吸痰,十分便利(图 12-12)。

电动吸引器由马达、偏心轮、气体过滤器、负压表、安全瓶、储液瓶组成(图 12-14)。安全瓶和储液瓶可储液 1 000ml,瓶塞上有两个玻璃管,并通过橡胶管相互连接。接通电源后马达带动偏心轮,从吸气孔吸出瓶内空气,并由排气孔排出,不断循环转动,使瓶内产生负压,将痰液吸出。

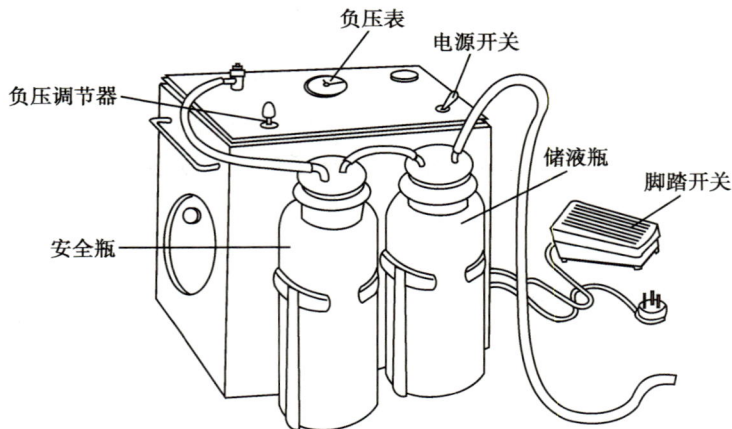

图 12-14 电动吸引器

在紧急状态下,可用注射器吸痰和口对口吸痰。注射器吸痰是用 50～100ml 注射器连接导管进行抽吸;口对口吸痰是由照护人员托起老年人下颌,使其头后仰并捏住老年人鼻孔,口对口吸出呼吸道分泌物,解除呼吸道梗阻症状。

【操作目的】

1. 清除呼吸道分泌物,保持呼吸道通畅。
2. 促进呼吸功能,改善肺通气。
3. 预防并发症发生。

【操作程序】

1. 评估

(1)辨识老年人,与老年人沟通。

(2)评估:老年人的年龄、病情、意识、治疗情况,有无将呼吸道分泌物排出的能力,心理状态及合作程度,目前血氧饱和度。

(3)评估老年人的意识状态、合作程度。

2. 计划

（1）环境准备：整洁安全，室温适宜，光线充足，有电源。

（2）老年人准备：体位舒适，情绪稳定。

（3）照护人员准备：着装整洁，不留长指甲，不戴指环，洗手，戴口罩。

（4）用物准备：有盖罐2只（试吸罐和冲洗罐，内盛无菌生理盐水）、一次性无菌吸痰管数根、无菌纱布、无菌血管钳或镊子、无菌手套、电动吸引器或中心吸引器，必要时备压舌板、张口器、舌钳、电插板等。

3. 实施

操作流程	操作步骤	要点说明
1. 核对检查	（1）吸痰物品是否齐全 （2）检查吸引器装置是否完好备用 （3）核对老年人的信息 核对检查无误后携用物至老年人床旁	• 确认老年人
2. 调节负压	（1）向清醒老年人解释 （2）接通电源，打开开关，检查吸引器性能 （3）调节负压	• 告知老年人吸痰的目的，取得老年人的配合 • 一般为40.0～53.3kPa（300～400mmHg）
3. 检查老年人	（1）检查口、鼻腔 （2）取下活动义齿	• 若口腔吸痰有困难，可由鼻腔吸痰 • 昏迷老年人可用压舌板或张口器帮助张口
4. 安置体位	头部转向一侧，面向照护人员	• 方便操作
5. 连接试吸	（1）连接吸痰管 （2）在试吸罐中试吸少量生理盐水	• 检查吸痰管是否通畅，同时湿润导管前端
6. 插管吸痰	（1）一手反折吸痰导管末端，另一手用无菌血管钳（镊）或者戴手套持吸痰管前端，插入口咽部（10～15cm） （2）放松导管末端，采取左右旋转并向上提管的手法 （3）先吸口咽部分泌物，再吸气管内分泌物	• 插管时不可有负压，以免引起呼吸道黏膜损伤 • 若为气管切开吸痰，注意无菌操作，先吸气管切开处，再吸口（鼻）部 • 每次吸痰时间<15s
7. 拔管冲洗	（1）吸痰管退出后连手套一起扔进黄色垃圾袋 （2）在冲洗罐中用生理盐水抽吸冲洗连接管	• 一根吸痰导管只使用一次 • 以免分泌物堵塞吸痰管
8. 观察病情	（1）呼吸道是否通畅 （2）老年人的反应，如面色、呼吸、心率、血压等 （3）吸出液的色、质、量	• 动态评估
9. 安置整理	（1）拭净脸部分泌物 （2）整理床单位，协助老年人取舒适卧位 （3）吸痰用物按要求处理 （4）吸痰的玻璃接管插入盛有消毒液的试管中浸泡	• 卧床老年人拉上床挡 • 吸痰用物根据吸痰操作性质每班更换或每日更换1～2次
10. 洗手记录	（1）按六步洗手法洗手 （2）记录：痰液的量、颜色、黏稠度、气味及老年人的反应等	• 预防交叉感染 • 文书记录归档

4. 评价

（1）老年人安全，无损伤。

（2）照护人员吸痰方法正确。

（3）照护人员能与老年人或家属有效沟通，取得老年人或家属的理解和配合。

【注意事项】

1. 吸痰前，检查电动吸引器性能是否良好，连接是否正确。

2. 严格执行无菌操作，每次吸痰应更换吸痰管。

3. 吸痰动作轻稳，每次吸痰时间<15s，以免造成缺氧。

4. 痰液黏稠时，可配合叩击、蒸汽吸入、雾化吸入，提高吸痰效果。

5. 电动吸引器连续使用时间不宜过久；储液瓶内液体达 2/3 满时，应及时倾倒，以免液体过多吸入马达内损坏仪器。储液瓶内应放少量消毒液，使吸出液不致黏附于瓶底，便于清洗消毒。

6. 如果给老年人吸痰时有明显的血氧饱和度下降，需在吸痰前提高氧浓度；建议在吸痰前的30～60s，提供 100% 的氧。

7. 如果是人工气道，建议吸痰管（直径）要小于气管插管直径的 50%。

8. 风险因素

（1）低氧血症：由于负压吸痰将肺部的含氧气体吸出导致，所以通常在老年人吸痰前和吸痰后的30～60s，提高吸入氧浓度。

（2）心律失常：由于气道黏膜受刺激导致迷走神经兴奋所致，所以照护者动作应轻柔，减少对气管黏膜的刺激。

（3）呼吸道黏膜损伤：照护者吸痰动作轻柔，每次吸痰时间<15s。

（4）感染：为气管切开的老年人吸痰，要严格遵循无菌操作原则。

【健康指导】

1. 教会清醒老年人吸痰时正确配合的方法。

2. 向老年人及家属讲解呼吸道疾病的预防保健知识。

3. 指导老年人呼吸道有分泌物时应及时吸出，确保气道通畅，改善呼吸，纠正缺氧。

（二）排痰照护技术

1. 叩击 指用手叩打胸背部，借助振动，使分泌物松脱而排出体外的排痰方法，适用于长期卧床、久病体弱、排痰无力的老年人。

叩击的方法：老年人取坐位或侧卧位，照护人员将手固定呈背隆掌空状，即手背隆起，手掌中空，手指弯曲，拇指紧靠示指，有节奏地从肺底自下而上、由外向内轻轻叩打（图 12-15）。边叩边鼓励老年人咳嗽；注意不可在裸露的皮肤、肋骨上下、脊柱、乳房等部位叩击。

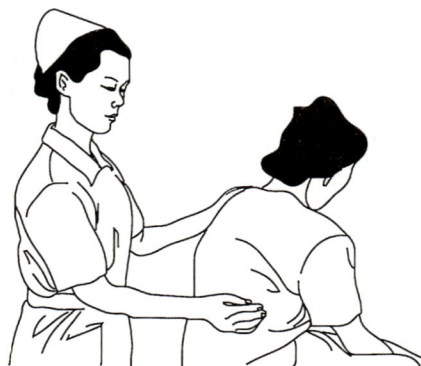

图 12-15 叩击

2. 体位引流 指将老年人置于特殊体位，将肺与支气管所存积的分泌物借助重力作用流入大气管并咳出体外的排痰方法，适用于痰量较多、呼吸功能尚好的支气管扩张、肺脓肿老年人，可起到重要的治疗作用。对严重高血压、心力衰竭、高龄、极度衰弱、意识模糊等老年人应禁忌使用。其实施要点为：

（1）老年人体位要求：患肺处于高位，其引流的支气管开口向下，便于分泌物顺体位引流而咳出。应根据病变部位不同采取相应的体位进行引流。

（2）嘱老年人间歇深呼吸并尽力咳痰，照护人员轻叩相应部位，提高引流效果。

（3）痰液黏稠不易引流时，可给予蒸汽吸入、祛痰药等，有利于排出痰液。

（4）宜选择空腹时体位引流，每日 2～4 次，每次 15～30min。

（5）体位引流时应监测：①老年人的反应，如出现头晕、面色苍白、出冷汗、血压下降等，应停止引流。②引流液的色、质、量，并予以记录。如引流液大量涌出，应注意防止窒息。如引流液每日小于 30ml，可停止引流。

叩击与体位引流后，随即进行深呼吸和有效咳嗽，有利于分泌物排出。

3. 有效咳嗽　咳嗽是一种防御性呼吸反射，可排出呼吸道内的异物、分泌物，具有清洁、保护和维护呼吸道通畅的作用，适用于神志清醒尚能咳嗽的老年人。照护人员应对老年人进行指导，帮助其学会有效咳嗽的方法。有效咳嗽的要点如下：

老年人取坐位或半卧位，屈膝，上身前倾，双手抱膝或在胸部和膝盖上置一枕头并用两肋夹紧，深吸气后屏气 3s（有伤口者，照护人员应将双手压在切口的两侧），然后老年人腹肌用力，两手抓紧支持物（脚和枕），用力做爆破性咳嗽，将痰液咳出（图 12-16）。

促进有效咳嗽的主要措施有：

（1）改变老年人的姿势，使分泌物流入大气道内便于咳出。

（2）鼓励老年人进行缩唇呼吸，即鼻吸气，缩唇呼气。

（3）在病情许可情况下，增加老年人的活动量，有利于痰液的松动。

（4）双手稳定地按压胸壁下侧，提供一个坚实的力量，有助于咳嗽。

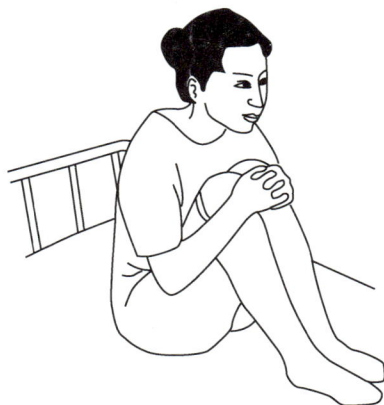

图 12-16　有效咳嗽

（丁亚萍）

思考题

1. 唐爷爷，72 岁，有高血压病史 20 年，冠心病史 8 年，平素生活能自理。下午 3 点，照护人员小李准备陪同唐爷爷前去活动室锻炼，刚准备走出房间，突然发现唐爷爷呼吸微弱，呼之不应，随后倒地，小李急忙呼救并准备抢救。

根据以上资料，请回答：

（1）心搏骤停的指征。

（2）为唐爷爷实施心脏按压的要点。

2. 王奶奶，65 岁，退休教师。入住养老机构 2 年，性格开朗，生活能自理。端午节上午，王奶奶拿了 2 个粽子，第 2 个粽子才吃了一口，突然她停下来不说话，用手指咽喉部，表情异常痛苦。

根据以上资料，请回答：

（1）王奶奶出现了什么状况？

（2）对王奶奶进行紧急救护的措施。

3. 张爷爷，85 岁，退休工人，有高血压病史 20 年，每天服用降压药降压，血压控制较好。张爷爷半夜自行如厕时不慎滑倒，左肘部撞到水池边沿，自行站立后发现左肘部疼痛有出血，随即打铃呼叫照护人员。照护人员赶到现场后，了解张爷爷刚刚发生滑倒的具体情况，发现他神情焦虑，左肘部伤口皮肤破溃出血，伤口大小约 2cm×4cm。

根据以上资料，请回答：

（1）帮助张爷爷进行初步止血的适宜措施。

（2）张爷爷跌倒的原因。

4. 孙奶奶，80 岁，有高血压病史 30 年，糖尿病史 10 年，肺癌术后 5 年，现感冒 3d 后自感胸闷不适，嘴唇青紫，呼吸困难。体检：T 37.6℃，P 78 次/min，R 18 次/min，BP 140/90mmHg，SPO_2 92%。

根据以上资料，请回答：

（1）孙奶奶的缺氧程度。

（2）孙奶奶安全用氧的措施。

5. 赵奶奶，70岁，脑外伤后2个月，一直卧床，现意识模糊，有痰鸣音且痰液无力咳出。

根据以上资料，请回答：

（1）帮助赵奶奶去除分泌物的措施。

（2）此照护措施的目的。

（3）此照护措施的注意事项。

第十三章
照 护 文 件

照护文件是医养服务机构和受照护对象的重要档案资料，是医养管理、科研、教学及法律上的重要参考资料，主要包括医疗护理记录、心理评估与干预记录、照护过程记录等。因此，照护文件必须书写规范并妥善保管，以保证其正确性、完整性和原始性。目前全国各医养服务机构的照护文件书写记录方式不尽相同，但遵循的原则是一致的。

第一节　照护文件概述

案例 13-1

张某，女，62 岁，有糖尿病史 5 年，不慎跌倒，X 线检查显示左侧股骨颈骨折，急诊收住院，给予股骨颈骨折复位内固定术，术后回病房。术后医嘱：一级护理，糖尿病饮食，生命体征监测 q2h，测血糖 q.i.d，高危压力性损伤护理 q.d.，头孢唑林 1g + 0.9% 氯化钠 100ml ivgtt b.i.d，伏格列波糖 0.4mg po t.i.d，达格列净 10mg po q.d.。

根据以上资料，请回答：
1. 各种照护记录单的填写内容。
2. 科室交班报告的填写内容。

照护文件包括医嘱单、体温单、交班记录、照护记录单等。照护人员在照护文件的记录和管理中必须明确准确记录的重要意义，做到认真、细致、负责，并遵守专业技术规范。

一、照护文件书写的目的和意义

1. 提供病情变化信息　照护文件是关于照护对象病情变化、诊疗照护以及疾病转归全过程的客观、全面、及时、准确、动态的记录，是正确诊疗照护的依据，也是加强医养照护人员之间交流与合作的纽带。

2. 提供法律依据　照护文件是具有法律效力的文件，是被法律所认可的证据。照护记录不仅可以有效地维护照护人员的合法权益，也可以作为照护对象保险索赔等相关事件的证明。因此，只有认真对待各项记录的书写，对照护对象的病情、治疗、护理做好及时、完整、准确的记录，才能为法律提供有效的依据并保护照护人员自身的合法权益。

3. 提供教学与科研资料　标准、完整的照护文件记录体现出理论在实践中的具体应用，是最好的教学资料。一些特殊案例还可以作为个案教学分析与讨论的良好素材。完整的照护文件记录也是科研的重要资料，尤其是对回顾性研究具有重要的参考价值。

4. 提供评价依据　各项照护文件如照护交班报告、照护记录单等的书写可在一定程度上反映出一个医养服务机构的服务质量，它既是医养管理的重要信息资料，又是医养服务机构进行等级评定的参考资料。

二、照护文件书写的基本要求

及时、准确、完整、简要、规范是书写各项照护文件的基本原则和要求。

1. 及时　照护文件记录必须及时，不得拖延或提早，更不能漏记、错记，以保证记录的时效性，维持最新资料。如因抢救急重症老年人未能及时记录的，有关人员应当在抢救结束后 6h 内据实补记，并注明抢救完成时间和补记时间。

2. 准确　记录必须在时间、内容及可靠程度上真实、无误，尤其对照护对象的主诉和症状表现应进行详细、真实、客观的描述，不应是照护人员的主观臆断和有偏见的资料，而应是照护对象病情变化和照护过程的科学记录，必要时可成为重要的法律依据。记录者必须是执行者，记录的时间应为实际给药、治疗、护理的时间，而不是事先安排的时间。有书写错误时应在错误处用所书写的墨水笔在错误字词上划线删除或修改，并在上面签全名。

3. 完整　眉栏、页码须填写完整。各项记录应按要求逐项填写，避免遗漏。记录应连续，不留空白。每项记录后签全名，以示负责。如照护对象出现病情恶化、拒绝接受治疗护理或有意外、请假外出、出现并发症先兆等特殊情况，应详细记录并及时汇报、交接班等。

4. 简要　记录内容应重点突出、简洁、流畅，避免笼统、含混不清或过多修辞，以方便其他照护人员快速获取所需信息。此外，照护文件均可以采用表格式，以节约书写时间，使照护人员有更多时间和精力为照护对象提供服务。

5. 规范　字迹清楚端正，表达准确，语句通顺，标点符号正确。保持表格整洁，不得涂改、剪贴和滥用简化字。

三、照护文件的保管

1. 定位存放　各种照护文件应按规定放置，记录和使用后必须放回原处。

2. 妥善保存　必须保持照护文件的清洁、整齐、完整，防止污染、破损、拆散、丢失。各类医疗与照护文件应妥善保存，如交班报告本由病区保存 1 年，以备需要时查阅。

3. 专人保管　照护对象及家属不得随意翻阅医疗与照护文件，不得擅自将医疗和照护文件带出；因医疗活动或复印、复制等需要带离时，应当由病区或机构指定专门人员负责携带和保管。

4. 必要时封存　发生医疗事故纠纷时，应于医患双方同时在场的情况下封存或启封死亡病例讨论记录、疑难病例讨论记录、上级医师查房记录、会诊记录、病程记录、各种检查报告单、医嘱单、照护记录单等，封存的病历资料可以是复印件，封存的病历由医疗机构负责医疗服务质量监控的部门或者专（兼）职人员来保管。

第二节　照护文件书写

照护文件的书写，包括填写体温单、处理医嘱、书写交班记录和照护记录单等。认真、客观地填写各类照护文件是照护人员必须掌握的基本技能。

一、体温单

体温单用于记录照护对象的体温、脉搏、呼吸、血压及其他情况（彩图 13-1）。

姓名 张× 性别 女 年龄 45 入院日期 2013年8月28日 科别 普外 病室 一 床号 2 住院号 13846

日期	2013-8-28	29	30	31	9-1	2	3	
住院天数	1	2	3	4	5	6	7	
手术后天数		1	2	1/3	2/4	3/5	4/6	
时间	4 8 12 16 20 0	4 8 12 16 20 0	4 8 12 16 20 0	4 8 12 16 20 0	4 8 12 16 20 0	4 8 12 16 20 0	4 8 12 16 20 0	脉搏

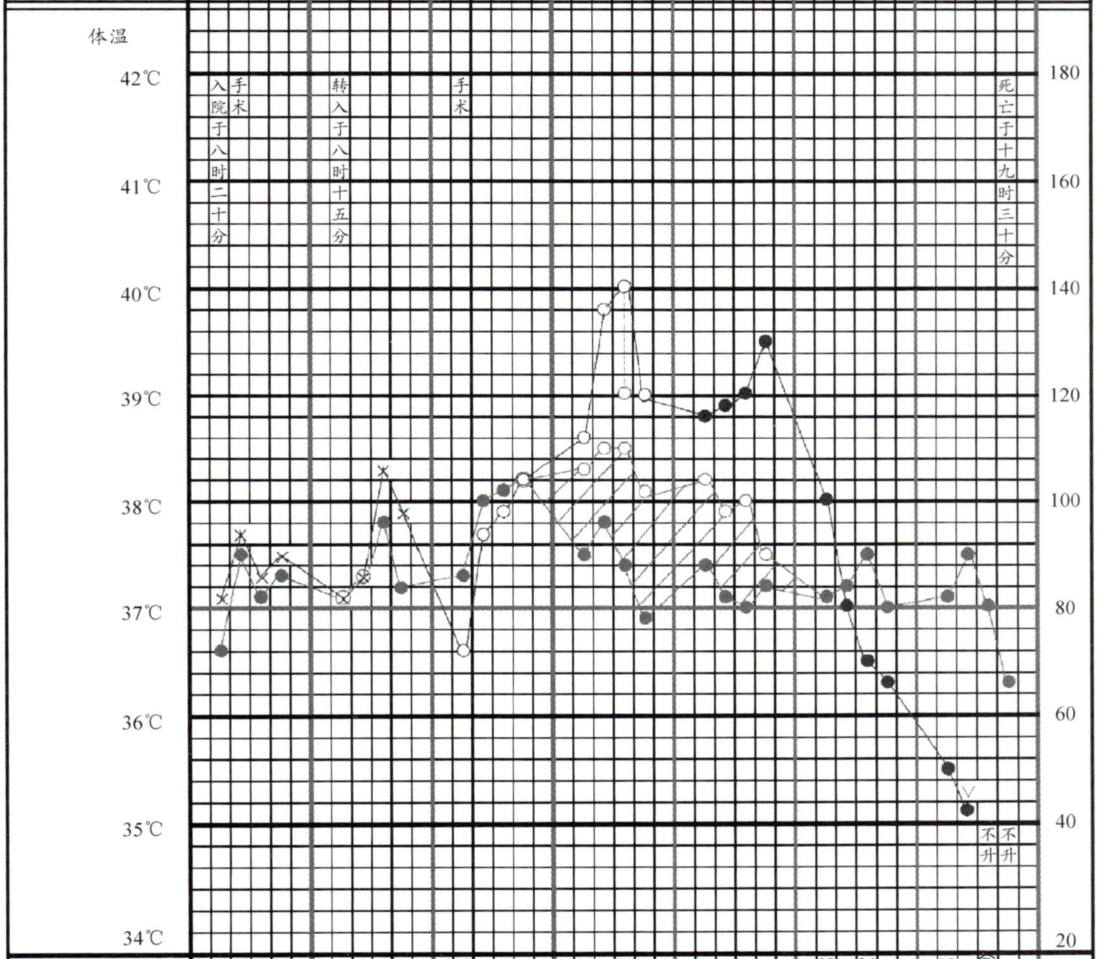

图 13-1 体温单

呼吸	18 18 24 20	18 22 22	20 26 28 24	26 24 28 24	24 26 24 24	22 24 22 20	18 ® 20 ®
大便次数	1	1 2/E	0	1	1	1	※
总入量ml	2 000	2 350	2 700	2 300	2 100	2 000	
总出量ml	1 900	2 250	2 500	1 500	1 700	1 450	
引流量ml							
血压mmHg	120/80	130/90	136/96	124/80	136/80 140/90	126/76 110/70	90/60 60/40
身高cm	170						
体重kg	51						
过敏药物	青霉素(+)						

1. 眉栏 用蓝（黑）色墨水笔填写照护对象姓名、性别、年龄、疾病诊断等内容。

2. 体温曲线的绘制

（1）用蓝笔绘制于体温单 35～42℃，每小格为 0.2℃，口温以蓝点"●"表示，腋温以蓝叉"×"表示，肛温以蓝圈"○"表示。相邻两次体温用蓝线相连。

（2）体温低于 35℃时为体温不升，应在 35℃线以下相应纵格内写"不升"，不再与相邻温度相连。

（3）高热者物理降温后 30min 需要重新测量体温，测得体温以红色"○"标识，画在物理降温前温度同一纵格内，并用红虚线与降温前的温度相连，下次测的体温仍与降温前的温度相连。

（4）照护对象拒测时，在体温单 40～42℃用红色墨水笔在相应时间纵格内填写"拒测"，前后两次体温断开不相连。

3. 脉搏、心率曲线的绘制

（1）脉搏符号：用红笔绘制于体温单上。每小格为 4 次 /min，脉率以红点"●"表示，相邻脉率用红线相连。

（2）脉搏短绌的绘制：心率以红色"○"表示，相邻心率用红线相连，脉率和心率两曲线之间用红线填满。

（3）脉搏与体温重叠：应先绘制蓝色体温符号，再在其外用红笔画一红圈"○"表示脉搏。

4. 呼吸记录 将实际测量的呼吸次数，以阿拉伯数字表示，相邻的两次呼吸上下错开记录，每页首记呼吸从上开始写。

5. 底栏 只记录量，不记录单位。

（1）血压：以毫米汞柱（mmHg）为单位，记录在相应时间栏内。

（2）入量：以毫升（ml）为单位，晨 7 点到晚 19 点用蓝黑色墨水笔，晚 19 点到次晨 7 点用红色墨水笔记录。

（3）尿量：以毫升（ml）为单位。

（4）大便次数：记录前一日的大便次数，每 24h 记录一次，大便失禁用"※"表示，灌肠用"E"表示。

（5）身高、体重：身高以厘米（cm）为单位，体重以千克（kg）为单位。照护对象病情变化需要记录体温单时要记录身高、体重在相应时间栏内，每周测量并记录一次。若病情危重或不能走动者，可在体重栏内注明卧床。

二、医嘱单

医嘱是医生根据患者病情的需要，为达到诊治的目的而拟定的书面嘱咐，由医疗及照护人员共同执行。医嘱的内容包括：日期、时间、床号、姓名、照护级别、饮食、体位、药物（注明剂量、用法、时间等）、各种检查及治疗、医护人员签名。一般由医生开写医嘱，护士和照护人员负责执行。

（一）医嘱的种类

1. 长期医嘱 自医生开写医嘱起至医嘱停止，有效时间在 24h 以上的医嘱。如一级护理、心内科护理常规、低盐饮食、硝酸异山梨酯 10mg p.o. t.i.d.。当医生注明停止时间后医嘱失效。

2. 临时医嘱 有效时间在 24h 以内，应在短时间内执行，有的需立即执行（st），通常只执行一次，如盐酸羟考酮缓释片 10mg p.o. st.；有的需在限定时间内执行，如会诊、手术、检查、X 线检查及各项特殊检查等。另外，出院、转科、死亡等也列入临时医嘱。

3. 备用医嘱 根据病情需要备用医嘱分为长期备用医嘱和临时备用医嘱两种。

（1）长期备用医嘱：有效时间在 24h 以上，必要时使用，两次医嘱执行之间有时间间隔要求，由医生注明停止日期后方失效。如哌替啶 50mg i.m.q.6h. p.r.n.。

（2）临时备用医嘱：自医生开写医嘱起 12h 内有效，必要时使用，过期未执行则失效。如索米痛 0.5g p.o. s.o.s.。

（二）医嘱的处理

1. 长期医嘱的处理　医生开写长期医嘱于长期医嘱单上（附表2），注明日期和时间，并签上全名。照护人员将长期医嘱单上的医嘱分别转录至各种执行单上（如服药单、注射单、治疗单、输液单、饮食单等），转录时须注明执行的具体时间并签全名。定期执行的长期医嘱应在执行单上注明具体的执行时间。如硝苯地平10mg t.i.d.，在服药单上则应注明硝苯地平10mg 8a.m.、12n、4p.m.。照护人员执行长期医嘱后应在长期医嘱执行单上注明执行的时间，并签全名。

2. 临时医嘱的处理　医生开写临时医嘱于临时医嘱单上（附表3），注明日期和时间，并签上全名。需立即执行的医嘱，照护人员执行后，必须注明执行时间并签上全名。

3. 备用医嘱的处理

（1）长期备用医嘱的处理：由医生开写在长期医嘱单上，必须注明执行时间，如哌替啶50mg im q6h p.r.n.。照护人员每次执行后，在临时医嘱单内记录执行时间并签全名，以供下一班参考。

（2）临时备用医嘱的处理：由医生开写在临时医嘱单上，12h内有效。如地西泮5mg p.o. s.o.s.，过时未执行，则照护人员用红笔在该项医嘱栏内写"未用"二字。

4. 停止医嘱的处理　照护人员接到停止医嘱时，应把相应执行单上的有关项目注销，同时注明停止日期和时间，并在医嘱单原医嘱后填写停止日期、时间，最后在执行者栏内签全名。

5. 重整医嘱的处理　凡长期医嘱单超过3张，或医嘱调整项目较多时需重整医嘱。重整医嘱时，由医生进行，在原医嘱最后一行下面划一红横线，在红线下用蓝（黑）色墨水笔填写"重整医嘱"，再将红线以上有效的长期医嘱，按原日期、时间的排列顺序转录红线下。转录完毕核对无误后签上全名。

（三）注意事项

1. 医嘱必须经医生签名后方为有效。在一般情况下不执行口头医嘱，在抢救或手术过程中医生下口头医嘱时，照护人员应先复述一遍，双方确认无误后方可执行，事后应及时据实补写医嘱。

2. 处理医嘱时，应先急后缓，即先执行临时医嘱，再执行长期医嘱。

3. 对有疑问的医嘱，必须核对清楚后方可执行。

4. 医嘱需每班、每日核对，每周总查对，查对后签全名。

5. 凡需下一班执行的临时医嘱要交班，并在交班记录上注明。

6. 凡已写在医嘱单上而又不需执行的医嘱，不得贴盖、涂改，应由医生在该项医嘱的第二字上重叠用红笔写"取消"字样，并在医嘱后用蓝（黑）色墨水笔签全名。

各医疗机构医嘱的书写和处理方法不尽相同，目前，有些医疗机构使用医嘱本，有的使用计算机医嘱处理系统，不再需要转抄医嘱。

三、交班记录

交班记录是由值班的照护人员将值班期间内病（科）区照护对象的健康状况、异常变化情况、病情危重者及重点照护对象的病情动态变化及精神状态，以书面文字形式进行交接班。通过阅读交班记录，接班者可全面掌握整个病（科）区的照护对象情况、明确需继续观察的问题和实施的照护要点。目前医院和其他医养照护机构的交班记录方式不尽相同，本章以养老照护机构的交班记录为例（附表4）。

（一）交班内容

1. 新入院及转入老年人　记录要点包括：①入院或转入的时间、原因；②入院时状况观察，入院的时间与方式（步行、抬入、借助推车等）、身体皮肤状况等（卧床老年人须检查皮肤压力性损伤的易发部位）；③入院时老年人自诉或向家属询问与护理相关的情况（如老年人的自理能力，进食、睡眠、排泄等情况），并关注目前老年人的情绪；④入院时护理等级的评估结论；⑤根据老年人状况需提供的主要护理措施、继续观察的重点内容及注意事项等。新入院老年人须连续三天进行跟踪记录，早班和晚班记录的内容须呼应。

2. 出院、转出、死亡老年人　对出院老年人应记录何时由何人（老年人家属）带离本部门。对转出老年人应记录由何时、何因转至何部门。死亡老年人的记录要点包括：①何时发现老年人出现异常状况及对具体状况进行客观描述；②何时报告医生及采取的相关护理措施描述，或何时打"120"与救护车联系；③何时与老年人家属联系，告知老年人目前状况；④何时经医生抢救无效而死亡。"死亡时间"须与死亡证明单上的"死亡时间"相一致，不可相互矛盾。在外院住院治疗期间死亡的老年人，不计入在本院死亡的老年人人数内，待家属来院办理出院手续后，计入出院老年人人数内。

3. 危重老年人　病危老年人应记录生命体征、客观症状、输液或吸氧等治疗的开始时间及过程中的观察情况，老年人症状改善程度，根据当前状况采取的护理措施，观察的重点内容及护理过程中的注意事项等。临终老年人与病危老年人的记录内容相似，此外要特别关注老年人的内心意愿，尽可能地满足老年人的合理需求，并与家属取得及时的沟通。

4. 有异常情况的老年人　对于出现异常躯体症状者的记录要点包括：①何时因何种疾病出现客观症状表现，如进食情况，呕吐的次数、内容物、量、色等；②何时与医生取得联系；③根据医嘱继续观察到何状况及在护理过程中需注意的相关事项，提供的相应护理等；④何时与家属沟通（告知相应的配合工作）。对于出现异常情绪变化者的记录要点包括：①何时、何因老年人出现情绪变化，有何症状等；②提供的相应照护，照护过程中需注意的相关事项等；③何时与家属沟通（告知相应的配合工作）。

此外，还应报告上述病区老年人的心理状况和需要接班者重点观察及完成的事项。夜间记录还应注明老年人的睡眠情况。

（二）书写方法

1. 用蓝（黑）色墨水笔填写日期及眉栏各项内容，如病（科）区、日期、时间、老年人总数和出院、转出、入院、转入、危重及死亡老年人数等。

2. 按照老年人出院、转出、死亡、新入、转入、危重、有特殊病情变化及治疗的交班顺序书写交班记录。

3. 基本书写顺序　床号、姓名占一行，诊断占一行。对新入、转入者，需在诊断的下一行居中部位用红色墨水笔注明"新""转入"字样，危重患者注明"危"或做标记"※"。

4. 养老照护员的交接内容主要为观察和照料，若夜班交班内容比日间多，应在此位老年人交班内容的最后一行末尾处写上"见后页"，在本日交班报告最后一页姓名栏内重新填写未写完交班内容的老年人床号、姓名、诊断，内容栏内继续交班内容书写完整。

（三）书写要求

1. 应在经常巡视和了解老年人情况的基础上认真书写。

2. 记录应真实、完整、可信，字迹清楚，不得随意涂改、粘贴。

3. 记录按照日期、时间顺序书写，记录者签全名。

4. 照护人员在交接班时间，要认真、全面地阅读交接班记录内容，不得添加、删减交班的内容。

四、常用照护记录单

凡危重、抢救、特殊治疗或需严密观察和日常照护者，照护人员须做好照护过程的记录，以便及时了解和全面掌握照护对象的情况，观察照护治疗后的效果。常见的各类照护记录单如下：

（一）饮食照护记录单

1. 眉栏　用蓝（黑）色墨水笔填写照护对象姓名、年龄、性别、床号等。

2. 饮食照护记录　时间、饮食种类、进餐次数和进餐数量。饮食照护记录单见书后附表5。

（二）个人卫生照护记录单

1. 眉栏　用蓝（黑）色墨水笔填写照护对象姓名、年龄、性别、床号等。

2. 个人卫生照护记录　日期、个人卫生清洁项目。个人卫生照护记录单见书后附表6，本表较适用于长期照护机构。

（三）翻身记录单

1. 眉栏　用蓝（黑）色墨水笔填写照护对象姓名、开始日期。

2. 翻身记录　时间、所取体位、皮肤情况、处理措施、签名。翻身记录单见书后附表7。

（四）血糖记录单

1. 眉栏　用蓝（黑）色墨水笔填写照护对象姓名、开始日期。

2. 血糖值记录　测血糖时间、血糖值、操作人。血糖记录单见书后附表8。

（五）出入量记录单

正常人体每日液体的摄入量和排出量之间保持着动态的平衡。当摄入水分减少或是由于疾病导致水分排出过多，都可引起机体不同程度的脱水，应及时经口或其他途径（静脉或皮下等）补液以纠正脱水；相反，如果水分过多积聚在体内，则会出现水肿，应限制水分摄入。正确地测量和记录每日液体的摄入量和排出量是了解病情、作出诊断、决定治疗方案的重要依据。出入量记录常用于休克、大面积烧伤、大手术后、心脏病、肾脏病、肝硬化腹水等患者。

1. 记录内容和要求

（1）每日摄入量：包括每日的饮水量、食物中的含水量、输液量、输血量等。照护对象饮水时应使用固定的饮水容器，并测定其容量；固体食物应记录单位数量或重量，如米饭1中碗（约100g）、苹果1个（约100g）等，再根据医院常用食物含水量（表13-1）及各种水果含水量（表13-2）核算其含水量。

表 13-1　医院常用食物含水量

食物	单位	重量/g	含水量/ml	食物	单位	重量/g	含水量/ml
米饭	1中碗	100	240	藕粉	1大碗	50	210
大米粥	1大碗	50	400	鸭蛋	1个	100	72
大米粥	1小碗	25	200	馄饨	1大碗	100	350
面条	1中碗	100	250	牛奶	1大杯	250	217
馒头	1个	50	25	豆浆	1大杯	250	230
花卷	1个	50	25	蒸鸡蛋	1大碗	60	260
烧饼	1个	50	20	牛肉		100	69
油饼	1个	100	25	猪肉		100	29
豆沙包	1个	50	34	羊肉		100	59
菜包	1个	150	80	青菜		100	92
水饺	1个	10	20	大白菜		100	96
蛋糕	1块	50	25	冬瓜		100	97
饼干	1块	7	2	豆腐		100	90
煮鸡蛋	1个	40	30	带鱼		100	50

表 13-2　各种水果含水量

水果	重量/g	含水量/ml	水果	重量/g	含水量/ml
西瓜	100	79	葡萄	100	65
甜瓜	100	66	桃	100	82

续表

水果	重量 /g	含水量 /ml	水果	重量 /g	含水量 /ml
西红柿	100	90	杏	100	80
萝卜	100	73	柿子	100	58
李子	100	68	香蕉	100	60
樱桃	100	67	橘子	100	54
黄瓜	100	83	菠萝	100	86
苹果	100	68	柚子	100	85
梨	100	71	广柑	100	88

（2）每日排出量：主要为尿量，此外其他途径排出的液体量，如大便量、呕吐物量、咯出物量（咯血、咳痰）、出血量、引流量、创面渗液量等，也应作为排出量加以测量和记录。除大便记录次数外，液体以毫升（ml）为单位记录。为了记录的准确性，昏迷、尿失禁或需密切观察尿量的照护对象，最好留置导尿；对于不易收集的排出量，可依据定量液体浸润棉织物的情况进行估算。

2. 记录方法

（1）用蓝（黑）色墨水笔填写眉栏各项，包括照护对象姓名、开始日期。

（2）日间 7 时至 19 时用蓝（黑）色墨水笔记录，夜间 19 时至次晨 7 时用红笔记录。

（3）记录同一时间的摄入量和排出量，在同一横格上开始记录；对于不同时间的摄入量和排出量，应各自另起一行记录。

（4）12h 或 24h 对照护对象的出入量做一次小结或总结。12h 做小结，用蓝（黑）色墨水笔在 19时记录的下面一格上下各画一横线，将 12h 小结的液体出入量记录在画好的格子上；24h 做总结，用红笔在次晨 7 时记录的下面一格上下各画一横线，将 24h 总结的液体出入量记录在画好的格子上，需要时应分类总结，并将结果分别填写在体温单相应的栏目上。出入液量记录单见书后附表 9。

（六）特别护理记录单

凡危重、特殊治疗或需严密观察病情者，须做好特别护理观察记录（书后附表 10），以便及时了解和全面掌握照护对象的情况。

1. 记录内容和要求

（1）记录的主要内容包括照护对象的神志、精神状态、生命体征、出入量、病情动态、实施的治疗护理措施及效果等。

（2）应在密切观察病情的基础上真实记录，病情危重老年人应 1～2h 记录一次，以便及时发现病情变化、及时处理。

2. 记录方法

（1）用蓝（黑）色墨水笔填写眉栏各项，包括照护对象姓名、年龄、性别、病（科）区、床号等。

（2）及时准确地记录照护对象的体温、脉搏、呼吸、血压、出入量等。计量单位写在标题栏内，记录栏内只填数字。记录出入量时，除填写量外，还应将颜色、性状记录于病情栏内，并将 24h 总量填写在体温单的相应栏内。

（3）病情及处理栏内要详细记录照护对象的病情变化，治疗护理措施以及效果，并签全名。

（4）12h 或 24h 就照护对象的总出入量、病情、治疗护理做一次小结或总结。12h 小结用蓝（黑）色墨水笔书写，24h 总结用红笔书写，以便于下一班快速、全面地掌握照护对象的情况。

（七）家属特殊情况告知表

家属特殊情况告知表一般适用于长期照护机构，要求一式两份，机构保存一份，家属保存一份。家属特殊情况告知表见书后附表 11。

知识拓展

智能化护理体系文件管理系统的建立与应用

信息技术飞速发展给医疗行业造成深远影响,信息化手段运用在医疗服务、病案管理、后勤保障等诸多领域。运用信息化手段对医院进行全面管理是体现一所医院运营情况及管理水平的重要标准。护理体系文件智能化管理,不仅是电子化存储,更是文件管理过程的全面信息化,它使文件管理流程更精简、监控更有效、成本更节约,提高信息化时代护理工作效率及护理管理水平。护理体系文件的智能化管理依托于医院信息化管理的发展,作为护理信息化的体现,它代表了全面、高效、环保的管理理念。本系统以文件管理为引,思考智能化手段为护理管理工作所能带来的改变,寻找将信息化技术、智能化手段与文件管理相结合的方法,推动护理管理信息化的发展。

（孙　宁）

思考题

1. 简述照护文件书写和记录的意义和要求。
2. 简述临时医嘱的概念。
3. 李某,男性,68岁,诊断为肝硬化腹水,医嘱要求准确记录出入液量。请回答:
（1）出入液量的记录内容;
（2）摄入量和排出量的记录内容。

第五篇

老年人临终照护知识与技能

第十四章
临终照护

14章

学习目标

1. 说出临终关怀的概念。
2. 概括临终老年人的护理原则,识别临终老年人的各个心理反应期。
3. 运用临终照护技术、哀伤辅导为临终老年人及家属提供护理服务。
4. 具有关怀、共情的心理,将细心、耐心、爱心贯穿于临终护理全过程,使老年人平静安详离世,使家属得到安慰。

每个人都要经历从生到死的过程,临终是人生必然的发展阶段,在人生的最后旅途中最需要的是关爱和帮助。照护人员在临终关怀中发挥着重要的作用,所以应掌握相关的理论知识和技能,了解临终老年人身心两方面的反应,帮助老年人减轻痛苦以提高其生存质量。引导老年人树立正确的死亡观,使其正确面对死亡,并能安详、无痛苦、有尊严、平静地接受死亡,同时照护人员需对老年人的家属给予安慰,以使其保持良好的身心健康。

第一节　临终关怀概述

案例 14-1

李奶奶,女,68 岁,2 年前因下腹痛去医院就诊,B 超检查显示右侧附件包块,诊断为"右附件包块,原发性绒癌",手术后李奶奶遵医嘱出院后继续化疗。1 周前李奶奶再次感觉下腹疼痛,CT 检查提示:盆腔占位,肺转移。李奶奶再次入院行"全子宫切除术 + 左卵巢活检术",并调整了化疗方案,但因李奶奶身体极度虚弱不能耐受化疗而自行停止化疗。夜班照护人员在巡视病房时,发现李奶奶皮肤苍白湿冷,大量出汗,四肢发绀,出现间断呼吸,脉搏触不到,血压测不出。经医护人员全力抢救无效,宣布死亡。

根据以上资料,请回答:
1. 临终老年人的生理变化。
2. 照护人员为李奶奶及其家属所采取的照护措施。

随着医学、护理学等学科的不断发展,疾病谱的转换,人文学科学者对于死亡的探讨,以及社会对心理健康的关注,人们逐渐开始关注如何能够正确、积极、坦然地面对人生的最后阶段,如何能够有尊严地死亡,由此现代临终关怀理念开始逐渐被人们所接受。

一、临终关怀的概念及发展

（一）临终关怀及临终关怀学的概念

1. 临终关怀 临终关怀源于中世纪，又称善终服务、安宁照顾、终末护理、安息护理等。临终关怀是指由社会各层次（照护人员、医生、社会工作者、志愿者以及政府和慈善团体人士等）人员组成的团队向临终患者及其家属提供的包括生理、心理和社会等方面在内的一种全面性支持和照料。其目的在于使临终患者的生命质量得以提高，能够无痛苦、舒适地走完人生的最后旅途，并使家属的身心健康得到维护和增强。

2. 临终关怀学 临终关怀学是一门探讨临终患者生理、心理特征和为临终患者及其家属提供全面照料的，以实践规律为研究内容的新兴学科。根据研究的范围和内容，临终关怀学可分为临终医学、临终护理学、临终心理学、临终关怀伦理学、临终关怀社会学及临终关怀管理学等分支学科。

（二）临终关怀的发展

古代的临终关怀，在西方可追溯至中世纪，在中国可以追溯至两千多年前的春秋战国时期。

现代的临终关怀创始于 20 世纪 60 年代，创始人是英国的桑德斯（D.C. Saunders）。1967 年桑德斯博士在英国伦敦的郊区创办了圣克里斯多弗临终关怀院（St.Christopher's Hospice），这是世界上第一家现代临终关怀院，被赞誉为"点燃了世界临终关怀运动的灯塔"，桑德斯博士为促进全世界临终关怀运动的发展作出了卓越贡献。

在圣克里斯多弗临终关怀院的影响和带领下，临终关怀运动在英国得到迅速发展，20 世纪 80 年代中期，英国各种类型的临终关怀服务机构已发展到 600 多个，其中独立的临终关怀机构达 160 余家。

现代的临终关怀院在世界各国相继建立，近二三十年临终关怀在世界范围内有了长足的发展。到目前为止，已有 70 多个国家和地区相继成立了临终关怀的医疗机构。

我国临终关怀服务首先在台湾和香港得到了一定的发展。1988 年 7 月，天津医学院（现天津医科大学）在黄天中博士的资助下，成立了我国内地第一个临终关怀研究机构。我国临终关怀的起步是从天津医学院临终关怀研究中心的成立开始的，崔以泰主任被誉为"中国临终关怀之父"。1988 年 10 月，在上海诞生了我国第一家机构型临终关怀医院，即南汇护理院（现为上海浦东新区老年医院）。这些都标志着我国已跻身于世界临终关怀研究与实践的行列。自天津医学院临床关怀研究中心成立以来，我国的临终关怀事业的发展大体经历了三个阶段，即理论引进和研究起步阶段、宣传普及和专业培训阶段、学术研究和临床实践全面发展阶段。我国的临终关怀事业正在朝着理论深入化、教育普及化、实施适宜化和管理规范化方面发展。2006 年 4 月中国生命关怀协会宣告成立，旨在协助政府有关部门开展临终关怀的立法和政策研究，实施行业规范化管理，推进临终关怀学的标准化、规范化、科学化、系统化发展。中国生命关怀协会的成立标志着我国的临终关怀事业迈出了历史性的一步，是我国临终关怀事业的里程碑。

二、老年人临终照护原则

1. 以照料为中心 临终关怀是针对各种疾病晚期、治疗不再生效、生命即将结束者进行的照护，一般在死亡前 3～6 个月实施临终关怀。对临终老年人不是通过治疗疾病使其免于死亡，而是通过对其全面的身心照料，提供临终前适度的姑息性治疗，是以舒适为目的的治疗，控制症状，减轻痛苦，消除焦虑、恐惧，给予心理、社会支持，使其得到最后的安宁。因此，临终关怀是从以治愈为主的治疗转变为以对症为主的照料。

2. 维护人的尊严和权利 实行人道主义，使临终老年人在人生的最后历程同样得到热情的照顾和关怀，体现生命的价值、生存的意义和尊严。照护人员应注意维护和保持老年人的价值、尊严和权利，在临终照料中应允许老年人保留原有的生活方式，尽量满足其合理要求，维护老年人的个人隐私和权利，鼓励老年人参与医护方案的制订等。尊重生命的尊严及尊重濒死老年人的权利充分体现了临终关怀的宗旨。

3. 提高临终老年人的生命质量　临终关怀不以延长老年人的生存时间为目的，而以提高临终阶段的生存质量为宗旨。对濒死老年人的生命质量的照料是临终关怀的重要环节，目标是减轻痛苦，使生命品质得到提高，给老年人提供一个舒适、有意义、有希望的生活，在可控制的病痛下与家人共度温暖时光，使老年人在人生的最后阶段能够体验到人间的温情。

4. 加强死亡教育以使其接纳死亡　临终关怀将死亡视为生命的一部分，承认生命是有限的，死亡是一个必然的过程。虽然医务人员已经尽力对老年人进行了治疗和照护，但仍不可避免地有老年人因疾病不能治愈而死亡。临终关怀强调把健康教育和死亡教育结合起来，从正确理解生命的完整与本质入手，完善人生观，增强健康意识，教育临终老年人把生命的有效价值和生命的高质量两者真正统一起来，善始善终，以健全的身心走完人生的旅途。

5. 提供全面的整体照护　全面的整体照护也就是全方位、全程服务，包括对临终老年人的生理、心理、社会等方面给予关心和照护，为老年人提供 24h 照护服务，照护时也要关心老年人家属，既为老年人提供生前照护，又为老年人家属提供居丧照料。

第二节　临终老年人及家属的照护

对临终老年人及家属的照护应体现出护理的关怀和照顾，了解老年人和家属的需求并给予满足，对他们表示理解和关爱，营造安详和谐的环境，使临终老年人及家属获得帮助和支持。

一、临终老年人的生理变化及照护

（一）临终老年人的生理变化

1. 肌肉张力丧失　表现为大小便失禁，吞咽困难，无法维持良好舒适的功能体位，肢体软弱无力，不能进行自主躯体活动，呈希氏面容，即面肌消瘦、面部呈铅灰色、下颌下垂、嘴微张、眼眶凹陷、双眼半睁、目光呆滞。

2. 循环功能减退　表现为皮肤苍白、湿冷，大量出汗，体表发凉，四肢发绀、有斑点，脉搏弱而快，不规则或测不出，血压降低或测不出，心率出现紊乱。

3. 胃肠道蠕动减弱　表现为恶心、呕吐、食欲减退、腹胀、便秘或腹泻、口干、脱水、体重减轻。

4. 呼吸功能减退　表现为呼吸频率不规则，呼吸深度由深变浅，出现鼻翼呼吸、经口呼吸、潮式呼吸，由于分泌物无法或无力咳出，出现痰鸣音或鼾声呼吸。

5. 知觉改变　表现为视觉逐渐减退，由视物模糊发展到只有光感，最后视力消失。眼睑干燥，分泌物增多。听觉常是人体最后消失的感觉。

6. 意识改变　若病变未侵犯中枢神经系统，老年人可始终保持神志清醒；若病变在脑部，则很快出现嗜睡、意识模糊、昏睡或昏迷等，有的老年人表现为谵妄及定向障碍。

7. 疼痛　大部分的临终老年人主诉全身不适或疼痛，表现为烦躁不安，血压及心率改变，呼吸变快或变慢，瞳孔散大，大声呻吟，出现疼痛面容，即五官扭曲、眉头紧锁、眼睛睁大或紧闭、双眼无神、咬牙等。

（二）临终老年人的身体照护

1. 改善呼吸功能

（1）保持室内空气新鲜：定时通风换气，一般通风 30min 即可达到置换室内空气的目的。

（2）保持合适卧位：神志清醒的老年人可采用半坐卧位；昏迷的老年人可采用仰卧位头偏向一侧或侧卧位，防止呼吸道分泌物误入气管引起窒息或肺部并发症。

（3）保持呼吸道通畅：协助老年人翻身拍背排痰，应用雾化吸入，必要时使用吸引器吸痰。

（4）吸氧：根据呼吸困难程度给予氧气吸入，纠正缺氧状态，改善呼吸功能。

2. 减轻疼痛

（1）评估：照护人员应观察评估老年人疼痛的性质、部位、程度、持续时间及发作规律。

（2）稳定情绪、转移注意力："没有疼痛地离去"是所有临终老年人的愿望。照护人员应采用同情、安慰、鼓励等方式与老年人进行沟通交流，稳定老年人的情绪，并适当引导，转移老年人的注意力，从而减轻疼痛。

（3）协助老年人选择减轻疼痛的有效方法：若老年人选择药物止痛，可采用 WHO 推荐的三阶梯疗法控制疼痛。注意观察用药后的反应，把握好用药的阶段，选择适当的剂量和给药方式，以达到控制疼痛的目的。

（4）使用其他止痛的方法：临床上常选用音乐疗法、按摩、放松术，以及外周神经阻断术、针灸疗法、生物反馈法等。

3. 促进老年人舒适

（1）维持良好、舒适的体位：建立翻身卡，定时翻身，避免局部组织长期受压，促进血液循环，防止压力性损伤发生。对有压力性损伤发生倾向的老年人，应尽量避免采用易产生剪切力的体位。

（2）加强皮肤护理：对于大小便失禁的老年人，注意会阴、肛门周围的皮肤清洁，保持干燥，必要时留置导尿管；大量出汗时，应及时擦洗干净，勤换衣裤，并保持床单位清洁、干燥、平整、无渣屑。

（3）加强口腔护理：照护人员应每天检查老年人的口腔黏膜是否干燥或疼痛，观察是否有提示白念珠菌感染的特征性的黏膜白斑和成片红色的粗糙黏膜。在晨起、餐后和睡前协助老年人漱口，保持口腔清洁卫生；口唇干裂的老年人可涂液状石蜡；有溃疡或真菌感染的老年人酌情涂药；口唇干燥的老年人可适量喂水，也可用湿棉签湿润口唇或用湿纱布覆盖口唇。对于口腔卫生状况较差并且感觉有明显疼痛的老年人，可用稀释的利多卡因和氯己定含漱剂清洗口腔。

（4）保暖：老年人四肢冰冷不适时，应加强保暖，必要时给予热水袋，水温应低于 50℃，防止烫伤。

4. 加强营养，增进食欲

（1）主动向老年人及家属解释恶心、呕吐的原因，以减轻老年人及家属的焦虑心理，使其获得心理支持。

（2）依据老年人的饮食习惯调整饮食，尽量创造条件增加老年人的食欲。注意食物的色、香、味，尝试新菜式，少量多餐。给予老年人高蛋白、高热量、易消化的饮食，并鼓励老年人多吃新鲜的蔬菜和水果。

（3）创造良好的用餐环境，稳定老年人的情绪。

（4）给予流质或半流质饮食，便于老年人吞咽，必要时采用鼻饲或胃肠外营养，保证老年人的营养供给。

5. 减轻感知觉改变的影响

（1）提供舒适的环境：临终老年人所居住的环境应安静，空气新鲜，保持通风，保暖设施完备，光线充足，以避免老年人因视物模糊产生恐惧心理，增加其安全感。

（2）眼部的护理：对神志清醒的临终老年人进行眼部护理，应使用清洁的温湿毛巾或棉签将眼睛的分泌物和皮屑等从内眦向外眦进行清洁。为防止交叉感染应使用两条毛巾或一条毛巾的不同部位，分别擦洗双眼。对有分泌物黏着结痂的眼睛，可用温湿毛巾或浸有生理盐水的棉球、纱布等进行湿敷，直至黏结的分泌物或痂皮变软后，再轻轻将其洗去。注意勿损伤皮肤、黏膜和结膜，并禁用肥皂水洗眼。如果老年人处于昏迷状态，眨眼动作会减少或消失，角膜反射亦会减弱或消失，若长时间眼睑不闭合，会导致眼睛干燥，且灰尘或混有微生物的尘埃会落入眼睛，造成结膜溃疡或炎症。因此，对昏迷老年人，除清洁眼睛外还要保持眼睛湿润，可以用刺激性小的眼药膏敷在裸露的角膜上，如涂红霉素眼膏、金霉素眼膏或覆盖凡士林纱布,以保护角膜,防止角膜干燥发生溃疡或结膜炎。

（3）与临终老年人的交流:听觉是临终老年人最后消失的感觉,因此,照护人员在与老年人交谈时语调应柔和,语言要清晰,也可采用触摸等非语言交谈方式,让老年人感到即使在生命的最后时刻也并不孤独。

6. 观察病情变化

（1）密切观察老年人的生命体征、疼痛、瞳孔、意识状态等。

（2）监测心、肺、脑、肝、肾等重要脏器的功能。

（3）观察治疗反应与效果。

7. 做好持续护理　老年人出院后,护理照料仍需一直系统地在门诊或家里持续进行,这种做法就是持续护理,也是临终护理的技能之一。在进行家庭护理时需要做好病情控制工作,即对老年人有可能出现的失眠、疼痛、恶心、呕吐、便秘、幻想等症状进行医疗和护理干预。

二、临终老年人的心理变化及照护

（一）临终老年人的心理变化

老年人接近死亡时会产生十分复杂的心理和行为反应。照护人员应及时评估老年人的心理需求,同情和关爱老年人,倾听老年人的诉说,满足老年人的心理需求。

多年来,很多研究者在探讨临终患者的心理状况时最常引用的是美国医学博士布勒·罗斯于1969年所著的 *On Death and Dying* 一书中的内容。罗斯博士在书中将身患绝症患者从获知病情到临终整个阶段的心理反应过程总结为五个阶段。

1. 否认期　患者得知自己患不治之症时表现出震惊与否认,他们常说的话是:"不是我!"或"这不是真的!一定是搞错了!"患者不承认自己患了绝症或者是病情恶化,认为可能是医生的误诊。他们常常怀着侥幸的心理到处求医以期推翻诊断。事实上,否认是为了暂时逃避残酷的现实对自己所产生的强烈压迫感,此反应是患者的一种心理防御机制,旨在有更多的时间调整自己去面对死亡。此期是个体得知自己即将死亡后的第一个反应,对这种心理应激的适应时间长短因人而异,大部分患者几乎都能很快停止否认,而有些患者直到迫近死亡仍处于否认期。

2. 愤怒期　当临终患者对其病情的否定无法保持下去,而有关自己疾病的坏消息被证实时,患者出现的心理反应是气愤、暴怒。进入此阶段的患者表现出生气、愤怒的情绪,患者会愤怒地想:"为什么是我?"或"我为何这么倒霉?"患者常常迁怒于家属及医护人员或责怪不公平,常常怨天尤人,无缘无故地摔打东西,抱怨人们对他照顾不够,对医护人员的治疗和护理百般挑剔,甚至无端地指责或辱骂别人,以发泄他们的苦闷与无奈。

3. 协议期　愤怒的心理消失后,患者开始接受自己已患绝症的现实。他们常常会表示:"假如给我一年时间,我会……"此期患者已承认存在的事实,希望能发生奇迹。患者为了尽量延长生命,会做出许多承诺作为延长生命的交换条件。处于此阶段的患者对生存还抱有希望,也愿意努力配合治疗。此阶段持续时间不如前两个阶段明显。协议阶段的心理反应,实际上是一种延缓死亡的乞求,是人的生命本能和生存欲望的体现。临终患者在经历"否认"和"愤怒"阶段之后,就会千方百计地寻求延长生命的方法,或是希望免受死亡的痛苦与不适。

4. 忧郁期　经历了前三个阶段之后,临终患者的身体更加虚弱,病情更加恶化,这时他们的气愤或暴怒都会被一种巨大的失落感所取代。"好吧,那就是我!"当患者发现身体状况日趋恶化,讨价还价无效后,会产生一系列心理反应,表现为悲伤、情绪低落、退缩、沉默、抑郁和绝望。患者会体验到一种准备后事的悲哀,此阶段他们希望与亲朋好友见面,希望亲人、家属每时每刻陪伴在身旁。处于忧郁期的患者主要表现为对周围事物的淡漠,语言减少,反应迟钝,对任何东西均不感兴趣。临终患者的抑郁心理表现,对于他们实现在安详和宁静中死去是有益的,因为只有经历过内心剧痛和抑郁的人,才能达到"接纳"死亡的境界。

5. 接受期 "好吧,既然是我,那就面对吧。""我准备好了。"患者会感到自己已经竭尽全力,没有什么悲哀和痛苦了,于是开始接受即将面临死亡的事实。此阶段患者相当平静,表现出惊人的坦然,他们不再抱怨命运,喜欢独处,睡眠时间增加,情感减退。

布勒·罗斯认为临终患者心理发展过程的五个阶段并非完全按顺序发生和发展,这个心理发展过程有着较大的个体差异性。有的阶段可以提前,有的阶段可以推后,甚至有的阶段可以重合,各阶段持续时间长短也不同,因此,在实际工作中,照护人员应根据个体的实际情况进行具体的分析与处理。

(二)临终老年人的心理照护

1. 否认期

(1)照护人员应具有真诚、忠实的态度,不要轻易揭露老年人的防御机制,也不要欺骗老年人,应坦诚温和地回答老年人对病情的询问,并注意保持与其他医护人员及家属对老年人病情说法的一致性。

(2)注意维持老年人适当的希望,应根据老年人对其病情的认识程度进行沟通,耐心倾听老年人的诉说,在沟通中注意因势利导,循循善诱,实施正确的人生观、死亡观的教育,使老年人逐步面对现实。

(3)经常陪伴在老年人身旁,注意非语言交流技巧的使用,多利用身体触摸去表达关怀,如轻抚面和手、拍拍肩膀等。合理应用倾听技巧,尽量满足老年人心理方面的需求,使他们感受到照护人员给予的温暖和关怀,有时只静静地守在身边也是关爱。

(4)对老年人进行照护时,关注点将不再是照护技术是否高超、姿态是否优美等,护理品质将成为关注的焦点,这是非常重要的,为老年人提供体贴入微的照护,真正体现了"护理不是单纯的自然科学,也是一门艺术"。

2. 愤怒期

(1)照护人员此期一定要有爱心、耐心,认真地倾听老年人的倾诉,应将老年人的发怒看成是一种有益健康的正常行为,允许老年人以发怒、抱怨、不合作等行为来宣泄其内心的不满、恐惧,同时应注意预防意外事件的发生。

(2)给老年人提供表达或发泄内心情感的适宜环境,并加以必要的心理疏导,帮助其渡过心理难关,避免其过久地停留于愤怒阶段而延误必要的治疗。

(3)做好老年人家属和朋友的工作,给予老年人关爱、理解、同情和宽容。

3. 协议期

(1)照护人员应积极主动地关心和指导老年人,加强护理,尽量满足老年人的需要,使老年人更好地配合治疗,以减轻痛苦,控制症状。

(2)为了不让老年人失望,对于老年人提出的各种合理要求,照护人员应尽可能地予以答应,以满足老年人的心理需求,最重要的还是给予老年人更多的关爱。

(3)照护人员应鼓励老年人说出内心的感受,尊重老年人的信仰,积极教育和引导老年人,减轻老年人的压力。

4. 忧郁期

(1)照护人员应多给予老年人同情和照顾、鼓励和支持,使其增强信心。

(2)照护人员应经常陪伴老年人,允许其以不同的方式发泄情感,如忧伤、哭泣等。

(3)创造舒适环境,鼓励老年人保持自我形象和尊严。

(4)尽量取得社会方面的支持,给予老年人精神上的安慰,安排亲朋好友见面,并尽量让家属多陪伴在老年人身旁。

(5)密切观察老年人,注意心理疏导和合理的死亡教育。

5. 接受期

(1)照护人员应积极主动地帮助老年人了却未完成的心愿,继续给予关心和支持。

（2）尊重老年人，不要强迫与其交谈。

（3）给予老年人安静、舒适的环境，减少外界干扰。

（4）认真、细致做好临终护理，使老年人安静、安详、有尊严地离开。

三、临终老年人家属的心理变化及照护

（一）临终老年人家属的心理变化

临终老年人家属一般都很难接受亲人濒临死亡的事实，家属从老年人生病到濒死阶段直至死亡，也有着非常复杂的心理反应，他们也和临终老年人一样会经历否认、愤怒等阶段。临终老年人常给家属带来生理、心理和社会方面的压力。家属在情感上难以接受即将失去亲人的现实，常会出现以下心理及行为方面的改变：

1. 个人需要的推迟或放弃 一人生病，牵动全家，尤其是临终老年人的治疗支出，可能会造成家庭经济状况的改变。家庭成员在考虑整个家庭的状况后，会对自我角色和承担的责任进行调整。

2. 家庭中角色、职务的调整与再适应 家庭重新调整有关成员的角色，如慈母兼严父、长姐如母、长兄如父等以保持家庭的相对稳定。

3. 压力增加，社会交往减少 家属在照料老年人期间，因悲伤和体力、财力的消耗，而感到心力交瘁。长期照料老年人减少了与其他亲人或朋友间的社会交往，再加上传统文化的影响，大多数人倾向于对老年人隐瞒病情，避免其知晓后产生不良后果而加速其病情的发展，因此既要压抑自我的悲伤，又要努力地隐瞒病情，此时家属的心理压力较大，因为他们不能与老年人分享内心的悲伤感受，谈论有关死亡的感觉或彼此安慰鼓励，反而要在老年人面前掩饰自己内心真实的情感，抑制自己的悲伤。

临终老年人家属的心理行为和反应与老年人临终的历程密切相关。老年人的病情有可能很快急转直下，也可能慢慢延续很长时间，或时好时坏，起伏波动。时间的长短对家属在照护老年人时的心理反应影响很大。有时老年人的死亡来到时，家属已做好心理准备；如果死亡一再拖延，家属哀痛过久，心理负担加大，反而会感到挫伤，以及因劳累过度而感到身心疲惫；如果临终时间较短，死亡来得过快或突然死亡，家属会感到措手不及，完全没有心理准备，家属的内心会觉得愧疚，总感到还应为老年人多做些事情，从而产生复杂的心理反应和行为。

（二）临终老年人家属的心理照护

1. 满足家属照顾老年人的需要 费尔斯特（Ferszt）和霍克（Houck）于1986年提出临终患者家属主要有以下七个方面的需要：

（1）了解患者病情、照顾情况等相关问题。

（2）了解临终关怀医疗小组中哪些人会照顾患者。

（3）参与患者的日常照顾。

（4）确认患者受到临终关怀医疗小组的良好照顾。

（5）被关怀与支持。

（6）了解患者死后的相关事宜（后事的处理）。

（7）了解有关资源：经济补助、社会资源、义工团体等。

2. 鼓励家属表达感情 照护人员要注意与家属沟通，建立良好的关系，取得家属的信任；与家属交流时，尽量提供安静、隐私的环境，耐心倾听，鼓励家属说出内心的感受及遇到的困难，积极解释临终患者生理、心理变化的原因和治疗护理情况，减少家属的疑虑。对家属过激的言行给予容忍和谅解，避免纠纷的发生。

3. 指导家属对老年人进行生活照顾 鼓励家属参与老年人的照护活动，如计划的制订、生活照护。照护人员对老年人家属应耐心指导、解释、示范有关的护理技术，使其在照料老年人的过程中获得心理慰藉，同时也减轻老年人的孤独情绪。

4. 协助维持家庭的完整性 协助家属在医院环境中安排日常的家庭活动，以增进老年人的心理

调适,保持家庭完整性,如共进晚餐、共同看电视等。

5. 满足家属本身生理、心理和社会方面的需求 照护人员对家属要多关心体贴,帮助安排家属陪伴老年人期间的生活,尽量解决其实际困难。

第三节 老年人临终照护技术

临终照护技术包括遗体照护技术和哀伤辅导。做好遗体照护既是对死者的尊重,也是对家属最大的心理安慰。家属在居丧期的痛苦是巨大的,其痛苦在老年人去世后相当长一段时间都持续存在,因此做好哀伤辅导是照护人员的重要工作之一。本节将介绍遗体照护技术和哀伤辅导。

一、遗体照护技术

【操作目的】

1. 使遗体清洁,维持良好的外观,易于辨认。
2. 安慰家属,减少哀痛。

【操作程序】

1. 评估、解释

(1)接到医生开出的死亡通知后,再次核实。评估老年人的诊断、治疗、抢救过程、死亡原因及时间;遗体清洁程度,有无伤口、引流管等;老年人家属对死亡的态度。

(2)解释:通知老年人家属并向其解释遗体照护的目的、方法、注意事项及配合要点。

2. 计划

(1)环境准备:安静、肃穆,必要时用屏风遮挡。

(2)照护人员准备:着装整洁,不留长指甲,不戴指环,洗手,戴口罩,戴手套。

(3)用物准备:血管钳、剪刀、松节油、绷带、不脱脂棉球、梳子、尸袋或尸单、衣裤、鞋、袜等;有伤口者备换药敷料,必要时备隔离衣和手套等;擦洗用具、手消毒液;生活垃圾桶、医用垃圾桶;酌情备屏风。

3. 实施

操作流程	操作步骤	要点说明
1. 核对检查	(1)携用物至床旁,用屏风遮挡 (2)劝慰家属:请家属暂离病房或共同进行遗体照护	• 保护老年人的隐私,减少对同病室其他患者情绪的影响 • 若家属不在,应尽快通知家属来医院
2. 遗体照护	(1)撤去治疗用品:撤去输液管、氧气管、导尿管等 (2)摆体位:将床支架放平,使遗体仰卧,头下置一软枕,留一层大单遮盖遗体 (3)清洁面部,整理遗容:洗脸,有义齿者,戴上义齿,闭合口、目。若眼睑不能闭合,可用毛巾湿敷或于上眼睑下垫少许棉花,使上眼睑下垂闭合。嘴不能闭紧者,轻揉下颌或用四头带固定 (4)填塞孔道:用血管钳将棉花垫塞于口、鼻、耳、肛门、阴道等孔道	• 便于遗体护理 • 防止面部淤血变色 • 可避免面部变形,使面部稍显丰满;口、眼闭合以维持遗体外观 • 棉花勿外露 • 防止体液外溢

续表

操作流程	操作步骤	要点说明
2. 遗体照护	(5) 清洁全身：脱去衣裤，擦净全身，更衣梳发。用松节油或酒精擦净胶布痕迹，有伤口者更换敷料，有引流管者应拔出引流管后缝合伤口或用蝶形胶布封闭并包扎伤口 (6) 包裹遗体：为死者穿上衣裤，把遗体放进尸袋里并拉好拉锁。也可用尸单包裹遗体，须用细带在胸部、腰部、踝部固定牢固 (7) 交接遗体：协助移动遗体于停尸箱内，做好与殡仪服务中心或殡仪馆的交接	• 保护遗体清洁、无渗液，维持遗体良好的外观 • 必须做好交接
3. 整理用物	(1) 处理床单位 (2) 整理老年人遗物并交给家属	• 非传染病患者按一般出院患者方法处理，传染病患者按传染病患者终末消毒方法处理 • 若家属不在，遗物应由两人清点后，列出清单交给照护人员妥善保管
4. 洗手记录	(1) 按要求洗手 (2) 整理病历，完成各项记录，按出院手续办理结账	• 体温单上记录死亡时间，注销各种执行单（治疗单、服药单、饮食卡等）

4. 评价

(1) 家属能理解遗体照护的目的或配合照护人员进行遗体照护。

(2) 照护人员操作正确，无差错。

【注意事项】

1. 必须先由医生开出死亡通知并得到家属许可后，照护人员方可进行遗体照护。

2. 在向家属解释过程中，沟通时的语言要体现对死者家属的关心和体贴，安慰家属时可配合使用体态语言。

3. 老年人死亡后应及时进行遗体照护，以防遗体僵硬。

4. 照护人员应具有高尚的职业道德和情感，尊重死者，严肃、认真地做好遗体照护。

5. 传染病者的遗体应使用消毒液擦洗，并用消毒液浸泡的棉球填塞各孔道，遗体用尸单包裹后装入不透水的袋中，并做好传染标识。

【健康指导】

1. 向老年人家属解释遗体照护的方法、目的。

2. 劝慰家属，具有同情心和爱心。

二、哀伤辅导

死者家属又称丧亲者，主要指丧失父母、配偶、子女（直系亲属）的家属，丧亲者在居丧期的痛苦是巨大的，其痛苦在老年人去世后相当的一段时间都持续存在。这种悲伤的过程对其身心健康、生活、工作均有很大的影响，因此做好哀伤辅导是照护人员的重要工作之一。

（一）基本概念

哀伤辅导是针对近期丧失亲人的人，协助他们完成哀悼任务的心理辅导。辅导丧亲者接受亲人去世的事实，并有效地应对失去，顺利度过悲伤期，最大限度地降低由于严重悲伤反应所带来的负性生理和心理反应，改善丧亲者的生活质量，预防可能发生的影响丧亲者健康的问题。

（二）哀伤辅导的原则

哀伤是一段个人成长与疗伤的过程,每个丧亲者的哀伤经历都是独特的,压抑与逃避无助于哀伤的消失,放下本能的防卫,让自己经历哀伤过程中的种种甘苦,反而有助于丧亲者释放哀伤中的负面能量。

1. 强化死亡的真实感,帮助丧亲者认知及感受失落。

2. 鼓励丧亲者适度地表达哀伤情绪。

3. 允许丧亲者无拘无束地哭泣。

4. 帮助丧亲者适度地处理依附情绪,增强开始新生活的自信。

5. 阐明"正常的"哀伤行为。

6. 给予持续的支持。

7. 允许有个别差异。

8. 评估转介的需要。

（三）哀伤辅导的方式

1. 个人辅导　观察丧亲者的外在因素,如个人卫生、健康状况、情绪及表达方式等,并在适当时间开展对话,帮助丧亲者进行表达。对丧亲者的危机状态进行评估,通过同理、回应及澄清等沟通技巧,最终使丧亲者接受哀伤,能表达哀伤情绪,适应逝者不在的生活环境,并能将注意力投入新的关系中。

2. 家庭辅导　家庭辅导的基本理念认为,家庭是一个互动单位,所有的成员都会彼此影响。家庭治疗师莫瑞·鲍温（Murry Bowen）指出,想要帮助一个丧亲家庭,需先了解整个家庭的形态、逝者在家庭中的地位及作用等。有些因素会影响哀伤过程,甚至造成家庭分裂。其中包括死亡形式、家庭生命周期的阶段;逝者的权利、情感和沟通模式;社会文化因素、信仰等。

3. 团体辅导　通过团体活动的形式,运用团体工作的专业方法和技巧,照护人员在团体辅导中引导丧亲者相互分享,促进丧亲者之间的互动与支持,从而改善其社会功能,促进团体成长。

（四）丧亲者居丧期的照护

1. 做好死者的遗体照护　做好死者的遗体照护能够体现照护人员对死者的尊重,也是对丧亲者心理的极大抚慰。

2. 心理疏导　安慰丧亲者面对现实,鼓励其宣泄感情,陪伴他们并认真聆听他们的倾诉。获知亲人死亡信息后,丧亲者最初的反应是麻木和不知所措,此时照护人员应陪伴、抚慰他们,同时认真地聆听。在聆听时,可以握紧他们的手,劝导他们毫不保留地宣泄内心的痛苦。哭泣是死者家属最常见的情感表达方式,是一种很好的舒解内心哀伤情绪的途径,可以协助其表达情绪,所以应该给予丧亲者一定的时间,并创造适当的环境,让他们能够自由痛快地将悲伤的情感宣泄出来。

3. 尽量满足丧亲者的需要　丧亲是人生中最痛苦的经历,照护人员应尽量满足丧亲者的需求,无法做到的需求需善言相劝,耐心解释,以取得其谅解与合作。

4. 鼓励丧亲者之间相互安慰　需通过观察发现死者家属中的重要人物和"坚强者",鼓励他们相互安慰,相互给予支持和帮助。应协助丧亲者勇敢面对失去亲人的痛苦,引导他们发挥独立生活的潜能。

5. 协助解决实际困难　亲人去世后,丧亲者会面临许多需要解决的家庭实际问题,临终关怀中照护人员应了解家属的实际困难,并积极地提供支持和帮助,如经济问题、子女问题、家庭组合、社会支持系统等,使家属感受到人世间的温情。照护者可提出合理的建议,帮助家属作出决策去处理所面对的各种实际问题,但在居丧期不宜引导家属作出重大的决定及生活方式的改变。

6. 协助建立新的人际关系　劝导和协助死者家属对死者作出感情撤离,逐步与他人建立新的人际关系,这样可以弥补其内心的空虚,并使家属在新的人际关系中得到慰藉,但要把握好时间的尺度。

7. 协助培养新的兴趣 鼓励丧亲者参加各种社会活动,协助丧亲者重新建立新的生活方式,寻求新的经历与感受。要鼓励丧亲者积极参加各种社会活动,因为活动本身就是复原,也是一种治疗。通过活动可以抒发家属内心的郁闷,获得心理安慰,尽快从悲伤中解脱出来。在疏导悲伤中应该注意家属的文化、信仰、性格、兴趣爱好和悲伤程度、悲伤时间及社会风俗等方面的差异。

8. 对丧亲者的访视 对死者家属要进行追踪式服务和照护,可以通过信件、电话、访视等方式对死者家属进行追踪随访,以保证死者家属能够获得来自照护人员的持续性的关爱和支持。

（孙　宁）

思考题

1. 简述临终照护的原则。
2. 简述临终老年人的心理阶段及心理护理措施。

附表1　常用给药方法的外文缩写与中文译意

缩写	拉丁文／英文	中文译意
q.d.	quaque die/every day	每日一次
b.i.d.	bis in die/twice a day	每日二次
t.i.d.	ter in die/three times a day	每日三次
q.i.d.	quater in die/four times a day	每日四次
q.h.	quaque hora/every hour	每小时一次
q.2h.	quaque secundo hora/every 2 hours	每2h一次
q.4h.	quaque quarta hora/every 4 hours	每4h一次
q.6h.	quaque sexta hora/every 6 hours	每6h一次
q.m.	quaque mane/every morning	每晨一次
q.n.	quaque nocte/every night	每晚一次
q.o.d.	quaque omni die/every other day	隔日一次
a.c.	ante cibum/before meals	饭前
p.c.	post cibum/after meals	饭后
h.s.	hora somni/at bed time	临睡前
a.m.	ante meridiem/before noon	上午
p.m.	post meridiem/afternoon	下午
Stat./st.	statim/immediately	立即
DC	discontinue	停止
p.r.n.	pro re nata/as necessary	需要时（长期）
s.o.s.	si opus sit/one dose if necessary	需要时（限用一次，12h内有效）
12n.	12 clock at noon	中午12时
12m.n.	midnight	午夜
R/Rp.	recipe/prescription	处方
ID/i.c.	injectio intradermica/intradermic（injection）	皮内注射
H/i.h./s.c.	injectio hypodermica/hypodermic（injection）	皮下注射
IM/i.m.	injectio muscularis/intramuscular（injection）	肌内注射

缩写	拉丁文/英文	中文译意
IV/i.v.	injectio venosa/intravenous（injection）	静脉注射
i.v.gtt./i.v.drip.	injectio venosa gutta/intravenous drip	静脉滴注
OD	oculus dexter/right eye	右眼
OS	oculus sinister/left eye	左眼
OU	oculus unitus/both eyes	双眼
AD	auris dextra/right ear	右耳
AS	auris sinistra/left ear	左耳
AU	aures unitas/both ears	双耳
gtt	gutta/drip	滴
g	/gram	克
ml	/milliliter	毫升
a.a.	ana/of each	各
a.d.	ad/up to	加至
p.o.	per os/oral medication	口服
Tab.	taballa/tablet	片剂
Co./comp.	compositus/compound	复方
Pil.	pilula/pill	丸剂
Lot.	lotio/lotion	洗剂
Mist.	mistura/mixture	合剂
Tr.	tincture/tincture	酊剂
Pulv.	pulvis/powder	粉剂/散剂
Ext.	extractum/extract	浸膏
Cap.	capsula/capsule	胶囊
Sup.	suppositorium/suppository	栓剂
Syr.	syrupus/syrup	糖浆剂
Ung.	unguentum/ointment	软膏剂
Inj.	injectio/injection	注射剂

附表 2　长期医嘱单(范例)

姓名　　　　床号　　　　科别　　　　病房　　　　住院号

起始		长期医嘱	医生签字	执行者签字	停止		医生签字	执行者签字
日期	时间				日期	时间		

附表 3　临时医嘱单（范例）

姓名　　　　床号　　　　科别　　　　病房　　　　住院号

日期	时间	临时医嘱	医生签字	执行者签字	执行时间	核对签字

附表 4　科区交班记录表（范例）

科区　护理东区　　　　　　　　日期　2022 年 5 月 9 日

总情况	白班　总数40人 入院1　转入0　出院1 转出0　死亡0　危重1	小夜班　总数40人 入院0　转入0　出院0 转出0　死亡0　危重1	大夜班　总数40人 入院0　转入0　出院0 转出0　死亡0　危重1
12床 张某 高血压、糖尿病	今日上午9时由张某的大儿子办理出院手续后带老人离开本院。		
16床 李某 脑卒中后遗症 "新"	李某，女性，70岁，于10时用轮椅推入房间，思维正常，能正确回答问题，全身皮肤完好，右侧肢体功能障碍，拄拐杖能缓慢行走。身体表面无异常，给予二级护理，普食。请多与李某交流，多加关心。	李某与同房老人相处融洽，晚饭进食约100g，无呛咳不适，协助排便一次，无不适主述。现已安静入睡，请大夜班人员多加照看。	李某夜间睡眠好，晨起协助给予晨间护理，早饭进食1个鸡蛋，50g粥。精神好，无不适主述。指导并示范李某用左手协助右手被动活动。
6床 马某 慢性阻塞性肺疾病、肺气肿 "※"	16时：T 38.5℃，P 96次/min，R 28次/min，BP 130/80mmHg 马某，89岁，患慢性阻塞性肺疾病20年，肺气肿，肺功能差，3d前受凉感冒后咳嗽、咳痰加重，联系家属拒绝入院治疗。16时马某出现呼吸困难，不能平卧，发绀明显。经本院×医生检查后开具医嘱：给予持续吸氧3L/min，平喘、抗感染输液治疗。同步联系并告知家属。请继续关注马某的呼吸情况、体温变化。	22时：T 38.7℃，P 100次/min，R 28次/min 马某神志清楚，仍呼吸困难，说话费力，不能平卧，发热持续不退，发绀较前缓解。输液于21时结束，持续吸氧3L/min。马某病情危重，精神萎靡，请继续观察病情变化。	6时：T 38℃，P 90次/min，R 28次/min 马某主诉气短症状有所缓解，夜间半卧位下能间断入睡，晨间护理已做。马某精神萎靡，请继续观察病情变化。

附表5 饮食照护记录单(范例)

姓名　　　　　　性别　　　　　年龄　　　　　　床号

饮食种类:普食、软食、半流质、流质　　　　　　进餐次数:3 4 5 6 7 8

日期	进餐数量						
	早餐	加餐	午餐	加餐	晚餐	加餐	加餐

附表6　个人卫生照护记录单（范例）

姓名　　　　　　性别　　　　　年龄　　　　　床号

日期	洗头	洗脸	洗手	洗脚	清理口腔	擦腋窝	擦会阴部	擦澡	洗澡	洗衣	换枕套	换被罩	换床单	晒被

附表7　翻身记录单(范例)

姓名 开始日期

时间	卧位	皮肤情况(无)	皮肤清洁(有)描述	处理措施	照护师签名

注:皮肤有问题要告知家属并及时配合就医治疗。

附表8　血糖记录单(范例)

姓名　　　　　　　　　　　　　　　　　　　　　　开始日期

时间	血糖值	异常汇报	签名	时间	血糖值	异常汇报	签名

注:血糖异常要告知家属并配合就医治疗。

附表9　出入量记录单（范例）

姓名　　　　　　　　　　　　　　　　　　　开始日期

时间	入量		出量		签名
	项目	量/ml	项目	量/ml	

附表 10　特别护理记录单(范例)

姓名　　　　床号　　　　诊断　　　　科区

时间	神志	生命体征				入量		出量		病情观察及处理	签名
		体温℃	脉搏/(次·min⁻¹)	呼吸/(次·min⁻¹)	血压/mmHg	项目	ml	项目	ml		

附表 11　家属特殊情况告知表（范例）

姓名：	性别：	年龄：	房间及床号：
老年人近期特殊表现			
希望家属知情并做到			
老年人近期特殊要求			
希望家属知情并做到			
照护员签字： 年　月　日		家属知情签字： 年　月　日	

[1] 郭桂芳,黄金.老年护理学[M].北京:人民卫生出版社,2022.

[2] 周郁秋,张会君.老年健康照护与促进[M].北京:人民卫生出版社,2019.

[3] 单伟颖,郭飏.老年人常用照护技术[M].北京:人民卫生出版社,2021.

[4] 中国就业培训技术指导中心,人力资源和社会保障部职业技能鉴定中心,中国研究型医院学会.健康照护师[M].北京:中国劳动社会保障出版社,中国人事出版社,2022.

[5] 杨莘,程云.老年专科护理[M].北京:人民卫生出版社,2019.

[6] 李小寒,尚少梅.基础护理学[M].7版.北京:人民卫生出版社,2022.

[7] 杨静,华颂文.实用医院陪护手册[M].北京:人民卫生出版社,2019.

[8] 于梅,秦柳花,张永杰.养老照护技术与考评指导[M].北京:科学出版社,2019.

[9] 王小慈,邢凤梅.养老护理员照护技能教程[M].北京:中国协和医科大学出版社,2022.

[10] 王泠,胡爱玲.压力性损伤临床防治国际指南2019[M].3版.北京:人民卫生出版社,2022.

[11] 中国营养学会.中国居民膳食指南(2022)[M].北京:人民卫生出版社,2022.

[12] 周春美,陈焕芬.基础护理技术[M].2版.北京:人民卫生出版社,2019.

[13] 胡秀英,肖惠敏.老年护理学[M].5版.北京:人民卫生出版社,2022.

[14] 杨多.常见伤口造口及管道护理知识与技能[M].北京:中国科学技术出版社,2019.

[15] 谢家兴.康复护理常规与技术[M].北京:人民卫生出版社,2022.

[16] 胡秀英,肖惠敏.老年护理学[M].5版.北京:人民卫生出版社,2022.

姓名 张× 性别 女 年龄 45 入院日期 2013年8月28日 科别 普外 病室 一 床号 2 住院号 13846

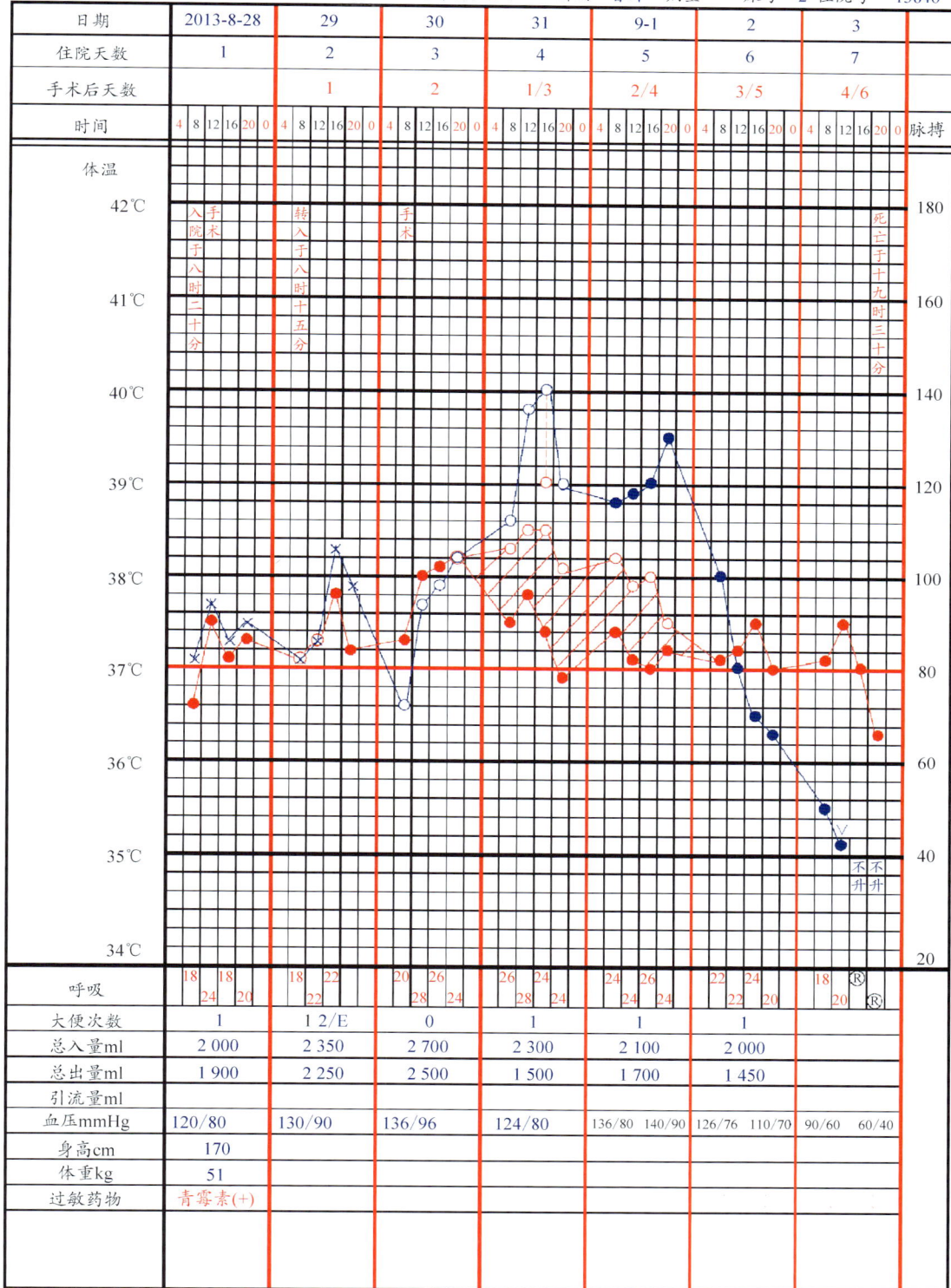

图 13-1 体温单